实用护理学基础与实践

主编 王珍 田娜 董锦红 等

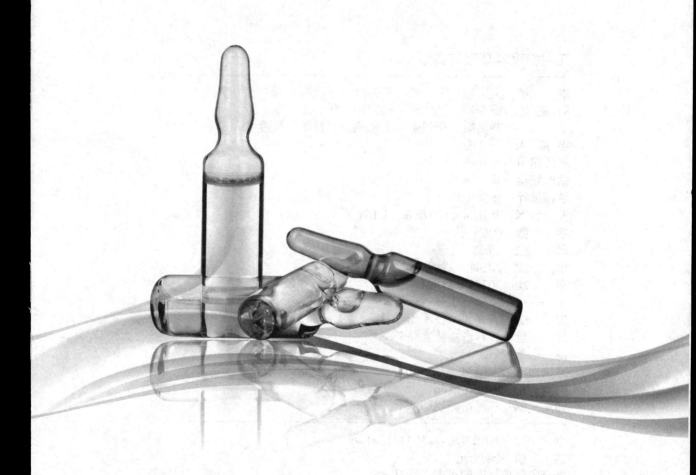

吉林科学技术出版社

图书在版编目（ＣＩＰ）数据

实用护理学基础与实践 / 王珍等主编. -- 长春：
吉林科学技术出版社, 2024.6. -- ISBN 978-7-5744
-1541-6

Ⅰ. R47

中国国家版本馆CIP数据核字第2024HG0001号

实用护理学基础与实践

主　　编	王　珍　田　娜　董锦红　郑建娣　程春艳　贺照霞
副 主 编	褟杏华　张　玮　杨宏丽　张　蕊　李　芳
	刘斯敏　李丹阳　王晓旭　夏秋彤　汪遵君
出 版 人	宛　霞
责任编辑	蒋红涛
助理编辑	张　卓
装帧设计	品雅传媒
开　　本	787mm×1092mm　1/16
字　　数	606千字
印　　张	25.25
版　　次	2024年12月第1版
印　　次	2024年12月第1次印刷

出　　版	吉林科学技术出版社
地　　址	长春市福祉大路5788号
邮　　编	130000
编辑部电话	0431-81629508
网　　址	www.jlstp.cn
印　　刷	三河市嵩川印刷有限公司

书　　号	ISBN 978-7-5744-1541-6
定　　价	98.00元

编 委 会

前　言

现代医疗技术的快速发展势必会带动护理学的不断革新，各科护理学的新理论、新技术和新方法也不断运用于临床。为使广大护理人员尽快适应现代医学及护理学的更新与发展，在临床护理行为过程中切实保障患者安全，我们特组织了一批资深的临床护理专家和高水平的护理管理者，在参考多部相关专业书籍的基础上，认真编写了本书。

本书首先介绍了基础护理、护理管理等内容，然后对临床各科室常见病、多发病的护理加以重点介绍。全书融汇了现代护理学最新科研成果，体现了当代护理学的水平，在贴近临床护理工作实际的同时，又紧密结合了国家医疗卫生事业的最新进展和护理学的发展趋势。

本书系多人执笔，写作风格迥异，在格式与内容方面难免有不统一之处，敬请谅解。同时也建议读者在临床使用过程中，参考本书时应根据临床实际情况判断，以避免产生疏漏。

编　者

2024 年 3 月

目　录

第一章

常见诊疗护理技术操作

第一节　胸腔穿刺术

一、概述

经过胸腔穿刺来抽取积液或积气，可解除肺组织的压力，改善呼吸，也可将抽取出的液体行细胞学或细菌学检查，用来查找癌细胞或抗酸杆菌，以明确诊断。通过胸腔穿刺，抽出胸腔内脓液并辅以胸膜腔冲洗、注药从而达到治疗的目的。

二、适应证

1. 怀疑胸壁肿瘤及胸壁结核者。
2. 胸膜腔内大量积液或积气者。
3. 单纯性脓胸/化脓性脓胸膜炎或局限性脓胸者。

三、禁忌证

1. 有严重出血倾向者。
2. 肺气肿者。
3. 活动性肺结核及支气管胸膜瘘者。

四、术前准备

1. 患者告知　向患者介绍穿刺目的、配合要求、注意事项，疏导其紧张情绪，以取得合作。
2. 物品准备　胸腔穿刺包（包内备有弯盘、直钳、弯钳、方纱、纱球、针头、胸穿针、孔巾等），2%碘酒，75%乙醇，无菌手套2副，无菌纱布、棉签若干，50mL、5mL注射器各1副，无菌试管4个（留送常规、生化、病理及细菌培养），胶布，1 000mL量杯1个，治疗巾1包，2%利多卡因注射液10mL。
3. 患者准备　有频繁咳嗽者，术前30分钟给予口服止咳药，以免穿刺中因咳嗽而使针头移动，刺破肺组织造成出血或气胸。

五、检查配合

1. 协助患者面朝椅背，骑坐在靠背椅上，双肩平放椅背上缘。病重不能下床者，可取斜坡卧位，患侧手抱头，以张开肋间。

2. 术者确定穿刺部位并标记，配合者打开胸穿包铺无菌盘。穿刺部位一般在肩胛角下第7~8肋间或腋中线第5~6肋间处。包裹性积液者，以X线片或超声诊断指示部位定穿刺点。

3. 术者戴无菌手套，配合者揭开无菌盘盖巾及倒入碘酒、乙醇。术者以碘酒、乙醇消毒穿刺部位，在穿刺处铺以孔巾，显露穿刺点后，取5mL注射器抽取麻药，在穿刺点的肋骨上缘从皮内、皮下直至胸膜注射麻药。

4. 穿刺成功后，配合者应立即以止血钳固定穿刺针，防止空气进入胸膜腔。术者可取50mL注射器抽出积气或积液。

5. 抽液或注药完毕后，术者拔出穿刺针，以无菌纱布覆盖针眼处压迫15秒，再以碘酒消毒穿刺点，盖以无菌纱布，胶布固定，协助患者卧床休息。

六、护理

1. 穿刺后嘱患者卧床休息，必要时给予解痉镇痛药以缓解患者的疼痛。

2. 监测患者体温的变化，可遵医嘱给予患者抗感染药物。

3. 观察患者穿刺处出血情况，伤口敷料固定好。

七、注意事项

1. 严格无菌操作，以防胸腔感染。

2. 抽液者，若以诊断为目的，抽取50~100mL即可；若以减压为目的，首次不超过600mL，以后每次不超过1 000mL；若以治疗为目的，应尽量抽吸干净（张力性气胸除外）。

3. 穿刺中应嘱患者避免咳嗽及转动身体，密切观察其反应；若患者感到呼吸困难、疼痛剧烈、心悸、出冷汗或出现连续咳嗽等，应立即停止操作，协助平卧，必要时皮下注射1：1 000肾上腺素。

4. 抽液完毕需向胸腔注射药物时，应先回抽少许积液，以确保药液注入胸腔。注药后嘱患者稍转动身体，使药液在胸腔混匀。并密切观察注药后反应，如胸痛、发热等，及时对症处理。

5. 留取的胸液标本，仔细观察其性状后立即送检。

（王　珍）

第二节　人工心脏起搏器术后护理

心脏起搏器是一种医用电子仪器，它通过发放一定形式的电脉冲，刺激心脏，使之激动和收缩，即模拟正常心脏的冲动形成和传导，以治疗由于某些心律失常所致的心脏功能障碍。心脏起搏器简称起搏器，由脉冲发生器和起搏电极导线组成。

一、评估

1. 一般评估　精神状态，生命体征，皮肤等。
2. 专科评估　心率，脉率，伤口有无出血、血肿、感染等情况。

二、护理

1. 一般护理

（1）环境：保持环境安静、空气流通，限制探视人员，保持适当的温湿度，温度以18～22℃为宜，空气相对湿度以40%～50%为宜。

（2）休息与活动：卧床休息是预防电极脱位最有效的方法之一。埋藏式起搏器患者卧床1～3天，取平卧位或略向左侧卧位，如患者平卧不适，可抬高床头30°～60°。术侧肢体不宜过度活动，勿用力咳嗽，咳嗽时应用手按压伤口。

（3）饮食护理：卧床期间应给予低脂、易消化、清淡、高营养食品，少食多餐。避免产气类食物，如牛奶、豆浆，以免引起腹胀、腹痛，应协助患者顺利排便。

2. 病情观察

（1）心电监护：向手术医生了解手术情况及起搏频率，持续24小时心电监护，观察脉搏、心率和心律的变化。

（2）伤口护理：伤口局部沙袋压迫6小时，观察伤口有无渗血情况，周围皮肤有无红肿，按无菌原则每日更换敷料，一般术后7天拆线。

（3）预防感染：术后常规应用抗生素，并观察体温变化，术后连续7日测体温，测量体温每天4次。

3. 并发症　切口出血、感染及囊袋皮肤坏死，严密观察伤口处变化，切口有无出血、渗血，是否有剧烈疼痛及红肿，囊袋处皮肤有无化脓及破溃等。

4. 心理护理　安装起搏器后患者主诉有异物感，夜间入睡困难。应给予适当的心理疏导，必要时给予镇静药，向其解释安装起搏器后患者因心率增快而感到不适属正常现象，安慰患者不必担心。

三、健康教育

1. 对埋藏式起搏器患者，教会其自测脉搏，每日2次，每次测量时间为1分钟。

2. 日常生活中要远离电辐射较高的场所，如微波炉、高压电场等，不做各种电疗，以免电磁场使起搏器失灵。外出时随身携带起搏器卡，便于出现意外时为诊治提供信息。

3. 告知3个月或半年进行随访，必要时拍胸片及做动态心电图。在起搏器电池耗尽之前及时更换起搏器。

（王　珍）

第三节　冠状动脉造影术

一、概述

冠状动脉造影是指经桡动脉或股动脉放置一根导管至冠状动脉，选择性地向左或右冠状动脉内注入造影剂，从而显示冠状动脉走行和病变的一种方法。心脏造影术的目的：可检查心脏和大血管的形态和缺损情况；冠状动脉分支有无畸形、狭窄以及交通支分布情况，是诊断冠心病及明确有无手术指征的重要检查方法。

二、适应证

1. 胸痛不典型，临床上难以确诊。老年人出现心力衰竭、心律失常和心电图异常，而无创检查（如超声心动图或核素）不能确诊。

2. 患者无症状但运动试验阳性，或有症状而运动试验阴性者，均可行冠脉造影和左室造影检查来确诊冠状动脉是否有病变。

3. 指导治疗，在考虑对患者进行经皮冠状动脉腔内成形术或冠状动脉旁路移植术时，必须先进行冠状动脉造影和左心室造影，以明确病变的部位、程度以及左室的功能情况，以便进一步选择手术方式。

（1）劳力性心绞痛患者：对于那些药物治疗控制症状不满意、运动耐量较低的患者，应行冠状动脉造影，以争取治疗。

（2）不稳定型心绞痛：此类患者极易出现急性心肌梗死或猝死，当内科治疗症状控制不满意时，应急诊行冠状动脉造影，以便进一步选择手术方式。

（3）急性心肌梗死：6小时以内的急性心肌梗死，拟行冠状动脉腔内成形术或冠状动脉旁路移植术时；急性心肌梗死并发心源性休克，应在主动脉内球囊反搏支持下，急诊行冠状动脉造影，以期选择手术方式；急性心肌梗死静脉溶栓治疗不成功，拟行冠状动脉腔内成形术；顽固的梗死后心绞痛，药物治疗难以控制，急诊行冠状动脉造影，以期选择手术方式。

（4）既往曾患心肌梗死，在手术前行冠状动脉造影，以期选择手术方式。手术后心绞痛复发，怀疑再狭窄，拟进行手术治疗者。非冠心病的患者，在行心脏外科手术前常规冠状动脉造影检查，如：≥50岁的瓣膜病患者；先天性心脏病，可疑合并冠状动脉畸形；肥厚性梗阻型心肌病。

三、禁忌证

1. 碘过敏者。
2. 严重肝、肾功能障碍及不能控制的全身性疾病。
3. 各种原因引起的发热，感染性心内膜炎治愈未满3个月者。
4. 近期有心肌梗死、肺梗死或动脉栓塞。
5. 不能控制的严重充血性心力衰竭。
6. 反复发作较重心律失常，现有较明显的心律失常。
7. 有明显发绀的先天性心脏病。

四、检查前准备

1. 患者告知　检查目的、意义、开始禁食、水时间。

2. 患者准备

（1）检查前一晚保证充足睡眠，必要时可以药物辅助帮助睡眠。

（2）检查前1天皮肤准备，剃净双上肢、会阴部及腹股沟处毛发，洗净皮肤。

（3）检查前6小时禁食水，糖尿病患者注意停用降糖药物。

（4）核对血清四项化验单，以防缺漏。

3. 物品准备　静脉切开包，无菌心导管，穿刺针、导引钢丝、扩张管及其外鞘，测压管或压力监测及描记器，消毒巾，血氧分析器材及药品，心血管造影剂，监护仪，急救器材（氧气、除颤仪、人工心脏起搏器、急救药物），沙袋。

4. 检查（治疗）配合

（1）患者进入造影室，上造影床，同时将切口部位准备好。

（2）建立静脉通路，并进行心电血压监测。

（3）取仰卧位，双手放于身体两侧，进行皮肤消毒。

（4）造影穿刺前给予局部麻醉，以减轻穿刺时的疼痛。

（5）造影进行中请密切观察生命体征变化，并重视患者主诉。

（6）完成操作后，退出导管，结扎静脉，缝合皮肤。

（7）局部压迫止血15分钟，并加压包扎。

五、护理

1. 造影当日由导管室人员到病房接患者，并做好排便。

2. 造影进行中询问患者感觉，有情况及时处理。

3. 造影结束返回病房后的护理

（1）经股动脉穿刺的患者术侧腿应伸直，不要打弯，1 000g左右沙袋局部压迫6小时，平卧24小时，以防止穿刺部位出血，同时注意观察足背动脉搏动情况及术侧肢体皮肤颜色、温度及足趾知觉。

（2）经桡动脉穿刺的患者，术侧腕部用可调式加压包扎装置止血，患者返回病房后护士应注意观察术侧手臂有无肿胀，手掌颜色及手指知觉，询问患者自觉症状，与导管室医生做好交班，一般2小时松解1次，示患者自觉症状及有无出血而定，6小时后，取下加压装置，并将伤口纱布包扎。

4. 患者造影术后应示患者心功能状况决定患者饮水量范围，以将造影剂排出体外。

六、注意事项

1. 严格进行无菌操作。

2. 术中随时保证导管内输液通畅，避免凝血。

3. 送导管手法宜柔和，尽量避免刺激静脉，以减少静脉发生痉挛。

4. 导管进入心腔时，应密切监护。

5. 心导管在心腔内不可打圈，以免导管在心腔内扭结。

6. 预防并发症（静脉炎、静脉血栓形成、肺梗死、心力衰竭及感染）。

（王　珍）

第四节　体外冲击波碎石术

一、概述

体外冲击波碎石术（ESWL）是利用高能聚集冲击波，在体外非接触性裂解结石的一种治疗技术，安全有效。通过 X 线、B 型超声对结石定位，将震波聚焦后作用于结石，促使结石裂解、粉碎。碎石适应证广泛，多数结石患者可免除手术之苦。

二、适应证

适用于肾、输尿管上段结石，输尿管下段结石治疗的成功率比输尿管镜取石低。

三、禁忌证

尿路结石、远端输尿管有器质性梗阻、结石粉碎后不能顺利排出体外的患者；全身出血性疾病；妊娠妇女；严重心血管病变，心功能不全且不能有效控制；安装心脏起搏器者；急性尿路感染者；血肌酐≥265μmol/L；患侧肾无功能，不能产生足够尿流使结石排出体外；育龄妇女输尿管下段结石等；过于肥胖、肾位置过高、骨关节严重畸形、结石定位不清等，由于技术性原因而不适宜采用此法。

四、检查前准备

1. **患者告知**　向患者讲解体外冲击波碎石术的基本过程，检查中可能的不适如疼痛，检查后可能的并发症，如泌尿系感染、血尿、疼痛等，以取得患者的配合。

2. **患者准备**

（1）术前准备常规检查：血常规、尿常规、心电图、腹部 X 线平片、静脉肾盂造影、B 超等检查。

（2）备皮：膀胱结石治疗前要将耻骨上阴毛剃去。

（3）胃肠道准备：术前 3 天忌进易产气食物，必要时术前 1 天给予缓泻药；术晨禁食、水。

（4）麻醉镇痛：现在体外碎石机多为低能量碎石机，绝大多数人均不需要麻醉镇痛，少数紧张的患者可肌内注射地西泮，必要时可用哌替啶镇痛，效果能满足绝大多数要求。

（5）术中体位：根据 B 超或 X 线定位，嘱患者定位后勿动。例如：输尿管上段结石或输尿管中上段结石可以采取两种体位碎石，可仰卧位或俯卧位。

五、检查配合

1. 患者放置于体位支架上，应安全、舒适、准确、上下支架时注意不要撞伤和跌伤。
2. 在碎石治疗过程中，密切注意观察机器各系统是否正常工作，若有异常，立即关机，排除故障。

3. 碎石过程中告诉患者尽量不要咳嗽，保持身体放松，呼吸均匀，不要随意移动身体。

4. 在碎石治疗过程中，严密观察患者血压、脉搏、呼吸和心电图等，若有异常情况发生，立即停止治疗，配合医生处理。

5. 用水槽机治疗时，应注意水温调节，一般水温保持在35.5～37℃，每次治疗结束后，应更换并定时消毒水槽。

6. 输尿管插管者，注意保持尿管通畅，防止脱落。

六、护理

1. 观察患者血尿情况，碎石后出现血尿，属正常现象，一般抗感染治疗后很快会消失。在排石过程中也会有血尿出现或疼痛出现。

2. 多饮水，每日不少于2 000～3 000mL。

3. 多运动，如跳跃、跳绳、上下楼梯等。如果是肾下极结石要做倒立运动，2～3次/天，每次5～10分钟，或者进行理疗，这样有利于结石进入肾盂、输尿管而排出体外。

4. 术后使用消炎药物3～5天，以防感染。

5. 忌饮酒，少食辛辣食物，保持心情舒畅，避免过度劳累。

6. 碎石后10天左右来院复查，以确定结石是否完全排出，有少数患者由于结石太大或过多，一次治疗不能彻底，需要数次碎石治疗，每次需间隔至少1周。

7. 碎石后可遵医嘱口服排石药物，以便促进结石排出体外。

8. 体外超声碎石多在门诊进行，如有不适，应及时就诊。

七、注意事项

1. 术中震波碎石时，机器会发出轰击声以及有些患者会感到轻微不适，不要惊慌，不要变动体位，避免定位不准确，造成碎石不理想。

2. 碎石术后多饮水，增加尿量，能降低尿内盐类的浓度，减少沉淀，起冲刷作用，以利于结石排出，尽可能每天维持尿量在2～3L。为了维持夜间尿量，除睡前饮水外，夜间起床排尿后应再饮水。

3. 观察尿色、尿量及排石情况，在碎石后会出现肉眼血尿，1～2天后自行消失，它主要是由于震波时损伤了黏膜所致，鼓励患者多饮水，必要时静脉输液，使其增加血容量，通过多排尿达到内冲洗的目的。

4. 并发症的处理

（1）肾绞痛：少数患者在结石碎片下移过程中会出现疼痛甚至绞痛，应向患者说明，嘱多饮水；轻者无需处理，重者可给予解痉镇痛药。

（2）石街：因石街阻塞尿路可引起肾积水、感染、衰竭等，故早期发现及时处理并做好告知。

（田　娜）

第五节　排痰训练

慢性呼吸系统疾病的患者由于气道内的炎症渗出,其痰液长期堵塞气道,加重呼吸道内感染。排痰训练是教会患者正确的排痰方法,能够学会有效的咳嗽,排出呼吸道分泌物,减轻感染,保持气道通畅,减轻患者呼吸困难等症状,进行正常的生活和活动。

一、操作方法

1. 操作前准备

(1) 物品准备:痰盒、面巾纸、漱口水和污物桶等。

(2) 患者准备:检查患者的生命体征,评估患者呼吸道痰阻塞状态;评估患者术前术后身体状况。

2. 操作步骤

(1) 向患者及家属说明排痰训练的目的、意义及操作过程,消除顾虑,配合训练。

(2) 痰液黏稠而不易咳出者,常用超声雾化吸入法湿化气道,其湿化剂有蒸馏水、0.45% 盐水、生理盐水,在湿化剂中可加入痰液溶解剂和抗生素等。

(3) 神志清醒、能配合咳嗽的患者,根据病情正确指导其有效地咳嗽、咳痰。①患者取坐位或卧位等舒适体位,双脚着地,身体稍前倾。②让患者先进行 5~6 次深呼吸,深吸气末屏气,继而咳嗽,连续咳嗽数次使痰到咽部附近,再用力咳嗽将痰排出。③如果患者取坐位,两腿上放置一枕头,顶住腹部(促进膈肌上升)。④咳嗽时身体前倾,头颈屈曲,张口咳嗽将痰液排出。⑤亦可嘱患者取俯卧屈膝位,利用膈肌、腹肌的收缩,增加腹压,且经常交换体位有利于痰液排出。

(4) 采用胸部震荡法(图1-1)协助患者排痰:①操作者双手重叠,肘部伸直,将手掌放置于欲引流的部位。②患者吸气时双手掌随胸廓扩张慢慢抬起,不施加任何压力。③从吸气最高点开始,手掌紧贴胸壁,施加适当的压力并轻柔的上下抖动,此动作贯穿于整个呼气期。④胸壁震荡 5~7 次,每个部位重复 3~4 个呼吸周期。

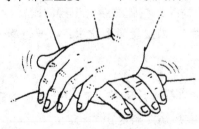

图1-1　胸部震荡法

(5) 久病体弱、长期卧床或排痰无力者,可采用胸部叩击法(图1-2)。①患者取立位,体弱者取坐位或侧卧位。②操作者手指并拢,手背隆起,指关节微屈,使手掌侧呈杯状。利用手腕力量,迅速而有节律的叩击胸壁,震动气道。③叩击时应发出一种空而深的拍击音,边叩击边鼓励患者咳嗽,以进一步促进痰液排出。④叩击部位应从肺底自下而上,由外向内叩击胸壁。⑤每侧肺部反复叩击 1~3 分钟,每分钟 120~180 次。⑥操作时指导患者双侧前臂屈曲，两手掌置于锁骨下，咳嗽时前臂用力同时叩击前胸及患侧胸壁，振动分泌物，以增加咳嗽排痰效率。

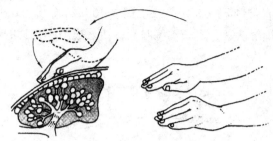

图 1-2　胸部叩击法

（6）排痰训练结束后嘱患者漱口，必要时为患者做口腔护理。记录操作时间、痰量和颜色等。

二、注意事项

1. 操作过程中随时测量患者的生命体征。

2. 湿化气道时，防止分泌物湿化后膨胀阻塞支气管，引起窒息；湿化液温度控制在 35～37℃，防止过高温度引起呼吸道灼伤；湿化时间以 10～20 分钟为宜，防止过度湿化引起黏膜水肿，体内水潴留，加重心脏负担。

3. 胸部叩击部位应避开乳房、心脏及骨突起部位；叩击力量要适中，以患者不感到疼痛为宜。胸部叩击法宜在餐前进行，并在餐前 30 分钟结束，每次叩击时间以 15～20 分钟为宜。

4. 若胸部有伤口，应用双手轻轻按压或扶住伤口，也可用枕头按住伤口，起固定伤口作用以减轻疼痛。身体极度虚弱者或有咯血、心血管状况不稳定、肋骨骨折者禁做叩击。

（田　娜）

第六节　呼吸功能训练

慢性阻塞性肺气肿的患者通过呼吸功能训练，能够减轻呼吸困难的程度，提高活动的耐受力。

一、操作方法

1. 操作前准备

（1）物品准备：小枕头、杂志、书、蜡烛及尺等。

（2）患者准备：评估患者生命体征是否平稳；检查肺气肿患者呼吸状况及呼吸形态。

2. 操作步骤

（1）向患者说明呼吸训练的目的意义及操作过程，取得患者的合作。

（2）腹式呼吸训练（图 1-3）：①帮助患者采取舒适体位，常取立位，若身体虚弱者可取半卧位或坐位，全身肌肉放松，平静呼吸。②嘱患者一手放在胸部，一手放在腹部，以感受自己的呼吸状况。③吸气时用鼻吸入，尽力挺胸，胸部不动，同时收缩腹部，吸气末自然且短暂地屏气，造成一个平顺的呼吸形态，使进入肺的空气均匀分布。④呼气时用口呼出，同时收缩腹部，胸廓保持最小活动幅度，缓呼深呼，以增加肺泡通气量。⑤吸与呼之比为 1：2 或 1：3，每分钟呼吸 7 ~ 8 次。每次训练 10 ~ 20 分钟，每日 2 次，反复训练。⑥操作熟练后，逐渐增加训练次数，延长训练时间，使之成为不自觉的呼吸习惯。

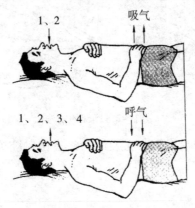

图 1 - 3　腹式呼吸训练

（3）缩唇呼吸训练（图 1 - 4）：①患者的准备同腹式呼吸训练。②嘱患者用鼻吸气，用口呼气（用鼻深吸气，用口缓慢呼气）。③呼气时口唇缩拢似吹口哨状，持续缓慢，同时收缩腹部。④吸气与呼气之比为 1：2 或 1：3，每分钟训练 7 ~ 8 次。每次训练 10 ~ 20 分钟，每日 2 次。⑤缩唇的程度与呼气流量由患者自行调整，以能距离口唇 15 ~ 20cm 处并与口唇等高水平的蜡烛火焰随气流倾斜又不致熄灭为宜。⑥缩唇呼气可使呼出的气体流速减慢，延缓呼气气流，防止小气道因塌陷而过早闭合，改善通气和换气功能。

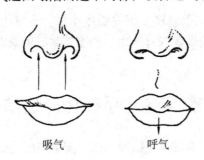

图 1 - 4　缩唇呼吸训练

（4）也可采取吹气球、吹蜡烛等方法做呼吸功能训练。操作后安置患者舒适体位；记录呼吸训练的日期和时间，并做其效果评价。

二、注意事项

1. 呼吸功能训练要根据患者的呼吸功能状况制订有效的训练计划。

2. 训练过程应循序渐进，逐渐增加训练强度和训练时间，每次训练的时间应 < 30 分钟，避免患者疲劳。

3. 训练方法正确、规范，随时观察患者舒适状态，如训练过程中患者有不适感应停止训练。

（田　娜）

第二章

特殊患者的静脉输液治疗和护理

第一节 儿科患者的静脉输液治疗和护理

静脉输液治疗是将大量药液直接滴入静脉的方法，又称补液法。对于儿科护理工作者来说，如何进行及维护好儿童静脉输液是一项非常大的挑战性工作。儿童不仅不同于成年人，而且不同年龄阶段的儿童又有着各自的不同，这些不同点包括生理的，心理的，生长发育的，认知的，情感的等方面。当任何一种治疗对儿童实施的时候，护士就承担了非常大的责任。因此，从事儿科静脉输液治疗的护士，不仅要具备高超的静脉穿刺技术，而且应具备儿童生长发育等诸多方面的相关知识。为了保护接受静脉穿刺治疗的儿童，考虑一些特殊因素是必要的，比如准确的剂量计算，缓慢的输液速度，选择合适的静脉穿刺部位和穿刺工具，以及采取措施分散孩子的注意力和手段等。

一、小儿静脉输液治疗护理需要考虑的因素

（一）儿童的心理行为因素

儿童不管在生理上、心理上、认知发育及情绪变化上，都和成年人有很大差异，而且不同的年龄阶段有不同的反应，因此，对儿科的临床护士来说，不管执行怎样的治疗护理操作，都具有挑战性，特别是静脉输液治疗。若能帮助病儿做好静脉输液前的心理准备，则可以减轻其焦虑、恐惧心理，改善其合作能力。

1. 婴儿期 即1月龄至1岁，处于感觉运动期，其心理特点如下。

（1）依赖父母：护士应允许婴儿父母陪伴并参与整个静脉输液治疗过程；若父母不能在婴儿身边，则应放一些喜欢的东西在婴儿身边，如玩具等。护士尽可能多抚摸、拥抱、亲近患儿。

（2）对陌生人或环境产生焦虑。护士应放缓操作步骤，不使用恐吓的方式；操作在隔离或单独的房间实施，不要在婴儿的床边进行，操作期间限制陌生人员进入操作室内。

（3）婴儿处于学习认识感觉运动阶段：护士在操作过程应使用抚摸皮肤、轻声交谈或给予安慰奶嘴等安慰方式，必要时遵医嘱使用镇静药，静脉注射后给予搂抱抚摸。

2. 幼儿期 即1~3岁，由感觉运动期发展到运思前期，形成自主感，除使用婴儿期的各种方法外，应根据其心理特点采用以下方法。

（1）患儿表现出自我为中心的思维，易激动、哭闹、情绪不稳。对患儿解释操作中可

能看到的、听到的和感觉到的事情，重点强调操作中可以用哭或用其他方式表达不舒服的感觉，但不要随意乱动。有的患儿可能表现出消极行为或发脾气，尝试逃跑，使用一些分散注意力的方法，必要时进行约束。

（2）患儿语言技巧的掌握及对时间概念的认识有限，沟通时应借助行为动作，使用术语尽量少而简单，运用游戏的技巧在玩具身上做一些操作示范，让患儿了解整个操作过程。准备工作尽量做到完善，尽量缩短操作前准备工作的时间，治疗中常用的操作物品多一些，以免因寻找物品而延迟操作时间。允许患儿自己选择注射的血管并参与到操作中去。

3. 学龄前期　指3~7岁的儿童，处于运思前期，形成进取性，其心理特征表现是以自我为中心的思维，对语言的掌握增强，但对时间概念的认识和对挫折的容忍有限。患儿希望自己能够独立，把住院、生病看作是对自身的惩罚，害怕身体受到伤害、侵扰，表现出哭闹、压抑、攻击行为等。护士不要责怪患儿，用简单易懂的词语解释整个静脉输液治疗过程，在病儿身体上指出在哪里做治疗，说明为什么要做这个操作，做这个操作不是要惩罚他（她）。鼓励患儿用言语表达自己的想法和感觉，允许父母陪伴患儿，允许患儿参与静脉输液过程，对配合治疗的患儿给予表扬和奖励等。

4. 学龄期　指7~15岁的儿童，形成勤勉感，处于具体运思期。这个年龄段的心理特点是有极强的求知欲和想象力，破坏力和创造力都很强，对事物有自己的判断力，愿意结交同龄伙伴。但自我控制能力较差，情绪仍不稳定，在解释输液治疗时，用一些简单的医学术语、解剖、生理的图表解释为什么要进行治疗，允许患儿在输液前后提问，允许患儿选择什么时候输液，在什么部位做穿刺，鼓励患儿主动参与到输液治疗中，例如，让患儿帮忙准备胶布等。在治疗过程中给患儿提供一个相对隔离的空间，维持患儿自尊，对配合治疗的患儿给予表扬。

5. 青少年期　形成认同感，处于形式运思期。推理能力增强，意识到身体的暴露，独立性增强，愿意结交同龄伙伴，意识到团队的认同感，非常在意别人对自己的评价。做好解释，及时安慰，鼓励、尊重患儿，取得积极配合。让患儿参与到治疗的决策和计划中，尽可能少使用约束等。

（二）小儿生理因素

小儿体液平衡特点

1. **体液总量与分布**　体液分为细胞内液和细胞外液，细胞外液分为血浆及间质液两部分。各区间可互相交换，但又保持各自的相对平衡。新生儿体液占体重的80%，婴儿占70%，2~14岁占65%，成年人占55%~60%。

2. **体液的电解质成分特点**　细胞外液的电解质以 Na^+、Cl^-、HCO_3^- 等为主，其中 Na^+ 占阳离子总量90%以上，对维持细胞外液的渗透压起主导作用。细胞内液以 K^+、Mg^{2+}、HPO_4^{2-} 和蛋白质等离子为主，K^+ 是维持细胞内液渗透压的主要离子。小儿体液电解质成分与成年人相似。新生儿生后数日血钾、氯和磷偏高，血钠、钙和碳酸氢盐偏低。

3. **水的交换**　小儿因生长发育的需要，能量与水的需要量按体重计算较成年人高。小儿水代谢旺盛，婴儿每日水交换量约等为细胞外液的1/2，而成年人仅为1/7，婴幼儿水交换率比成年人快3~4倍，所以小儿较成人对缺水的耐受力差，容易发生脱水。小儿不显性失水也较多，按体重计算约为成年人的2倍。体温升高可使不显性失水增加。体温每升高

1℃，每日约增加 13mL/kg（每小时增加 0.5mL/kg）。呼吸增快、体力活动增多时，不显性失水增加。临床上以等渗性脱水最常见，其次是低渗性脱水，高渗性脱水少见。

（1）等渗性脱水：水和电解质成比例丢失，血清钠浓度为 130～150mmol/L，丢失的体液主要是循环血容量和细胞外液，而细胞内液的量无改变，常由于呕吐、腹泻、胃肠引流、进食不足、急性感染等所引起。出现一般脱水症状。

（2）低渗性脱水：电解质的丢失多于水的丢失，血清钠＜130mmol/L。多见于营养不良小儿伴较长时间腹泻者，或腹泻时口服大量清水、静脉滴注大量非电解质溶液、大量利尿后等。

（3）高渗性脱水：水的丢失多于电解质的丢失，血清钠＞150mmol/L，多见于腹泻伴高热、饮水不足，或输入电解质液过多等。

4. 消化液的分泌与再吸收　正常人每日分泌大量消化液，其中绝大部分被再吸收，仅有少量由粪便排出。年龄越小，消化液的分泌与再吸收越快，一旦出现消化功能障碍，极易出现水和电解质。

5. 肾调节能力　年龄越小，肾调节能力越差，其浓缩、稀释功能、酸化尿液和保留碱基的能力均较低，易发生水、电解质、酸碱平衡紊乱，出现高血钾、低血钾，代谢性酸中毒、代谢性碱中毒、呼吸性酸中毒、呼吸性碱中毒。因此婴儿补液时更应注意补液量和速度，并根据病情的变化、尿量、尿比重等调整输液方案。

（三）血管方面的因素

1. 四肢静脉的解剖与走向　上肢浅静脉起于手指两侧，在手背中部互相连接汇成手背静脉网。手背静脉网逐渐合并为两条比较恒定的静脉干，即头静脉和贵要静脉（图 2-1）。

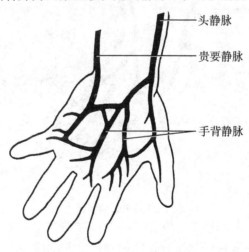

图 2-1　头静脉、贵要静脉

头静脉起于手背静脉网的桡侧端，向上绕过前臂桡侧缘到前臂掌侧面，上行达到肘窝处，分出一静脉支，斜向内上方与贵要静脉相连成肘正中静脉，最后注入腋静脉。贵要静脉起于手背静脉网的尺侧端，沿前臂内侧上行，在肘窝以下转入前臂掌侧，到达肘窝，继续沿肱二头肌内缘上行，到臂的中点稍下方汇入肱动脉（图 2-2）。上肢的深静脉都与同名动脉伴行，最后汇入锁骨下静脉。

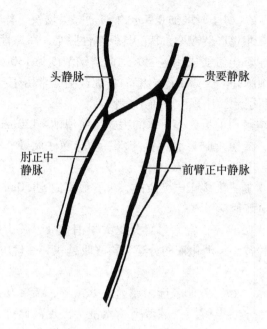

图 2 - 2 肘部血管

下肢静脉在足背内侧缘起于足背静脉网，经内踝前方，沿小腿及大腿的内侧上升，在腹股沟韧带下方注入股静脉（图 2 - 3）。

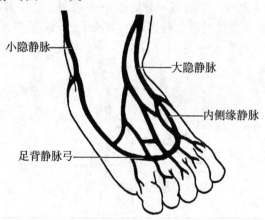

图 2 - 3 足背静脉网

2. 静脉血管状况　静脉血管状况直接影响静脉穿刺的成败。病理性原因如极度衰竭、严重呕吐、腹泻、脱水、高热的患儿常因血液浓缩、血液循环障碍、血管萎闭致穿刺失败。生理性原因如肥胖、新生儿黄疸等也不容易穿刺成功。

3. 小儿头皮静脉的解剖和生理特点　头皮静脉与同名动脉伴行，集中流向眼静脉、颈外静脉、颈内静脉，并借导血管与颅内静脉窦相通。小儿头皮静脉极为丰富，分支多，互相沟通，交错成网，在小儿头颅沿额缝、冠缝、矢状缝、人字缝均有静脉走行，额正中静脉，颞前静脉，耳后静脉（图 2 - 4）。一般无静脉瓣，易引起颅内感染。头皮静脉血管壁薄弹性纤维少，静脉腔内压力低，在血液较少时外形易呈扁缩状态。在行静脉穿刺时易造成穿刺失败，血肿形成或误穿动脉、神经。

4. 小儿头皮静脉与动脉的鉴别　静脉外观呈微蓝色，无搏动，管壁薄，易被压瘪，易固定，不易滑动，血液多呈向心方向流动；动脉外观呈正常皮肤色或淡红色，有搏动，管壁厚，不易被压瘪，血管易滑动，血液呈离心方向流动。

5. 进行静脉输液的常用血管　常用的四肢浅静脉有：上肢常用手背表浅静脉、手前臂表浅静脉、下肢常用足背浅静脉、腿部浅静脉。常用头皮静脉有：额上静脉、颞浅静脉、眶上静脉、耳后静脉和枕后静脉（图2-1~2-4）。

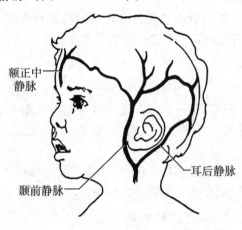

图2-4　额正中静脉、颞前静脉和耳后静脉

（四）患儿家长的心理状态

家长的心理状态对患儿和护士有直接影响。临床护士应对家长做好静脉输液治疗的解释，对家长提供心理支持，使其做好心理准备。

（五）临床护士的心理因素

静脉穿刺成功率除与临床护士娴熟的操作技术有关外，还与护士稳定的情绪和良好的心理状态有关。近年来越来越多的研究资料证明，护士不良的心理状态是导致静脉穿刺失败的原因之一。护士在进行静脉输液治疗时，有来自患儿父母的压力，患儿在治疗时的不配合等因素均增加护士的心理压力，情绪的变化直接影响护士的注意力、意识状态、定势状态及思维状态，导致中枢协调偏差，出现判断、感觉失误。因此，在整个静脉输液过程中，护士应具有良好的心理素质，在遇到紧张或压力情绪时需要自我调节，排除紧张和压力的条件，在遇到突发紧急情况时要冷静，只有在情绪平稳的条件才能提高静脉穿刺的成功率。

二、儿科静脉输液的实施与护理

（一）静脉输液治疗适应证

1. 补充水和电解质以预防和纠正体液紊乱　常用于各种原因的失水，或因某些原因不能进食者，如大手术后、激烈的呕吐、腹泻等。

2. 纠正血容量不足，维持血压及微循环的灌注量　常用于治疗休克、出血、烧伤等。

3. 供给营养物质，促进组织修复、增加体重，获得正氮平衡。常用于慢性消耗性疾病、不能进食及胃肠道吸收障碍的患儿。

4. 输入药液达到解毒、控制感染、利尿和治疗疾病的目的。常用于中毒、各种感染、脑及其他组织水肿，以及各种需要静脉输入的药物治疗等。

（二）常用溶液

1. 晶体溶液　分子小，在血内存留时间短，有纠正体内电解质失调的作用。如0.9%氯化钠等渗液、5%葡萄糖溶液接近等渗、复方氯化钠等渗液、4%碳酸氢钠为碱性溶液、0.9%氯化铵溶液为酸性溶液等。

2. 胶体溶液　分子大，在血管内存留时间长，对维持血浆胶体渗透压，增加血容量及升高血压有显著效果。如右旋糖苷、浓缩白蛋白、氨基酸注射液等。

（三）静脉输液用具

1. 治疗车上层

（1）注射盘一套：无菌输液器一套、配药用的注射器及针头，头皮针、留置针、肝素帽、输液贴、10mL注射器（内盛等渗盐水）、止血带、75%乙醇、2%碘酒、消毒棉签、治疗碗、弯盘。

（2）输液卡、医嘱单、一次性3M绷带、手消毒液、一次性手套。

2. 治疗车下层　网袋、固定板、污物袋、污物盘、锐器盒。

（四）静脉输液留置针及头皮针头的选择

选择原则是在满足治疗需要的情况下，尽量选择最细最短的导管，选择与静脉大小相适应的针头，根据静脉大小及深浅部位而定，同时考虑患儿的年龄、静脉局部的条件、输液目的和种类、治疗时限及患儿的活动需要。一般头皮静脉和四肢静脉选用5.5～6.5号针头比较适宜。留置针选用24G适用于新生儿和小儿患者。

（五）静脉输液穿刺血管的选择

1. 选择合适的穿刺血管　小儿静脉注射较成年人难度大，因为小儿不易合作，所以其血管选择具有重要的意义。根据小儿年龄、治疗目的以及小儿的具体情况，选择合适的血管。从整体的解剖角度来说，小儿的头皮静脉、手足浅静脉都适合于静脉注射。

（1）小儿从出生至3岁这一时期，头部皮下脂肪少，静脉清晰表浅，呈网状分布，血液可通过侧支循环回流，因此，这个时期的小儿宜选用头皮静脉穿刺。

（2）3岁以上的患儿头皮皮下脂肪增厚，头发厚密，血管不清晰，不利于头皮静脉的穿刺。宜选择四肢静脉，一般选用手背静脉、足背静脉、股静脉、肘窝静脉、踝静脉等。对慢性疾病患儿宜由远心端选用，对严重脱水、血容量不足或需快速输液以及注入钙剂、50%葡萄糖、甘露醇等药物宜选用肘静脉和大隐静脉，一般治疗宜选头皮静脉和四肢静脉。

（3）对肥胖儿应选择粗大易摸或谨慎按解剖部位推测出静脉的位置。

（4）对3岁以上肥胖儿或肾疾病致全身水肿者，由于四肢血管不易看清，也应首选头皮静脉。

2. 静脉输液避免穿刺的部位

（1）关节部位。

（2）静脉已硬化者。

（3）有并发症的区域如出现静脉炎、感染、渗漏、血肿发生。

（4）静脉曲张影响循环的部位。

（5）禁忌部位远端或附近区域的静脉。

（6）患侧肢体及手术同侧肢体的静脉。

（7）不应在同一肢体反复穿刺。

3. 穿刺方法　穿刺前要"一看二摸"，"一看"就是仔细观察血管是否明显，看血管的深浅度。瘦的患儿多半血管较浅，肥胖的患儿多半血管较深，不易看见。凸出皮肤平面的血管较浅，平或略凹于皮肤平面的血管较深。要选走向较直的血管，静脉大多呈蓝色，动脉和皮肤颜色一样或呈浅红色，因此要注意鉴别。"二摸"就是凭手感摸清血管走向和血管弹性，弹性好的血管，触摸感觉软，易被压瘪，触之无疼痛感。弹性差的血管，触摸感觉硬如条索状，不易被压瘪，触之有疼痛感。动脉可以摸到搏动。

4. 进针手法　根据进针时针头与皮肤所成角度不同分直刺法、斜刺法和"挑起进针"法。

（1）直刺法：是指在欲穿刺的静脉上，针头与皮肤成 $10° \sim 45°$ 角，针头斜面向上，右手持针，左手绷紧皮肤，通过皮肤将针头直接穿入静脉。直刺法适合于小儿头皮静脉、手背及足背浅静脉、指（趾）间静脉。

（2）斜刺法：是指在欲穿刺的静脉旁侧，距静脉 $1.0 \sim 1.5cm$，针头与皮肤成 $20° \sim 30°$ 角，将针头刺入静脉。斜刺法适用于肘静脉、大隐静脉等。

（3）"挑起进针"法：即是细心地把针头刺入血管肌层，将针放平，针尖稍微挑起，使血管壁分离，使针尖的斜面滑入血管内，这时会有一种"失阻感"及"腾空感"。即使无回血，针也已进入血管，这时即可注射。对于失血或脱水的患儿，因其血管充盈度差，血管扁平，甚至萎陷，静脉穿刺应采用"挑起进针"法。

（六）小儿静脉留置针操作方法

1. 用物　消毒皮肤用物，3M 无菌透明敷料，止血带、固定板，24G 静脉留置针及静脉肝素帽，输液装置。

2. 穿刺方法

（1）严格无菌技术操作。

（2）检查留置针包装完整性和有效期限，打开留置针包装，去除针套，旋转针芯 $360°$，以消除套管针和针芯的粘连。

（3）常规消毒穿刺部位，扎止血带，左手绷紧皮肤，右手拇指与示指握住留置针回血腔两侧，稳定穿刺手势。

（4）以 $15° \sim 30°$ 角缓慢进针，见到回血后，降低穿刺角度，将穿刺针顺静脉走行推进少许，右手固定针翼，左手退出少许针芯，使针尖在外套管内，顺静脉走向推进穿刺针，以保证外套管在静脉内。

（5）松开止血带，右手示指和中指按压两侧针翼，左手抽出针芯。

（6）用 3M 无菌透明敷料固定留置针，并注明日期、时间及穿刺者姓名。

（7）连接静脉输液装置。

（七）头皮静脉输液法操作流程

1. 用物　消毒皮肤用物，输液贴，止血带，3M 无菌透明敷料，24G 静脉留置针及静脉肝素帽，输液装置。

2. 步骤

（1）备齐用物到床前，做好患儿及家属的解释工作，对有理解能力的患儿，说明操作方法和目的，争取合作；理解能力差或不能理解的患儿需一名助手协助，将患儿平卧或侧卧位，固定其躯干、肢体及头部。将内盛等渗盐水的注射器接上头皮针，排净空气。

（2）选择穿刺静脉：操作者立于患儿头端，寻找较粗、直的头皮静脉。剃净穿刺部位的毛发。

（3）穿刺：常规用75%乙醇消毒穿刺部位的皮肤，待干。排净头皮针内空气，操作者左手拇指、示指分开固定血管两端并绷紧皮肤和固定血管的作用。操作者的右手拇指、示指持针柄，针头与皮肤呈15°～20°角，针尖斜面向上，快速刺进皮肤后，针头与血管平行，缓慢刺入血管。穿刺时用力要均匀，当针头进入血管腔时，稍有落空感，此时可见回血。如果血管过细或患儿呕吐、腹泻丢失大量水、电解质，致血容量不足，血管充盈度差，穿刺时常无回血。当有针头进入血管的落空感时，可回抽注射器往往有回血。如没有回血，试推顺利，穿刺局部无肿胀，液体滴入顺畅，提示穿刺成功。

（4）固定：穿刺成功后3M透明通气胶布加强固定头皮针。用3M胶布横贴固定针柄，然后用3M透明通气胶布加强固定头皮留置针，最后用第2条3M胶布横贴固定头皮留置针，并标上留置日期、时间和操作者，固定稳妥后，取下注射器，连接预先准备好的输液器。

（5）调节滴速：接上输液器后，根据病情、年龄和药物性质调节输液速度，儿童一般每分钟20～40滴。新生儿遵医嘱调节输液速度。

（6）协助病儿取舒适卧位。整理床单位，清理用物。

3. 静脉输液注意事项

（1）对危重患儿进行静脉输液穿刺操作过程，应密切注意观察患儿的面色和生命体征，切不能只集中注意寻找静脉穿刺而忽略了病情的变化。

（2）严格执行无菌操作及查对制度。输液中需加药时，注意药物的配伍禁忌。

（3）严防空气进入静脉，输液前必须排空输液管内的气体，输液中及时更换输液瓶（袋）或添加药液，防止药液滴空，输完后及时拔出针头，保留静脉留置针。

（4）掌握输液原则：输液中遵循"先快后慢，先浓后淡，先盐后糖，见尿补钾"的原则。当患儿输用几种不同的晶体和胶体溶液时，应根据病情分批交替输入。

（5）根据患儿的年龄、病情、药物性质调节输液速度。一般成年人每分钟滴入40～60滴，儿童每分钟滴入20～40滴。体弱、婴幼儿、心肺疾病患者输液速度宜慢；严重脱水，心肺功能良好者速度可适当加快，当输入高渗盐水、含钾药物、升压药物等滴速宜慢。

（6）加强巡视，注意观察患儿有无全身反应，药液滴入是否通畅，针头或输液管有无漏液，针头是否脱出、阻塞、移位，输液管有无扭曲、受压。另外，注意观察输液局部有无红肿或皮肤变白、变紫、出现水疱或有明显坏死等，发现异常及时处理。

（八）小儿静脉输液全程的血管维护措施

1. 选择合适型号的静脉留置针或头皮穿刺针头　在不影响输液速度的前提下应尽量选择小号的穿刺针，以减少血管壁的损伤面，利于血管的自我修复。头皮钢针一般用4.5～5.5号，留置针24G，值得注意的是在选择静脉留置针，要克服宁大勿小的误区，因为儿童血管直径小，相对小号的留置针进入机体血管后漂浮在血管中，可减少机械性摩擦及对血管内壁的损伤，从而降低机械性静脉炎及血栓性静脉炎的发生概率。

2. 选择合适的血管和合理使用血管　对于长期输液的患儿，选择血管应从远端到近端，从小静脉到大静脉，避免在同一根血管上反复多次穿刺。当输入高浓度的药液、营养液、对血管刺激性较强的药物及化疗药物时，选择较粗而直的血管穿刺，并交替使用静脉，切忌连续多次使用同一条血管，特别是进行化疗时，应每次更换血管，以保证血管有进行自我修复的时间。静脉留置针输液时尽量避免下肢静脉穿刺，因下肢静脉瓣多，血流慢，输液时加大了发生静脉炎的可能性，如需下肢输液时应抬高下肢20°～30°以加快血液回流，以减少对下肢静脉的刺激。

3. 选择合适的固定方法　小儿对静脉输液的反应强烈，哭闹不配合，同时自我约束力差，注射部位活动过度，易碰撞钢针而导致穿破血管壁使药液渗出，局部水肿。因此，穿刺成功后应强调针尖的固定处理，避免针尖在血管内的摆动，降低针头对血管壁的损伤。如在四肢浅静脉穿刺，应用小夹板固定，松紧要适度，过松达不到目的，过紧影响肢端血液循环。手部静脉穿刺后用手板固定，置板于手心侧，手板上部超过腕关节，二条长胶布固定，一条固定于腕上，另一条固定于掌指关节处。手掌面腕部静脉穿刺时，置板于手背部，手板上部超过腕关节，必要时用手纸、手帕等柔软的物品成一定厚度垫于腕与板之间，使手腕部皮肤平直，两条长胶布用作上部位固定。足部静脉穿刺后用板固定，除大隐静脉穿刺后采用足背外侧置板上外，余足部静脉穿刺均易采用足内侧面置板上，放柔软的物品于足底部，板上部超过踝关节，两条长胶布固定，一条固定于踝上，一条固定于掌跖关节处。

4. 根据药物理化性质、病情、年龄和治疗要求调节输液速度　输入对血管刺激性较强的药物时应适当减慢输液速度，以保持输液速度既适合治疗的要求，又能尽量减少药物刺激对血管的损害，使患者在相对舒适的感受中和不影响治疗效果的情况下输液。新生儿、危重病儿、使用特殊药液治疗的患儿使用输液泵控制输液速度。

5. 在输液过程中　要严格无菌技术操作规程，严防输液微粒进入血管。严格掌握药物配伍禁忌，每瓶药液联合用药，以不超过2～3种为宜。

6. 采用正确的拔针按压方法　切忌在按压针头时拔针，应采用先拔针后按压的方法，即在针头拔出血管壁后再迅速按压，按压时应沿血管纵行按压，这样才能按压住皮肤与血管上的两个穿刺点，避免了针尖与血管的摩擦导致血管内皮损伤和皮下淤血现象的发生。拔针时角度不宜过大，动作宜轻，注意不要揉搓穿刺部位。

7. 使用输液恒温器进行恒温输液　使用输液恒温器进行恒温输液能减少血管刺激症状，而减轻血管内壁的损伤。尤其是冬天，常温输液可使患者肢体发冷、血管收缩痉挛、疼痛，使静脉炎的发生率增加，而恒温输液可使这个常见难题得到妥善解决。如甘露醇热溶液使血管扩张、循环加速，避免了加压输液对血管壁产生的压力，试验研究表明甘露醇在35℃时对血管壁的损伤是最轻的。同时，恒温输液增加了患者的舒适度，并使输液故障明显减少。

8. 输液静脉局部涂药以促进血管损伤的修复　在输液过程中，于输液血管的表浅段皮肤上涂擦解痉止痛的药物能缓解疼痛，起到保护血管的目的，如万应止痛膏、山莨菪碱及利多卡因等。每日输液完毕后在穿刺静脉部位涂擦具有活血化瘀、消炎止痛、营养修复、软化血管的药物，如喜疗妥，具有非常好的效果，涂擦时应将药膏反复轻揉以使药性渗入皮下被血管壁吸收而发挥作用，如同时辅以局部湿热敷，则效果更佳。

9. 加强留置针留置期间的护理　保持敷料干燥，清洁，当敷料受潮、污染、卷边松脱及时更换。更换敷料时，避免手接触污染穿刺部位。连续输液者，应每日更换输液器 1 次。

10. 如果发生静脉炎 停止在患肢静脉输液并将患肢抬高、制动。根据情况局部进行处理。处理方法：①局部涂擦喜疗妥。②用 50% 硫酸镁行热敷，婴幼儿热敷温度不超过 40℃ 为宜，并注意观察局部皮肤。③云南白药外敷可活血、消肿、止痛、通经化瘀，用乙醇或食醋调制，可增加药物渗透性，该药具有抗凝血，抗血栓作用，可阻止损伤部位血凝和血栓形成，降低毛细血管通透性，抑制炎性渗出，促进肿胀消散而达到治疗目的。④仙人掌外敷，去掉仙人掌皮和刺，取 150g 捣烂，加少许盐粒，调匀，敷在患处厚约 0.5cm，上盖一层纱布加软薄膜，以防水分蒸发而降低疗效，每天 1 次，直到痊愈。

11. 加强健康教育 首先应加强护士对静脉护理的前瞻意识，在输液前、中、后有目的地对静脉进行前瞻性维护，这对保持静脉的最佳状态具有重要的临床意义。同时应加强对输液患儿及家长的健康教育，以解除患者对输液的恐惧、紧张心理，因为患儿及家长往往对静脉护理知识知之甚少，且在输液过程中常因无知而致使静脉机械性损伤的机会增加，应加强对输液患儿及家长进行静脉维护知识的宣教，促使其树立静脉护理的意识和能力。

（九）小儿手足及输液固定法

固定原则：①使用最少的制动装置。②不影响评估与监测。③不可以绷带卷缠绕固定。④不妨碍治疗。⑤正确使用固定板。

（董锦红）

第二节 老年患者的静脉输液治疗和护理

随着社会的进步和经济的发展，世界各国人民生活水平的不断提高，人类的寿命也越来越长。根据 WHO 对老龄化社会的划分标准，1999 年底我国 60 岁以上人口已占总人口的 10.09%，全国老年人口总数已近 1.3 亿，标志着我国开始进入老龄化社会。同时，我国也是世界上人口老龄化速度最快的国家之一，1990 年，我国老年人口已占世界老年人口比例的 20%，到 2025 年将达到 24%，即世界上每 4～5 个老年人中，就有 1 个中国老年人。

由于年龄的增长，老年人全身各系统、各脏器功能发生退行性变化，其生理、心理、社会适应能力也在发生着变化。变化的特点：适应能力减退，抵抗力低下，自理能力下降。因此，老年患者常常出现多脏器功能衰竭，他们常会因一些外界的不良因素而导致生病，老年患者占住院患者的比例越来越多。老龄化问题已引起全社会的高度关注。

一、老年患者静脉输液概述

（一）老年患者血管的生理病理改变

1. 血管解剖 血管壁分 3 层：外膜、中膜、内膜，每一层由不同的物质组成，承担着不同的作用。

（1）外膜：是血管最外一层，它由弹性纤维和疏松组织组成，主要作用是支持和保护血管。

（2）中膜：是静脉的主要组成部分，由弹性蛋白、胶原、平滑肌纤维组成。主要作用是维持血管壁的张力，有收缩、舒张的功能。

（3）内膜：是血管的最里层，由内皮细胞、基质膜组成，内膜非常光滑，血液能在血管内畅通无阻地流动，它能分泌肝素及前列腺素，起抗凝作用。

2. 生理病理变化 随年龄的增加，老年人血管的结构也发生着变化。

（1）内膜：增厚、粗糙、管腔狭窄，血流速度减慢。

（2）中膜：纤维化、脂肪化、钙沉积。

（3）外膜：组织松弛，弹性纤维磨损，血管弹性降低。由于血管结构发生了变化，导致血管的脆性增加，弹性及韧性减弱，血管硬化，易滑动。老年人消瘦、机体功能衰竭、体胖、水肿的现象较常见，血管滑而不易固定。

3. 皮肤改变 皮肤老化，皱纹增加，皮下组织疏松，皮肤干燥，表皮菲薄。

（二）患者心理类型及应对措施

1. 精神紧张型 患者会将输液看成是一件非常重大的事情，输液前常出现紧张、焦虑的情绪。应对措施如下。

（1）希望法：直接向患者介绍通过输液治疗可以治病，使患者希望通过输液而增加康复的信心和增强对穿刺疼痛的耐受力。

（2）注意转移法：输液时护士在病床边与患者沟通，闲聊，如了解他们目前的治疗效果、生活情况等，以分散他们的注意力。

（3）遮挡法：对情绪紧张、畏惧，而眼睛又紧盯穿刺部位者，让另一名护士或患者家属遮挡患者视线，或让患者头转向另一侧以分散其注意力。

（4）鼓励法：直接鼓励患者增强对输液的耐受力。

2. 久病成医型 患者由于反复住院，对静脉输液已司空见惯，他们对输液治疗总结了不少"经验"，他们不但不害怕输液，可能还会干预护士的穿刺，比如指定某一只手或某一条血管让护士穿刺，并要求穿刺时不能有痛感等。

应对措施：护士应先稳定自己的情绪，相信自己的技术，做到不受患者的干扰，如穿刺时不能按照患者的要求做，要预先做好解释工作，避免不必要的误解或纠纷。

二、老年患者静脉穿刺的流程及提高穿刺成功率的方法

（一）一般情况的评估

1. 输液前 先评估患者的病情、合作程度、心理的稳定性。

2. 评估输液量、输液的性质 高渗、等渗，酸性、碱性等。

3. 评估患者的血管 大小、长度、弹性、硬度、部位、滑动度等。

4. 评估患者的痛觉 敏感、不敏感。老年患者对痛觉的敏感性差异很大，有些患者对轻微的疼痛都会反应强烈，但有些患者末梢循环差，感觉减退，即使很痛也感觉不明显。

5. 环境 灯光的明亮度、杂音、有无其他人员的干扰等。

（二）护士的心理准备

护士的自信心对静脉穿刺的成功有着直接的影响，相信自己，不受外界干扰，将大大提高静脉穿刺的成功率；如果护士的心理状态不佳会直接影响穿刺的成功率。

1. 导致静脉穿刺失败的心理表现

（1）胆怯：表现为给领导、熟人进行穿刺时担心自己不能一次成功。

（2）焦虑：表现为对自己没信心，特别是面对老年人细、滑血管时。

（3）倔强：表现为不服输，第一次穿刺不成功后不甘心，而一针接一针反复穿刺，增加患者的痛苦。

（4）紧张：表现为手抖、手心出汗，面部发红，多见于年轻护士。

（5）烦躁：表现为心神不安，穿刺时不能集中精力，见于工作繁忙、疲劳，月经期或与其他同事关系相处不好时。

（6）骄傲轻视：表现为不重视、盲目乐观，选血管、进针时漫不经心。

2. 提高静脉穿刺成功率的方法

（1）增强自信心：对自己的技术充满信心，相信自己。

（2）稳定情绪：穿刺前忘却一切不愉快的事情，保持轻松的心情。

（3）细心：选择血管时细心、耐心，选择弹性好、较固定、无静脉瓣、较直的血管。认真细致地选好血管是穿刺成功的首要条件。

（4）排除外因的干扰：不受患者、家属、杂音、灯光等的干扰。

（5）重视、认真对待每一次穿刺：将每一次穿刺都看成是一件重大的事情。

（三）用物准备

根据评估结果，准备充足、齐全的物品是穿刺成功率的物质保障。如物品准备不全，会影响穿刺效果。详细内容见相关章节。

（四）老年人外周静脉的选择

1. 外周静脉选择总原则

（1）一般选择粗、直、可见、弹性好、容易固定、不易滑动，血流量较丰富的血管。

（2）先远端，后近端（留置针除外）；先上肢，后下肢（尽量不选下肢血管）。

（3）选择皮肤完整且皮肤弹性良好部位的血管。

（4）根据输液量、液体的性质选择不同的血管。如：等渗溶液、输液量 500mL 以内，可选择小血管；高渗溶液、输液量 1 000mL 以上，应选择前臂以上的大、中血管。

2. 选择静脉的注意事项

（1）避免选用关节部位、受局限部位的血管，避开静脉瓣。

（2）滑动、硬化、条索状的血管不宜选。

（3）外伤、受损伤未愈或不完整的血管不宜选。

（4）皮肤破损部位的血管不宜选。

（5）有疼痛感的血管不宜选。

（6）穿刺点应避开新穿刺过的进针点。

（7）偏瘫肢体或失用综合征的肢体尽量不选。

（8）有深静脉栓塞肢体的血管不宜选。

（五）老年患者静脉穿刺工具的选择

老年患者多伴有慢性病，病程长，血管壁硬化，管腔狭窄，增加了穿刺的难度，因此，外周静脉穿刺时选择合适的穿刺针显得尤为重要。针头进入血管内越长对血管壁的机械性刺激和损伤面积越大，损伤程度越严重，红细胞及其血浆成分渗出增多，血管瘀血越明显，易继发血栓形成。因此，老年人宜选择针梗短、细、针尖斜面短并能满足输液需求的头皮针。

经过大量的临床实践证明，5.5号头皮针针头在老年人输液中应用效果最佳。使用5.5号头皮针可减少皮肤与表皮的接触面，刺过皮肤时阻力小，容易穿刺，且对皮肤刺激小，疼痛较轻，降低患者的不适感，对血管的损伤小，并能提高穿刺成功率，减少拔针后出血和淤血，对长期输液者有保护血管的作用。

（六）穿刺角度

不同的血管可用不同的穿刺角度，静脉的深度与进针角度成正比。

1. 粗直静脉进针角度为30°～40°，甚至可提高到60°角进针。原理：进针角度大，头皮针穿刺的皮孔与静脉血管壁针孔的水平距离越短，可减少对皮下组织及神经末梢的刺激，使痛觉降低。

2. 表浅、细静脉尤其是皮肤菲薄者进针角度宜小，一般10°～20°。

3. 在血管的上方进针痛觉小，在血管的侧面进针痛觉比较明显。

（七）老年滑动血管的穿刺方法

在穿刺点上方固定血管，穿刺点下方绷紧皮肤，穿刺皮肤后，头皮针先随血管移动，将滑动血管逼到一边使其不能动后，快速进针，成功率高。

（八）穿刺注意事项

1. 选择合适的穿刺针　较短、较细，能满足输液要求。

2. 针头/导管应固定牢固，必要时予小木板加固。

3. 输注高渗溶液、刺激性溶液选大血管。

4. 扎止血带时间不超过2分钟，不宜扎得过紧。

5. 输注溶液不宜过冷，宜接近室温，保持在25～35℃。

6. 穿刺时绷紧皮肤。

7. 扎止血带后不宜拍打血管（因为扎止血带后血液回流受阻，管腔充盈，拍打引起血液振动，刺激管壁神经末梢引起疼痛，患者心理不愿意接受）。

（九）固定方法

老年人外周静脉穿刺的固定方法与成年人基本相同，头皮针三条胶布固定法：第一条固定针翼；第二条固定穿刺点（固定于小纱布上，如使用输液贴为带纱布的一条）；第三条固定头皮针软管或输液管。

输液过程中如需移动、如厕、检查等，先检查针头位置及固定情况，再检查连接是否牢固，活动时最好有人陪伴，并定期检查输液部位及连接管，防脱管、堵管或渗漏。

（十）提高穿刺成功率其他有效方法

1. 扎两根止血带法

（1）适应证：适用于消瘦、血管不固定、不充盈的老年人。

（2）方法：①手背，一根于腕关节上方，一根于第2～5指的第一指节处。②足背，一根于踝关节上方，一根于足部1～5跖骨处。

2. 易见回血法

（1）调节器高调法：调节器置于紧贴墨菲滴管下端，一般情况适用。

（2）调节器高调输液瓶低位法：调节器如上法高调，但输液瓶低于穿刺点。这样，头皮针斜面一进入血管，血液很容易回到针管内，见到回血。

（3）输液瓶低位法：常规排气后夹紧调节器，另一人一手拿输液瓶并低于穿刺部位，当穿刺针进入皮下后，一手放开调节器，进入血管后血液立即回流入针管。

（4）手捏输液器下段法：护士将输液器下段反折，穿刺针进入皮下后立即松开反折处，刺入血管可马上见回血。

3. 局部血管扩张法　适用于因消瘦、血管不固定、不充盈、不显露、肌张力低下、衰竭及无力握拳的患者。

（1）外涂血管扩张药法

①将 1% 硝酸甘油涂在手背上，并湿热敷局部 3 分钟。使表浅小静脉迅速充盈。

②用棉签蘸阿托品注射液适量，涂擦穿刺皮肤 8 ~ 12 次，2 ~ 5 分钟。小静脉迅速充盈。

③2% 山莨菪碱，擦拭皮肤 4 次：适用于血管弹性差，脆性大，血管细，看不清的血管。

（2）热敷法：使局部组织温度升高，改善血液循环，使血管扩张，静脉充盈暴露。主要适应于循环差，静脉塌陷，难以穿刺的血管。

4. 非握拳穿刺法　被穿刺手自然放松，护士左手将患者的手固定成背隆掌空的握杯状手。目的是充分暴露手背各部位血管，提高穿刺成功率。

5. 手指推、压法　用大拇指轻按欲穿刺的静脉，近心端向远心端轻按，推行 3 ~ 5cm，再由远心端向近心端推行。目的是让静脉充盈，易于穿刺。

6. 穿破血管后的补救法　适用于血管难找的老年患者。扎穿血管后，针头缓慢往外撤，当见有回血停止，松止血带，立即用手指重压扎穿部位 1 分钟，然后再打开调节器输液；或在往外撤见回血时，将针头再往前送少许，使针头超过原来扎穿部位，这样可顺利输液，并可避免渗漏。

三、老年静脉输液的其他要点

（一）拔针方法

评估患者为输液结束，方可拔针。拔针流程如下。

1. 固定针翼，撕开固定软管或输液管的胶布。

2. 撕开固定小纱的胶布或覆盖于穿刺点上的输液贴（带有纱棉）。

3. 撕开固定针翼的胶布，关调节器。

4. 右/左手持针翼，左/右手拿棉签轻放于穿刺点上方，纵向放置（与血管平行），当针头将拔出血管壁时，快速拔出，另一手纵行向下压，按压力量以皮肤不出现凹陷为准。这样可大大减少拔针的疼痛。

5. 按压点　两点同时按：即穿刺皮肤点和进血管点。注意：当针头未拔出血管就用力按压血管，使针头与血管壁发生摩擦，形成剪切力，造成血管机械性损伤。

（二）血管预防性保护方法

1. 根据病情、药物的量和性质，有计划、分步骤选择穿刺血管。

2. 由远端至近端，由细至粗。

3. 长期输液患者　如化疗、ICU 患者或需输注高渗液体者宜选用中大静脉，并经常更换不同血管。

4. 导管留置时间不宜过长。

5. 凡穿刺过的血管，不管有否血肿、硬化、静脉炎等，每天用喜疗妥软膏少许外揉1～2次，能使血管快速恢复。

（三）预防液体外渗的方法

输液过程中如观察巡视不及时，会发生药液渗漏的现象；拔针后由于按压的位置、时间、手法等不正确也可导致液体或血液外渗，造成穿刺部位青紫、瘀斑等局部并发症的发生。为防止这些情况的发生，可采用下列方法。

1. 提高护士的穿刺技术，避免反复进退针头。

2. 加强护士责任心，加强巡视观察，发现问题及时解决。

3. 避免药物浓度过高和输液速度过快对血管的损伤，输注对血管刺激性大的药物，如高渗液体、红霉素、化疗药物时，应选择粗大血管，注意控制适当的滴速。

4. 拔针后避免发生药液渗漏的方法

（1）平卧举手曲肘90°：拔针后输液侧上肢在平卧体位时，曲肘90°并举手2～3分钟。坐位及站立位：将输液侧上肢举起，手超过头顶水平维持2～3分钟。

（2）按压部位正确：进皮肤点和进血管点。

（3）不宜马上活动：如上洗手间、检查等。

（四）输液局部并发症的处理方法

由于老年患者生理功能处于退行状态，输液肢体有时会出现不自主的活动，且静脉输液时间较长，故出现局部渗漏、红、肿、热、痛等静脉炎症反应的概率较高。处理方法除上述介绍外，还可采纳以下方法。

1. 喜疗妥霜剂外揉法 喜疗妥霜剂是一种外用型药物，含有黏多糖类物质，能有效地控制炎症，改善患处的血液循环，吸收渗液，治愈水肿和水肿。其药性温和，易于吸收，对皮肤及其他组织无刺激作用，可反复应用。

用法：将少许涂于患处，再轻轻按摩1～2分钟，每天可涂擦3～5次。注意：不要在开放性伤口、黏膜或眼睛上直接涂药。

2. 马铃薯片外敷法 马铃薯（又称土豆），性和味甘，具有和胃调中、益气健脾、消炎、活血、消肿之效。冷敷可使表皮毛细血管收缩，并可提高痛阈。

用法：新鲜马铃薯洗净后切成1～2mm薄片，直接敷于患处，根据外渗的面积，选择一片或多片马铃薯片将该部位完全覆盖，30分钟更换一次，至患处不适感消失。每天可敷2～3次。

3. 冷敷 主要用于抗肿瘤药物及对组织有强烈刺激药物的外渗治疗。

方法：用冰敷或冬天直接用自来水湿敷，每天敷2～3次，每次20～30分钟。

4. 热敷 主要用于比较平和药物和血管收缩剂的外渗治疗。

方法：40～50℃水湿敷，用热水袋热敷，每天2～3次，每次20～30分钟。

5. 75%乙醇外敷 适用于急性期的渗出、红肿等局部症状。

方法：纱布沾75%乙醇均匀地覆盖在患处，每天2次，每次20～30分钟。

（郑建娣）

第三章

护理安全管理

第一节　护理安全文化的构建

随着社会的进步、经济的发展和法制法规的不断健全，人们的健康、法制、自我保护意识和维权意识不断增强，对护理服务的要求也越来越高，医疗护理纠纷也逐渐增多，护理实践将面临更加复杂的环境。特别是新的《医疗事故处理条例》和《侵权责任法》颁布实施以后，对护理安全管理提出了更高的要求。如何保证护理工作的安全，科学实施护理安全管理，控制护理缺陷和差错事故的发生成为护理管理者面临的重大问题之一。

一、与护理安全文化相关的几个概念

"安全文化"的概念是在 1986 年苏联切尔诺贝利核电站爆炸事故发生后，国际原子能机构在总结事故发生原因时明确提出的，INSAG（国际核安全检查组）认为安全文化是存在于单位和个人中的种种素质和态度的总和，是一种超越一切之上的观念。安全文化是为了人们安全生活和安全生产创造的文化，是安全价值观和安全行为准则的总和，体现为每一个人，每一个单位，每一个群体对安全的态度、思维程度及采取的行为方式。

"医院安全文化"的概念是由 Singer 等于 2003 年首先提出的。医院安全文化就是将文化的所有内涵向以安全为目的的方向推进的一种统一的组织行为，以及医院内所有员工对待医疗安全的共同态度、信仰、价值取向。护理安全文化是医院安全文化的重要组成部分。

护理安全是指在实施护理全过程中患者不发生法律和法定的规章制度允许范围以外的心理、机体结构或功能上的损害、障碍、缺陷或死亡。护理安全管理是护理管理的核心，是护理质量的重要标志之一。

护理安全文化是护理管理中引入的新概念，美国围手术期注册护士协会（AORN）把护理安全文化定义为一个组织具有风险知识、安全第一的工作理念，把差错作为组织改进的机遇，建立差错报告系统及有效的改进机制，即认为如果一个组织缺失护理安全文化，大部分患者的安全将得不到保障。护理安全文化包含 8 个观点 3 种意识。8 个观点为预防为主、安全第一、安全超前、安全是效益、安全是质量、安全也是生产力、风险最小化和安全管理科学化；3 种意识为自我保护意识、风险防范意识、防患于未然的意识，被认为是护理安全文化的精髓。Mustard 认为建立护理安全文化是评价护理质量和识别、预防差错事故的重要手

段。因此护理安全文化的建立是确保护理安全的前提和保证，护理安全文化的构建和完善是护理管理者面临的一个重要课题。

二、护理实践中存在的不安全因素

1. 制度不健全或不详尽 护理规章制度是护理安全的基本保证，规章制度不健全或不详尽，使护士在实际工作中无章可循，遇到问题时不知如何应对，往往会对患者的安全构成威胁及护理纠纷的发生。

2. 人力资源不足 充足的护理人员配置是完成护理工作的基本条件，超负荷的工作常使护理人员无法适应多角色的转变，极易出现角色冲突。

3. 护理人员能力与岗位不匹配 护理过失的发生与护士素质和能力有着直接的联系，护士队伍日趋年轻化，工作中缺乏经验，专科知识不扎实，急救操作不熟练，病情观察不仔细，发现问题、处理问题不及时，这些都是造成护理不安全的隐患。

4. 仪器、设备 仪器、设备保养或维修不及时，抢救仪器、设备不能及时到位或没有处于备用状态，极易导致护理安全问题的发生。

5. 沟通渠道不通畅 医务人员彼此之间有效的沟通是患者安全工作的重要前提，医护之间缺乏沟通和协调，如病情变化时未及时通知医生、医嘱开立时间与护士执行时间不一致、医生临时口头医嘱过后漏补、病情记录内容出现差异等，都是导致纠纷的隐患。

三、护理安全文化的构建内涵

人类自从有了"护理"这一活动，护理安全就一直贯穿于护理活动的始终，总结后形成了许多安全防范的方法和措施，逐渐构建了护理安全文化，丰富了现代护理内容。护理安全文化的建设，从现代护理现状看，单单关注护士的护理措施与方法是远远不够的，我们还应该关注患者心目中的安全问题（医疗安全、人身安全、生活安全等等）。

1. 改变护理安全的观念 根据安全促进理论，建立新的安全护理的理念，包括：差错将发生在任何系统和部门，没有人能幸免，通过努力，寻找、发现系统和部门中的薄弱点；在纠正错误之前，首先找出问题发生的根本原因；纠错不是纠正直接的问题而是纠正整个系统，不把一个问题简单地判断为"人的因素"；简化工作流程，避免出错；对差错者提供帮助。

2. 以护理质量文化促进护理质量改进 护理质量文化的内容分为护理质量文化内层（精神层）、中层（制度层）、外层（物质层）3 层，共同构成了护理质量文化的完整体系。内层主要体现在质量价值观、质量意识与理念、质量道德观方面；中层包含质量方针、目标、管理体系、质量法律、法规、标准制度；外层包括护士的质量行为、质量宣传教育、开展质量月活动、院容院貌等。3 个层次相互作用，其中内层（精神层）是关键的部分，是护理人员质量价值观和道德观、质量管理理念及质量意识与精神的结合。只有建立持续改进、追求卓越的理念，不断对中层进行完善，使其适应"以人为本，以文化为人"的管理理念，且成为护理人员自觉遵守的行为准则，外层（物质层）才会呈现长久、真实的卓越。

3. 建立共同的安全价值观 构建安全文化体系首先要统一思想，建立共同的安全价值观。护理部利用安全培训班、晨会、安全活动日等深入病房，参加医护人员的安全交流活动，让全体护理人员懂得安全是一切医疗护理工作的基础，它在效率与效益之上，为了安全，必要的牺牲和投入是必需的，也是值得的。安全无小事，护理无小事，因为我们面对的是既神圣又脆弱的生命。共同的安全价值观便于指令性任务的执行，高度的统一行动，在提高工作效率的同时也始终保持着安全意识。

安全文化是安全工作的根本，倡导安全自律遵守。著名经济学家于光远有句名言："国家富强在于经济，经济繁荣在于企业，企业兴旺在于管理，管理优劣在于文化。"营造安全文化氛围，做好护理安全管理工作，首先必须在全体人员中树立护理安全的观念，加强职业道德教育，时刻把患者安危放在首位。建立安全第一的观点，让每位护理人员都明白，在护理的各个环节上都可能存在安全隐患，如果掉以轻心势必危机四伏，给患者带来不可弥补的伤害。树立安全的心理素质、安全的价值观。

护理安全管理是一个系统工程，必须建立起长效管理机制，营造安全文化氛围，使人人达到"我会安全"的理想境界。人的管理重点关键在于管好人、教化人、激励人、塑造人，是所有管理中最重要的环节。管理重点在规范化阶段护士、实习护生、新入院或转科患者、危重患者及疑难病患者的管理。规范化阶段护士、实习护生临床工作经验不足，加之工作环境的刺激性，工作目标的挑战性，学习与工作中的"精神压力""紧迫感"、考试、评比、检查、竞赛、护理质量控制等，心理应激耐受力差，难以适应工作环境，正确指导她们把这些看作是适度的心理应激，是促进学习工作的手段，是人正常功能活动的必要条件，把工作看成是一件快乐的事情对待，就能逐渐树立良好的心理素质。新入院或转科的患者由于发病或病情发生变化等，易产生焦虑或猜疑而导致心理应对不良，危重患者及疑难病患者病情变化快、反复，不易察觉，甚至出现突然死亡等严重问题，一旦碰到患者病情变化，规范化阶段护士及实习护生心理准备不足，就会显得惊慌，易给患者及家属带来不安全感，易引起护理纠纷。护士长要经常提醒她们，利用晨会、床头交接班、科务会上反复讲，天天看，怎么做，如何应对，使她们心理逐渐承受，并以以往血的教训警示教人。

4. 建立系统的护理差错分析方法　对护理差错事件进行登记和分析。原因分析包括组织和管理因素、团队因素、工作任务因素、环境因素、个人因素、患者因素等方面。组织和管理因素包括制度、工作流程、组织结构等；团队因素指交流与合作、沟通等；环境因素包括设备、布局设置等；个人因素包括知识、经验、责任心等；患者因素包括患者的情感状态、理解能力、配合程度等。通过对护理差错事件的原因和性质的系统分析，找出造成护理差错的量化数据，为护理管理者找出关键环节提供理论依据。

5. 实施人性化的处理程序，建立畅通的护理差错报告制度　护理工作的复杂、多样、重复等特点使护理人员难免出现这样或那样的差错。这就需要从已发生的事件及错误中分析存在的问题，制定好预防差错发生的策略。同时实施"无惩罚性护理不良事件上报制度"，改变传统的惩罚性措施，把错误作为一个改进系统、预防不良事件发生的机会，转变过去那种对出现护理安全隐患的个人予以经济处罚、通报批评、延迟晋升等做法，护理差错不纳入当事人及部门领导的绩效考核体系。从过去强调个人行为错误转变为重视对系统内部的分析，这并不是否认问责制，而是因为这样会阻止护理人员对护理安全隐患进行正确的报告，难以实现患者的安全。科室做好自查工作，防范差错事故的发生，出现护理差错时要及时上报，科室或护理部要在例会上对差错事故进行分析，目的是查找原因、吸取教训，避免类似的错误再次发生。护理部定期组织质控小组对上报的差错进行分析讨论，提出解决问题的参考意见，给全院护理人员提供一个分享经验的平台，有效的差错报告体系不仅增加了患者的安全，也为护理管理提供了一个可持续进行的护理质量改进的有效途径。

6. 建立标准化护理工作流程 管理者在制定护理工作流程时，必须有一个指导思想，即简化程序，将所需解决的问题减少到最低程度，在不违反原则的前提下，尽可能使流程简单，既减少差错，又提高工作效率。同时建立、修订护理工作流程时，必须从系统、防御的角度去制定。

7. 护理管理者对安全问题的关注与参与 护理管理者必须树立安全第一的思想，把安全管理作为首要的任务来抓，经常对系统进行重新评估和设计，同时要参与护理安全文化的教育工作，做好护理安全的检查工作。

8. 倡导团队协作精神，加强与合作者及患者的沟通 护理工作连续性强，环环相扣，护理人员之间的监督、协助、互补能有效发现、堵截安全漏洞；同时和医院的其他工作人员，尤其是医护双方加强沟通交流，认真听取不同意见，共同做好安全问题的防范，加强医院内各科室的协作与交流，有效防止差错的发生；提倡医护药检一体化，医护人员间的默契配合和高度信任，临床药师的及时指导，电脑医嘱的 PASS 系统等多方位体现团队协作精神，也更促进了护理安全文化氛围的形成。

9. 患者安全满意度调查 患者对安全的参与更直接有效地满足患者对安全的需求。有文献报道某医院每月进行床边护理满意度调查和出院患者电话回访，其中包含了征求患者对治疗、检查、用药、护理措施等心存疑问的方面，了解患者的需求，让患者参与患者的安全，加强医护患之间的沟通，明确告知患者在治疗护理过程中潜在的危险，在沟通中达成安全共识，使患者放心，家属满意，取得了满意的效果。

通过构建护理安全文化，改变护理安全的观念、促进质量文化的建设、建立健全护理安全管理制度，以及护理风险应急和管理预案、合理调配护理人力资源、加强医护患之间的沟通、开展患者安全满意度调查等，旨在减少护理安全隐患，减少护理差错和纠纷的发生。但护理安全文化的建设是一项长期、持续的工作，是一项系统工程，还需要结合我国具体国情，从多角度、多层面分析护理安全问题，提出针对性预防措施，在护理实践过程中不断总结和发展护理安全文化。

（程春艳）

第二节 护理安全管理组织架构、职责

一、目的

为了进一步加强护理安全管理，落实各级护理人员职责和各项护理规章制度，加强护理安全前馈管理，及时发现护理安全隐患并制定落实整改措施。

二、目标

1. 建立护理质量安全管理体系。

2. 加强护理安全制度的建设。

3. 及时发现及纠正护理安全隐患。

4. 杜绝严重差错事故的发生，降低护理缺陷发生率，保障患者安全。

三、护理安全小组架构

护理质量管理与持续改进委员会→护理安全小组→科护理安全小组（3~4名）→病区护理安全员（至少1名）。

四、护理安全小组主要职能

1. 制定临床护理安全考核标准。

2. 制定质控计划及考核内容。

3. 督促指导所在科室护理安全相关制度执行情况，及时发现存在问题并适时提出修改建议。

4. 及时发现本科室护理安全工作过程中的存在问题、安全隐患，并针对护理安全存在问题进行原因分析，提出改进意见并落实整改措施。

5. 协调处理护理制度建设方面的有关工作。

6. 定期组织护理缺陷分析，提出改进建议。

7. 定期修订各项护理应急预案并检查落实情况。

五、工作程序

1. 凡护理部下发的护理安全相关的规章制度，由科护士长及病区护士长逐层宣传及落实，护理安全小组协助做好落实工作及落实情况的反馈。

2. 凡需要责任追究的事项（护理质量及服务缺陷、意外事故等）由所在科室病区、科护士长、护理部及相关安全小组成员负责调查核实并提出处理及整改意见，再由护理部病房管理组及护理部主任讨论决定。

3. 安全小组成员根据工作职能开展工作，针对临床护理安全工作实际所收集和提出的意见和建议由病区－科－护理部逐级提出和汇总讨论，最后交由护理质量管理与持续改进委员会和护理部主任会议讨论决定。

六、工作要求

1. 安全小组成员随时发现及收集有关护理安全制度及护理工作过程中的安全隐患，并及时提出相关整改措施。

2. 安全小组成员每月按《护理安全隐患检查标准》对所管辖病区进行检查，以发现病区安全隐患，并与相关护理管理人员共同分析原因，提出整改措施并进行追踪落实。

3. 每半年逐级组织安全小组成员进行有关安全工作研讨并提出护理安全工作的改进措施。

4. 每月对护理缺陷进行讨论分析、定性并提出整改意见。

（程春艳）

第三节　护理不良事件上报系统的构建与管理

确保住院患者安全是临床护理的基本原则，是护理质量管理的核心。目前患者安全问题已经在全世界范围内引起高度重视。美国等国家的实践证明，医疗差错和不良事件报告系统的建立能促进医疗质量和患者安全，达到医疗信息的共享，最终达到减少医疗错误、确保患者安全的目的。在 2005 年国际医院交流和合作论坛上国内外专家指出，报告系统的建立是最难的，因为有诸多因素阻碍着不良事件的呈报。

中国医院协会在《2007 年度患者安全目标》中明确提出"鼓励主动报告医疗不良事件"，体现了"人皆会犯错，犯错应找原因"的管理理念，所以营造鼓励个人报告护理不良事件并能让护士感到舒适的外部环境十分重要。卫健委 2008 年在《医院管理年活动指南》中也明确要求各卫生机构要鼓励报告医疗不良事件，但是目前还没有建立规范化、制度化的医疗不良事件外部和内部报告系统。

一、与护理不良事件相关的几个概念

护理不良事件是指在护理工作中，不在计划中，未预计到或通常不希望发生的事件。包括患者在住院期间发生的跌倒、用药错误，走失、误吸窒息、烫伤及其他与患者安全相关的非正常的护理意外事件，通常称为护理差错和护理事故。但为准确体现《医疗事故处理条例》的内涵及减少差错或事故这种命名给护理人员造成的心理负担与压力，科学合理对待护理缺陷，所以现以护理不良事件来进行表述。

患者安全是指患者在接受医疗护理过程中避免由于意外而导致的不必要伤害，主要强调降低医疗护理过程中不安全的设计、操作及其行为。

二、护理不良事件分级标准

1. 护理不良事件患者损伤结局分级标准　香港医管局关于不良事件管理办法中不良事件分级标准内容如下：0 级事件指在执行前被制止；Ⅰ级事件指事件发生并已执行，但未造成伤害；Ⅱ级事件指轻微伤害，生命体征无改变，需进行临床观察及轻微处理；Ⅲ级事件指中度伤害，部分生命体征有改变，需进一步临床观察及简单处理；Ⅳ级事件指重度伤害，生命体征明显改变，需提升护理级别及紧急处理；Ⅴ级事件指永久性功能丧失；Ⅵ级事件指死亡。

2. 英国患者安全局（NPSA）为患者安全性事件的分级　根据 NPSA 为患者安全性事件的分级定义如下：无表示没有伤害；轻度表示任何需要额外的观察或监护治疗患者安全性事件，以及导致轻度损害；中度表示任何导致适度增加治疗的患者安全性事件，以及结果显著但没有永久性伤害；严重表示任何出现持久性伤害的患者安全事件；死亡表示任何直接导致患者死亡的安全性事件。

三、影响护理不良事件上报的因素分析

1. 护理不良事件上报影响因素的分析　有学者调查结果显示：临床护士护理不良事件上报影响因素中，排序前 5 位的是担心因个人造成的不良事件影响科室分值、害怕其他人受

到影响、担心上报其他同事引起的不良事件影响彼此间关系、担心被患者或家属起诉、担心上报后会受处罚。长期以来，护理差错或事故多以强制性的，至少是非自愿性的形式报告。在医院内部，护理人员的职称晋升、年终评比等通常都与不良事件或过失行为挂钩，一旦发生就一票否决，而且会对自身的名誉造成伤害。在实际操作中，护理不良事件的上报缺乏安全、无责的环境。在护理不良事件发生后，更多的护士首先选择告知护士长或者自己认为可相信的同事，这在一定程度上影响了安全且保密的上报环境。同时，目前国内恶劣的医疗环境，患者对于医院和医务人员的不理解，往往带来严重的过激行为，医疗纠纷的社会处理机制尚不健全，医院对于医疗纠纷的处理一筹莫展，护理人员更加担心不良事件的报告会给医疗纠纷的处理"雪上加霜"，这导致了护理人员更加不愿主动报告医疗不良事件。

2. 学历资料对护理不良事件上报的影响　学者调查结果显示，大专学历者平均得分高，本科学历者最低。不同学历护士护理不良事件上报影响因素评分比较，差异有统计学意义（P<0.01）。学历高者，对于理论知识掌握相对更全面，对护理安全也有较高的认识。有研究表明，对不良事件的认知程度决定着对一项护理操作是否定义为不良事件的判断能力。护理人员会因为错误的操作没有造成患者的伤害而不上报，他们不认为此类事件是不良事件。而医护人员对于医疗不良事件报告有足够的认知及正向态度是成功报告的关键。中专学历者不良事件上报影响因素平均得分低，可能是因为本院中专护士人数少，一般参加基础护理工作，不良事件发生率较低，从而对是否上报的矛盾也小。不良事件上报影响因素平均得分护师最低，护士最高。10~19年工龄者平均得分最低，1~9年工龄者次之，20年及以上者平均得分最高。不同职称和工龄护士的护理不良事件上报影响因素评分比较，差异有统计学意义（均P<0.01）。其原因可能是工龄长的护士大多未经过系统的理论学习，第一学历普遍较低，对于不良事件的认知多从临床经验中总结得出。同时，在实际临床工作中，工龄长的护士因为其丰富的临床经验多需负责临床带教任务，若实习护士发生不良事件，带教老师仍需要担当一定的责任，这同样关系个人利益，同时存在对实习护生职业发展的影响，在一定程度上影响了不良事件的上报。10~19年工龄的平均得分最低，可能是该年龄段护士学历相对提高，经过一定时期的临床工作，具有一定的临床经验，同时科室资深护士对其仍有监督作用，而且该阶段的护士有较多的机会参加各种护理继续教育，对于新理论新知识的掌握较好，对护理安全认识较深，因而对不良事件多能主动告知给护士长或年长护士。1~9年工龄的护士多为临床新护士，工作经验不足，发生不良事件的概率较大，但是又害怕上报对自己、对科室有影响，害怕受罚影响其职业生涯发展；另一方面，对不良事件的认识相对不足，从而影响其对护理不良事件的主动上报。

四、提高护理不良事件自愿上报的措施

1. 加强护理人员对不良事件的安全认知和医疗法律意识的培养　有学者认为，给予医护人员对不良事件适当的训练和教育可促进报告行为。医护人员若相信报告不良事件可用来预防错误的再发生，就会相信可以透过资讯从中获益，分享学习，进而促进其报告行为。Kohn等指出，要促进医护人员的认知水平，就必须了解不良事件报告系统的流程、报告的种类、目的及责任，不良事件的定义和报告后的利益。因此，应给予医护人员对不良事件的训练和教育，加强医护人员的认知水平，培养其正确的态度。

2. 加强护理人员业务素质培训　临床实践表明，护士的素质和能力与护理差错、事故

的发生往往有着直接的联系，是维护安全护理最重要的基础。因此，加强护士业务素质培训，提高理论知识水平，对提升护理质量非常重要。护理管理者既要做好护士"三基"培训，又要重视对护士专科理论和专科技能的培训，并加强考核，提高护士业务素质，保证工作质量。同时，对于临床带教老师，要加强带教过程中的护理安全意识，避免不良事件发生。

3. 转变管理模式，实行非惩罚报告体制，创造不良事件上报的无惩罚性环境，营造"安全文化"氛围　其核心是避免以问责为主要手段来管理差错事故。应建立一套规范化、制度化的护理不良事件内部和外部报告系统，明确强制报告和自愿报告的范畴，委托专项研究机构负责对医疗不良事件报告系统的执行情况进行督查。一方面让护理人员按照规范程序进行强制报告，对未报告事件的部门或个人进行处罚；另一方面鼓励自愿上报，加强整个系统的保密性，并对报告数据及时进行分析、评价，查找不良事件发生的根本原因，同时提出的改进建议应该针对系统、流程或制度，而不仅针对个人，营造一种"安全文化"的氛围，把不良事件上报的管理制度提升到文化管理的层次，放弃目前拒绝承认错误、惩罚失败的文化，使医院每位护理人员在正确的安全观念支配下规范自己的行为。

五、护理不良事件上报系统的构建

目前，中国医疗卫生行业中推行已久的是医疗事故报告系统，不良事件报告系统尚处于初步阶段。护理不良事件报告系统有两种形式，即强制性报告系统和自愿报告系统。

强制性报告系统（MRS）主要定位于严重的、可以预防的医疗差错和可以确定的不良事件，规定必须报告造成死亡或加重病情最严重的医疗差错。通过分析事件的原因，公开信息以最少的代价解决最大的问题。

自愿报告系统（VRS）是强制性报告系统的补充，鼓励机构或个人自愿报告异常事件，其报告的事件范围较广，主要包括未造成伤害的事件和近似失误，由于不经意或是及时的介入行动，使原本可能导致意外伤害或疾病的事件或情况并未真正发生。医疗事故报告系统的应用，体现了医疗管理者希望在医务人员医疗实践过程将安全提升到最优先地位的一种行为，使患者安全降低至最低值。

护理不良事件报告系统可分为外部报告系统和内部报告系统。内部报告系统主要以个人为报告单位，由医院护理主管部门自行管理的报告系统；外部报告系统主要以医院护理主管部门为报告单位，由卫生行政部门或行业组织管理的报告系统。

1. 建立护理不良事件的管理机构和信息系统　成立质量控制科负责对不良事件的登记、追踪，并联合护理部对不良事件进行通告和处理。此外医院还在内部网站上建立不良事件报告系统，可以通过该系统进行不良事件网络直报，使质控科和护理部能在第一时间得知不良事件的发生并通知护理风险管理委员会采取相应的预防和补救措施。

2. 制作统一的护理不良事件自愿报告系统登记表　借鉴美国等国家的医院异常事件、用药差错和事故报告制度的做法，建立电子版护理不良事件自愿报告系统登记表，采用统一的护理不良事件报告表。记录项目包括：发生日期、时间、地点、患者基本情况、护士基本情况、发生问题的经过、给患者造成的影响、引起护理不良事件的原因、改正措施等。

3. 护理不良事件的报告程序　发生不良事件后，护士长立即调查分析事件发生的原因、影响因素及管理等各个环节，并制订改进措施。当事人在医院的内网中填写电子版《护理不良事件报告表》，记录事件发生的具体时间、地点、过程、采取的措施和预防措施等内容后直接网络提交，打印一式2份，签名后1份提交护理部，1份科室留存。根据事件严重程度和调查进展情况，一般要求24~48小时内将报告表填写完整后提交护理部（患者发生压疮时，按照压疮处理报告制度执行）。事件重大、情况紧急者应在处理的同时口头上报护理部和质控科。针对科室报告的不良事件，护理部每月组织护理风险管理委员会分析原因，每季度公布分析处理结果，并跟踪处理及改进意见的落实情况，落实情况列入科室护理质量考核和护士长任职考评内容。

4. 护理不良事件的报告范围　护理不良事件的发生与护理行为相关，如违反操作规程、相关制度等。护理不良事件的发生造成患者的轻微痛苦但未遗留不良后果，如漏服口服药、做过敏试验后未及时观察结果又重复做；护理不良事件的发生未造成伤害，但根据护理人员的经验认为再次发生同类事件有可能会造成患者伤害，如过敏者管理不到位、标识不全；存在潜在的医疗安全或医疗纠纷事件，如对特殊重点患者未悬挂安全警示标识等。

5. 护理不良事件的报告原则　报告者可以报告自己发生的护理不良事件，也可以报告所见他人发生的护理不良事件。报告系统主要采取匿名的形式，对报告人严格保密，自愿报告者应遵循真实、不得故意编造虚假情况、不得诽谤他人，对报告者采取非处罚性、主动报告的原则。主动报告包括：护士主动向护士长报告，总护士长主动向护理部报告。

6. 建立"患者安全质量管理"网络　建立护理部主任、总护士长、科护士长三级管理体系。有计划地跟踪检查，以保证每一项措施能够落实到位。制订出"护理安全质量检查表"，每月对全院的各护理单元进行检查，督促措施的落实，纠正偏差，以此保证各项护理安全工作的实施。

7. 全体护理人员参与质量安全控制　将科室各项护理质量安全指标分配到个人，内容包括护士仪表、医德医风规范要求、病房管理、特级及一级护理质量、基础护理质量、急救物品、药品、器械管理、消毒隔离管理、护理文书书写管理、用药安全等，结合各岗位工作质量标准，每日进行自查互查。

8. 组织学习培训　组织护士学习各项护理质量安全标准，要求护理人员明确掌握本病区质量安全的内容及标准，发现他人或自己存在的质量与安全隐患、护理缺陷主动报告，不徇私情，不隐瞒。

9. 自愿报告管理方法　成立三级护理不良事件自愿报告管理系统，由病区－护理部－主管院长逐级上报。发生护理不良事件后护理人员应立即报告护士长，并积极采取措施，将损害降至最低。护士长将每月自愿报告的护理不良事件进行分类、统计、汇总，及时上报至护理部，并在每月的质量安全会议上对各种护理不良事件发生原因进行分析，了解管理制度、工作流程是否存在问题，确定事件的真实原因，提出整改措施，护理部根据全院不良事件发生情况，组织专家进行调查研究，提出建议，并及时反馈给一线临床护理人员，对典型病例在全院点评。点评时不公布科室及当事人姓名，点评的目的主要是为预防此类事件的再次发生。主管院长负责对相关工作制度、流程进行审查。

10. 制定护理不良事件自愿报告处理制度　传统的管理模式在不良事件发生后需逐级上报并进行讨论，还要"确定事故性质，提出讨论意见"，最终按照责任的大小给予个人和科室相应的处罚。这种以惩罚为主的传统的管理模式成为护理人员不敢报告不良事件的主要因素。对医疗不良事件进行开创性研究的美国医学专家Lucian Leape教授提出，发生差错后担心被惩罚是当今医疗机构内患者安全促进的唯一最大障碍。同时国外的实践也表明在非惩罚性的环境下，员工更乐于指出系统的缺陷，报告各类意外事件和安全方面的隐患。为此护理管理部门应尽快建立一个非惩罚性的、安全的不良事件报告系统，确保各种不良事件能够迅速、高效地呈报给护理管理部门，便于护理管理人员对事件集中分析，从对系统的纠正方面来揭示需要关注的伤害和伤害发生发展的趋势，为医院护理质量的提高提供最佳指导意见。对自愿报告责任护士免于处罚，自愿报告人员为消除护理安全隐患提出合理化建议的、对保障护理安全有贡献的给予奖励。

11. 制订实施管理办法

（1）自查与他查：根据全院统一的《护理质量检查标准》及《患者安全目标》管理的要求，每日进行自查与他查，对检查中存在的问题，潜在的安全风险做到及时记录，及时纠正。

（2）班后小结：要求每位护士在下班前，对自己的工作进行认真审查，针对自己工作中存在的问题，潜在的风险及时记录，确认并改进后签名，第2天上班前阅读，以提醒自己及警示他人。

（3）组织讨论：护士长每月对表中记录的护理质量安全问题进行归类总结，每月在护士业务学习会上组织全科护士进行原因分析讨论，并共同提出改进措施。

（4）考核：护理人员绩效考核实施量化考核制，即与季度之星评选挂钩，根据护士工作质量进行考核评分，对主动报告的不良事件，如果在规定的时间内及时阅读并改进的，不扣个人质量分，并适当加分。若护理不良事件由患者或家属指出，或护士长日查中查出，在当事人个人绩效考核成绩中适当扣分。

总之，患者的护理安全是医院管理的核心内容之一。护理管理者应了解护理不良事件上报影响因素和程度，采取相应的措施，应用科学的管理原则和处理方式，建立更完善的不良事件报告系统，为患者创建安全的就医环境，确保患者就医安全。

（贺照霞）

第四节 护理安全分级

护理安全是指在实施护理的全过程中，患者不发生法律和法定的规章制度允许范围以外的心理、机体结构或功能上的损害、障碍、缺陷或死亡，护理安全是护理管理的重点。

医疗质量与患者安全是全球医疗服务所面临的重大问题，已引起WHO和各国的高度重视。护理工作作为医院医疗工作的重要组成部分，护理安全已成为衡量服务质量的重要指标，与患者的身心健康及生命安全息息相关。

在临床中护理工作虽然具有专业性、复杂性及高风险性，但这并不表示"护理安全"和"患者安全"不可掌控。有学者指出，30%～50%的不良事件可以通过预防得以避免。通过对住院患者不安全因素进行预防性评估，用建立护理安全分级的方法帮助医护人员识别高危患者，并采取切实有效的措施，以最大限度减少护理安全隐患，保证患者安全。

一、护理安全分级的由来

分级护理是指根据患者病情的轻、重、缓、急及自理能力评估，给予不同级别的护理。

我国的分级护理始于 1956 年，由护理前辈张开秀和黎秀芳所倡导并一直沿用至今，国内医院的分级护理制度也是由此发展而来的。目前，国内医院的护理级别，一般均由医生根据等级护理制度要求，结合患者病情，以医嘱的形式下达，然后护士根据护理等级所对应的临床护理要求，为患者提供相应的护理服务。

受分级护理制度的启发，认为可以对患者现存的安全隐患进行全面、有效地评估，将安全隐患等级按照低、中、高、危档划分，建立护理安全分级，以预防和保证患者在医疗服务中的安全。

护理安全分级是在护理安全的基础上为实现患者安全而制定的分级制度，通过对患者不安全因素的评估、分级，能够使护士对患者可能出现的安全隐患进行防范，防微杜渐，减少和控制护理缺陷和事故的发生。

护理安全分级与分级护理制度的区别为：等级的下达者为护士，而非医生；等级的下达依据是患者的安全隐患，而非患者病情的轻重缓急。例如，对于深昏迷的患者，其病情危重，属于一级或特级护理，但针对其安全隐患的评估，由于其处于昏迷状态，安全隐患主要为压疮的发生，而跌倒、坠床或拔管的危险因素则较低。《2009 年度患者安全目标》由中国医院协会在中华人民共和国卫健委医政司指导下制定，具体内容是：严格执行查对制度，提高医务人员对患者身份识别的准确性；提高用药安全；严格执行在特殊情况下医务人员之间有效沟通的程序，做到正确执行医嘱；严格防止手术患者、手术部位及术式发生错误；严格执行手卫生，落实医院感染控制的基本要求；建立临床实验室"危急值"报告制度；防范与减少患者跌倒事件发生；防范与减少患者压疮发生；主动报告医疗安全（不良）事件；鼓励患者参与医疗安全。该文件中患者安全目标的提出也是护理安全分级在临床工作中实施的必要。

二、护理安全分级的制定

1. 重视评估患者自身安全的影响因素 英国著名学者 Vincent 从制度背景、组织管理因素、临床工作环境、医疗团队因素、医护工作者、任务因素以及患者自身因素 7 个方面归纳了影响患者安全问题的因素。虽然管理制度、人员、任务等因素是影响患者安全的重要因素，但患者自身因素是患者在特定时间内本身所具有的，不同患者之间存在高度的差异性、多样性和不确定性，且同一因素也可能对患者安全造成多方面的影响。因此，对患者自身影响安全的因素评估对护理临床实践有更直接的指导意义。有调查发现，患者自身存在的危险因素较多，每一种安全问题中患者自身至少存在 5 项以上的危险因素。因此，重视对患者自身相关安全因素的评估是十分必要的。

2. 筛选常见患者安全问题，为临床护理安全防范提供警示 患者在住院期间可能发生的安全问题多种多样，这无疑增加了护理安全防范工作的难度。有调查结果显示，不同级别医院、不同科室临床常见的安全问题中，排序位居前 6 位的安全问题基本相同，说明安全问题发生的种类和频率是有规律可循的，常见安全问题的筛出，可为临床护理人员的安全管理及预防工作指明方向，临床护理人员可以针对常见的安全问题，采取针对性强的预防措施，对护理安全防范工作具有指导意义。

3. 筛选患者自身影响因素，为评估患者安全提供依据 目前，临床上使用的有关患者的评估工具不多且涉及问题单一，而现有的护理评估表的评估内容也较少涉及患者安全方面。因此，临床上需要能客观反映患者安全问题的护理评估工具。

有研究表明，不论是护理人员的总体评价结果，还是各级医院、不同科室护理人员的评价结果，剔除在临床工作中已取得较好管理效果或已有明确规章制度可循的护理安全问题，同时结合临床工作经验，排序居前 4 位的常见安全问题基本均包含周围静脉输液渗出或外渗、跌倒或坠床、意外脱管、压疮。据此，筛选出临床上常见的住院患者安全问题为周围静脉输液渗出或外渗、跌倒或坠床、意外脱管、压疮。

三、护理安全分级的评估

1. 周围静脉输液渗出或外渗的评估　周围静脉输液渗出或外渗患者自身影响因素见表 3 - 1。

表 3 - 1　周围静脉输液渗出或外渗患者自身影响因素

排序	影响因素	得分
1	神经精神情况：躁动、昏迷	1
2	静脉条件：细、弯曲、弹性差、静脉炎等	1
3	输注药液：抗肿瘤药物、高渗药物等	1
4	血管穿刺史：长期反复静脉穿刺	1
5	穿刺部位：近关节处血管、指趾间细小静脉等	1
6	皮肤状况：不同程度的水肿	1
7	局部感觉功能障碍	1
8	年龄：大于 65 岁或小于 12 岁	1
9	疾病因素：外周血管疾病、糖尿病等	1
10	输液量大、速度快	1
11	输液方式：使用加压、注射泵或输液泵	1

2. 跌倒或坠床高危因素的评估　详见住院患者跌倒坠床评估表。

3. 意外脱管高危因素的评估　首先对患者进行布卢姆斯瑞镇静评分和格拉斯哥昏迷量表（GCS）评分，使用风险分层工具来确定患者意外脱管的风险程度。C 区域患者故意拔管风险高，B 区域患者处在高敏感区，而 A 区域患者不存在故意拔管的风险。

根据导管的位置、作用及意外脱管后相对的危害性大小，将导管分Ⅰ、Ⅱ、Ⅲ类，并将每类导管细分了若干类型。

同一导管对于不同病种，其分类可能不同。如食管癌术后患者，胃管属于Ⅰ类导管，一旦拔除严重影响术后恢复；而对于一般慢性疾病，只需胃管鼻饲肠内营养的患者，胃管就属于Ⅲ类导管。

导管的具体分类需临床各科室针对各自收治的主要病种，加以设置和具体细化。如心脏外科患者其常见导管Ⅰ类包括气管插管、气管切开套管、胸腔、心包及纵隔引流管、心脏临时起搏器、IABP 置管、ECMO 置管等；Ⅱ类包括中心静脉导管、PICC 导管、有创血压监测导管等；Ⅲ类包括尿管、氧气管、胃及十二指肠营养管、外周静脉导管、鼻温监测管等。

最后根据患者的风险分层和导管类型确定患者意外脱管的安全等级。危险度 1 级（低度危险）指风险度分层位于 A 层，有Ⅱ类、Ⅲ类导管的患者；危险度 2 级（中度危险）指风险分层位于 A 层的Ⅰ类导管患者，以及风险度位于 B 层的Ⅲ类导管的患者；危险度 3 级

（高度危险）指风险分层位于 C 层的各类导管患者及位于 B 层的 I 类、II 类导管患者。评估时间为患者新入院或转科时；患者意识或病情变化时；患者留置（拔除）导管时。

四、护理安全等级卡片及安全标识的制订

1. 护理安全等级卡片　护理安全等级卡片长 15cm，宽 10cm，分为上下两部分，上部分宽 4cm，纵向将卡片上部均分为 3 个色块，绿色、橙色和紫色，分别代表危险度的 1、2、3 级；下部分宽 6cm 为白色底板，用以注明患者的一般信息，包括姓名、性别、年龄、住院号、入院诊断及日期等。此卡片将悬挂于患者床头醒目位置，便于识别，分级护理卡片挂于床尾。

2. 护理安全标识　将 4 种安全问题分别制成相应的标识，标识为等边三角形，边长 3cm，黄底，内画黑色图案，图案均能明显代表此 4 种意外情况。经评估筛选出有安全隐患的患者，根据各项安全问题的等级不同，分别将其标识贴于等级卡片的相应位置。如患者经评估其意外脱管危险度为 3 级，跌倒或坠床和压疮危险度为 2 级，将代表意外脱管的标识贴于等级卡的紫色区域，将代表跌倒或坠床和压疮的 2 张标识贴于橙色区域。

五、护理安全分级的临床应用建议

对评定出的高危患者，护理人员应给予足够的重视，加强巡视、观察并根据其自身特点为其制订相应的护理措施。护士在为患者制订护理措施时，不应只注意危险度级别，还应关注危险度级别较高的原因。同一危险度级别，因患者自身情况不同，其护理措施也会不同。如同为跌倒、坠床危险度 3 级的患者，在评估中其主要问题为意识障碍、躁动的，护理人员就应给患者加设床档，进行适当约束，必要时遵医嘱给予镇静剂。而对于肢体功能障碍的患者，护理人员就应将患者安置在宽敞、空间较大的病房，将患者的日常生活用品放置在随手可取的位置，为患者提供助步器，如患者如厕可提供便器等，最大限度地预防不良事件的发生。在为患者制订护理措施时，应结合患者的自身特点，提供切实有效的个性化护理。

在临床上应用护理安全分级，可使患者和家属明白其目前的状态、危险度级别及需要家属配合的内容，以减少和避免意外发生后所引起的纠纷，也让患者了解自身的身体状况，预知自己的危险性，提高自我管理能力，及时寻找和接受援助。将护理安全等级卡片贴于患者床头作为警示标志，也便于医护人员、部分患者、家属辨识并知道该患者存在的主要安全问题，必要时给予协助、保护并采取相应的护理干预。

（贺照霞）

第四章

手术室护理质量管理

国际医院管理标准（JCI）认为医院的工作精髓是"质量与安全"。手术室护理质量是医院总体质量的重要组成部分，对于现代医疗护理服务的效果也起着关键的作用。因此手术室护理质量管理必须引进科学的管理模式，建立完善的管理体系、使用科学的管理方法，在术前、术中和术后对护理质量进行全面管理和控制，把手术安全和患者满意作为第一目标和最终结果。

第一节　手术室护理全面质量管理体系的建立

手术室是医院对患者实施手术治疗、检查、诊断并承担抢救工作的关键场所，是一个高风险部门。源于其特殊的工作性质和工作环境，任何工作环节的疏忽都可能对手术患者造成严重的伤害，影响手术的效果和成败，甚至危及患者的生命安全。因此，手术室的护理质量管理应遵循全面质量管理这样一种预先控制和全面控制的原则，进行持续质量改进。

一、相关概念

1. 手术室护理质量管理　手术室护理质量管理是指为达到手术室质量管理目标，按照质量形成的过程和规律，对其构成要素进行计划、组织、领导和指导，协调和控制，以保证护理服务达到规定的标准并满足服务对象需求的活动过程。质量管理是手术室护理工作的核心，是为患者提供优质、安全医疗服务的重要保证。

2. 持续质量改进　持续质量改进是指在现有水平上不断提高服务质量、过程及管理效率的循环活动。通常有两种方式促进持续质量改进，一是出现护理质量问题后的改进，针对护理质控检查、不良事件中呈现的问题，调查、分析原因，采取纠正措施，予以改进；二是尚未发现质量问题时的改进，主要是指主动寻求改进机会，识别患者服务过程中潜在风险，在与国内外同行比较中寻求改进方向和目标，并予以落实。

3. 全面质量管理　全面质量管理是指一个组织以质量为中心，以全体全员参与为基础，目的在于通过让患者满意和本部门所有成员及社会受益而达到长期成功的管理活动。

4. 质量管理体系　质量管理体系指为实施质量管理所构建的组织结构、实施程序和所需资源的总和。

二、手术室质量管理体系

完善质量管理体系，对于提升护理质量至关重要。手术室护理工作是对患者直接或间接提供护理服务，在护理过程中所涉及的各项工作内容均按系统的管理方法进行规范管理，从而使得手术室的护理工作目标明确，责权分明。其基本要素包括：一是手术室护理工作过程中的各种安排必须为特定目标而设立；二是分析护士的工作程序，优化工作流程，减少变动；三是加强与患者的沟通，了解患者对服务质量的需求。

根据层次管理原则，手术室全面质量管理的组织架构体系通常分为四级，即决策级、管理级、执行级、操作级。层级越高责任越大，反之则相对较小。每一层管理都有自己管辖的内容和范围，强调管理的职能作用。

三、手术室全面质量管理

手术室全面质量管理首先是要设立必需的组织结构，并配备一定的设备和人力；要制定并落实管理者职责、工作制度、规范流程、质量标准和实施质量持续改进；要建立护理质量管理体系并有效运行，使各种影响护理质量的因素都在控制范围内，以杜绝和减少护理不良事件的发生。只有这样护理质量才能有保证、才能满足服务对象需求。

手术室质量管理中，体现三级护理质量管理，即手术前、手术中、手术后的过程管理，也反映了基础护理质量、专业护理质量及护理服务质量全方位管理的内容。

1. 基础质量管理　作为科室硬件、软件和支撑条件，是手术室护理工作的基础，具有较强的稳定性，包括规章制度、人员配置、设施环境、业务技术、物资药品供应、仪器设备、手术时间安排及科室文化等。以"患者满意、手术医生满意"为中心，制定以手术安全为核心的工作职责、标准、内容和流程，健全以专科护士培养为基础的全员培训计划和内容，建立以质量效益为持续改进的绩效考核与用人管理机制等，满足专业、快捷、有效、安全的护理保障。

2. 环节质量管理　是指护理过程中的质量管理，针对动态性最强、最易出现质量问题的环节进行重点防控。具体表现在对护理过程中执行制度和操作规程的依从性、规范性、准确性和舒适性进行监管。如考核规章制度和操作流程、手术环境、手术物品与设备、消毒隔离技术、无菌技术操作、手术配合、护理文件书写等的完成情况是否符合质量管理的要求。

3. 终末质量管理　最常用的是病案质量、统计质量和管理指标，它代表科室管理水平和技术水平。手术室终末质量主要反映在质量指标上，如护理指标的检查结果、手术患者的安全、护理缺陷与投诉、器械物品、环境消毒灭菌效果、感染控制、服务满意度等。

四、手术室护理质量管理的原则

1. 管理人性化　护理质量管理必须强调管理的人性化，坚持以人为本。尤其对于手术室这样高强度高风险的工作来说，更需要护理人员的坚守和配合。因此在确定管理计划时，要听取护理人员的心声，考虑护士的实际情况和需求，借此提升护理人员对工作的热情和责任心。同时也要考虑患者和医生的不同需求，提供更高水平的护理服务。

2. 管理标准化　护理质量管理的基础工作首先是要制定护理工作质量标准。手术室护理质量管理应以完善的规章制度、规范的操作流程、健全的岗位职责及完善的质量检查标准为前提，使一切管理始于标准且忠于标准。这是检验护理质量管理水平的主要依据，同时可以将此作为护理工作的指导。

3. 事实数据化　数据是现代护理质量管理的依据，可分析判断护理质量水平的高低。在实际工作中，通过对数据的收集、整理和分析，来发现护理质量出现的问题，为管理者提供具体、客观、准确的动态数据，便于制定出精准的解决方案。

4. 预防常态化　手术室是高风险科室，任何的疏忽大意都可能会造成严重的不良事件，给患者造成严重后果。所以，在手术室护理质量管理过程中必须贯彻手术风险预防常态化的意识，日常工作中积极排查可能的风险，并制定工作规范和指南，避免安全事故的发生，保障手术室工作顺利开展，保证患者的安全。

（禤杏华）

第二节　手术室常用的护理质量管理方法

本节主要介绍手术室护理管理中最常用、最实用的几项管理方法和分析技术，包括基础的 PDCA 循环、深入且系统的根本原因分析以及用于过程管理的流程重组等方法，以帮助护理管理者即学即用，学以致用，使护理管理的质量、效果和效率等得到改善和提高。

一、PDCA 循环

1. PDCA 循环简介　PDCA 循环又称戴明循环，美国著名统计学家沃特·阿曼德·修哈特率先提出"计划－执行－检查"的概念，后由美国质量管理专家戴明发展成计划－执行－检查－处理（plan－do－check－action）的 PDCA 模式，又被称为"戴明环"。PDCA 循环是计划、执行、检查、处理四个阶段的循环反复的过程，是一种程序化、标准化、科学化的管理方式，是发现问题和解决问题的过程，目前在质量管理领域已经得到了认可，现已成为医院护理管理体系中最基本的科学工作方式。

PDCA 的特点是细节量化、环节控制、全程启动。每循环一次，质量提高一步，不断循环则质量不断提高：①大环套小环，相互促进。如果把手术室的工作作为一个大的 PDCA 循环，那么各个部门、小组还有各自小的 PDCA 循环，就像一个行星轮系一样，大环带动小环，一级带动一级，有机地构成一个运转的体系。②螺旋上升模式，在这个循环过程中，必须解决一些问题，才能推动管理质量的提高，下一阶段又会出现新问题去解决，从而质量不断提升。③PDCA 循环的最重要阶段是"A"，在这个阶段要把循环中成功和失败的经验教训加以总结，并将其规范化和系统化，成为日后工作的指南，从而推动护理质量水平的不断提高。

PDCA 循环的优点是：①适用于日常管理，既适用于个人的管理，也适用于组织或团队管理。在手术室的护理管理中应用 PDCA 循环法，既可以提高手术室护士个人的职业技能和基本素质，又可以加强手术室护士与手术医生及麻醉医生在手术过程中的配合，引导护理管理工作逐渐标准化和规范化。②PDCA循环是发现问题、解决问题的过程，会随着一个问题的解决，随之产生新的变化，演变出新的问题，有助于临床持续的改进和提高。③适用于项目管理，在护理管理中特别适用于护理专项管理工作的改进，包括护理质量管理、护理人力资源管理等方面。④适用于护理管理服务的改进或护理新技术的研发和应用，如护理服务流程等的不断改进，不断提高护理服务质量。

2. PDCA 循环的主要内容　PDCA 循环是一个质量持续改进模型，包括持续改进与不断提高的 4 个阶段 8 个步骤。

（1）计划阶段（plan）：确定质量提高目标。通过分析问题出现的原因，寻找出发生问题的主要因素，据此制订出计划。手术室护士应在术前访视的基础上针对每个手术患者的疾病特点和手术问题制订护理安全计划，保证实施的各种措施有效并在手术后得到反馈。

（2）实施阶段（do）：正确的执行可保证各项工作严格按照计划实施，确保工作在可控制范围内有条不紊地开展。无论多么完美的计划，如果没有执行，终究是一堆废纸。因此，执行过程中发现问题要及时解决，未按标准执行或执行中发生的各种问题都应及时记录，并将问题归类、分析，理清是人员、物力还是沟通协调等方面的原因。

（3）检查阶段（check）：按照已经制订的计划，对于实际工作的流程和情况展开检查，对比计划和实际工作之间的差别，从而发现问题，更正问题。检查的目的在于找出问题，分析原因，解决问题，促进各项工作达到质量标准。检查中将影响质量标准的问题进行记录、归类和分析，找出解决阻力和困难的办法。

（4）处理阶段（action）：对检查结果进行分析、评价和总结，分析经验和不足之处，通过记录未解决和新出现的困难，帮助下阶段开展计划，提供信息。

3. 注意事项

（1）PDCA 循环模式作为科学的工作程序，是一个有机的整体，缺少任何一个环节都不可能产生预期效果。护理质量管理是医院质量管理的子循环，手术室护理质量管理又是护理质量管理的子循环，这些大小循环相互影响，相互作用，带动起整个医院质量管理，而这些子循环、各个部门和环节又必须围绕医院总的质量目标协同行动，因此，医院作为大循环是子循环的依据，子循环又是大循环的基础，PDCA 循环将医院各系统、各部门、各项工作有机地组织起来，彼此影响和促进，持续改进和提高。

（2）PDCA 循环是持续改进型，需要不断改进和完善。每次循环的结束，都意味着新的循环的开始，使管理的效果从一个水平上升到另一个水平。

（3）应用 PDCA 循环解决问题时，需要采用科学的方法收集和整理信息，用数据、事实说话，使 PDCA 循环建立在科学可靠、直观坚实的问题提出和分析的基础上。最常用排列图、因果图、直方图、分层法、相关图、控制图及统计分析表七种统计方法。

二、根本原因分析

1. 根本原因分析简介　根本原因分析（RCA）是系统化的问题处理模式，它主要的流程是确定问题，研究问题产生的因素，提出解决方案并且确定具体的方式。这种分析法可以针对严重的安全事件，发现其根源问题，并且通过系统性检讨等科学手段，分析出真正的原因，了解事件发生的过程和根源，从而针对该根源提出解决方案，也就是找出造成潜在执行偏差的最基本或有因果关系的程序。

2. 根本原因分析的主要内容　根本原因分析是一种回溯性医疗不良事件分析工具，在分析的过程中，它主要是针对如何改善工作流程来进行的，也就是说，根本原因分析法强调的是改善整个系统，通过对事件根源的分析来帮助工作流程的规范化，并不是为了找出某个人的过错。根本原因分析法的目的就是要努力找出问题的作用因素，并对所有的原因进行分析。这种方法通过反复问一个为什么，能够把问题逐渐引向深入，直到你发现根本原因。RCA 执行的基本方法包括如下步骤：①组成 RCA 团队，一般由具有与事件相关专业知识并能主导团队运作的人员构成。②问题描述，帮助 RCA 团队在分析问题及制定改善措施时能够清楚地关注重点。③收集相关资料，回执时间序列图、标识导致事件发生因素。④针对每个导致事件发生因素，采用根本原因决策图识别根本原因；针对根本原因制定改进建议和行动计划。⑤对根本原因制定改进建议和改动计划。⑥对根本原因分析结果进行汇总，将报告分给所有与被分析事件相关的人员或可能分析结果中受益人员。⑦效果评价，判定纠正性行动是否存在解决问题方面有效、可行。

3. 注意事项

（1）国内根本原因分析法常常被用在护理不良事件讨论分析过程中，如根本原因分析法在住院患者压力性损伤管理中的应用、在减少输液外渗中的应用、在预防患者跌倒中的应用等。除此，根本原因分析法还应用在手术室、消毒供应中心、新生儿室及血液净化中心等重点部门的护理质量管理过程中。

（2）RCA 方法并不只是针对某一个单一的事件，而是可以帮助医院发现存在于现有系统和流程当中的问题，并采取正确的行动。强调发现根本原因后优化流程，可以解决根本问题。此外，在运用 RCA 方法的时候，还可以在过程中总结经验和教训，建立完整的数据库，作为案例来提示和预防其他相似不良事件的发生。最重要的是，在进行 RCA 方法的时候，有助于在医院当中树立安全文化，提高安全意识，为患者营造一种安全环境。

三、全面质量管理

1. 全面质量管理简介　在 20 世纪 50 年代末期，美国通用电气公司的费根堡姆和质量管理专家朱兰提出了全面质量管理（TQM），全面质量管理应用于医疗机构的目的，就是促使医院构建一个"以患者为中心的安全有效并令人满意的医疗环境"，同时可提高管理效率，降低医疗成本，改善服务态度，美化整体环境，提升医院品质，从而使医院获得持久的竞争能力。

在 20 世纪 60 年代初，美国有一些医疗结构通过分析和研究行为管理学，在医疗机构的质量管理中开展自我控制等活动，日本在工业医疗机构中开展质量管理小组活动，使全面质量管理活动迅速发展起来。1978 年，与改革开放同步，全面质量管理引入国内，这一种管理方式是以质量为中心，保证全员的参与，目标是保障所有人员都能够满足自身的需求，并实现长期的成功管理。

2. 全面质量管理主要内容　全面质量管理把患者的需求放在首位，强调全员参与，并力争形成一种文化，帮助所有护理人员提高质量管理意识，不断改进业务水平和服务质量，更加高效地反馈和解决出现的问题。此管理方式主要组成要素为：结构、技术、人员和变革推动者，这四者是缺一不可的。其三个主要特征为：一是全员参与，二是贯穿全过程，三是全面管理。

（1）全员参与，指的是手术室护理工作中的所有工作人员，不管是管理层，还是普通的护理人员，都必须参与到质量改进活动中。这是全面质量管理方式的主要原则之一。

（2）全过程的质量管理必须在护理服务提供的各个环节中都把好质量关。

（3）全面质量管理，指的是运用全面的方法来统筹管理全面质量。全面的方法包括科学的管理方法、数理统计的方法、信息学技术等。全面的质量包括服务质量、工作质量、工程质量和服务质量。

全面质量管理实施以后，医院应该成为一个以医疗服务为主，集科学研究、医学管理、人文教育为一体的为百姓健康保驾护航的机构，人民群众也将把医院当作一个医疗、保健的场所，享受更高品质的医疗服务和保健服务。

3. 注意事项

（1）树立服务对象第一的理念，不将问题留给服务对象。

（2）提高防范意识，也就是说在服务过程中要避免可能会造成严重后果的安全隐患。

（3）建立定量分析的观点，通过量化来明确质量控制的标准和目标。

全面质量管理有助于服务质量的不断提升，同时优化服务流程，提高效率，增强工作人员的责任意识，从而提高患者对护理服务的满意度，避免投诉和责任事故。所以，全面质量管理与其他管理方式的差别在于，其管理的宗旨是满足患者的要求，最终达到患者满意。

四、流程重组

1. 流程重组简介　1993年美国学者创造性地提出了"企业流程重组（BPR）"的概念，这一理论是把企业的业务流程作为研究核心，旨在帮助公司找出内部结构存在的问题，并进行重新的设计。

BPR一经产生便受到管理学者及企业界的普遍关注，在20世纪90年代中期首次引入中国，逐渐被国内医疗机构所熟悉。其管理方式通过优化医院的业务流程，提高工作效率，提高患者满意度。

2. 流程重组主要内容　流程指的是多项不同的过程，但是相互之间有连接关系，也就是说在同一个目标的指导下，通过这些多项进行来达到预定目标。流程包括输入资源、活动、活动的相互作用（即结构），输出结果、顾客和价值等要素。流程可以创造价值，是由一系列相互关联但又相对独立的活动组成的，应是精心设计的，在为顾客创造价值的同时实现组织价值的增加。

BPR模式是以作业流程为中心，打破金字塔状的组织结构，逐渐改为"扁平化"模式。通过改革现有的组织结构，把医院的各个部门和各个环节有机的进行重新整合，各部门之间要互相协调和配合，建立一个更加完善的管理体系，使医疗机构能适应信息社会的高效率和快节奏，有较强的应变能力和较大的灵活性。鼓励护理人员参与到管理流程，帮助分析工作当中存在的缺陷，进而改善流程方法。提高他们的参与感和责任意识。

3. 注意事项　BPR对医疗机构的改造是全面、彻底的。业务流程是一组为患者创造价值的相关活动，主要特征是协同，而不是按职级顺序。流程式管理强调管理面向业务流程，流程决策机构。管理以流程为中心，将决策点定位于业务流程执行的部门。在业务流程中建立控制程序，压缩管理层次，建立扁平式管理组织，以提高管理效率。作为一种极其前卫的管理思想，业务流程重组具有管理理念更新、管理思想解放和流程模式创新的意义。

五、五常法

1. 五常法简介　"五常法"（SS）最早是在日本开始使用的，后来为世界各国广泛接受，20世纪90年代初，中国香港引进了这一方法，并在医院开始推广使用。包括常组织、常整顿、常清洁、常规范和常自律。因其日文相应第一个字母均为"S",故又称"SS"管理法。

五常法管理思路简单、易懂,管理定位明确,它能充分发挥医护人员的创造性和能动性,有效地提高工作质量,改善工作环境,合理利用资源,是改善品质、确保安全、提升形象、减少工作差错的一种有效管理手段。

2. 五常法主要内容

(1)常组织:是"五常法"管理的第一步,目的是避免凌乱、节约空间。例如将物品分类,判断物品的使用频率。

(2)常整顿:目的是解决问题、实现目标、节约时间。如将物品定位放置,要求30秒内能取出或放回。或者是弹性排班安排休假,合理调配现有人员和知识结构。

(3)常清洁:确保环境的干净整齐。

(4)常规范:健全体系,避免事故的发生。

(5)常自律:提高个人工作水平和能力,加强责任感。

3. 注意事项 "五常法"的逻辑是工作现场的"常组织""常整顿""常清洁""常规范"和"常自律",是生产高品质产品、提供高品质服务、减少或杜绝浪费和提高生产力的最根本要求。任何工作场所都可能存在物品摆放凌乱、设备放置不当、设备保养不良、工具摆放不当、现场通道不畅、工作人员仪表不整等不良现象。"五常法"是改善工作程序及环境的工具。其原则要求手术室全员参与,自行管理,人人互相监督、互相检查,护士既是决策者又是管理者,将每位工作者的责、权、利联系起来,充分调动手术室全员的积极性和创造性,保证各项工作制度的落实和各项操作规程能正确规范执行,实现人、物、场所在时间和空间上的优化组合。

六、目标管理

1. 目标管理简介 目标管理是由单位管理人员和工作人员共同参加目标的制定,在工作中实行自我控制并努力完成工作目标的管理方法。这种管理方式能够调动和激励成员的积极性,通过目标来指导他们的工作,将个人的需求和整体的目标相结合起来。

目标管理是组织内管理人员与下属在具体和特定的目标上共同协商,并写成书面文件,定期(如每月、每年)以共同制定的目标为依据来检查和评价目标是否达到的一种管理方法。

2. 目标管理主要内容

(1)护理部设定工作目标:这是一个暂时的、可以改变的目标预案。这个目标要通过大家的共同努力来制定。管理者要按照目前医院的总体计划和未来的发展计划,同时考虑到客观环境所带来的影响,了解并考虑到每个工作人员的个体差异,从而制订出切实可行的目标。

(2)各层级管理者责任、分工分明:对于每个分目标都要确立责任主体。因此在目标预订之后,要确定责任人是否能够承担起责任或者工作是否能够兼顾,如果不能应及时调整。

(3)设定科室目标:在护理部和科内的总体目标指导下,结合实际情况制订相应的具体目标。并制订出明确的实现目标的时间期限。制定目标时应注意目标的可考核性和目标合理性。

3. 注意事项　目标管理的主要特点就是方向明确。统一的目标可以帮助整个团队实现高度统一，这样能够保证手术室护理工作效率更高，质量也会不断提升。

（1）各层级目标统一：目标管理中新目标的制订，包括实现目标的措施及目标的评价方法，让目标的实现者同时成为目标的制订者。

（2）全员参与、自我管理：目标管理是一种民主的、强调员工自我管理的管理制度，即"自我控制"。科室可以采取更适合自己科室特性的措施进行自我管理和自我控制，这样可以提高科室员工的工作热情、工作积极性和创新性。

（3）关注结果、强调反馈：目标管理关注结果，关注目标是否能达到。护士长可以权力下放，在实施目标管理的过程中，各层级管理人员要定期评价，通过检查、考核反馈信息，在反馈中强调护理人员自我检查，并制订绩效考核制度和措施，促进护理人员更好地发挥自身作用。

（4）目标管理具有整体性：目标管理是将总目标聚集分解，各分解目标要以总目标为依据，方向要一致，每个部门、每个成员需要相互合作、共同努力、协调一致，才能完成总体目标。

七、品管圈

1. 品管圈的简介　品管圈（QCC）是由日本石川馨博士于1962年所创，是由在相同、相近或有互补性质工作场所的人们自动自发组成数人一圈的活动团队，通过全体合作、集思广益，按照一定的活动程序，活用科学统计工具及品管手法，来解决工作现场、管理、文化等方面所发生的问题及课题。通过轻松愉快的现场管理方式，使工作人员参与管理活动，在工作中获得满足感与成就感。

品管圈的优点：

（1）促进工作人员间的人际关系，提高工作士气。

（2）培养工作人员积极的工作态度，改善工作现场。

（3）在品管圈活动中发掘领导与执行人才，并培养其规划、统领能力。

（4）培养工作人员的问题意识，具有独立改善作业的能力。

（5）提升工作人员满意度。

（6）提升组织服务质量、降低组织成本。

品管圈的推动适用于各类组织，推行于医疗机构也能获得相同益处，如提高患者满意度、节约医院成本、提高工作效率、优化流程等，若品管圈活动推行成效卓著，亦可成为医院同行标杆，提升医院知名度，更重要的是能提升医疗质量，为患者提供更多的优质服务。

2. 品管圈的主要内容

（1）组圈：由工作目标相同、场所相同、性质相同的3～10人组成品管圈，选出圈长。圈长通常由班、组长或部门主管、技术骨干担任。圈名由圈员共同商讨决定，最好选择富有持久性及象征性工作性质和意义的名字。如HOPE圈（寓意希望，我们全方位护理工作给患者带来希望）、轱辘圈（意为性能良好的运送患者，隐喻加强患者转运安全）等。

（2）选定主题：在充分了解、掌握部门工作现场问题的基础上。工作现场的问题大致有效率问题、服务问题、品质问题等。选定主题应该慎重，要考虑其共通性，是圈能力可以解决的，可以数据量化，可以收到预期效果并且符合主要目标方针的主题。明确的主题应具有具体性及用来衡量的指标，一般而言，明确的主题应包含三项元素：动词（正向或者负向）＋名词（改善的主体）＋衡量指标。例如："降低＋病理标本＋管理缺陷发生例数""降低＋手术室器械＋遗失率""缩短＋手术＋衔接时间""提高＋手术室环境＋清洁合格率"等。

说明衡量指标的定义及计算公式，如选出的主题为"提高手术室环境清洁合格率"，需针对衡量指标"清洁合格率"计算方式加以说明。

计算公式：　　合格率＝合格检查点数/检查点总数×100%

（3）拟定活动计划主题选定后，应拟定活动计划，事先拟定计划表对品管圈活动能否顺利推行并取得显著成效具有十分重要的作用。活动计划表一般绘制甘特图，可以以周为单位来拟定，一般用虚线表示计划线，用实线表示实施线，且计划线应在实施线之上。在实施过程中，如发现实际与计划有出入或停止不前，应立即找出问题所在并及时加以改进。在拟定计划表时应明确各步骤具体负责人在活动推进过程中，需明确标注实施线。拟定活动计划时，可按下列规则分配时间。①Plan（步骤一至六，从主题拟定到对策拟定）：30%的时间。②Do（步骤七，对策实施与检讨）：40%的时间。③Check（步骤八和九，效果确认和标准化）：20%的时间。④Action（步骤十，检讨与改进）：10%的时间。⑤也可根据实际情况和圈的经验及能力做适当调整。最后是成果发表。

（4）现况把握与分析：对工作现场进行调查分析，分析需用数据说话，这种数据的客观性、可比性、时限性，通过数据整理，分层分析，找到问题的症结。针对存在的问题进行原因分析，对诸多原因进行鉴别，找到主要原因，为制订策略提供依据，并画出流程图。

（5）制订活动目标并解析：设定与主题对应的改善目标，目标要明确，最好用数据表示目标值并说明制定目标值的依据。可以依下列公式或方式来制订，目标值＝现况值±（现况值×改善重点×圈能力）。其中：①改善重点是现况把握中需要改善的特征的累计影响度，数值可根据柏拉图得到。②目标需根据医院或单位的方针及计划并考虑目前圈能力，由全体圈员共同制订。

此外，在解析中以头脑风暴、名目团体法或问卷调查的方式找出要因。某一项结果的形成，必有其原因的存在，应设法把原因找出来，可绘制成鱼骨图，其他解析的方法还有系统图（树图）和关联图等，可根据实际情况选用。

鱼骨图的绘制方法为：①列出问题，即需要分析的原因或需要拟定的对策。②决定大要因（4M1E）。方法（method）、人员（man）、材料（material）、设备或工具（machine）、环境（environment），可根据流程中包含的项目来选取相应的大要因（大骨）。③决定中小要因（中骨和小骨），可通过小组讨论来归纳。④选出重要的原因（要因）。⑤填写鱼骨图制作的目的、日期及制作者等基本资料。

（6）检查对策确定对策：用5W2H做法，具体为做什么（what）；为什么做（why）；谁来做（who）；何地进行（where）；何时（when）；如何做（how）；成本如何（how much）。讨论出的改善计划内容包括：改善项目主题、发生原因、对策措施、责任人、预定完成时间。

（7）实施对策：实施前召集相关人员进行适当培训。实施过程中，负责专项责任的圈员应该负责担起教导的责任，并控制过程的正确做法。小组成员严格按照对策表列出的改进措施计划加以实施。每条对策实施完毕，应再次收集数据，与对策表中锁定的目标进行比较，检查对策是否彻底实施并达到要求。

（8）确认成效：把对策实施后的数据与实施前的现状以及小组制定的目标进行比较，计算经济效益，鼓舞士气，增加成就感，调动积极性。此成果分为有形成果和无形成果。

有形成果是直接的、可定量的、经过确认的效果。目标达成率与进步率的计算：①达成率＝［（改善后数据－改善前数据）／（目标设定值－改善前数据）］×100%。②进步率＝［（改善后数据－改善前数据）／改善前数据］×100%。目标达成率高于150%或低于80%者应提出说明。有形成果的效果确认可用柱状图、推移图、柏拉图来直观表示。

无形成果是间接的、衍生的、无形的效果。无形成果的效果确认可以用文字条例的方式表示，也可以用直观的雷达图评价法表示。

（9）标准化评估活动效果：优秀或良好者应保持下去，并将实施方案标准化，写成标准操作程序，并经有关部门确定。已经标准化的作业方法，要进行认真培训，并确定遵守，确保活动收获成效。

（10）检讨与改进：据实评价活动开展过程中每个步骤的实施效果，分析其中优缺点，总结经验，探讨今后应努力的方向，为下一圈活动的顺利推行提供经验。

3. 注意事项

（1）品管圈已广泛应用于病房管理、专科护理、健康教育等护理质量管理的层面，实现了护理质量管理以物为中心的传统管理模式向以人为中心的现代管理模式的转化，体现并强调了全员、全过程、全部门质量控制的全面质量管理理念，对促进护理人才队伍发展亦有重要实践意义。

（2）推行以单位为主的品管圈是护理人员作为改善护理工作问题常用策略，通过活动的不断改进，提升医疗护理水平。品管圈方法的应用，提高了圈员质量意识，充分调动了基层护理人员的积极性，开发了管理潜能，引导他们在临床工作中以护理质量为核心，能满足患者需求为向导，发现及寻求方法解决工作中的一些实际问题，包括工作流程的改进、相关制度的落实、质量监控的方法、护理程序的应用、护理表格的制作等。通过品质改善活动，提高管理效益和执行力，提高护理质量。

（3）在护理质量管理过程中成功推行品管圈活动的关键是准确把握问题点。来自临床一线工作现场的问题点往往很多，以手术室护理质量管理为例，常见的护理质量相关问题，手术体位安全摆放、术后标本正确处置等，当圈员从不同角度提出问题后，如何准确把握关键问题，确保品管圈活动能顺利推行并收获实效，需要把问题整理分类，从各个角度加以分析，确定上述哪些是将来可能解决的，哪些是当下亟须解决的，哪些是潜在问题；其次是要考虑问题的共通性；同时要兼顾圈能力，对上述问题的把握能定量化，可用数据表示；并且要评估项目实施的预期效果。只有通过这样严谨的流程确定的问题点，才是关键问题点，只有准确把握好关键问题点才能为品管圈活动顺利推行打下坚实基础。

八、六西格玛质量管理

1. 六西格玛质量管理简介　六西格玛（6δ）质量管理的说法是从20世纪80年代开始的，是品质管理理论的一部分，已成为全世界上追求管理卓越性的医疗机构最为重要的战略举措。西格玛代表的是和平均值的标准偏差，将这个概念放在这里是要解释和阐述管理流程中如何规避缺陷，避免造成意外状况，提升服务水平。6δ在以下方面表现出极大优势。

（1）六西格玛质量管理在医院业绩改善中的应用。6δ管理是可以帮助医院改善经营状况，在最大限度内提升业务能力和水平，有助于医院更进一步发展。经营业绩的改善包括：①医疗服务市场占有率的提高。②患者回头率的提高。③成本降低。④周期缩短。⑤缺陷率降低。⑥服务质量和效率的提升。

（2）六西格玛质量管理在护理组织文化建设中的应用。在研究分析和对比成功案例后发现，优秀的医院在制定战略措施的时候，不仅从改变服务质量的角度出发，而且更上升到文化的高度，进而确保全体医护人员的信念、价值观能够保持高度的一致，从而创造出高水平的护理质量。

（3）六西格玛质量管理在质量提升中的应用。运用六西格玛质量管理模式，改革是自上开始的，需要领导层来带头确立新的改革目标、资源和时间要求。6δ模式的改进流程可用于以下三种基本改进计划：①6δ与服务实现过程改进。②6δ业务流程改进。③δ服务标准设计过程改进。

2. 六西格玛质量管理主要内容　主要是通过统计评估法来追求完美服务，将此作为目标。为达到目标而不断规避风险，减少成本，使患者收获满意的服务，最终目的是改善经营状况，提高业绩。这种管理方法可以帮助服务水平和质量的提高，除此之外还可以对原有的管理方法进行改革，这种改革主要针对医院的服务流程。流程执行的能力用西格玛来表示，如果数值越大，表示流程的意外情况越少，那么成本、时间周期和患者满意度都能达到最理想的程度。这样的管理模式可以帮助医院实现科学管理的规范化流程。

6δ质量管理是一种以数据为说明方式，它以客户的满意为目标，以关注客户需求为特征，是一个强调持续改进的过程，将其融入医院管理对提高医疗护理质量具有很大价值。研究发现，6δ质量管理方法适合用于手术室护理管理。手术室护理质量的高低不仅反映医院整体医疗护理水平，而且还会影响患者的生命安全，在护理质量管理中起着非常重要的作用。

3. 注意事项

（1）运用这一方法可以帮助医院改变固有思想，强调管理要随着科学和社会的发展进行改革，可以帮助医院更好地提高自身的能力和水平。

（2）六西格玛质量管理模式包括下列几个不同的阶段：①界定，在这个时期，要确定管理目标和改革的进程，这样才可以通过目标来指导工作，通过进度来规范流程。②测量，这一过程指的是对各项数据进行对比分析，了解当前的状况和实际操作流程，确立存在的各种不同问题。③分析，通过运用不同的工具和方法，对流程展开研究和分析。④改进，通过上述过程中查找出来的问题，对现有的流程进行改进。⑤控制，在改进阶段完成后，要监控新的流程和方法发挥作用。

（禤杏华）

第三节　手术室护理全面质量管理的实施

手术室护理全面质量管理的实施是通过成立质量小组，各小组确立标准，采用定期检查与随机抽查相结合的方式，对手术室环境、消毒隔离、物资、仪器设备管理等各个方面进行检查评估，针对存在的质量缺陷，提出整改措施，跟踪效果，再评估，实现手术室的持续质量改进。

一、建立手术室护理质量管理组织

1. 建立质量管理组织及质控内容　手术室质量管理小组成员包括科护士长、护士长、护理骨干及质量控制人员等，组成质量管理体系，体现做到人人有事做，事事有人管。

2. 制定质量管理的计划、目标　在制定工作计划和目标时注意以下几点。

（1）明确目标：要具体到人员、时间、内容、达到的标准等，即 Why（为什么做）、What（做什么）、Who（谁去做）、When（何时做）、Where（何地做）、How（怎么做）。

（2）目标要适度：必须是经过努力或极大努力 90% 以上可达到的目标。若经过努力达到目标率不足 85%，说明标准定过高，易流于形式；反之目标过低，质量无法提高。

（3）强调时间和人员职责：要明确规定完成任务的时间节点，提高效率。小组成员必须明确各自的分工，做到各司其职，并且要定期进行工作总结汇报工作，让全组人员了解工作进度。

（4）突出重点：质量管理的重点要找出薄弱环节及关键问题，重点防控。

（5）用数据说话：数据能客观反映出护理的质量，使质量管理可以定性定量，更具有科学性，是质量控制重要的基本观点和方法。包括计量数据（如量杯配制消毒液、手术脏器测量）、计数数据（如手术例数、手术时数）和比例数据（如手术部位感染率、体位摆放合格率、患者和手术医生满意率）。统计数据时要客观、真实、实事求是，这样才能为质量控制提供依据。

二、制定手术室工作质量评价标准

手术室护理质量评价标准是实施全面质量管理的工具，也是规范护理人员行为的依据。使护理人员在日常工作能够有据可依、自我控制，降低质控人员的盲目性和随意性。只有建立完整的护理质量评价标准体系，才能保障在护理工作开展的过程各种影响质量因素不会失控，实现手术室标准化管理，并定期结合新规范、条例进行适时的修订和补充使其具有可操作性和有效性。

三、定期组织培训，掌握手术室工作质量评价标准

1. 基础知识培训　根据不同岗位要求、不同层级和不同年资的人员情况选择不同的培训内容和方式，重点是新入职、轮转或进修的护士。培训内容包括工作职责、规章制度、手术配合、输血输液、手术核查、体位安置、物品清点、标本管理、设备设施使用、应急处理、职业防护、患者转运、污染物品处理等。培训方式可以采用早交班、小讲课、操作演示、业务查房、学习园地等，适时、定期、随机培训，以强化学习效果，提高工作执行力。

2. 新知识培训　随着外科手术技术的更新及手术室学科发展动态等，及时开展专题培训，帮助护士掌握新知识和提高技能。手术室新增加的专业设备，请专业人员培训使用方法和注意事项，使每项操作流程都有章可循。

3. 专科护士培养　建立长效培训与考核机制，提升专科护士职业内涵。

四、质量检查与评价

为促进各项工作达到质量标准，必须进行质量检查，从中发现问题，分析原因，找出解决的措施。

1. 定期完成质量检查 可通过护士长的巡查、护士自查或互查等环节，了解护士工作情况，如手术间物品准备是否齐全、手术器械性能是否正常、种类数量是否够用、清洗灭菌是否彻底和达标等，针对日常工作中的问题，及时进行记录，定期归类、分析和报告。

2. 专项工作考核 根据手术室岗位职责及考核标准进行考核。可在工作中进行，实行过程管理。例如，考核巡回护士包括三部分：①术前准备。着装是否规范、用物准备是否齐全、核查患者信息是否准确。②术中配合。建立静脉通路、协助麻醉、正确安置体位、执行无菌操作、清点用物、连接各种仪器、保持术间整洁、清除无用物品、监管无菌操作等。③术后整理。安置各种管道、护送患者到复苏室、与复苏室人员做好交接工作、物品归位。考核洗手护士手术配合包括三部分：①对手术器械和手术配合的熟悉。手术器械准备齐全适用，配合医生操作熟练。②手术器械与敷料清点规范。清点清晰完整、无遗漏。③操作过程中的无菌技术。包括从手术器械台准备到手术无菌区域的建立以及整个手术过程中的无菌技术。

3. 实施绩效考核制度 绩效考核是实施质量控制和提高工作效率的工具，也是测量每个被考核者的"尺"，它所反映出的数据是客观、公平的，以数据说话让人心服口服，提高工作质量及工作人员的积极性。绩效考核应依据本医院护理部评价体系，结合手术室人员和工作特点及要求列出人员和工作相关的关键指标，按照不同人员，不同责任细化和设计各项关键指标的客观衡量标准。体现科学、合理、动态及客观。通过绩效考核，使护士一方面加强自身建设，通过个人价值自发提高促进科室团队整体价值的提升，为科室长远发展打下坚实人才基础；另一方面护士通过持续改进工作，实现科室目标同时得到相应绩效奖励。

质量控制小组成员应按照计划完成检查工作，针对存在或隐患问题、不良事件、问卷调查结果等，每月组织召开质量安全分析会，从人机料法环来分析查找原因，并针对问题提出预防措施或预案。每月或每季度通过召开工作例会，开展护理培训及安全教育，不断提高护理质量。

五、持续质量改进

持续质量改进，是质量管理的灵魂，是提高护理质量的根本动力。它强调的并不是一次性的活动，而是需要长期坚持的过程。手术室持续质量改进由护士长、护理骨干负责，体现全员参与。包括了解现状，建立目标，对有关数据进行分析、总结、改进，把改进的项目纳入文件等。并检测和评估过程中的不足，发现问题及时进行调整。

科室质量小组开展的品管圈（QC）活动，是全面质量改进的一种表现形式，遵循 PDCA 管理法，是针对护理存在的难点问题、重点问题，开展有效推进护理质量持续改进的措施。

六、建立护理质量督查制度

手术室护理质量控制管理分为三级，即科护士长负责的一级质控、护士长负责的二级质控、各专科组长负责的三级质控。上一级质控组织应对下一级质控组织进行业务指导和帮带，形成人人是管理者，人人又都是被管理者。通过巡查和考核等，了解护士对规范和标准的执行与掌握程度，并通过质量查房、小讲课、演示等手段推进制度和规范的落实。

要做好质量控制，就要保证每个措施和制度落到实处。尤其对于刚入职的护士，首先加强规章制度的培训，使他们能够自觉将规章制度、操作规范当作自己的工作指南，避免和减少差错的发生。一旦出现问题，应及时查找原因。属违反规章制度的要认真对待、严肃处理，引以为戒；属制度不完善的，要及时修改和补充；属管理方法欠缺的，护士长要承担起责任，完善管理方法。

七、加强危机意识教育，建立危机快速反应的处理办法

手术室的工作特点决定了其护理安全的高风险性，任何的疏忽大意都可能造成严重的后果。因此要加强护理人员的危机意识教育，提高预见性，对现存的或潜在的护理危机进行原因分析、制订对策，在工作中防患于未然。首先教育全员要对工作高度负责，要养成良好的自查行为。其次提高护理人员应对危机的能力。正确处理危机的态度是临危不乱、处变不惊，要以患者利益为原则。一旦发生不良事件，首先要采取积极补救措施将损失减少到最小，避免事态扩大，同时保护现场，留存证据；其次是调查研究，组织会议分析原因，吸取经验教训、建立警示制度、健全各种预案；最后是及时主动向护理部上报，听取职能部门意见和建议，进一步做好危机管理。

（张　玮）

第四节　手术室护士长在全面质量管理中的作用

手术室护理质量是医院整体护理质量重要的组成部分。手术室护士长是一线的管理者，也是手术室质量管理的核心及直接责任人，对于护理质量管理起到至关重要的作用。护士长的管理水平直接影响着护理质量的高低。随着新的医院管理标准、手术室建设规范和手术室安全目标管理等新内容的出台以及护理管理模式的转变，对手术室护士长提出了更高的要求。因此，手术室管理者必须思路清晰、与时俱进、勇于创新、履职尽责，才能带领手术室全体成员实现护理质量最终的目标，将手术室护理工作全面质量管理落实到位。

一、重内涵建设，提高管理水平

护士长作为临床一线管理者，首先是学科的带头人，并能在临床实践中率先垂范，以过硬的业务本领、严格的工作标准做到以身作则。同时，手术室护士长要加强前馈控制的行为，要具备敏锐的洞察能力，能够发现他人未曾注意的潜在的各种危机，提前做好防控危机出现的准备，使控制变得积极而有效或在危机发生时能够得到及时的处置。护士长要有较强的掌控能力，在繁杂的护理工作中确保护理秩序的正态维持，在紧急情况下能够准确判断，沉着、冷静、果断地进行处置，避免伤害的发生。护士长也要有良好的沟通能力承上启下上传下达协调医护、护护、医患、护患关系。护士长只有不断地学习，努力提升自身的专业水平，同时注重综合能力的提升，才能有信心有能力做好护理管理工作。

二、落实培训计划，提升护士专业能力

护士长要根据科室护理人员现状以及手术专科护理要点，针对性地对护理人员分层级、

分岗位的培训。对于培训后的效果要进行评价，使培训工作真正达到预期效果，从而提升护士的专业护理服务技能。尤其要重视新护士临床带教以及在职护士的继续教育，帮助护士们不断成长进步，并把素质教育与专业教育结合起来。可采取多种教育方式，如小组讨论、模拟操作、知识竞赛等，还可以通过走出去、请进来的方法达到全员参与、共同提高的目的。总之，通过系统、规范、有针对性的教育把护士们培养成为合格的护理人员。

三、发挥专业组长作用

随着外科手术技术的迅速发展，手术种类繁多，使用的仪器设备也越来越多，尤其是随着微创技术和医疗信息技术的快速发展，大量精密复杂的手术器械的涌入以及光学技术、摄影成像技术和机器人手术、杂交手术室的启用，使得手术室护理工作难度越来越高。因此，需要根据各医院手术专业建立不同的工作小组，如普外、泌尿外科、妇产科、脑外科、胸科、五官科等。可按工作性质分为教学组、感控组、仪器设备组、物资供应组等，并赋予其权限职责。

四、打造高素质的专业团队

手术是一项团队合作性的工作，要维持高水平的工作质量，仅有好的制度、优化的流程是远远不够的，关键还要有一支高素质的护理骨干队伍。

管理者在团队中扮演着"教练"的角色，除了要强化自身专业素养外，还要关注团队里的每一位队员的成长，发现她们的闪光点，发挥每一个人的潜能，增强职业认同感和归属感，将科室目标管理变成每个人的工作准则和努力方向，人人参与管理，发挥集体智慧；竭力提高团队的凝聚力，营造一个爱业、敬业、乐业、专业的工作氛围。同时，密切协调科室间关系，增强团队服务意识，提高应急能力和综合协调处理能力，善于听取意见和建议，不断改进工作，让追求卓越的质量管理深入人心。只有这样，才能将全面质量管理进行到底。

五、持续开展优质护理服务活动

在深化医药卫生体制改革的今天，强调优质护理服务为主的护理改革，已经获得社会及患者的认可，也让护理队伍进入了生机勃勃、快速发展的不平凡历史时期。作为临床一线最基础的护理管理者，护士长既是改革的亲历者与受益者，也是改革探索者与推动者。这对手术室护士提出了更高的要求，护士不仅仅要配合手术的完成，还要利用专业知识为患者提供优质的护理服务。

手术室实现优质护理服务，具体表现在：①制度、标准、流程的制定。除了体现以患者为中心，强调安全、规范等原则，还要满足医生和患者家属的需求。②手术配合专业化。熟悉掌握每位医生的手术习惯、操作特点，为各科医生提供专业化、个性化的服务，使手术配合更加默契。③加强人员培训。内容包含护理理念、礼仪规范、沟通技巧和健康教育等，提高护士的综合素质和能力，让所有成员在与患者的交往中都能表现出礼貌、体贴和关心。④实施有效、规范的访视，尽量为每个患者提供个性化的服务。⑤尊重病患并保护病患隐私。⑥手术团队合作，能共同对患者负责。⑦对患者提出的意见、建议甚至投诉迅速做出反应。

（张　玮）

第五章

急诊常见症状

第一节　昏迷

一、概述

昏迷是指对外界各种刺激无反应，伴有运动、感觉、反射功能障碍及大、小便失禁等，而生命体征如呼吸、脉搏和血压等存在。昏迷是一种常见的临床症状，不仅见于神经系统的许多严重疾病，如脑梗死、脑出血、重症颅内感染、脑外伤、脑肿瘤等；也见于心、肺、肝、肾等重要器官功能严重损害过程。

昏迷常常起病急，进展快，常常危及患者生命，因此对昏迷患者及时做出准确诊断，采取正确的救治措施，才能及时挽救患者生命，降低病残率。

二、急诊思路

（一）与昏迷鉴别

1. 类昏迷　临床表现类似昏迷或貌似昏迷，易与昏迷相混淆，但实际上并非真昏迷的一种状态或症状。此类患者保存睡眠－觉醒周期，保留无意识的姿态调整和运动功能。

2. 晕厥　急起而短暂的意识丧失，其特点是发作相对迅速（10～20秒），发作时丧失自主肌张力（固有特点为跌倒），恢复时自发和完全，通常非常迅速（不经干预），潜在的发病机制是大脑皮质脑血流灌注不足。

3. 失语　完全性失语患者伴有四肢瘫痪时，对外界的刺激均失去反应能力。如同时伴有嗜睡，更易误诊为昏迷。但失语患者对给予声光及疼痛刺激时，能睁开眼睛，能以表情等来示意其仍可理解和领悟，表明其意识内容存在，或可见到喃喃发声，欲语不能。

4. 发作性睡病　在不易入睡的场合下，如行走、进食、上课或某些操作过程中，发生不可抗拒的睡眠，每次发作持续数秒钟至数小时不等。

（二）昏迷程度

1. 嗜睡　持续睡眠状态，容易唤醒，唤醒后交谈基本正确，并能配合检查，刺激停止后又进入睡眠。有意识的动作明显减少。

2. 昏睡　持续熟睡状态，唤醒困难，答话简短、模糊、不完全，刺激停止后即刻进入熟睡。有意识的动作明显减少。

3. 浅昏迷　临床表现为开眼反应消失或偶尔呈半闭合状态，语言丧失，自发性运动罕见，对外界的各种刺激及内在需要完全无知觉和反应。但强烈的疼痛刺激可见患者有痛苦表情、呻吟或肢体的防御反射和呼吸加快。吞咽反射、咳嗽反射、角膜反射及瞳孔对光反射仍然存在，眼 - 脑反射亦可存在。呼吸、脉搏、血压一般无明显改变，大小便潴留或失禁。

4. 中度昏迷　患者的开眼、语言和自发性运动均已丧失，对外界各种刺激均无反应，对强烈的疼痛刺激或可出现防御反射。眼球无运动，角膜反射减弱，瞳孔对光反射迟钝，呼吸减慢或增快，可见到周期性呼吸中枢神经元性过度换气等中枢性呼吸障碍。大、小便潴留或失禁。

5. 深昏迷　全身肌肉松弛，对强烈的疼痛刺激也不能引出逃避反应及去大脑强直。眼球固定，瞳孔显著扩大，瞳孔对光反射、角膜反射、眼前庭反射、吞咽反射及咳嗽反射等全部消失。呼吸不规则，血压或有下降，大小便失禁。

（三）意识障碍

可使用格拉斯哥（Glasgow）昏迷量表评估昏迷程度，见表 5 - 1。

表 5 - 1　格拉斯哥昏迷量表（GCS）＊

反应	功能状态	得分
睁眼反应	有目的、自发性	4
	口头命令	3
	疼痛刺激	2
	无反应	1
口语反应	定向正确、可对答	5
	定向不佳	4
	不恰当的词汇	3
	含混的发音	2
	无反应	1
运动反应	服从医嘱	6
	对疼痛刺激，局部感到痛	5
	逃避疼痛刺激	4
	刺激时呈屈曲反应（去皮质强直）	3
	刺激时呈伸展反应（去大脑强直）	2
	无反应	1

注：＊Glasgow 昏迷量表最高分为 15 分，最低分为 3 分，分数愈高，意识愈清晰。

三、诊断和鉴别诊断

（一）病因

昏迷病因较为复杂，目前临床尚无统一的分类方法，本节就颅内外病变分类法进行简单介绍。

1. 颅内疾病

（1）颅内幕上病变：脑内出血、硬膜下血肿、硬膜外血肿、闭合性颅脑损伤、脑梗死、脑肿瘤和脑脓肿等。

（2）颅内幕下病变：脑干梗死、脑干出血、脑干血肿、脑干脓肿、脑干肿瘤、脑干脱髓鞘性病变、小脑出血、小脑梗死、小脑脓肿、小脑肿瘤、后颅窝硬膜下或硬膜外血肿等。

（3）颅内弥漫性病变：乙型脑炎、散发性脑炎、森林脑炎、其他病毒性脑炎、各种原因的细菌性脑膜炎、脑型疟疾、脑膜型白血病、风湿性脑脉管炎、高血压脑病、蛛网膜下隙出血、癫痫、脑震荡和脑挫裂伤等。

2. 颅外疾病

（1）重症急性感染性疾病：①细菌性感染，如重症肺炎、中毒型菌痢等。②病毒感染，如病毒性心肌炎、病毒性肺炎等。③立克次体感染，如斑疹伤寒，恙虫病。④寄生虫感染，如脑型疟疾、急性脑型肺吸虫病等。

（2）内分泌及代谢障碍性疾病：①肝性昏迷。②甲状腺危象。③糖尿病性昏迷等。

（3）水、电解质平衡紊乱：①稀释性低钠血症。②低氯血性碱中毒。③高血氯性酸中毒等。

（4）心血管疾病：①阵发性室性心动过速。②高度房室传导阻滞。③病态窦房结综合征等。

（5）外源性中毒：①工业和（或）生活毒物中毒。②农药类中毒。③药物类中毒。④植物类中毒。⑤动物类中毒。

（二）临床表现

1. 病史

（1）昏迷：起病缓急，发病的时间、地点。询问有关发病或外伤的方式，有无药物、酒精或其他有毒物质的服用史，近期有无感染、惊厥、头痛。查看有无出血，大小便失禁和头部受到外伤的迹象。

（2）伴随症状：病前有无头痛、头晕、晕厥、心悸，病中有无抽搐、呕吐、呼吸暂停及心动过速、心律不齐等。

（3）既往史：糖尿病、肾炎、心脏疾病、高血压及脑血管病、癫痫及精神病史，有无药物过敏史。

2. 体格检查

（1）体温：高热见于肺炎、脑膜炎、脑出血及中暑等。低体温可见于黏液性水肿与镇静催眠药中毒等。

（2）脉搏：减慢合并潮式呼吸、血压增高则提示颅内压增高，增快见于急性全身感染等。

（3）呼吸：明显减慢见于吗啡类等药物中毒所致的呼吸中枢抑制。脑出血时呼吸深而粗，出现鼾声。代谢性酸中毒（如糖尿病与尿毒症昏迷）时常出现 Kussmaul 大呼吸，呼吸深大而规律。

（4）血压：增高常见于高血压脑病、脑出血等。酒精中毒与糖尿病昏迷等疾病时血压常降低。

（5）皮肤与黏膜：皮肤苍白见于低血糖、尿毒症昏迷；皮肤潮红见于酒精、颠茄类中毒、中暑等。皮肤黏膜瘀点、瘀斑可见于流脑、流行性出血热等。

（6）脑膜刺激征：提示有脑膜炎症、蛛网膜下隙出血或脑疝可能，深昏迷时脑膜刺激征可不出现。

（7）瞳孔：癫痫、颠茄类、巴比妥类等中毒或缺氧时可见双侧瞳孔扩大。吗啡、有机磷等中毒时瞳孔缩小。脑桥出血时双侧瞳孔缩小如针尖，但对光反射保存。

（8）瘫痪：观察肢体的位置，对疼痛的刺激反应，肌张力、腱反射的改变和病理反射的出现，可确定瘫痪的存在。

（9）体位：去大脑强直呈颈、躯干与四肢的伸直性强直，可见于中脑出血、肿瘤或炎症性病变。

（10）不随意运动：有全身抽搐者可见于尿毒症、低血糖、一氧化碳中毒、中毒性昏迷等。扑翼样震颤可见于肝性脑病。

3. 实验室检查 实验室检查与特殊辅助检查应根据需要选择进行，但除三大常规外，对于昏迷患者，血清电解质、肝肾功能、血糖等应列为常规检查；怀疑药物中毒者应行血、胃内容物及尿毒物测定；对病情不允许者必须先就地抢救，待病情许可后再进行补充。脑电图、头颅 CT 和 MRI 以及脑脊液检查对昏迷的病因鉴别有重要意义。

（三）昏迷的鉴别流程见图 5 - 1

昏迷的鉴别流程见图 5 - 1。

四、急诊处理

1. 紧急处理

（1）保持呼吸道通畅，防止患者因呕吐导致窒息；必要时气管插管行机械通气。

（2）维持有效血容量，纠正休克。

2. 对症治疗

（1）颅压高者给予降颅压药物，必要时进行侧脑室穿刺引流等。

（2）预防或抗感染治疗。

（3）控制高血压及高热。

（4）用地西泮、苯巴妥等控制抽搐。

3. 其他治疗

（1）纠正水、电解质紊乱，维持体内酸碱平衡，补充营养。

（2）给予脑代谢促进剂，如 ATP、辅酶 A、胞磷胆碱、脑活素等。

（3）给予促醒药物，如醒脑静、安宫牛黄丸等。

（4）注意口腔、呼吸道、泌尿道及皮肤护理。

4. 病因治疗 昏迷患者一旦病因得以明确，应尽快纠正病因予以治疗。

（1）对高渗性非酮症糖尿病昏迷患者应该大量补充液体，尽快用胰岛素纠正血糖。

（2）低血糖昏迷患者应该立即静脉注射葡萄糖溶液，以避免造成神经元的永久性损害。

（3）颅内病变应即刻予脱水降颅压治疗。对于感染应选择易透过血 - 脑屏障的药物，颅内出血内科保守治疗无效应行外科手术治疗或脑室穿刺引流术。

（4）对于各种中毒患者应该尽快清除毒物，促进毒物的排出，进行解毒治疗等。

（5）一氧化碳中毒应尽快予吸氧或高压氧治疗。

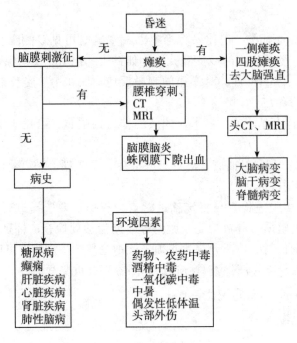

图 5 - 1   昏迷鉴别诊断流程

（杨宏丽）

第二节   急性胸痛

胸痛是急诊患者就诊常见的主诉，约占急诊总数的 5%。

一、急诊思路

胸痛的原因众多，较常见的有以下几种。

1. 胸壁疾病   如带状疱疹、肋间神经炎、肋软骨炎、肋骨骨折、多发性骨髓瘤等。

2. 胸、肺疾病   如急性肺栓塞、气胸（包括张力性气胸）、肺炎、胸膜炎、肺癌等。

3. 心血管病   如急性冠脉综合征（ACS）、主动脉夹层、心包炎、肥厚型心肌病、应激性心肌病、主动脉窦瘤破裂等。

4. 纵隔疾病   如纵隔炎、纵隔脓肿、纵隔肿瘤。

5. 上消化道疾病   如消化性溃疡、食管撕裂、食管裂孔疝、食管癌。

6. 神经症（紧张综合征）、高通气综合征。

不同病因急性胸痛的预后差异甚大，既可以是短时致死性的或是具有潜在灾难性的，也可以是功能性的。

首先，要在尽量短的时间内识别、筛查出有可能危及生命的急危重症，如 ACS、主动脉夹层、肺栓塞、张力性气胸、导致心包压塞的心包炎、食管破裂等，准确把握与评估病情的危急与严重程度，并及时对危重症行多功能心电监测、吸氧（低氧时）、开放静脉通路，进行紧急的或必要的"救命"治疗以及做好随时进行抢救的各项准备，同时查找致病的直接原因，进而给予对因性的"治病"处理。不仅如此，但凡患者伴随出现苍白、大汗、发绀、明显呼吸困难、颈静脉充盈或怒张、气管偏移、呼吸音改变、严重心律失常、血压下降甚或休克征象等，不论病因如何也均属急危重状态。此外，基于体温、脉搏、呼吸频率、收缩压、血氧饱和度及意识水平六项生理指标的 NEWS≥7 分属高危，≥12 分属极高危。

其次，其他一般情况尚可、生命体征平稳的普通性急症患者可留院治疗。不确定原因的胸痛患者至少留院 6～8 小时以上，动态诊查，观察演变。

二、诊断和鉴别诊断

详尽了解病史，全面而重点的体格检查，基本或必要的辅助检查十分重要。

（一）病史

1. 部位和放射　胸壁疾病往往部位局限，局部有压痛；炎症性病变尚伴有红、肿、热；带状疱疹成簇水疱沿一侧肋间神经分布。胸骨后多提示心绞痛（AP）或急性心肌梗死（AMI）、主动脉夹层、食管与纵隔病变。心前区多提示 AP/AMI、心包炎。胸膜炎、肺栓塞、气胸之痛多位于胸部侧面。心尖区固定部位者多属功能性胸痛。尤其应该注意的是，若胸痛放射到颈部、下颌、肩背部、左臂尺侧，务必警惕 AP、AMI、心包炎、主动脉夹层的可能。

2. 性质　压迫（榨）性、闷胀感者多考虑 AP/AMI。刀割样锐痛多属心包炎、胸膜炎、肺栓塞、带状疱疹；撕裂样剧痛而且疼痛－发作就达到极点者应警惕主动脉夹层；针扎样疼痛多为功能性疼痛、肋间神经炎、带状疱疹。烧灼感则多为食管痉挛或食管反流。

3. 诱发和缓解因素　心肌缺血性胸痛往往为劳力或情绪激动诱发，休息或含服硝酸甘油缓解；非心肌缺血性胸痛如食管痉挛多由进食冷液体诱发或自发；胸膜炎、心包炎随呼吸、胸部运动时加重；肌肉骨骼神经性胸痛随触摸或运动加重；过度通气性胸痛由呼吸过快诱发。主动脉夹层的疼痛常规剂量吗啡难以奏效。

4. 时限　平滑肌痉挛或血管狭窄之胸痛多呈阵发性，炎症、肿瘤、栓塞或梗死引起的胸痛多为呈持续性。疼痛持续 30 秒之内者多为食管裂孔疝、功能性疼痛，30 分钟以上或数小时者多为 AMI、心包炎、主动脉夹层、带状疱疹以及肌肉（骨骼）痛。

5. 伴随症状　伴苍白、大汗、血压下降或休克，见于 AMI、主动脉夹层、肺栓塞、张力性气胸；伴咯血见于肺栓塞、支气管肺癌；伴发热见于肺炎、胸膜炎、心包炎；伴呼吸困难提示病变累及范围较大，如 AMI、肺栓塞、大叶性肺炎、气胸和纵隔气肿；伴吞咽困难见于食管疾病；伴叹气、焦虑或抑郁多为功能性胸痛。

除上述外，在鉴别胸痛原因方面，还应考虑几个致命性疾病的相关高危因素，如与 AMI 相关的年龄、性别、早发冠心病家族史、高血压，高脂血症、糖尿病、吸烟、肥胖等；与主动脉夹层相关的高血压（中老年人）或马方综合征（青年人）；与肺栓塞相关的长期卧床、长途旅行、创伤（骨折）、外科手术（疝修补术、腹部手术）、既往静脉血栓栓塞史、妊娠（产褥）期和服用避孕药等。

（二）体征

血压、脉搏、呼吸等生命体征稳定与否直接提示危重状态；皮肤湿冷提示组织低灌注，可能与 AMI、主动脉夹层、张力性气胸等有关；颈静脉怒张见于肺栓塞、心包积液；气管偏移、一侧胸廓饱满，叩呈鼓音，呼吸音减弱或消失见于气胸，张力性气胸可伴低血压；下肢单侧肿胀多见于深静脉血栓形成（DVT）；四肢脉搏或双上肢血压不对称见于主动脉夹层和多发性大动脉炎等；胸膜摩擦音可见于肺栓塞、肺及胸膜肿瘤、心肌梗死后综合征等；AMI新发心脏杂音多见于机械并发症（乳头肌断裂、功能不全或室间隔穿孔）、主动脉夹层、感染性心内膜炎等。

（三）辅助检查

1. 心电图（ECG）　ST-T异常与病理性Q波可能发现心肌缺血与心肌损伤或坏死，也可直接检出各种心律失常等，对于疑似ACS患者，应在患者首次医疗接触（FMC）后10分钟内检查标准12导联甚或18导联心电图。特别注意：①30%的AMI（尤其是NQMI）缺乏ECG特异改变，1/3~1/5的急性胸痛患者心电图表现正常，而这些患者中5%~40%的患者存在心肌梗死，故而强调动态观察的意义，以发现有意义的变化。②$S_I Q_{II} T_{III}$对于急性肺栓塞的诊断意义呈"双刃剑"，需谨慎评价。

2. 心肌损伤生物标记物　目前临床常用的是肌红蛋白（Myo）、肌酸激酶同工酶-MB（CK-MB）、肌钙蛋白I或肌钙蛋白T（cTNI/T），其意义与应用如下。①ACS早期诊断评估：有ACS相关症状的患者都应进行生物标记物检测，cTnI/T用于MI诊断（最好是高敏肌钙蛋白[hs-cTn]），若不能检测cTnI/T，可用CK-MB质量检测来替代；症状发作6小时以内的患者，除cTnI/T外，还应检测早期坏死标志物肌红蛋白或心脏型脂肪酸结合蛋白（H-FABP）。②评价梗死面积大小以及早期溶栓治疗效果：溶栓治疗时若CK-MB酶峰前移，标志再灌注。③在发病早期cTnI/T水平增高阶段，CK-MB是检测有无再梗死的标记物。有条件者可行床旁快速检测（POCT）。

3. D-二聚体　D-二聚体（D-dimer）是交联纤维蛋白被纤溶酶降解的产物，主要反映纤维蛋白溶解功能。机体血管内有活化的血栓形成及纤维蛋白溶解活动时，D-dimer升高。D-dimer<0.5mg/L用于排除肺血栓栓塞的阴性诊断价值非常突出，已作为首选筛选指标之一；不仅如此，D-dimer<0.5mg/L对于除外主动脉夹层也有很高的敏感性和阴性预测值。

4. X线检查　可直观发现气胸、胸腔积液、肺炎、肺动脉高压等多种病变，对于肺血栓栓塞也有一定提示意义。

5. 动脉血气分析　对于辅助诊断肺栓塞有帮助，更能通过检出低氧血症、呼吸衰竭等评估危重状态。

6. 实验室检查　血、尿常规与大便潜血。

7. 心脏超声、腹部B超、螺旋CT、MRI、冠状动脉造影（CAG）　必要时根据病情选择相应的检查。

8. 注意事项　①25%的AMI发病早期没有典型的临床症状。②胸痛的严重程度与病变的严重程度并不完全一致，不要被表象所迷惑。③警惕不典型胸痛症状，如老年患者突然发生原因不明的休克、严重心律失常、心力衰竭、上腹胀痛或呕吐等；老年患者新近出现或近期加重的胸闷或气短、疲乏；突然出现原因不明的颈部、咽部、下颌部或牙痛。④对新发的胸痛尤其是第一次发生胸痛的40~50岁年龄的男性患者，即使心电图、心肌损伤标记物正常，也要警惕初发心绞痛的可能。⑤病情会随着病变的进展而演变，因而要动态评估可能的变化，进行反复的查体和ECG、X线、心肌生物学标记物等辅助检查。根据病情选择辅助检查宜简单、易行。

三、急诊处理

常规性心电图、血压、呼吸、脉氧饱和度监测，建立静脉通路，低氧血症时吸氧。

（一）急性冠脉综合征

1. 抗血小板治疗　在阿司匹林基础上联合应用一种 $P2Y_{12}$ 受体抑制剂，如替格瑞洛或氯吡格雷。

2. 抗凝治疗　静脉滴注普通肝素或皮下注射低分子肝素，或皮下注射磺达肝癸钠；接受有创策略的患者还可用血小板 GPⅡb/Ⅲa 受体拮抗剂。

3. 再灌注治疗　ST 段抬高心肌梗死（STEMI）宜行经皮冠状动脉介入（PCI）。在不具备 PCI 条件的医院或因各种原因使 FMC 至 PCI 时间明显延迟时，对有适应证的 STEMI 患者，静脉内溶栓仍是好的选择，治疗效果明确，而且快速、简便。非 ST 段抬高心肌梗死（NSTEMI）极高危患者建议行紧急（<2 小时）冠状动脉造影，包括：①血流动力学不稳定或心源性休克。②危及生命的心律失常或心脏停搏。③心肌梗死机械性并发症。④急性心力衰竭伴难治性心绞痛和 ST 段改变。⑤再发 ST－T 动态演变，尤其是伴有间歇性 ST 段抬高。

4. 其他　抗缺血、抗心律失常治疗，如硝酸盐类药物、β 受体阻滞剂等。

（二）主动脉夹层

1. 止痛、镇静。

2. 降压、抑制心肌收缩（硝普钠＋β 受体阻滞剂）。

3. 手术或介入　急性近端夹层时首选，急性远端夹层合并下列情况：疾病进展累及重要脏器、破裂或即将破裂（如囊性动脉瘤形成）、逆行撕裂至升主动脉、马方综合征合并夹层。

（三）张力性气胸

1. 紧急胸穿抽气或胸腔闭式引流。

2. 若呼吸循环难以维持稳定，需开胸手术治疗。

（四）肺栓塞

1. 抗凝　常用低分子肝素或普通肝素。

2. 溶栓　尿激酶（UK）20 000IU/kg 静脉滴注 2 小时和 rt－PA 50～100mg 静脉滴注 2 小时，其中应用 rt－PA 溶栓时，必须同时使用肝素。

3. 介入或手术治疗　经皮导管介入或外科取栓术适用于以下患者：有溶栓治疗绝对禁忌证的高危患者和溶栓失败的患者。

（五）自发性食管破裂

一旦确诊应立即手术。

（杨宏丽）

第三节 急性腹痛

一、概述

急性腹痛是指患者自觉腹部突发性疼痛，常由腹腔内或腹腔外器官疾病所引起，是急诊就诊患者中最常见的症状之一，就诊人数居急诊日均就诊人数前五位。急性腹痛的特点是起病急骤、病因复杂、病情严重程度不一。有些腹痛如果诊断不及时或处理不当将产生严重后果，甚至可能危及患者生命。

二、急诊思路

（一）快速评估病情的严重程度

评估的主要依据是患者的生命体征、有无外伤、月经婚育情况、是否伴有腹膜刺激征和全身中毒症状。快速、有针对性地检查患者的神志、心率、血压、呼吸频率、体温和腹部体征。中老年患者，既往有心血管病史特别是腹部症状和体征不相符时，应警惕心血管疾病。

（二）识别危及生命的腹痛

1. 消化道穿孔 以胃穿孔最为常见。突然发生剧烈腹痛是穿孔的最初最经常和最重要的症状。疼痛最初开始于上腹部或穿孔的部位，常呈刀割或烧灼样痛，一般为持续性，但也有阵发生性加重。疼痛很快扩散至全腹部，可扩散到肩部呈刺痛或酸痛感觉。

2. 急性重症胆管炎 以往称急性梗阻性化脓性胆管炎，是指胆管严重的急性梗阻性化脓性感染，常伴胆管内压升高。患者除了有右上腹痛、畏寒发热、黄疸、夏科（Charcot）三联征外，还可伴有休克及精神异常症状（Reynolds 五联征）。

3. 重症胰腺炎 主要症状多为急性发作毒持续性上腹剧烈疼痛，常向背部放射，并伴有腹胀及恶心、呕吐，可伴有持续的器官功能障碍，病死率高。

4. 绞窄性肠梗阻 指梗阻并伴有肠壁血运障碍者，可因肠系膜血管受压、血栓形成或栓塞等引起。

5. 腹腔脏器（如肝脏、脾脏）破裂 有外伤病史，血红蛋白急剧下降，高度怀疑肝脾破裂，应进行 B 超和 CT 检查。

6. 宫外孕破裂出血 生育年龄妇女，月经不规律，血红蛋白急剧下降，疑为宫外孕破裂出血，应查血、尿 hCG 和 B 超检查。

7. 急性主动脉综合征 发病急、威胁生命的一组主动脉疾患，包括主动脉夹层、主动脉壁内血肿、主动脉穿通性溃疡、动脉瘤破裂和创伤性主动脉离断。

8. 急性冠脉综合征 中老年患者，既往有心血管病史，特别是腹部症状和体征不相符时，应警惕心血管疾病，应进行 ECG 和胸腹部 CT 检查。

9. 消化道出血 既往有溃疡病史，伴有呕血和（或）黑便，血红蛋白急剧下降，应注意消化道出血的可能。

三、诊断和鉴别诊断

1. 体征 腹痛的部位，有无腹膜刺激征，有无移动性浊音。其中腹膜刺激征对判断急腹症最为重要，是指腹部有压痛、反跳痛和腹肌紧张，一般可由腹部感染、穿孔、梗阻和内脏损伤出血等原因引起。外科或妇产科疾病所致急性腹痛的特点如下。

（1）腹痛突然发作，剧烈，急剧发展。

（2）表情痛苦、呻吟、大汗、面色苍白、辗转不安或蜷曲静卧。

（3）可有腹膜刺激征及肝浊音界缩小或消失。

（4）可有内出血综合征。

（5）急诊腹部平片和 CT 检查可见膈下游离气体、高度胀气、鼓肠（胃扩张）、梯形液 – 气平面等。

（6）发病短期内白细胞计数明显升高。

2. 病因诊断 临床上可根据腹痛的性质初步推断病变部位和可能的病因。

（1）部位：依据解剖部位来推断可能的病因，最早发生腹痛及压痛最明显的部位常是发生病变的部位，但应警惕阑尾炎早期的转移性腹痛和腹腔外病变引起的反射痛和牵涉痛，如心绞痛等。

（2）起病方式：突然发作剧痛，多为胆管蛔虫症、胆管或泌尿道结石嵌顿、疝嵌顿、消化道急性穿孔、腹腔脏器破裂、急性心肌梗死和心绞痛等。持续性腹痛阵发性加重常提示急性胆囊炎或胰腺炎和痉挛或梗阻。

（3）绞痛及放射痛：①胆绞痛右上腹痛向右肩胛及右背部放射。②胰腺绞痛上腹或中上腹部向左侧腰背部放射。③小肠绞痛脐周剧痛。④肾绞痛肾区痛，沿腹直肌外缘向大腿内侧或会阴部放射。⑤子宫或直肠病变绞痛腰骶部或下腹部剧痛或坠痛。

（4）伴随症状：①伴发热，常提示感染性疾病，也应警惕出血性或全身性疾病。②伴呕吐，急性腹痛伴呕吐者常为急性胃、胆囊、胰腺等炎症，肠梗阻，胆管或泌尿道结石嵌顿等。③伴腹胀，急性胃扩张、麻痹性肠梗阻、便秘、尿潴留等。④伴黄疸，多为肝、胆系统疾病。胰腺占位导致胰胆管梗阻也可出现黄疸。⑤与排尿关系，腹痛伴膀胱刺激征或血尿者多为急性泌尿系感染；部分阑尾炎、盆腔脓肿也可引起膀胱刺激征，应注意鉴别。⑥与体位关系，辗转不安，腹痛喜按多为胃肠道疾病，拒按多为肝胆系统疾病；活动疼痛加剧，蜷曲侧卧痛减轻多为腹膜炎；前倾坐位或膝胸位痛减轻多为胰腺疾病。⑦伴腹腔积液，血性腹腔积液；脓性腹腔积液；胰性腹腔积液；胆汁性腹腔积液。⑧伴休克，应考虑下列疾病。急性内出血：腹腔内脏器破裂或异位妊娠破裂；急性穿孔致弥漫性腹膜炎；腹腔内脏器或卵巢囊肿蒂扭转；腹腔内急性血管性病变（肠系膜动脉栓塞或静脉血栓形成）；急性心肌梗死或休克型肺炎。⑨伴包块应考虑相应部位的急性炎症、肿瘤、肠套叠或扭转。

3. 辅助检查 有助于病情评估和病因诊断。

（1）血常规检查：血红蛋白及红细胞计数，可提示有无内出血致贫血。白细胞计数及分类可提示是否感染及感染程度。

（2）大便检查：有无红、白细胞，虫卵、真菌、阿米巴滋养体等及潜血试验。

（3）尿液检查：尿 pH、蛋白、糖、酮体、胆红素、红细胞、管型、细菌、真菌等，育龄期应查尿妊娠试验。

（4）生化检查：血、尿淀粉酶测定；肝、肾功能测定等；血钾、钠、氯、钙等电解质测定。

（5）毒物分析：有毒物接触史或高度怀疑中毒时检查。

（6）影像检查：①X 线检查，有助于胃肠穿孔和肠梗阻的诊断。②超声波检查，主要是 B 型超声检查，对肝、胆、胰、脾、肾、输尿管、子宫及其附件、盆腔、腹腔等探查均有较强分辨（实质性、囊性、良性、恶性、积液、结石等）及诊断能力。对胃肠道疾病可提供一定的诊断线索。③腹部 CT 检查，主要检查肝、胆、胰、脾、肾、膀胱、腹腔及盆腔等部位，可诊断其形态、大小、密度、占位性病变（实质性、囊性）、结石及腹腔、盆腔有无积液、肿大淋巴结等。

（7）内镜检查（胃、十二指肠、胆管、腹腔及结肠镜检查）：对急性腹痛的诊断和治疗具有极其重要的意义。

（8）诊断性穿刺术：根据穿刺液性质可确定腹膜炎性质，有无内出血（脏器破裂或异位妊娠破裂）等。

（9）心电图检查：对 40 岁以上患者，既往无慢性胃病史，突然发作的上腹痛应常规做心电图，以识别有无心脏及心包病变。

4. 腹痛其他常见疾病

（1）代谢性疾病：如糖尿病酮症酸中毒。

（2）腹腔外感染：如肺炎、胸膜炎。

（3）中毒：如重金属中毒、毒蕈中毒。

（4）神经性：如腹型癫痫、带状疱疹。

（5）全身性疾病：如结缔组织病、淋巴瘤。

（6）功能性：如功能性腹痛综合征。

急性腹痛诊断和鉴别诊断如图 5 - 2 所示。

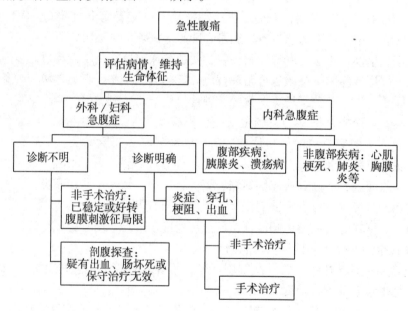

图 5 - 2　急性腹痛诊断流程

四、急诊处理

1. 紧急处理

（1）心电图、血压、血氧监测。

（2）建立静脉通路，补液，维持血流动力学稳定，必要时应用血管活性药物。

（3）注意气道保护，如意识障碍、呼吸衰竭或有误吸窒息风险，应及早气管插管机械通气。

2. 一般治疗

（1）禁食、输液、纠正水电解质和酸碱平衡紊乱。

（2）有胃肠梗阻者应于胃肠减压。

（3）可酌情应用解痉止痛剂，除非诊断已经明确，应禁用麻醉止痛剂。

（4）对症支持治疗。

（5）出现外科或妇科急腹症，应请相关科室积极干预。

3. 针对病因治疗。

（杨宏丽）

第四节　急性腹泻

一、概述

腹泻是指排便次数明显超过平日习惯的频率，粪质稀薄，水分增加，每日排便量超过200g 或含未消化食物或脓血、黏液。腹泻常伴有排便急迫感、肛门不适、失禁等症状。腹泻分急性和慢性两类。急性腹泻发病急剧，病程在 2～3 周之内，程度严重者易导致脱水和电解质异常等内环境紊乱，救治不及时甚至导致死亡。特别是小孩和老人等发生腹泻更加严重和危险。

二、急诊思路

1. 紧急评估有无危及生命的情况　①神志是否清醒。②是否有呼吸。③气道是否通畅。④是否有脉搏。

如果有上述危及生命的紧急情况应迅速解除。严重急性腹泻导致脱水和电解质异常、酸碱平衡失调常常是心脏停搏的原因之一，不可忽视。

2. 初步评估脱水程度　成人脱水体征：脉率＞90 次/分，直立性低血压、仰卧位低血压、脉搏不明显、干燥舌、眼球凹陷及皮肤皱褶。

通过以上变化可以帮助我们正确判断腹泻的严重程度。

（1）轻型：无全身中毒症状，无脱水、电解质紊乱及酸碱平衡紊乱。

（2）重型：中毒症状，神志改变，消化道症状较重，脱水、休克症状，电解质、酸碱平衡紊乱。

三、诊断和鉴别诊断

1. 判定病因　根据腹泻的性状、量次以及伴发症状等，可初步判定腹泻的病因。

（1）急性腹泻伴里急后重，多是直肠病变；阵发脐周疼痛，水样便，腹鸣音强，多为小肠病变。

（2）腹泻伴呕吐，多见于胃肠炎和食物中毒。

（3）伴发热、腹痛，多见于急性菌痢。

（4）长期用抗生素或激素治疗，考虑为菌群失调的单纯腹泻。

（5）伴有皮疹者，见于过敏性肠炎。

（6）每日大便量大于 1 000mL，即为分泌性腹泻。

（7）米汤样便，见于霍乱、副霍乱；脓血便见于阿米巴痢疾、细菌性痢疾、结肠癌；气味臭带有泡沫的为脂肪泻；洗肉水样便提示急性出血性小肠炎；蛋花样便为伪膜性肠炎。

2. 常见疾病鉴别要点

（1）急性细菌性痢疾：急性菌痢是感染性腹泻最常见的原因。①夏秋季发病。②潜伏期多为 1～2 天，长可达 7 天，常以畏寒、发热和不适感等急性起病，排便每天十余次至数十次。③常伴有腹痛、里急后重、恶心、呕吐与脱水，粪便病初可为水样，后为脓血便或黏液血便。④镜检可见大量红、白细胞，便培养可培养出痢疾杆菌。

急性菌痢应与阿米巴性痢疾相鉴别，鉴别要点有：①阿米巴性痢疾多为散发，常无发热、里急后重。②排便情况较急性痢疾次数少，量较多，常呈果酱样。③腹部压痛较轻，多在右下腹。④粪便中可找到溶组织阿米巴滋养体及其包囊。

（2）沙门菌属性食物中毒：是细菌性食物中毒的主要形式。①常由于食物污染而暴发。②集体发病。潜伏期一般为 8～24 小时。③表现为急性胃肠炎，伴畏寒、发热等全身症状，早期可有菌血症。④腹泻水样便，恶臭，每天数次至十数次，偶带脓血，呕吐物或粪便中可培养出沙门菌。

（3）病毒性胃肠炎：主要表现为儿童或成人的夏季流行性、无菌性腹泻。主要诊断依据有：①夏季流行，高度传染。②临床症状和体征较轻，病程有自限性。③除外其他细胞所致的腹泻。④粪便中可分离出轮状病毒。

（4）霍乱：①潜伏期一般为 2～3 天，也可短至数小时或 6 天之久。②发病急骤，呕吐与腹泻剧烈，呕吐为喷射性，反复不止，粪便及呕吐物为米泔水样，排便量大而无粪质。③严重的脱水，可致周围循环衰竭，血压下降出现休克，严重者可有高热、少尿、无尿甚至肾衰竭死亡。④常伴肌肉痉挛，尤其是腓肠肌及腹肌为明显。霍乱流行期间，在疫区有典型霍乱症状，镜下可发现霍乱弧菌。

（5）伪膜性肠炎：①稀水样便，重症者可为洗肉水样，混有假膜。②每日腹泻数次至数十次，很少为脓血便。③多有诱因，如大手术后、大面积烧伤、严重感染及应用广谱抗生素等，肠镜活检或粪便培养可发现顽固性梭状芽孢杆菌或检出此菌的毒素。

（6）血吸虫病：早期血吸虫病中，84.6% 有腹泻，可为单纯性腹泻，大便稀或水样，也有的为痢疾样腹泻。腹泻大多为持续性，少数为间歇性，病程长短不一。本病诊断要点：①疫水接触史。②粪便孵化法阳性。③肠镜活组织检查，发现血吸虫卵即可确诊。

四、急诊处理

对于病情较轻、可以进食的患者，应在有效的补液和抗感染治疗的同时给予适当的饮食，严重腹泻患者需禁食。

1. 补液　口服补液疗法（ORT）为首选，尤其在儿童。口服补液溶液（ORS）是为 ORT 特别研制的液体。一种更加有效、低渗透压的 ORS（与标准 ORS 相比，其钠和葡萄糖浓度较低，能减轻呕吐、使大便量减少减少静脉输液量）用以防止或纠正腹泻导致的脱水。

如患者持续呕吐或明显脱水，则需静脉补充晶体液及其他相关电解质，保证患者水及钠、钾等电解质和酸碱平衡，对长时间禁食的患者应同时注重热量补充。

2. 对症治疗

（1）止泻药蒙脱石散、糅酸蛋白；轻、中度的旅行者腹泻（无侵袭性腹泻的临床症状）者可用洛哌丁胺（成人4~6mg/d；8岁以上儿童2~4mg/d），但避免用于血性、明显腹痛或疑似炎性腹泻者（发热患者）。

（2）调节肠道菌群如整肠生、双歧三联活菌等。

（3）解痉止痛剂阿托品、山莨菪碱。

（4）止吐药在急性腹泻治疗中通常是不必要的。如果患者对呕吐不耐受，同时无侵袭性感染证据时可适当使用止吐药。

3. 抗感染治疗 抗生素对本病的治疗作用是有争议的。对于感染性腹泻如菌痢、霍乱等，可适当选用有针对性的抗生素，如环丙沙星400~600mg/d，分2次或3次口服，黄连素0.3g口服，一日3次或庆大霉素8万单位口服，一日3次等。怀疑原虫感染时可用甲硝唑等，但应防止抗生素滥用。

（杨宏丽）

第五节 急性呼吸困难

呼吸困难是患者主观上有空气不足、呼吸费力或气短的感觉，而客观上患者表现为呼吸频率、深度和节律的改变，辅助呼吸肌参与呼吸运动，严重者可呈端坐呼吸或其他被动性体位呼吸、发绀等。急性呼吸困难属最常见的急症之一，约占内科急症的10%~15%。

一、急诊思路

1. 快速评估病情的严重程度 对于呼吸困难患者诊治的第一步是快速评估病情的严重程度，主要依据患者的神志或意识状态、呼吸频率与节律、心率、血压以及快速、有针对性地检查患者的皮肤、黏膜颜色，皮温，观察口咽、颈部、肺、心脏、腹部和四肢有无异常体征。不论病因如何，凡出现下述情况属危重状态。

（1）神志不清或意识障碍。

（2）呼吸节律明显异常，频率≥35次/分或≤8次/分，被动体位或强迫体位呼吸困难。

（3）伴有严重心律失常、血压下降甚至休克。

（4）出现苍白、发绀、大汗或四肢末梢湿冷、气管偏移等。

（5）基于体温、脉搏、呼吸频率、收缩压、血氧饱和度及意识水平六项生理指标的NEWS。≥7分属高危，≥12分属极高危。

2. 识别危及生命的呼吸困难病因 呼吸困难病因诸多，涉及多个系统病变。①呼吸系统：上气道梗阻、慢性阻塞性肺疾病急性加重（AECOPD）、支气管哮喘、气胸、胸腔积液、急性呼吸窘迫综合征（ARDS）、肺栓塞等。②心脏：肺水肿、心包压塞、原发性肺动脉高压等。③中毒：一氧化碳、氰化物、亚硝酸盐、苯胺等。④代谢性疾病：尿毒症、糖尿病酮症酸中毒时代偿性呼吸增快以呼出CO_2。⑤血液系统：贫血，尤其是隐匿的急性失血。⑥中枢性疾病：脑血管意外、脑肿瘤、药物等。

呼吸困难患者的病情轻重程度不一，下述病症往往是致命性的，应立即予以"救命"和病因学处理（治病）。

（1）严重的上气道梗阻。

（2）张力性气胸。

（3）ARDS。

（4）大量误吸，吸入性肺炎。

（5）哮喘持续状态。

（6）心源性肺水肿。

（7）AECOPD 伴意识障碍。

（8）中毒患者出现意识障碍伴呼吸浅慢等。

二、诊断和鉴别诊断

1. 病史

（1）呼吸困难发病：突然发作常考虑肺栓塞或自发性气胸；几天或几小时缓慢起病多见于肺炎、充血性心衰或肿瘤。

（2）呼吸困难持续时间：慢性或进行性呼吸困难见于心脏疾病、COPD 或神经－肌肉病变等，急性呼吸困难见于哮喘急性加重、感染、精神因素或吸入刺激物与过敏原等。

（3）相关性疼痛：胸痛为持续不缓解、钝痛或位置不明确时，多考虑为肺栓塞或心肌梗死；胸痛剧烈随活动或深呼吸加重，多见于骨骼肌病变或胸膜炎、胸腔积液。

（4）全身症状：发热常提示感染性疾病。

2. 体征　呼吸过速多见于肺部感染、气胸；呼吸浅速并伴肢体麻木或手足抽搐，多由于精神或心理因素诱发。呼吸过缓见于中枢神经病变以及药物或毒物中毒；潮式呼吸和间停呼吸主要见于中枢神经病变及糖尿病酮症酸中毒、急性中毒等。肥胖多伴有睡眠呼吸暂停、低通气。

胸骨上窝、锁骨上窝、肋间隙在吸气时明显下陷即"三凹征"，多是由于喉、气管、大支气管的炎症、水肿、异物或肿瘤等引起的气道狭窄或梗阻；肺部干鸣音见于哮喘、过敏；肺湿啰音见于肺部感染、心力衰竭（咯出大量粉红色泡沫痰伴两肺水疱音，可明确急性肺水肿）、肺栓塞；不对称呼吸音减低见于气胸、胸腔积液、肺实变、肋骨骨折及肺挫裂伤等，张力性气胸可出现低血压。心动过速常见于肺栓塞、胸部外伤；心脏奔马律提示心力衰竭；第二心音分裂多见于肺栓塞；心音低钝见于心包积液。双下肢水肿见于充血性心衰。

3. 辅助检查

（1）脉搏氧饱和度与动脉血气分析：动脉血气分析对于确定呼吸衰竭有不可替代的价值，并提供酸碱平衡失调等关键信息，是判断呼吸困难病情严重程度、指导治疗的必要检查之一。脉搏血氧饱和度（SpO_2）虽能及时获得动脉氧供的资料，但在休克和（或）循环不良的状况下不能真实反映动脉血氧饱和度（SaO_2）水平。

（2）心电图（ECG）：ECG 虽不能对呼吸困难的心源性或肺源性等原因提供直接的诊断证据，但对于检出心肌缺血甚至心肌梗死、房颤等心律失常以及心肌肥厚等有重要意义。研究证明，收缩性心力衰竭的患者几乎不可能有完全正常的心电图。

（3）心脏超声：超声心动图可对心脏结构、运动与功能进行全面评价，进而对于鉴别心源性呼吸困难有决定性意义，宜尽早检查。

（4）B型钠尿肽（BNP）或N-末端钠尿肽前体（NT-proBNP）：是目前敏感性与特异性俱佳的生物学标记物，在心源性呼吸困难（心力衰竭）诊断与非心源性呼吸困难的鉴别诊断中有举足轻重的作用，并且能在急诊室或床旁快速检查。应注意，呼吸困难患者检测BNP或NT-proBNP增高，对于诊断心力衰竭有很高的准确性，但其受年龄、体重指数、肾功能、严重脓毒症和肺血栓栓塞性疾病等诸多影响。BNP或NT-proBNP增高不等于都是心力衰竭，但BNP或NT-proBNP不高则有助于除外左心收缩功能不全。

（5）D-二聚体（D-dimer）：是纤维蛋白单体经活化因子ⅩⅢ交联后，再经纤溶酶水解所产生的降解产物，是一个特异性的纤溶过程标记物。D-dimer对急性肺栓塞诊断的敏感性高达90%以上，而特异性仅为40%。临床应用过程中，D-dimer对急性肺栓塞有良好的排除诊断价值，若其含量低于0.5mg/L，可基本除外急性肺血栓栓塞。

（6）胸片与胸部CT：胸部X线有助于发现各种心肺及胸腔疾患，可以准确、可靠地诊断气胸，也可对肺淤血或肺水肿做出客观评估，但因其时间上的滞后难以实时反映。螺旋CT检查对于急诊呼吸困难的病因尤其是肺源性因素包括肺栓塞的诊断有很高价值。

（7）喉镜、支气管镜：对于气道梗阻性病变的作用十分重要。

（8）其他：血、尿常规与血生化、血糖等检查对于提示炎症、尿毒症、糖尿病甚至酮症等有一定价值。脑CT或MRI可检出或除外中枢神经系统血管或占位性病变。

三、急诊处理

呼吸困难不仅是个临床症状，其本身就可导致机体缺氧与二氧化碳的潴留或过多排出，因此在处理上不能只限于病因。首先，是要保证呼吸道通畅，纠正低氧和（或）高碳酸血症，重点是在细胞水平获得足够的氧合，维持动脉血氧饱和度（SaO_2）在正常范围；其次，针对不同病因采取相应的措施，同时注意纠正酸碱平衡失调与电解质紊乱，并加强对心、脑、肾等重要脏器的功能支持。

1. 紧急处理

（1）无创性心电、血压、SpO_2监测。建立静脉通路，适当补液，维持血流动力学稳定。

（2）保持气道通畅：①气道痉挛，可使用β_2受体兴奋药、茶碱类药物、糖皮质激素、抗胆碱能药物等。②上气道梗阻，急性梗阻应立即控制通气，根据情况行气管插管或气管切开、急诊手术；慢性梗阻可行X片、CT、肺功能和喉镜等检查，决定治疗方案。

（3）鼻导管与面罩吸氧。

（4）无创正压通气（NIPPV）：是指无须建立人工气道、通过鼻（面罩）等方法连接患者的正压通气，对于慢性阻塞性肺病急性加重（AECOPD）、急性心源性肺水肿和免疫抑制患者，较早地应用NIPPV可降低这类患者的气管插管率和住院病死率，改善预后，可作为一线治疗方法。对于支气管哮喘，一些研究表明NIPPV可能对这些患者有效，部分患者可避免气管插管，临床可用，但需严密观察。而对于ARDS，目前支持证据很有限，病情相对较轻者可试用，一旦病情恶化，立即气管插管行有创通气治疗，以免延误病情。

（5）气管插管、气管切开建立人工气道行机械通气：①严重呼吸困难伴意识障碍或无法保证气道的安全。②急性呼吸衰竭，不能维持正常氧合。③窒息、不能立即解除气道梗阻者。④呼吸停止。

（6）大动脉搏动消失、意识丧失者立即行心肺复苏。

2. 病因治疗 根据不同的病因如急性肺水肿、哮喘、喘息性支气管炎、慢性阻塞性肺疾病、ARDS、肺炎、胸腔积液和气胸等分别给予相应处理。

（杨宏丽）

第六节 咯血

一、概述

咯血是指喉及喉部以下的呼吸道任何部位（包括气管、支气管、肺）的出血，并经口腔排出，可以由包括心、支气管、肺、血液系统疾病以及外伤等多种原因引起。咯血可表现为痰中带血、满口鲜血甚至致命性的大咯血。咯血属于急诊患者就诊的常见原因之一。大咯血可引起窒息、失血性休克等严重并发症。

咯血程度分级如下。

1. 少量 指每日咯血量不足 100mL 者。

2. 中量 指每日咯血量在 100～500mL 者。

3. 大量 指每日咯血量超过 500mL 或一次咯血量超过 100mL 者。

二、急诊思路

（一）排除上呼吸道出血和呕血

1. 上呼吸道出血 是指经口腔、鼻腔、咽部、喉部的出血。一般也是鲜红色的血液，外观上与咯血难以鉴别，要询问有无呼吸道症状、口腔疾病，检查鼻部、咽喉部，确定有无其他引发出血性疾病（如血管瘤、肿瘤），必要时请耳鼻喉科医生帮助诊查。

2. 呕血 是指上消化道部位的出血经口腔呕出，多见于食管、胃及十二指肠病变，消化道出血引起的呕血与咯血的鉴别见表 5-2。

表 5-2 咯血与呕血的鉴别

鉴别项目	咯血	呕血
病史	肺结核、支气管扩张、肺癌、心脏病等	消化性溃疡、肝硬化等
出血前症状	喉部痒感、胸闷感、咳嗽等	上腹部不适、恶心、呕吐等
出血方式	咯出	呕出，可为喷射状
血的颜色	鲜红	咖啡色或暗红色、有时鲜红色
血的混合物	泡沫、痰	食物残渣、胃液
酸碱反应	碱性	酸性
黑便	无（如咽下血液时可有）	有，可在呕血停止后仍持续数天
出血后痰性状	痰中常带血	无痰

（二）评价生命体征

完善全血细胞计数、动脉血气分析、凝血功能、痰液和胸部影像学等检查。

1. 若患者生命体征不稳定，则需收入急诊抢救室，进行心电监护、高流量吸氧、气道保护（必要时考虑气管插管），避免误吸，建立静脉通路，及时行肝肾功能、凝血功能、血型检查，进行交叉配血，完善床旁胸片。

2. 若患者病情稳定，可完善胸部 CT 检查以便于发现隐蔽的病灶，进一步明确出血部位。

（三）判定咯血次数、咯血量

1. 咯血次数　是反复多次还是偶尔一次，应详细记录发生时间和具体次数。

2. 咯血量　有痰中带血丝、痰中带血、满口鲜血，应说明每次咯血量以及估计的总咯血量。同时应询问咯出的血的颜色、黏稠度及咯出的容易程度，对估计病情指导治疗很重要。

（四）明确出血部位

1. 肺脏的血供　是由体循环的支气管动脉系统及肺循环的肺动脉供血。在临床咯血中，支气管动脉源性的出血占90%，肺循环源性的出血占5%，肺泡源性的出血占5%。大咯血一般都是支气管动脉源性的出血。

2. 明确出血部位　对于大咯血的处理至关重要，在急诊保守治疗的同时，应尽早明确出血部位，一旦出血量大且不易控制，要为急诊胸外科手术做准备。其中，急诊纤维支气管镜与肺血管造影是确定出血部位的两个主要手段。

（五）明确咯血原因

咯血的病因诊断中，方法很多，但较有实用价值的是以 X 线胸片为基础的影像学检查与纤维支气管镜下直视配合活检、针吸、毛刷、灌洗等组织学、细胞学检查；近年迅速发展的胸部影像学技术，包括 HRCT（高分辨 CT）、CTPA（CT 肺动脉造影）、CT 引导下肺内占位性病变的穿刺活检等，有助于明确咯血原因。

引起咯血的疾病按其解剖部位的不同，可将其分为四大类。

1. 气管、支气管疾病。

2. 肺部疾病。

3. 心血管疾病。

4. 全身性疾病。

三、诊断和鉴别诊断

根据咯血、呼吸系统表现及全身伴随症状，完善必要的血化验、痰液检查和胸部影像学（X 线胸片、HRCT、CTPA 等）检查，必要时完善急诊纤维支气管镜和肺血管造影检查，以供进一步明确出血部位和明确诊断。以下是咯血的常见疾病及其临床特征的鉴别要点。

（一）支气管疾病

1. 支气管肺癌　支气管肺癌患者有咯血症状者达50%～70%。

（1）发病多在40岁以上的男性，多有长期吸烟史。

（2）早期为刺激性咳嗽。

（3）持续长久的血痰或小量咯血。大咯血者少见。

（4）胸部影像学所见：肺门附近或肺野出现团块状或圆形阴影，多呈分叶状或毛刺状，有时出现阻塞性肺不张或阻塞性肺炎。支气管断层多可显示支气管受压征象。

（5）痰细胞学检查癌细胞阳性。

（6）通过纤维支气管镜进行肺组织活检，多数可以得到证实。

2. 支气管扩张

（1）幼年常有百日咳或麻疹、支气管肺炎史和先天或获得性免疫缺陷。多有反复咳嗽、咳痰或间断咯血症状。

（2）以咳嗽和咯大量脓性痰液为主，间有少量咯血或血痰，或以反复间断性大咯血为主。

（3）体检两肺下野湿啰音。部位常常恒定、时间恒定、性质恒定。广泛的支气管扩张，尤其是湿性支气管扩张可以出现杵状指。

（4）胸部 X 线所见：可无异常发现，也可表现为单侧或双侧肺纹理粗重和（或）伴有蜂窝样或卷发样改变。HRCT 的特征性改变有助于确诊。

3. 支气管内膜结核

（1）多发生在有结核病史的青壮年。

（2）咳嗽呈刺激性，伴有反复小量咯血或痰中带血，而胸部 X 线检查多无异常发现。

（3）痰结核菌检查常为阳性。

（4）纤维支气管镜病理活检常可证实。

（二）肺部疾病

1. 肺结核　肺结核是最常见的咯血原因之一，约 1/3 患者在疾病过程中有不同程度的咯血。

（1）发病多始于青年，常伴有结核病的中毒症状。

（2）浸润性肺结核：多为小量咯血或痰中带血，持续时间较长。

（3）空洞性肺结核：病变多位于肺上野，呈浸润阴影或空洞形成。病变周围多伴有散在病灶。

（4）X 线所见：病变多位于肺上野，呈浸润阴影或空洞形成。病变周围多伴有卫星灶。

（5）咯血量：与血管的损伤程度有关，而与病灶大小和多少不成比例。

（6）痰结核菌检查阳性，是诊断的可靠依据。

2. 肺炎

（1）起病急骤、发热、胸痛、咳嗽，可伴有短暂的少量咯血或咳血痰。铁锈色痰见于肺炎链球菌性肺炎；砖红色痰（或棕红色胶胨样痰）见于肺炎杆菌性肺炎。

（2）胸部 X 线所见：肺炎链球菌肺炎呈大叶性或节段性致密的浸润阴影；金黄色葡萄球菌肺炎常伴有多发性小脓肿形成；肺炎支原体肺炎多呈淡薄的局限性浸润阴影；病毒性肺炎以间质改变为主。

（3）痰培养：可以发现致病菌。

（三）心肺血管疾病

1. 肺梗死

（1）多由于长期卧床或手术后患者下肢静脉血栓脱落或心脏病伴有心房纤颤，右心房附壁血栓脱落引起。

（2）起病急促，突发性胸痛、呼吸困难和咯血是主要症状。

（3）心电图可出现 $S_I Q_{II} T_{III}$ 图形。

（4）CTPA 或肺动脉造影提示病变部位的充盈缺损。

2. 风湿性心脏病、二尖瓣狭窄

（1）充血性咯血或小量咯血：临床表现为呼吸困难伴有大量粉红色泡沫痰，如肺毛细血管或支气管内膜微血管破裂也可引起小量咯血。

（2）大量咯血：主要因支气管黏膜下曲张的静脉破裂所致。

（3）心脏病史：心脏增大，心尖部有病理性舒张期雷鸣样杂音。

（四）全身性疾病

1. 血液系统疾病（白血病、再生障碍性贫血、血小板减少等）　可伴有贫血、出血、发热和皮肤瘀血、瘀斑等临床表现。结合血涂片、骨髓象、凝血功能等检查有助于确诊。

2. 流行性出血热　有疫区接触史，出现特征性的发热、出血和肾损害等，特征性的血清学检查有助于确诊。

四、急诊处理

大咯血时，迅速有效地止血和维持呼吸道通畅至关重要，否则可能窒息死亡；其次是进一步明确出血部位及出血原因；最后是采取进一步的措施以巩固治疗、预防再次出血。

（一）气道阻塞的处理

发生气道阻塞者，应尽早开放气道，清除口腔、咽喉部积存的血块，恢复呼吸道通畅，必要时采用纤维支气管镜清除血块、血液并有助于出血部位的诊断及实施镜下止血。患者取头低脚高位，以保持充分的体位引流。人工气道建立有助于反复吸引、清除气管内的血液并进行人工机械通气。

（二）维持循环稳定

大咯血患者的另一严重危险是失血性休克。当患者有出冷汗、脉搏微弱时要特别注意。大咯血或存在容量不足的患者，应立即建立静脉通路补液，配血和输血支持，维持循环的稳定。

（三）必要的检查和监测

获取胸片、全血细胞计数、凝血功能、血型、动脉血气等结果。对有大咯血者，尤其是有心动过速、呼吸窘迫的患者需要密切监测脉搏氧饱和度、心率和血压。大出血经急诊保守治疗效果欠佳者，条件具备（技术条件、患者家属同意）时及时进行支气管动脉造影（栓塞）、支气管镜检查或镜下注射止血药，进一步明确出血的部位及给予急诊的处理。若有出凝血功能障碍，尽可能纠正出凝血功能的异常。

（四）会诊

大咯血者请耳鼻喉科、呼吸内科、麻醉科、放射介入科、胸外科医师会诊（必要时请血液科医师会诊），明确出血部位和咯血原因，商讨进一步抢救方案。

（五）治疗

1. 一般治疗

（1）绝对卧床休息，尽量减少搬动。必要时可给予小剂量镇静剂，消除患者的精神紧张，但禁用吗啡，以免抑制咳嗽反射引起窒息。

（2）吸氧。

（3）进食易消化食物，尽可能避免便秘的发生。

（4）侧卧位：若为大咯血急性期，建议患者患侧卧位，以免将健侧的支气管也阻塞，引起窒息。

（5）注意对症治疗，如止咳等。

2. 药物止血治疗

（1）垂体后叶素：是大咯血时的首选药物。

用法：5～10U 加入葡萄糖 20～40mL，缓慢静脉注射（10 分钟以上），或 10～20U 加入 5% 葡萄糖盐水 250mL 中缓慢静脉点滴；也可以用静脉泵入的方法给药，速度为 0.1U/min。高血压、冠心病、妊娠患者原则上禁用，老年人慎用。

（2）其他药物：维生素 K_1、巴曲酶、6 - 氨基己酸、云南白药等药物酌情选用。有出凝血功能障碍者，需及时纠正。

3. 急诊纤维支气管镜及镜下处理 急诊纤维支气管镜检查，一方面可以帮助明确出血部位，还有助于明确出血病因；另一方面，可经纤维支气管镜进行一些操作，如在出血部位注射凝血酶、肾上腺素等止血药物或用 Fogarty 气囊导管填塞出血支气管。

适应证：大咯血急诊保守不能控制，考虑手术或支气管动脉栓塞术及诊断不明的患者。

4. 支气管动脉栓塞（BAE） 该术采用 Sedinger 技术，应用数字减影技术行支气管动脉造影，可显示病变支气管动脉，然后再进入靶支气管动脉，用吸收性明胶海绵、聚乙烯醇栓塞止血。应用于大咯血急诊保守不能控制，又不能外科手术的患者。

5. 急诊胸外科手术 对急诊治疗无效或有窒息危险的大咯血患者，在确定出血部位后可行外科手术。手术不但可抢救患者生命，同时也能做出明确诊断；为此，若无手术禁忌证，经纤维支气管镜、胸部影像学做出准确定位后，应及早手术，以提高生存率。

6. 基础病的处理 一旦咯血原因明确，需同时积极治疗原发病。如肺部感染者选用敏感抗生素；肺结核

患者应积极联系专科医院，尽早规范抗结核治疗；出血倾向患者注意纠正凝血功能异常。

（张　蕊）

第七节　呕血、黑便

一、概述

呕血、黑便是消化道出血的重要临床表现，出血可发生于从口腔至肛门的任何部位，其中急性消化道出血是内科领域中最常见的临床表现之一。根据出血部位分为上消化道出血和下消化道出血。上消化道出血是指 Treitz 韧带以上的食管、胃、十二指肠和胰、胆等疾病引起的出血，包括胃空肠吻合术后的空肠上段病变。Treitz 韧带以下的肠道出血称为下消化道出血。出血发生突然，严重者于数分钟内出现休克，但上消化道出血 80% 可愈，20% 患者可再次复发，病死率可高达 8%～13.7%。急诊医师对于出血部位及出血严重程度的判断是

至关重要的，可以帮助我们采取最优化的诊断和治疗方法，以改善患者的预后。

二、急诊思路

1. 判断出血量和评估病情严重程度 便潜血试验阳性提示每日出血量在 5mL 以上；一次出血 50mL 以上发生柏油便；胃内储积血量 250～300mL 可引起呕血。上消化道大出血指在数小时内失血量超过 1 000mL 或循环血容量的 20%，可出现周围循环衰竭表现。

（1）上腹痛：合并慢性、周期性、规律性上腹痛，与饮食有一定的相关性，提示消化性溃疡出血的可能性大。

（2）服药史：非甾体类消炎药、糖皮质激素、抗血小板药物等可引起胃、十二指肠黏膜糜烂、溃疡，从而导致上消化道出血。

（3）其他病史：严重创伤、手术史、急危重症等应激状态发生 3～5 天而出现呕血黑便时，以急性胃黏膜损伤或应激性溃疡的可能性大，损害部位常为胃、十二指肠和食管。

大量呕血、便血，伴黄疸、蜘蛛痣或腹腔积液，有肝炎、慢性酒精中毒病史者可能为肝硬化引起食管胃底静脉曲张破裂出血。即使确诊为肝硬化，出现呕血黑便时也不一定是食管胃底静脉曲张破裂出血，约有 30%～40% 患者出血实际来自消化性溃疡、急性胃黏膜损伤或其他原因，应做进一步检查明确出血原因。

中年以上的患者近期出现上腹痛，且无规律性，伴有厌食、消瘦、贫血，且贫血程度与出血量（黑便）不符，应警惕胃癌的可能性。

剧烈呕吐时，呕吐物先为胃内容物而后为血性液体时，应考虑食管 – 贲门黏膜撕裂（Mallory – Weiss 综合征）。

呕血伴吞咽困难时，应警惕食管肿瘤。

消化道出血伴皮肤、黏膜、齿龈、鼻出血者可能为全身疾病的部分表现，如血小板减少性紫癜、白血病、尿毒症等。

儿童伴腹痛者考虑有肠套叠、感染性肠炎、Meckel 憩室，无腹痛者考虑多为幼年性息肉；老年人应考虑为肿瘤、憩室、血管畸形，如伴心律失常，腹痛应考虑缺血性结肠炎。

血便伴发热应考虑感染性肠炎、炎症性肠病、肠结核、肠伤寒、坏死性小肠炎、白血病等。

血便伴腹胀或不全性肠梗阻应考虑肠道肿瘤、肠结核、肠套叠等。

血便伴腹壁瘘管见于克罗恩病、肠结核、肠道肿瘤。

2. 判断出血是否停止或再出血 一般情况下，出血停止 3 天后便色转黄。一次出血后 48 小时以上无出血，再出血的可能性较小，临床上应严密地监测患者生命体征及血红蛋白、红细胞变化情况。

3. 判断是否有活动性出血或再出血

（1）反复呕血，色转鲜红或频繁黑便，便质稀薄，伴肠鸣音亢进。

（2）胃管内抽出较多新鲜血。

（3）周围循环衰竭的表现经积极容量复苏仍未见明显改善，或一度好转又很快恶化。

（4）在补液量和排尿量充分的情况下，原无肾脏病患者的尿素氮持续升高或再次升高。

（5）血红蛋白浓度、红细胞计数与血细胞压积继续下降，网织红细胞计数持续升高。

三、 诊断和鉴别诊断

1. 排除口、鼻、咽喉部出血　血从口腔中呕出，首先判断出血部位是否在上消化道，需与假性呕血鉴别。假性呕血是指来自鼻腔、口腔、咽腔部位的出血或咯血咽下后，刺激胃黏膜引起呕吐，被认为呕血。

2. 排除呼吸道出血　注意鉴别呕血与咯血。

3. 黑便与假性黑便　进食含铁的食物（禽畜血液、猪肝等），口服某些药物（如活性炭、铋剂、铁剂等）可出现便呈黑色，但无光泽，便潜血试验阴性。

四、 急诊处理

参见消化道出血。

（张　蕊）

第八节　急性头痛

一、 概述

头痛是一种主观感受，通常是指眉弓、耳郭和枕骨隆突以上部位的不适，是临床医生最常遇到的主诉之一。导致头痛的病因众多，既可以由颅内疾病（如脑血管病、炎症、肿瘤等）所致，也可为颅外病变（如眼、耳、鼻、口腔和头颈部疾病或全身性疾病）的表现。除心因性头痛外，头痛的发病机制是由于致痛因子作用于头部疼痛敏感组织内的感受器，经痛觉传导通路至大脑皮质而产生。2004 年国际头痛分类委员会发布了第二版"头痛疾病的国际分类"，将头痛分为原发性头痛，继发性头痛，脑神经痛、中枢和原发颜面痛以及其他头痛四大类型。

二、 急诊思路

1. 资料收集

（1）病史：采集了解发病的缓急；疼痛的部位、性质、程度，有无放射；与体位的关系；伴随症状，如发热、呕吐、眩晕、意识障碍、癫痫；以及加重和缓解的因素。

（2）体格检查：重点关注患者的表情、神态、营养状况，有无意识障碍、脱水、球结膜水肿，是自主体位还是被动体位；注意检查瞳孔大小、对光反射情况、血压和心率（律）、心肺情况、有无脑膜刺激征、局部神经功能缺损等。

（3）实验室检查：除常规检查外，对新发头痛或复发头痛的性质、强度有变化的患者应检查头颅 CT；必要时行腰椎穿刺和脑脊液检查；疑为继发性头痛的患者，针对可能的病因进行检查；怀疑中毒者，做毒理学检查。

2. 识别高风险的头痛

（1）首次发作的剧烈头痛。

（2）既往头痛病史，但本次发作强度、部位、持续时间有明显恶化。

（3）伴有意识障碍或（和）神经功能缺损。

（4）伴有发热、颈强直、张口困难、肌肉痛。

（5）伴有血压显著升高，喷射样呕吐。

（6）头痛性质多变，可因体位、咳嗽、活动而改变。

（7）妊娠和围生期出现的头痛。

3. 高风险头痛可能的病因

（1）突发剧烈头痛蛛网膜下隙出血、动静脉畸形、动脉瘤、颅内占位。

（2）慢性头痛进行性加重颅内站位、硬膜下血肿。

（3）头痛伴发热颅内感染。

（4）头痛、高热伴皮疹狼疮性脑病。

（5）头痛伴视野缺损、视盘水肿颅内占位、脑炎。

（6）妊娠和围生期头痛静脉窦血栓、动脉夹层、垂体卒中。

（7）咳嗽、运动诱发头痛蛛网膜下隙出血、颅内占位。

三、诊断和鉴别诊断

头痛的急诊诊断流程见图 5 - 3。

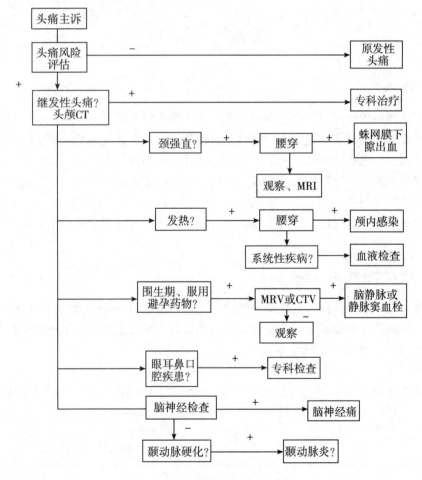

图 5 - 3 头痛的急诊诊断流程

四、急诊处理

1. 紧急处理

（1）保持气道通畅。

（2）吸氧。

（3）心电图、血压和血氧监测。

（4）建立静脉通路，补液，维持血流动力学及内环境稳定。

（5）完善相关检查。

（6）对症、止痛、镇静治疗。

2. 急诊处理原则

（1）任何突发剧烈头痛，都应首先考虑颅内急性病变，尤其是 SAH。

（2）一时不能明确诊断者，按可能的高风险疾病处理。

（3）采集病史和体检不应忽视颅外病变的证据。

（4）诊断原发性头痛，由于预后相对良性，需先除外继发性头痛。

（张　蕊）

第九节　眩晕

一、概述

眩晕是机体对于空间关系的定向感觉障碍或平衡感觉障碍，是一种运动错觉，患者感外境或自身在旋转、移动或摇晃。在眩晕症状出现的同时，常伴有平衡失调、站立不稳、眼球震颤、指物偏向、恶心、呕吐、面色苍白、出汗及心率和血压的改变。

人体维持平衡主要依赖于前庭系统、视觉、本体感觉组成的平衡三联，而眩晕是多种病因导致前庭系统（外周迷路、脑桥的前庭核团、小脑）功能障碍，使患者产生对空间关系的定向障碍或平衡感觉障碍，进而出现自身或周围环境的运动错觉或幻觉，是一种常见的临床综合征。

二、诊断和鉴别诊断

眩晕是一主观症状，为了对眩晕病因做出正确的诊断和鉴别诊断，必须详细询问病史，进行细致的体格检查和必要的辅助检查，并应熟悉与了解常见引起眩晕疾病的特点。

1. 诊断流程　眩晕的诊断流程见图 5 - 4。

2. 鉴别诊断

（1）前庭性眩晕（亦称真性眩晕）与非前庭性眩晕（亦称头晕）的鉴别见表 5 - 3。

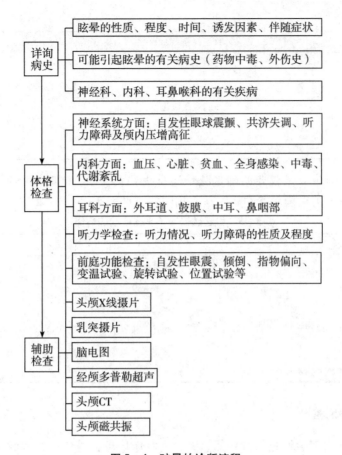

图5-4 眩晕的诊断流程

表5-3 前庭性眩晕与非前庭性眩晕的鉴别

	前庭性眩晕	非前庭性眩晕
病因	多由前庭系统病变所致（包括前庭末梢器、前庭神经及前庭的中枢连结）	常由心血管系统疾病，全身中毒性、代谢性疾病，贫血，眼病等疾患所引起
表现	周围物体或自身在旋转，左、右移动或上、下浮沉，平衡失调，站立不稳	一组无固定内容，杂乱无序的感觉和主诉，如头昏沉沉，头重脚轻
持续时间	呈发作性	持续存在
神经系统检查	眼球震颤，指物不准，共济运动障碍	无明确定位体征

（2）周围前庭性眩晕与中枢性眩晕的鉴别见表5-4。

表5-4 周围前庭性眩晕与中枢前庭性眩晕的鉴别

	周围前庭性眩晕	中枢前庭性眩晕
眩晕性质	多为旋转性，或多为上下、左右摇晃感	旋转性或为固定物体向一侧运动感
起病特点	突然，呈阵发性	逐渐起病，呈持续性
持续时间	短，数小时至数天（最多数周）	较长，可数月以上
眼震与眩晕程度	一致	可不一致

	周围前庭性眩晕	中枢前庭性眩晕
听觉障碍	常有	不明显
倾倒	常倒向眼震的慢相侧，与头位有一定的关系	倾倒方向不一定，与头位无一定关系
自主神经症状	有恶心呕吐、面色苍白、血压改变等	不明显
中枢神经系统体征	一般无	常有阳性体征
前庭功能	无反应或反应减弱	常呈正常反应

（3）眩晕症的诊断：不仅要明确是眩晕还是头昏、头晕，同时还必须明确有无平衡障碍。因为引起眩晕与不平衡症状的病因是不相同的，见表5-5。

表5-5　引起眩晕和不平衡症状的病因

旋转性症状	不平衡症状
内淋巴积水	急性前庭病变（晚期）
急性前庭病变（急性期）	听神经瘤
偏头痛	淋巴周围瘘
良性阵发性位置性眩晕（BPPV）	慢性化脓性中耳炎（CSOM）
多发性硬化	脑病变（血管炎、炎症、变性病、肿瘤）
脑干病变（血管病、炎症、肿瘤）	本体感觉病损（脊髓痨、变性病）

三、急诊处理

1. 一般处理　对于急性眩晕发作的患者，需卧床休息，避免声光刺激，减少头位变动。伴有明显恶心、呕吐者，应酌情给予静脉补液，以维持营养，并需注意水、电解质的平衡。对于焦虑紧张的患者，应给予适当的病情解释与安慰，以解除顾虑。在对症治疗前，要密切观察患者的生命体征，血压过高要予及时处理，怀疑颅内病变的应予影像学检查（CT），以除外出血性病变。良性位置性眩晕首选手法复位，常用复位手法为Eply手法。

2. 病因治疗　明确病因，针对病因进行治疗。如急性脑梗死给予溶栓治疗，停用导致眩晕等药物，尽早行前庭康复训练等。

3. 药物治疗原则　对于眩晕症状需给予药物治疗，如前庭抑制剂、血管扩张剂、镇吐剂等，以减轻眩晕症状及减少伴发的恶心、呕吐、焦虑、紧张等症状。应根据病情轻、重、药物作用强弱、不良反应大小等合理选择。避免多种同类药物同时应用，恢复期或慢性期应尽早停用前庭神经镇静剂（如地芬尼多等），以免影响中枢及前庭神经的代偿，不利于眩晕及平衡障碍的恢复。

对老年患者尤应注意全身性疾病和药物的不良反应。

（张　蕊）

第六章

呼吸内科疾病的护理

第一节 急性呼吸道感染

一、急性上呼吸道感染

急性上呼吸道感染简称上感，为外鼻孔至环状软骨下缘包括鼻腔、咽或喉部急性炎症的概称。其特点是起病急、病情轻、病程短、可自愈，预后好，但发病率高，并具有一定的传染性。本病是呼吸道最常见的一种感染性疾病，发病不分年龄、性别、职业和地区，免疫功能低下者易感。全年皆可发病，以冬春季节多见，多为散发，但在气候突变时可小规模流行。

主要病原体是病毒，少数是细菌。人体对病毒感染后产生的免疫力较弱、短暂，病毒间也无交叉免疫，故可反复发病。

（一）病因与发病机制

1. 病因　常见病因为病毒，少数由细菌引起，可单纯发生或继发于病毒感染之后发生。病毒包括鼻病毒、冠状病毒、腺病毒、流感和副流感病毒以及呼吸道合胞病毒、埃可病毒和柯萨奇病毒等。细菌以口腔定植菌溶血性链球菌为多见，其次为流感嗜血杆菌、肺炎链球菌和葡萄球菌等，偶见革兰阴性杆菌。

2. 发病机制　正常情况下健康人的鼻咽部有病毒、细菌存在，一般不会发病。接触病原体后是否发病，取决于传播途径和人群易感性。淋雨、受凉、气候突变、过度劳累等可降低呼吸道局部防御功能，致使原存的病毒或细菌迅速繁殖引起发病。老幼体弱，免疫功能低下或有慢性呼吸道疾病如鼻窦炎、扁桃体炎者更易发病。病原体主要通过飞沫传播，也可由于接触患者污染的手和用具而传染。

（二）临床表现

1. 临床类型

（1）普通感冒：俗称"伤风"，又称急性鼻炎或上呼吸道卡他。以冠状病毒和鼻病毒为主要致病病毒。起病较急，主要表现为鼻部症状，如打喷嚏、鼻塞、流清水样鼻涕，早期有咽部干痒或烧灼感。2～3天后鼻涕变稠，可伴咽痛、流泪、味觉迟钝、呼吸不畅、声嘶、咳嗽等，有时由于咽鼓管炎致听力减退。严重者有发热、轻度畏寒和头痛等。体检可见鼻腔黏膜充血、水肿、有分泌物，咽部可轻度充血。若无并发症，一般经5～7天痊愈。

（2）急性病毒性咽炎和喉炎：急性病毒性咽炎常由鼻病毒、腺病毒、流感病毒、副流感病毒以及肠病毒、呼吸道合胞病毒等引起。临床表现为咽痒和灼热感，咽痛不明显，但合并链球菌感染时常有咽痛。体检可见咽部明显充血、水肿。急性喉炎多为流感病毒、副流感病毒及腺病毒等引起，临床表现为明显声嘶、讲话困难、可有发热、咽痛或咳嗽，咳嗽时咽喉疼痛加重。体检可见喉部充血、水肿，颌下淋巴结轻度肿大和触痛，有时可闻及喉部的喘息声。

（3）急性疱疹性咽峡炎：多由柯萨奇病毒 A 引起，表现为明显咽痛、发热，病程约为一周。查体可见咽部充血，软腭、腭垂、咽及扁桃体表面有灰白色疱疹及浅表溃疡，周围伴红晕。多发于夏季，儿童多见，成人偶见。

（4）急性咽结膜炎：主要由腺病毒、柯萨奇病毒等引起。表现为发热、咽痛、畏光、流泪、咽及结膜明显充血。病程 4~6 天，多发于夏季，由游泳传播，儿童多见。

（5）急性咽扁桃体炎：病原体多为溶血性链球菌，其次为流感嗜血杆菌、肺炎链球菌、葡萄球菌等。起病急，以咽、扁桃体炎症为主，咽痛明显、伴发热、畏寒，体温可达 39℃以上。查体可发现咽部明显充血，扁桃体肿大、充血，表面有黄色脓性分泌物。有时伴有颌下淋巴结肿大、压痛，而肺部查体无异常体征。

2. 并发症　一般预后良好，病程常在 1 周左右。少数患者可并发急性鼻窦炎、中耳炎、气管－支气管炎。以咽炎为表现的上呼吸道感染，部分患者可继发溶血性链球菌引起的风湿热、肾小球肾炎等，少数患者可并发病毒性心肌炎。

（三）辅助检查

1. 血液检查　病毒感染者，白细胞计数常正常或偏低，伴淋巴细胞比例升高。细菌感染者可有白细胞计数与中性粒细胞增多和核左移现象。

2. 病原学检查　因病毒类型繁多，一般无需进行此检查。需要时可用免疫荧光法、酶联免疫吸附法、血清学诊断或病毒分离鉴定等方法确定病毒的类型。细菌培养可判断细菌类型并做药物敏感试验以指导临床用药。

（四）诊断

根据鼻咽部的症状和体征，结合周围血象和阴性胸部 X 线检查可作出临床诊断。一般无需病因诊断，特殊情况下可进行细菌培养和病毒分离，或病毒血清学检查等确定病原体。但须与初期表现为感冒样症状的其他疾病鉴别，如过敏性鼻炎、流行性感冒、急性气管－支气管炎、急性传染病前驱症状等。

（五）治疗

治疗原则以对症处理为主，以减轻症状，缩短病程和预防并发症。

1. 对症治疗　病情较重或发热者或年老体弱者应卧床休息，忌烟，多饮水，室内保持空气流通。如有发热、头痛，可选用解热镇痛药如复方阿司匹林、索米痛片等口服。咽痛可用消炎喉片含服，局部雾化治疗。鼻塞、流鼻涕可用 1% 麻黄素滴鼻。

2. 抗菌药物治疗　一般不需用抗生素，除非有白细胞升高、咽部脓苔、咯黄痰和流鼻涕等细菌感染证据，可根据当地流行病学史和经验用药，可选口服青霉素、第一代头孢菌素、大环内酯类或喹诺酮类。

3. 抗病毒药物治疗　如无发热，免疫功能正常，发病超过 2 天一般无需应用。对于免疫缺陷患者，可早期常规使用广谱的抗病毒药，如利巴韦林和奥司他韦，可缩短病程。具有清热解毒和抗病毒作用的中药亦可选用，有助于改善症状，缩短病程。如板蓝根冲剂、银翘解毒片等。

（六）护理

1. 生活护理　症状轻者适当休息，避免过度疲劳；高热患者或年老体弱者应卧床休息。保持室内空气流通，温湿度适宜，定时空气消毒，进行呼吸道隔离，患者咳嗽或打喷嚏时应避免对着他人，防止交叉感染。饮食应给予高热量、高维生素的流质或半流质，鼓励患者多饮水及漱口，保持口腔湿润和舒适。患者使用的餐具、毛巾等可进行煮沸消毒。

2. 对症护理　高热者遵医嘱物理降温，如头部冷敷，冰袋置于大血管部位，温水或乙醇擦浴，4℃冷盐水灌肠等。注意30分钟后测量体温并记录。必要时遵医嘱药物降温。咽痛者可用淡盐水漱咽部或含服消炎喉片，声嘶者可行雾化疗法。

3. 病情观察　注意观察生命体征，尤其是体温变化及咽痛、咳嗽等症状的变化。警惕并发症，如中耳炎患者可有耳痛、耳鸣、听力减退、外耳道流脓；并发鼻窦炎者会出现发热、头痛加重、伴脓涕，鼻窦有压痛。

4. 用药护理　遵医嘱用药，注意观察药物不良反应。

5. 健康教育　积极体育锻炼，增强机体免疫力。生活饮食规律、改善营养。避免受凉、淋雨、过度疲劳等诱发因素，流行季节避免到公共场所。注意居住、工作环境的通风换气。年老体弱易感者应注意防护，上呼吸道感染流行时应戴口罩。

二、急性气管－支气管炎

急性气管－支气管炎是由生物、物理、化学刺激或过敏等因素引起的气管－支气管黏膜的急性炎症。临床症状主要为咳嗽和咳痰。常发生于寒冷季节或气候突变时，也可继发于上呼吸道感染，或为一些急性呼吸道传染病（麻疹、百日咳等）的一种临床表现。

（一）病因与发病机制

1. 感染　病毒或细菌是本病最常见的病因。常见的病毒有呼吸道合胞病毒、副流感病毒、腺病毒等。细菌以肺炎球菌、流感嗜血杆菌、链球菌和葡萄球菌较常见。

2. 理化因素　冷空气、粉尘、刺激性气体或烟雾对气管－支气管黏膜的急性刺激。

3. 过敏反应　花粉、有机粉尘、真菌孢子、动物毛皮及排泄物等的吸入，钩虫、蛔虫的幼虫在肺移行，或对细菌蛋白质的过敏均可引起本病。

感染是最主要的病因，过度劳累、受凉是常见诱因。

（二）临床表现

1. 症状　起病较急，通常全身症状较轻，可有发热，体温多于3~5天内恢复正常。大多先有上呼吸道感染症状，以咳嗽为主，初为干咳，以后有痰，黏液或黏液脓性痰，偶伴血痰。气管受累时在深呼吸和咳嗽时感胸骨后疼痛；伴支气管痉挛，可有气急和喘鸣。咳嗽、咳痰可延续2~3周才消失，如迁延不愈，可演变成慢性支气管炎。

2. 体征　体检肺部呼吸音粗，可闻及不固定的散在干、湿啰音，咳嗽后可减少或消失。

（三）辅助检查

病毒感染者白细胞正常或偏低，细菌感染者可有白细胞总数和中性粒细胞增高。胸部X

线检查多无异常改变或仅有肺纹理增粗。痰涂片或培养可发现致病菌。

（四）诊断

1. 肺部可闻及散在干、湿性啰音，咳嗽后可减轻。

2. 胸部 X 线检查无异常改变或仅有肺纹理增粗。

3. 排除流行性感冒及某些传染病早期呼吸道症状，即可作出临床诊断。

4. 痰涂片或培养有助于病因诊断。

（五）治疗

1. 病因治疗　有细菌感染证据时应及时应用抗生素。可首选青霉素、大环内酯类，亦可选用头孢菌素类或喹诺酮类等药物或根据细菌培养和药敏实验结果选择药物。多数口服抗菌药物即可，症状较重者可肌内注射或静脉滴注给药。

2. 对症治疗　咳嗽剧烈而无痰或少痰可用右美沙芬、喷托维林镇咳。咳嗽痰黏而不易咳出，可口服祛痰剂如复方甘草合剂、盐酸氨溴索或溴己新等，也可行超声雾化吸入。支气管痉挛时可用平喘药，如茶碱类等。

（六）护理措施

1. 保持呼吸道通畅

（1）保持室内空气清新，温湿度适宜，减少对支气管黏膜的刺激，以利于排痰。

（2）注意休息，经常变换体位，叩击背部，指导并鼓励患者有效咳嗽，必要时行超声雾化吸入，以湿化呼吸道，利于排痰，促进炎症消散。

（3）遵医嘱使用抗生素、止咳祛痰剂、平喘剂，密切观察用药后的反应。

（4）哮喘性支气管炎的患者，注意观察有无缺氧症状，必要时给予吸氧。

2. 发热的护理

（1）密切观察体温变化，体温超过 39℃时采取物理降温或遵医嘱给予药物降温。

（2）保证充足的水分及营养的供给：多饮水，给营养丰富、易于消化的饮食。保持口腔清洁。

3. 健康教育

（1）增强体质，避免劳累，防治感冒。

（2）改善生活卫生环境，防止有害气体污染，避免烟雾刺激。

（3）清除鼻、咽、喉等部位的病灶。

（李　芳）

第二节　慢性阻塞性肺疾病

慢性阻塞性肺疾病（COPD）是一组以气流受限为特征的肺部疾病，气流受限不完全可逆，呈进行性发展。COPD 是一种慢性气道阻塞性疾病的统称，主要指具有不可逆性气道阻塞的慢性支气管炎和肺气肿两种疾病。患者在急性发作期过后，临床症状虽有所缓解，但其肺功能仍在继续恶化，并且由于自身防御和免疫功能的降低以及外界各种有害因素的影响，经常反复发作，而逐渐产生各种心肺并发症。

COPD 是呼吸系统疾病中的常见病和多发病，患病率和病死率均居高不下。因肺功能进行性减退，严重影响患者的劳动力和生活质量，给家庭和社会造成巨大的负担，根据世界银行/世界卫生组织发表的研究，至 2020 年 COPD 将成为世界疾病经济负担的第五位。

一、病因与发病机制

确切的病因不清楚，但认为与肺部对香烟烟雾等有害气体或有害颗粒的异常炎症反应有关。这些反应存在个体易感因素和环境因素的互相作用。

1. 吸烟　吸烟为重要的发病因素，吸烟者慢性支气管炎的患病率比不吸烟者高 2 ~ 8 倍，烟龄越长，吸烟量越大，COPD 患病率越高。烟草中含焦油、尼古丁和氢氰酸等化学物质，可损伤气道上皮细胞和纤毛运动，促使支气管黏液腺和杯状细胞增生肥大，黏液分泌增多，气道净化能力下降。还可使氧自由基产生增多，诱导中性粒细胞释放蛋白酶，破坏肺弹力纤维，诱发肺气肿形成。

2. 职业粉尘和化学物质　接触职业粉尘及化学物质，如烟雾、变应原、工业废气及室内空气污染等，浓度过高或时间过长时，均可能产生与吸烟类似的 COPD。

3. 空气污染　大气中的有害气体如二氧化硫、二氧化氮、氯气等可损伤气道黏膜上皮，使纤毛清除功能下降，黏液分泌增加，为细菌感染增加条件。

4. 感染因素　感染亦是 COPD 发生发展的重要因素之一。病毒感染以流感病毒、鼻病毒、腺病毒和呼吸道合胞病毒为常见。细菌感染常继发于病毒感染，常见病原体为肺炎链球菌、流感嗜血杆菌、卡他莫拉菌和葡萄球菌等。这些感染因素造成气管、支气管黏膜的损伤和慢性炎症。

5. 蛋白酶 – 抗蛋白酶失衡　蛋白水解酶对组织有损伤、破坏作用；抗蛋白酶对弹性蛋白酶等多种蛋白酶具有抑制功能，其中 α – 抗胰蛋白酶是活性最强的一种。蛋白酶增多或抗蛋白酶不足均可导致组织结构破坏并产生肺气肿。吸入有害气体、有害物质可以导致蛋白酶产生增多或活性增强，而抗蛋白酶产生减少或灭活加快；同时氧化应激、吸烟等危险因素也可以降低抗蛋白酶的活性。先天性 α – 抗胰蛋白酶缺乏，多见北欧血统的个体，我国尚未见正式报道。

6. 氧化应激　有许多研究表明 COPD 患者的氧化应激增加。氧化物主要有超氧阴离子（具有很强的氧化性和还原性，过量生成可致组织损伤，在体内主要通过超氧歧化酶清除）、羟根（OH^-）、次氯酸（HCL^-）和一氧化氮（NO）等。氧化物可直接作用并破坏许多生化大分子如蛋白质、脂质和核酸等，导致细胞功能障碍或细胞死亡，还可以破坏细胞外基质；引起蛋白酶 – 抗蛋白酶失衡；促进炎症反应，如激活转录因子，参与多种炎症因子的转录，如 IL – 8、TNF – α、NO 诱导合成酶和环氧化物诱导酶等。

7. 炎症机制　气道、肺实质及肺血管的慢性炎症是 COPD 的特征性改变，中性粒细胞、巨噬细胞、T 淋巴细胞等炎症细胞均参与了 COPD 发病过程。中性粒细胞的活化和聚集是 COPD 炎症过程的一个重要环节，通过释放中性粒细胞弹性蛋白酶、中性粒细胞组织蛋白酶 G、中性粒细胞蛋白酶 3 和基质金属蛋白酶引起慢性黏液高分泌状态并破坏肺实质。

8. 其他　如自主神经功能失调、营养不良、气温变化等都有可能参与 COPD 的发生、发展。

二、临床表现

（一）症状

起病缓慢、病程较长。主要症状如下。

1. 慢性咳嗽　咳嗽时间持续在 3 周以上，随病程发展可终身不愈。常晨间咳嗽明显，夜间有阵咳或排痰。

2. 咳痰　一般为白色黏液或浆液性泡沫性痰，偶可带血丝，清晨排痰较多。急性发作期痰量增多，可有脓性痰。

3. 气短或呼吸困难　早期在劳动时出现，后逐渐加重，以致在日常活动甚至休息时也感到气短，是 COPD 的标志性症状。

4. 喘息和胸闷　部分患者特别是重度患者或急性加重时支气管痉挛而出现喘息。

5. 其他　晚期患者有体重下降，食欲减退等。

（二）体征

早期体征可无异常，随疾病进展出现以下体征。

1. 视诊　胸廓前后径增大，肋间隙增宽，剑突下胸骨下角增宽，称为桶状胸。部分患者呼吸变浅，频率增快，严重者可有缩唇呼吸等。

2. 触诊　双侧语颤减弱。

3. 叩诊　肺部过清音，心浊音界缩小，肺下界和肝浊音界下降。

4. 听诊　两肺呼吸音减弱，呼气延长，部分患者可闻及湿性啰音和（或）干性啰音。

（三）并发症

1. 慢性呼吸衰竭　常在 COPD 急性加重时发生，其症状明显加重，发生低氧血症和（或）高碳酸血症，可具有缺氧和二氧化碳潴留的临床表现。

2. 自发性气胸　如有突然加重的呼吸困难，并伴有明显的发绀，患侧肺部叩诊为鼓音，听诊呼吸音减弱或消失，应考虑并发自发性气胸，通过 X 线检查可以确诊。

3. 慢性肺源性心脏病　由于 COPD 肺病变引起肺血管床减少及缺氧致肺动脉痉挛、血管重塑，导致肺动脉高压、右心室肥厚扩大，最终发生右心功能不全。

三、辅助检查

1. 肺功能检查　这是判断气流受限的主要客观指标，对 COPD 诊断、严重程度评价、疾病进展、预后及治疗反应等有重要意义。吸入支气管舒张药后第一秒用力呼气容积占用力肺活量百分比（FEV_1/FVC）＜70% 及 FEV_1 ＜80% 预计值者，可确定为不能完全可逆的气流受限。肺总量（TLC）、功能残气量（FRC）和残气量（RV）增高，肺活量（VC）减低，表明肺过度充气，有参考价值。由于 TLC 增加不及 RV 增高程度明显，故 RV/TLC 增高大于40% 有临床意义。

2. 胸部影像学检查　X 线胸片改变对 COPD 诊断特异性不高，早期可无变化，以后可出现肺纹理增粗、紊乱等非特异性改变，也可出现肺气肿改变。高分辨胸部 CT 检查对有疑问病例的鉴别诊断有一定意义。

3. 血气检查　对确定发生低氧血症、高碳酸血症、酸碱平衡失调以及判断呼吸衰竭的类型有重要价值。

4. 其他　COPD 合并细菌感染时，外周血白细胞增高，核左移。痰培养可能查出病原菌，常见病原菌为肺炎链球菌、流感嗜血杆菌、卡他莫拉菌、肺炎克雷白杆菌等。

四、诊断

1. 诊断依据　主要根据吸烟等高危因素史、临床症状、体征及肺功能检查等综合分析确定诊断。不完全可逆的气流受限是 COPD 诊断的必备条件。

2. 临床分级　根据 FEV_1/FVC、$FEV_1\%$ 预计值和症状可对 COPD 的严重程度做出分级（表 6 - 1）。

表 6 - 1　COPD 的临床严重程度分级

分级	临床特征
Ⅰ级（轻度）	$FEV_1/FVC < 70\%$
	$FEV_1 \geq 80\%$ 预计值
	伴或不伴有慢性症状（咳嗽，咳痰）
Ⅱ级（中度）	$FEV_1/FVC < 70\%$
	$50\% \leq FEV_1 < 80\%$ 预计值
	常伴有慢性症状（咳嗽，咳痰，活动后呼吸困难）
Ⅲ级（重度）	$FEV_1/FVC < 70\%$
	$30\% \leq FEV_1 < 50\%$ 预计值
	多伴有慢性症状（咳嗽，咳痰，呼吸困难），反复出现急性加重
Ⅳ级（极重度）	$FEV_1/FVC < 70\%$
	$FEV_1 < 30\%$ 预计值或 $FEV_1 < 50\%$ 预计值
	伴慢性呼吸衰竭，可合并肺心病及右心功能不全或衰竭

3. COPD 病程分期　①急性加重期：指在慢性阻塞性肺疾病过程中，短期内咳嗽、咳痰、气短和（或）喘息加重，痰量增多，呈脓性或黏液脓性，可伴发热等症状。②稳定期：指患者咳嗽、咳痰、气短等症状稳定或症状较轻。

五、治疗

（一）稳定期治疗

1. 祛除病因　教育和劝导患者戒烟；因职业或环境粉尘、刺激性气体所致者，应脱离污染环境。接种流感疫苗和肺炎疫苗可预防流感和呼吸道细菌感染，避免它们引发的急性加重。

2. 药物治疗　主要是支气管舒张药，如 β_2 肾上腺素受体激动剂、抗胆碱能药、茶碱类和祛痰药、糖皮质激素，以平喘、祛痰，改善呼吸困难症状，促进痰液排泄。某些中药具有调理机体状况的作用，可予辨证施治。

3. 非药物治疗

（1）长期家庭氧疗（LTOT）：长期氧疗对 COPD 合并慢性呼吸衰竭患者的血流动力学、呼吸生理、运动耐力和精神状态产生有益影响，可改善患者生活质量，提高生存率。

①氧疗指征（具有以下任何一项）：静息时，$PaO_2 \leqslant 55mmHg$ 或 $SaO_2 < 88\%$，有或无高碳酸血症。$56mmHg \leqslant PaO_2 < 60mmHg$，$SaO_2 < 89\%$ 伴下述之一，继发红细胞增多（血细胞比容 $>55\%$）；肺动脉高压（平均肺动脉压 $\geqslant 25mmHg$）；右心功能不全导致水肿。

②氧疗方法：一般采用鼻导管吸氧，氧流量为 $1.0 \sim 2.0L/min$，吸氧时间 >15 小时/天，使患者在静息状态下，达到 $PaO_2 \geqslant 60mmHg$ 和（或）使 SaO_2 升至 90% 以上。

（2）康复治疗：康复治疗适用于中度以上 COPD 患者。其中呼吸生理治疗包括正确咳嗽、排痰方法和缩唇呼吸等；肌肉训练包括全身性运动及呼吸肌锻炼，如步行、踏车、腹式呼吸锻炼等；科学的营养支持与加强健康教育亦为康复治疗的重要方面。

（二）急性加重期治疗

最多见的急性加重原因是细菌或病毒感染。根据病情严重程度决定门诊或住院治疗。治疗原则为抗感染、平喘、祛痰、低流量持续吸氧。

六、主要护理诊断/问题

1. 气体交换受损　与呼吸道阻塞、呼吸面积减少引起通气和换气功能受损有关。
2. 清理呼吸道无效　与呼吸道炎症、阻塞、痰液过多有关。
3. 营养失调：低于机体需要量　与长期咳痰、呼吸困难致食欲下降或感染机体代谢加快有关。
4. 焦虑　与日常活动时供氧不足、疲乏有关、经济支持不足有关。
5. 活动无耐力　与疲劳、呼吸困难有关。

七、护理措施

1. 气体交换受损　与呼吸道阻塞、呼吸面积减少引起通气和换气功能受损有关。

（1）休息与体位：保持病室内环境安静、舒适，温度 $20 \sim 22℃$，湿度 $50\% \sim 60\%$。卧床休息，协助患者生活需要以减少患者氧耗。明显呼吸困难者摇高床头，协助身体前倾位，以利于辅助呼吸肌参与呼吸。

（2）病情观察：监测患者的血压、呼吸、脉搏、意识状态、血氧饱和度，观察患者咳嗽、咳痰情况，痰液的量、颜色及形状，呼吸困难有无进行性加重等。

（3）有效氧疗：COPD 氧疗一般主张低流量低浓度持续吸氧。对患者加强正确的氧疗指导，避免出现氧浓度过高或过低而影响氧疗效果。氧疗装置定期更换、清洁、消毒。急性加重期发生低氧血症者可鼻导管吸氧，或通过文丘里面罩吸氧。鼻导管给氧时，吸入的氧浓度与给氧流量有关，估算公式为吸入氧浓度（%）$= 21 + 4 \times$ 氧流量（L/min）。一般吸入氧浓度为 $28\% \sim 30\%$，应避免吸入氧浓度过高引起二氧化碳潴留。

（4）呼吸功能锻炼：在病情允许的情况下指导患者进行，以加强胸、膈呼吸肌肌力和耐力，改善呼吸功能。

①缩唇呼吸：目的是增加气道阻力，防止细支气管由于失去放射牵引和胸内高压引起的塌陷，以利于肺泡通气。方法：患者取端坐位，双手扶膝，舌尖放在下颌牙齿内底部，舌体略弓起靠近上颌硬腭、软腭交界处，以增加呼气时气流阻力，口唇缩成"吹口哨"的嘴形。吸气时闭嘴用鼻吸气，呼气时缩唇，慢慢轻轻呼出气体，吸气与呼气之比为 $1 : 2$，慢慢呼气达到 $1 : 4$。吸气时默数 1、2，呼气时默数 1、2、3、4。缩唇口型大小以能使距嘴唇 15

~20cm 处蜡烛火焰随气流倾斜但不熄灭为度。呼气是腹式呼吸组成部分，应配合腹式呼吸锻炼。每天 3~4 次，每次 15~30 分钟。

②腹式呼吸：目的为锻炼膈肌，增加肺活量，提高呼吸耐力。方法：根据病情采取合适体位，初学者以半卧位为宜。

仰卧位的腹式呼吸。让患者髋关节、膝关节轻度屈曲，全身处于舒适的体位。患者一手放在腹部上，另一只手放在上胸部，此时治疗师的手与患者的手重叠放置，进行缩唇呼吸。精神集中，让患者在吸气和呼气时感觉手的变化，吸气时治疗师发出指令让患者放置于腹部的手轻轻上抬，治疗师在呼气的结束时，快速地徒手震动并对横膈膜进行伸张，以促进呼吸肌的收缩，此训练是呼吸系统物理治疗的基础，要对患者进行充分的指导，训练的时间每次 5~10 分钟，训练的效果随次数增加显现。训练时注意：a. 把握患者的呼吸节律。顺应患者的呼吸节律进行呼吸指导可避免加重患者呼吸困难程度。b. 开始时不要进行深呼吸。腹式呼吸不是腹式深呼吸，在开始时期指导患者进行集中精力的深呼吸，可加重患者的呼吸困难。腹式呼吸的指导应在肺活量 1/3~2/3 通气量的程度上进行练习。应理解腹式深呼吸是充分的腹式呼吸。c. 应了解横膈的活动。横膈在吸气时向下方运动，腹部上升，了解横膈的运动，易理解腹式呼吸。

坐位的腹式呼吸。坐位的腹式呼吸的基础是仰卧位的腹式呼吸。患者采用的体位是坐在床上或椅子上足跟着地，让患者的脊柱伸展并保持尽量前倾坐位。患者一手放在膝外侧支撑体重，另一手放在腹部。治疗师一手放在患者的颈部，触及斜角肌的收缩。另一手放在患者的腹部，感受横膈的收缩。这样能够发现患者突然出现的意外和不应出现的胸式呼吸。正确的腹式呼吸是吸气时横膈膜开始收缩，然后斜角肌等呼吸辅助肌使收缩扩大，呼气时吸气肌放松处于迟缓状态。

立位的腹式呼吸。手法：患者用单手扶床栏或扶手支撑体重。上半身取前倾位。治疗师按照坐位的腹式呼吸指导法指导患者训练。

（5）用药护理：按医嘱给予支气管舒张气雾剂、抗生素等药物，并注意用药后的反应。应用氨茶碱后，患者在 21 日出现心率增快的症状，停用氨茶碱加用倍他乐克减慢心率治疗后好转。

2. 清理呼吸道无效　与呼吸道炎症、阻塞、痰液过多有关。

（1）减少尘埃与烟雾刺激，避免诱因，注意保暖。

（2）补充水分：饮水（保持每天饮水 1.5~2L 以上）、雾化吸入（每日 2 次，每次 20 分钟）及静脉输液，有利于痰液的稀释便于咳出。

（3）遵医嘱用药，口服及静滴沐舒坦祛痰，静滴氨茶碱扩张支气管。

（4）注意无菌操作，加强口腔护理。

（5）定时巡视病房，加强翻身、叩背、吸痰。指导患者进行深呼吸和有效的咳嗽咳痰，定期（每 2 小时）进行数次随意的深呼吸（腹式呼吸），吸气末屏气片刻，然后进行咳嗽；嘱患者经常变换体位以利于痰液咳出，保证呼吸道的通畅，防止肺不张等并发症。

3. 焦虑　与日常活动时供氧不足、疲乏有关、经济支持不足有关。

（1）入院时给予热情接待，注意保持病室的整洁、安静，为患者创造一个舒适的周围环境。

（2）鼓励家属陪伴，给患者心理上带来慰藉和亲切感，消除患者的焦虑。

（3）随时了解患者的心理状况，多与其沟通，讲解本病有关知识及预后情况，使患者对疾病有一定的了解，说明不良情绪对病情有害无利，积极配合会取得良好的效果。

（4）加强巡视病房，在患者夜间无法入睡时适当给予镇静治疗。

4. 营养失调：营养低于机体需要量　与长期咳痰、呼吸困难致食欲下降或感染机体代谢加快有关。

（1）评估营养状况并了解营养失调原因，宣传饮食治疗的意义和原则。

（2）制定适宜的饮食计划，呼吸困难可使热量和蛋白质消耗增加，因此应制定高热量、高蛋白、高维生素的饮食计划，不能进食或输注过多的糖类，以免产生大量 CO_2，加重通气负担。改善患者进食环境，鼓励患者进食。少量多餐，进软食，细嚼慢咽，避免进食易产气食物。

（3）便秘者给予高纤维素食物和水果，有心衰或水肿者应限制水钠的摄入。

（4）必要时静脉补充营养。

5. 健康教育

（1）COPD 的预防主要是避免发病的高危因素、急性加重的诱发因素以及增强机体免疫力。戒烟是预防 COPD 的重要措施，也是最简单易行的措施，在疾病的任何阶段戒烟都有益于防止 COPD 的发生和发展。

（2）控制职业和环境污染，减少有害气体或有害颗粒的吸入，可减轻气道和肺的异常炎症反应。

（3）积极防治婴幼儿和儿童期的呼吸系统感染，可能有助于减少以后 COPD 的发生。流感疫苗、肺炎链球菌疫苗、细菌溶解物、卡介菌多糖核酸等对防止 COPD 患者反复感染可能有益。

（4）指导患者呼吸功能锻炼，防寒保暖，锻炼身体，增强体质，提高机体免疫力。

（5）对于有 COPD 高危因素的人群，应定期进行肺功能监测，以尽可能早期发现 COPD 并及时予以干预。

（李　芳）

第三节　肺源性心脏病

慢性肺源性心脏病（简称肺心病）最常见者为慢性缺氧、缺血性肺源性心脏病，又称阻塞性肺气肿性心脏病，是指由肺部、胸廓或肺动脉的慢性病变引起的肺循环阻力增高，致肺动脉高压和右心室肥大，甚至发展为右心衰竭的心脏病。肺心病在我国是常见病，多发病。

一、护理评估

1. 一般评估　神志，生命体征，饮食、睡眠情况，大小便及皮肤等。

2. 专科评估　咳嗽、咳痰及呼吸困难，发绀情况，评估动脉血气分析结果以了解患者缺氧及二氧化碳潴留情况。

二、护理措施

1. 一般护理

（1）环境：病室环境应安静、舒适，保持空气流通、新鲜，温度 18～22℃，空气相对湿度 50%～60%，病室内避免放置鲜花，禁用蚊香、花露水等带有刺激性气味的物品。

（2）休息和体位：心功能代偿期可适当活动，失代偿期嘱患者卧床休息，如出现严重呼吸困难时宜采取半卧位或端坐位，必要时设置床边桌，以便患者伏桌休息，以利心肺功能的恢复。

（3）饮食护理：少食多餐，软食为主，减少用餐时的疲劳。多进食高膳食纤维的蔬菜和水果，如芹菜、菠菜、蘑菇、木耳、萝卜、香蕉、苹果、橘子等，避免含糖高的食物，如白糖、红糖、蜂蜜、甘蔗、大米、面粉、红薯、大枣、甜菜及含糖量高的水果等。如患者出现腹水或水肿、尿量少时，应限制钠水摄入。

（4）基础护理：加强皮肤护理及口腔护理，清醒患者每天用生理盐水漱口，若发生感染可用 2% 的碳酸氢钠漱口。昏迷患者按常规做口腔护理。

（5）氧疗护理：持续低流量、低浓度给氧，氧流量每分钟 1～2L，浓度 25%～29%。

肺心病患者给予低流量吸氧的原因：高碳酸血症的肺心病患者呼吸中枢化学感受器对二氧化碳改变的反应性差，其呼吸主要靠低氧血症对化学感受器的驱动作用，若吸入高浓度氧，氧分压迅速上升，减轻或消除缺氧对外周化学感受器的刺激，通气必然减少，二氧化碳潴留反而加重。

（6）有效祛痰，保持呼吸道通畅：对意识清醒的患者鼓励并指导患者有效咳嗽、咳痰，痰液黏稠者，亦可给予超声雾化吸入，雾化液中加入抗生素、祛痰药和解痉平喘药，每日 2～3 次；对意识不清或无力咳痰患者给予电动吸痰，必要时可给予拍背或振荡排痰仪，促进排痰。

2. 病情观察

（1）观察神志、体温、血压、心率，呼吸节律、频率、深浅，以及有无发绀、水肿、尿量等变化。

（2）观察患者的痰液的量、颜色、性状。

（3）定期监测血气分析的变化。

动脉血气分析的正常值：氧分压 80～100mmHg，二氧化碳分压 35～45mmHg。

3. 用药护理

（1）避免使用镇静药、麻醉药、催眠药，以免抑制呼吸功能和咳嗽反射。

（2）使用利尿药应以缓慢、小剂量间歇用药为原则。

（3）使用血管扩张药时，注意观察心率及血压情况。

（4）观察呼吸兴奋药不良反应，如皮肤潮红、出汗、血压升高、心悸等，应减慢滴速或停药并通知医生。

4. 加强锻炼　如呼吸肌锻炼、全身锻炼（进行呼吸操和有氧活动）、耐寒锻炼（用冷水洗脸、洗鼻）。

呼吸肌的锻炼包括缩唇呼吸和腹式呼吸。

（1）缩唇呼吸的训练方法：患者闭嘴经鼻吸气，缩口唇做吹口哨状缓慢呼气 4～6 秒，呼气时缩唇大小程度由患者自行选择调整，以能轻轻吹动面前 30cm 处的白纸为适度，缩唇呼吸可配合腹式呼吸一起应用。

（2）腹式呼吸的训练方法：患者取舒适体位，全身放松，闭嘴吸气至不能再吸，稍屏气或不屏气直接用口缓慢呼气。吸气时膈肌下降，腹部外凸，呼气时膈肌上升，腹部内凹。呼吸时可让患者两手置于肋弓下，要求呼气时须明显感觉肋弓下沉变小，吸气时则要感觉肋弓向外扩展。有时需要用双手按压肋下和腹部，促进腹肌收缩，使气呼尽。

5. 心理护理　由于疾病迁延不愈、反复发作，使患者产生恐惧、疑虑、烦恼、渴求等各种心理反应。护士应建立良好的护患关系，多进行心理沟通。与患者交谈，了解其心理状态，以优良的态度、娴熟的技术，赢得患者的信赖，使他们主动配合治疗和护理。

三、健康教育

1. 戒烟、戒酒。

2. 加强饮食营养，以保证机体康复的需要。指导患者进行耐寒锻炼，根据病情开展适当的体育锻炼，增强体质。

3. 冬季注意保暖，少到人多的公共场所，以防止发生上呼吸道感染。

4. 指导患者有效咳嗽的方法，当痰多时应尽量咳出，或采取体位引流等协助痰液排出。

5. 教导患者呼吸锻炼方法，如噘嘴呼吸、腹式呼吸。

（李　芳）

第四节　呼吸衰竭

呼吸衰竭指各种原因引起的肺通气和（或）换气功能严重障碍，以致在静息状态下亦不能进行维持足够的气体交换，导致低氧血症（伴或不伴）高碳酸血症，进而引起一系列的病理生理改变和相应的临床表现的一种综合征。其临床表现缺乏特异性，明确诊断有赖于动脉血气分析：在海平面、静息状态、呼吸空气条件下，动脉血氧分压（$PaCO_2$）＜60mmHg，伴或不伴二氧化碳分压（$PaCO_2$）＞50mmHg，并排除心内解剖分流和原发于心排血量降低等致低氧因素，可诊断为呼吸衰竭。

一、病因

呼吸系统疾病如严重呼吸系统感染、急性呼吸道阻塞性病变、重度或危重哮喘、各种原因引起的急性肺水肿、肺血管疾病、胸廓外伤或手术损伤、自发性气胸和急剧增加的胸腔积液，导致通气和（或）换气障碍；急性颅内感染、颅脑外伤、脑血管病变（脑出血、脑梗死）等直接或间接抑制呼吸中枢；脊髓灰质炎、重症肌无力、有机磷中毒及颈椎外伤等可损伤神经 - 肌肉传导系统，引起通气不足。上述各种原因均可造成急性呼吸衰竭。

二、分类

1. 按动脉血气分析分类

（1）Ⅰ型呼吸衰竭：缺氧性呼吸衰竭，血气分析特点是 PaO_2 ＜60mmHg，$PaCO_2$ 降低或正常。主要见于肺换气功能障碍疾病。

（2）Ⅱ型呼吸衰竭：即高碳酸性呼吸衰竭，血气分析特点是 $PaO_2 < 60mmHg$ 同时伴有 $PaCO_2 > 50mmHg$。系肺泡通气功能障碍所致。

2. 按发病急缓分为急性呼吸衰竭和慢性呼吸衰竭

（1）急性呼吸衰竭是指呼吸功能原来正常，由于多种突发因素的发生或迅速发展，引起通气或换气功能严重损害，短时间内发生呼吸衰竭，因机体不能很快代偿，如不及时抢救，会危及患者生命。

（2）慢性呼吸衰竭多见于慢性呼吸系统疾病，其呼吸功能损害逐渐加重，虽有缺 O_2，或伴 CO_2 潴留，但通过机体代偿适应，仍能从事个人生活活动，称为代偿性慢性呼吸衰竭。一旦并发呼吸道感染，或因其他原因增加呼吸生理负担所致代偿失调，出现严重缺 O_2、CO_2 潴留和酸中毒的临床表现，称为失代偿性慢性呼吸衰竭。

3. 按病理生理分为

（1）泵衰竭：由神经肌肉病变引起。

（2）肺衰竭：是由气道、肺或胸膜病变引起。

三、发病机制

各种病因通过引起的肺通气不足、弥散障碍、通气/血流比例失调、肺内动–静脉解剖分流增加和氧耗增加 5 个机制，使通气和（或）换气过程发生障碍，导致呼吸衰竭。

1. 肺通气不足　肺泡通气量减少，肺泡氧分压下降，二氧化碳分压上升。气道阻力增加、呼吸驱动力弱、无效腔气量增加均可导致通气不足。

2. 弥散障碍　见于呼吸膜增厚（如肺水肿、肺间质病变）和面积减少（如肺不张、肺实变），或肺毛细血管血量不足（肺气肿）及血液氧合速率减慢（贫血）等。

3. 通气/血流比例失调

（1）通气/血流 > 正常：引起肺有效循环血量减少，造成无效通气。

（2）通气/血流 < 正常：形成无效血流或分流样血流。

4. 肺内动–静脉解剖分流增加　由于肺部病变如肺泡萎陷、肺不张、肺水肿、肺炎实变均可引起肺动脉样分流增加，使静脉血没有接触肺泡气进行气体交换，直接进入肺静脉。

5. 机体氧耗增加　氧耗量增加是加重缺 O_2 的原因之一，发热、寒战、呼吸困难和抽搐均将增加氧耗量。

四、护理评估

（一）致病因素

询问患者或家属是否有导致慢性呼吸系统疾病，如慢性阻塞性肺疾病、重症肺结核、肺间质纤维化等；是否有胸部的损伤；是否有神经或肌肉等病变。

（二）身体状况

1. 呼吸困难　是最早最突出的表现，表现为呼吸浅速，出现"三凹征"，并 CO_2 麻醉时，则出现浅慢呼吸或潮式呼吸。

2. 发绀　是缺氧的主要表现。当动脉血氧饱和度低于 90% 或氧分压 $< 50mmHg$ 时，可在口唇、指甲、舌等处出现发绀。

3. 精神、神经症状　注意力不集中、定向障碍、烦躁、精神错乱，后期表现躁动、抽搐、昏迷。慢性缺氧多表现为智力和定向障碍。有 CO_2 潴留时常表现出兴奋状态，CO_2 潴留严重者可发生肺性脑病。

4. 血液循环系统　早期血压升高，心率加快，晚期血压下降，心率减慢、失常甚至心脏停搏。

5. 其他　严重呼衰对肝肾功能和消化系统都有影响，可有消化道出血，尿少，尿素氮升高，肌酐清除率下降，肾衰竭。

（三）辅助检查

1. 动脉血气分析　呼吸衰竭的诊断标准是在海平面、标准大气压、静息状态、呼吸空气条件下，动脉血氧分压（PaO_2）＜60mmHg，伴或不伴有二氧化碳分压（$PaCO_2$）＞50mmHg。单纯的 PaO_2＜60mmHg 为 Ⅰ 型呼吸衰竭；若伴 $PaCO_2$＞50mmHg，则为 Ⅱ 型呼吸衰竭。

2. 肺功能检测　肺功能有助于判断原发疾病的种类和严重程度。

3. 肺部影像学检查　包括肺部 X 胸片、肺部 CT 等有助于分析呼吸衰竭的原因。

（四）心理－社会状况

呼吸衰竭的患者常因呼吸困难产生焦虑或恐惧反应。由于治疗的需要，患者可能需要接受气管插管或气管切开，进行机械通气，患者因此加重焦虑情绪。他们可能害怕会永远依赖呼吸机。各种监测及治疗仪器也会加重患者的心理负担。

（五）治疗

1. 保持气道通畅　气道通畅是纠正缺 O_2 和 CO_2 潴留的先决条件。

（1）清除呼吸道分泌物。

（2）缓解支气管痉挛：用支气管解痉药，必要时给予糖皮质激素以缓解支气管痉挛。

（3）建立人工气道：对于病情危重者，可采用经鼻或经口气管插管，或气管切开，建立人工气道，以方便吸痰和机械通气治疗。

2. 氧疗　急性呼吸衰竭患者应使 PaO_2 维持在接近正常范围；慢性缺氧患者吸入的氧浓度应使 PaO_2 在60mmHg 以上或 SaO_2 在90% 以上；一般状态较差的患者应尽量使 PaO_2 在80mmHg 以上。常用的给氧法为鼻导管、鼻塞、面罩、气管内机械给氧。对缺 O_2 不伴 CO_2 潴留的患者，应给予高浓度吸氧（＞35%），宜将吸入氧浓度控制在50% 以内。缺 O_2 伴明显 CO_2 潴留的氧疗原则为低浓度（＜35%）持续给氧。

3. 机械通气　呼吸衰竭时应用机械通气的目的是改善通气、改善换气和减少呼吸功耗，同时要尽量避免和减少发生呼吸机相关肺损伤。

4. 病因治疗　对病因不明确者，应积极寻找。病因一旦明确，即应开始针对性治疗。对于病因无特效治疗方法者，可针对发病的各个环节合理采取措施。

5. 一般处理　应积极预防和治疗感染、纠正酸碱失衡和电解质紊乱、加强液体管理，保持血细胞比容在一定水平、营养支持及合理预防并发症的发生。

五、主要护理诊断/问题

1. 气体交换受损　与肺换气功能障碍有关。

2. 清理呼吸道无效　与呼吸道分泌物黏稠、积聚有关。

3. 有感染加重的危险　与长期使用呼吸机有关。

4. 有皮肤完整性受损的危险　与长期卧床有关。

5. 语言沟通障碍　与人工气道建立影响患者说话有关。

6. 营养失调：低于机体需要量　与摄入不足有关。

7. 恐惧情绪　与病情危重有关。

六、护理目标

1. 患者的缺氧和二氧化碳潴留症状得以改善，呼吸形态得以纠正。

2. 患者在住院期间呼吸道通畅，没有因痰液阻塞而发生窒息。

3. 患者住院期间感染未加重。

4. 卧床期间皮肤完整，无压疮。

5. 患者能认识到增加营养的重要性并能接受医务人员的合理饮食建议。

6. 护士和患者能够应用图片、文字、手势等多种方式建立有效交流。

7. 可以和患者进行沟通，使患者焦虑、恐惧心理减轻。

七、护理措施

（一）生活护理

1. 提供安静、整洁、舒适的环境。

2. 给予高蛋白、高热量、丰富的维生素、易消化的饮食，少量多餐。

3. 控制探视人员，防止交叉感染。

4. 急性发作时，护理人员应保持镇静，减轻患者焦虑。缓解期患者进行活动，协助他们适应生活，根据身体情况，做到自我照顾和正常的社会活动。

5. 咳痰患者应加强口腔护理，保持口腔清洁。

6. 长期卧床患者预防压疮发生，及时更换体位及床单位，骨隆突部位予以按摩或以软枕垫起。

（二）治疗配合

1. 呼吸困难的护理　教会有效的咳嗽、咳痰方法，鼓励患者咳痰，每日饮水在 1 500～2 000mL，给予雾化吸入。对年老体弱咳痰费力的患者，采取翻身、叩背排痰的方法。对意识不清及咳痰无力的患者，可经口或经鼻吸痰。

2. 氧疗的护理　不同的呼衰类型，给予不同的吸氧方式和氧浓度。Ⅰ型呼吸衰竭者，应提高氧浓度，一般可给予高浓度的氧（>50%），使 PaO_2 在 60mmHg 以上或 SaO_2 在 90% 以上；Ⅱ型呼吸衰竭者，以低浓度持续给氧为原则，或以血气分析结果调节氧流量。给氧方法可用鼻导管，鼻塞或面罩等。应严密观察给氧效果，如果呼吸困难缓解，心率下降，发绀减轻，表示给氧有效，如若呼吸过缓，意识障碍加重，表示二氧化碳潴留加剧，应报告医师，并准备呼吸兴奋药和辅助呼吸等抢救物品。

3. 机械通气的护理　见急性呼吸窘迫综合征患者的护理。

4. 酸碱失衡和电解质紊乱的护理　呼吸性酸中毒为呼衰最基本和最常见的酸碱紊乱类型。以改善肺泡通气量为主。包括有效控制感染、祛痰平喘、合理用氧、正确使用呼吸兴奋药及机械通气来改善通气，促进二氧化碳排出。水和电解质紊乱以低钾、低钠、低氯最为常见。慢性呼吸衰竭因低盐饮食、水潴留、应用利尿药等造成低钠，应注意预防。

（三）病情观察

1. 注意观察呼吸频率、节律、深度的变化。

2. 评估意识状况及神经精神症状，观察有无肺性脑病的表现。

3. 昏迷患者应评估瞳孔、肌张力、腱反射及病理反射。

4. 准确记录每小时出入量，尤其是尿量变化。合理安排输液速度。

（四）心理护理

呼吸衰竭的患者由于病情的严重及经济上的困难往往容易产生焦虑、恐惧等消极心理，因此从护理上应该重视患者心理情绪的变化，积极采用语言及非语言的方式跟患者进行沟通，了解患者的心理及需求，提供必要的帮助。同时加强与患者家属之间的沟通，使家属能适应患者疾病带来的压力，能理解和支持患者，从而减轻患者的消极情绪，提高生命质量，延长生命时间。

（五）健康教育

1. 讲解疾病的康复知识。

2. 鼓励进行呼吸运动锻炼，教会患者有效咳嗽、咳痰技术，如缩唇呼吸、腹式呼吸、体位引流、拍背等方法。

3. 遵医嘱正确用药，熟悉药物的用法、剂量和注意事项等。

4. 教会家庭氧疗的方法，告知注意事项。

5. 指导患者制定合理的活动与休息计划，教会其减少氧耗量的活动与休息方法。

6. 增强体质，避免各种引起呼吸衰竭的诱因　①鼓励患者进行耐寒锻炼和呼吸功能锻炼，如用冷水洗脸等，以提高呼吸道抗感染的能力。②指导患者合理安排膳食，加强营养，达到改善体质的目的。③避免吸入刺激性气体，劝告吸烟患者戒烟。④避免劳累、情绪激动等不良因素刺激。⑤嘱患者减少去人群拥挤的地方，尽量避免与呼吸道感染者接触，减少感染的机会。

八、护理评价

1. 呼吸平稳，血气分析结果正常。

2. 患者住院期间感染得到有效控制。

3. 患者住院期间皮肤完好。

4. 患者及家属无焦虑情绪存在，能配合各种治疗。

5. 患者掌握呼吸运动及正确咳嗽方法。

（刘斯敏）

第五节 肺血栓栓塞症

肺栓塞（PE）是以各种栓子阻塞肺动脉系统为其发病原因的一组疾病或临床综合征的总称，常见的栓子为血栓，少数为脂肪、羊水、空气等。肺血栓栓塞症（PTE）为来自静脉系统或右心的血栓阻塞肺动脉或其分支所致的疾病，主要临床特征为肺循环和呼吸功能障碍。PTE 为 PE 最常见的类型，通常所称的 PE 即指 PTE。

引起 PTE 的血栓主要来源于深静脉血栓形成（DVT）。DVT 与 PTE 实质上为一种疾病过程在不同部位、不同阶段的表现，两者合称为静脉血栓栓塞症（VTE）。

国外 PTE 发病率较高，病死率亦高，未经治疗的 PTE 的病死率为 25% ~ 30%，大面积 PTE 1 小时内死亡率高达 95%，是仅次于肿瘤和心血管病，威胁人类生命的第三大杀手。PTE - DVT 发病和临床表现隐匿、复杂，对 PTE - DVT 的漏诊率和误诊率普遍较高。虽然我国目前尚无准确的流行病学资料，但随着诊断意识和检查技术的提高，诊断例数已有显著增加。

一、病因与发病机制

1. 深静脉血栓形成引起肺栓塞　引起 PTE 的血栓可以来源于下腔静脉径路、上腔静脉径路或右心腔，其中大部分来源于下肢近端的深静脉，即腘静脉、股静脉、髂静脉。腓静脉血栓一般较细小，即使脱落也较少引起 PTE。只有当血栓发展到近端血管并脱落后，才易引起肺栓塞。任何可以导致静脉血液淤滞、静脉系统内皮损伤和血液高凝状态的因素均可引起深静脉血栓形成。深静脉血栓形成的高危因素有：①获得性高危因素。高龄，肥胖，大于 4 天的长期卧床、制动，心脏疾病，如房颤合并心衰、动脉硬化等，手术，特别是膝关节、髋关节、恶性肿瘤手术，妊娠和分娩。②遗传性高危因素。凝血因子 V 因子突变引起的蛋白 C 缺乏、蛋白 S 缺乏和抗凝血酶缺乏等造成血液的高凝状态。患者年龄一般在 40 岁以下，常以无明显诱因反复发生 DVT 和 PTE 为主要临床表现。

2. 非深静脉血栓形成引起肺栓塞　全身静脉血回流至肺，故肺血管床极易暴露于各种阻塞和有害因素中，除上述深静脉血栓形成外，其他栓子也可引起肺栓塞，包括：脂肪栓塞，如下肢长骨骨折、羊水栓塞、空气栓塞、寄生虫栓塞、感染病灶、肿瘤的癌栓、毒品引起血管炎或继发血栓形成。

二、病理生理

肺动脉的血栓栓塞既可以是单一部位的，也可以是多部位的。病理检查发现多部位或双侧性的血栓栓塞更为常见。一般认为栓塞更易发生于右侧和下肺叶。发生栓塞后有可能在栓塞局部继发血栓形成，参与发病过程。PTE 所致病情的严重程度取决于栓子的性质及受累血管的大小和肺血管床阻塞的范围；栓子阻塞肺血管后释放的 5 - 羟色胺、组胺等介质引起的反应及患者原来的心肺功能状态。栓塞部位的肺血流减少，肺泡无效腔量增大，故 PTE 对呼吸的即刻影响是通气/血流比值增大。右心房压升高可引起功能性闭合的卵圆孔开放，产生心内右向左分流；神经体液因素可引起支气管痉挛；毛细血管通透性增高，间质和肺泡内液体增多或出血；栓塞部位肺泡表面活性物质分泌减少，肺泡萎陷，呼吸面积减小；肺顺应性下降，肺体积缩小并可出现肺不张；如累及胸膜，则可出现胸腔积液。以上因素导致通气/血流比例失调，出现低氧血症。

急性 PTE 造成肺动脉较广泛阻塞时，可引起肺动脉高压，出现急性肺源性心脏病，致右心功能不全，回心血量减少，静脉系统淤血；右心扩大致室间隔左移，使左心室功能受损，导致心排出量下降，进而可引起体循环低血压或休克；主动脉内低血压和右心房压升高，使冠状动脉灌注压下降，心肌血流减少，特别是心室内膜下心肌处于低灌注状态，加之 PTE 时心肌耗氧增加，可致心肌缺血，诱发心绞痛。

肺动脉发生栓塞后，若其支配区的肺组织因血流受阻或中断而发生坏死，称为肺梗死（PI）。由于肺组织接受肺动脉、支气管动脉和肺泡内气体弥散等多重氧供，PTE 中仅约不足 15% 发生 PI。

若急性 PTE 后肺动脉内血栓未完全溶解，或反复发生 PTE，则可能形成慢性血栓栓塞性肺动脉高压，继而出现慢性肺源性心脏病，右心代偿性肥厚和右心衰竭。

三、临床表现

（一）PTE 表现

1. 症状　常见症状有：①不明原因的呼吸困难及气促，尤以活动后明显，为 PTE 最多见的症状。②胸痛，包括胸膜炎性胸痛或心绞痛样疼痛。③晕厥，可为 PTE 的唯一或首发症状。④烦躁不安、惊恐甚至濒死感。⑤咯血，常为小量咯血，大咯血少见。⑥咳嗽、心悸等。各病例可出现以上症状的不同组合，具有多样性和非特异性。临床上若同时出现呼吸困难、胸痛及咯血，称为 PTE "三联征"，但仅见于约 20% 的患者。大面积肺栓塞时可发生休克甚至猝死。

2. 体征

（1）呼吸系统：呼吸急促最常见、发绀、肺部有时可闻及哮鸣音和（或）细湿啰音，肺野偶可闻及血管杂音；合并肺不张和胸腔积液时出现相应的体征。

（2）循环系统体征：心率快，肺动脉瓣区第二心音亢进及收缩期杂音；三尖瓣反流性杂音；心包摩擦音或胸膜心包摩擦音；可有右心衰体征如颈静脉充盈、搏动、肝大伴压痛、肝颈反流征（+）等。血压变化，严重时可出现血压下降甚至休克。

（3）其他可伴发热：多为低热，少数患者有 38℃ 以上的发热。

（二）DVT 表现

主要表现为患肢肿胀、周径增粗、疼痛或压痛、皮肤色素沉着，行走后患肢易疲劳或肿胀加重。但需注意，半数以上的下肢 DVT 患者无自觉症状和明显体征。应测量双侧下肢的周径来评价其差别。进行大、小腿周径的测量点分别为髌骨上缘以上 15cm 处，髌骨下缘以下 10cm 处。双侧相差 >1cm 即考虑有临床意义。

最有意义的体征是反映右心负荷增加的颈静脉充盈、搏动及 DVT 所致的肿胀、压痛、僵硬、色素沉着及浅静脉曲张等，一侧大腿或小腿周径较对侧大 1cm 即有诊断价值。

四、治疗

1. 急救措施

（1）一般处理：对高度疑诊或确诊 PTE 的患者，应进行重症监护，绝对卧床 1～2 周。

剧烈胸痛者给予适当镇静、止痛对症治疗。

（2）呼吸循环支持，防治休克

①氧疗：采用经鼻导管或面罩吸氧，必要时气管插管机械通气，以纠正低氧血症。避免做气管切开，以免溶栓或抗凝治疗引发局部大出血。

②循环支持：对于出现右心功能不全但血压正常者，可使用多巴酚丁胺和多巴胺；若出现血压下降，可增大剂量或使用其他血管加压药物，如去甲肾上腺素等。扩容治疗会加重右室扩大，减低心排出量，不建议使用。液体负荷量控制在500mL以内。

2. 溶栓治疗　溶栓指征：大面积PTE有明显呼吸困难、胸痛、低氧血症等。对于次大面积PTE，若无禁忌证可考虑溶栓，但存在争议。对于血压和右心室运动功能均正常的病例，不宜溶栓。溶栓的时间窗一般定为急性肺栓塞发病或复发14天以内。症状出现48小时内溶栓获益最大，溶栓治疗开始越早，治疗效果越好。

绝对禁忌证：有活动性内出血和近期自发性颅内出血。

相对禁忌证：2周内的大手术、分娩、器官活检或不能压迫止血部位的血管穿刺；2个月内的缺血性脑卒中；10天内的胃肠道出血；15天内的严重创伤；1个月内的神经外科或眼科手术；难以控制的重度高血压（收缩压>180mmHg，舒张压>110mmHg）；近期曾行心肺复苏；血小板计数<100×10^9/L；妊娠；细菌性心内膜炎；严重肝、肾功能不全；糖尿病出血性视网膜病变等。对于致命性大面积PTE，上述绝对禁忌证亦应被视为相对禁忌证，文献提示低血压和缺氧即是PTE立即溶栓的指征。

常用的溶栓药物：尿激酶（UK）、链激酶（SK）和重组组织型纤溶酶原激活剂（rt-PA）。三者溶栓效果相仿，临床可根据条件选用。

（1）尿激酶：负荷量4 400IU/kg，静注10分钟，随后以2 200IU/（kg·h）持续静滴12小时。快速给药：按2万IU/kg剂量，持续静滴2小时。

（2）链激酶：负荷量25万IU，静注30分钟，随后以10万IU/h持续静滴24小时。快速给药：150万IU，持续静滴2小时。链激酶具有抗原性，用药前需肌注苯海拉明或地塞米松，以防止过敏反应。链激酶6个月内不宜再次使用。

（3）rt-PA：推荐rt-PA 50mg持续静注2小时为国人标准治疗方案。

使用尿激酶、链激酶溶栓时无需同时使用肝素治疗；但以rt-PA溶栓，当rt-PA注射结束后，应继续使用肝素。

3. 抗凝治疗　抗凝为PTE和DVT的基本治疗方法，可以有效防止血栓再形成和复发，为机体发挥自身的纤溶机制溶解血栓创造条件。抗凝药物主要有非口服抗凝剂普通肝素（UFH）、低分子肝素（LMWH）、口服抗凝剂华法林。抗血小板药物阿司匹林或氯吡格雷的抗凝作用不能满足PTE或DVT的抗凝要求，不推荐使用。

临床疑诊PTE时，即可开始使用UFH或LMWH进行有效的抗凝治疗。用尿激酶或链激酶溶栓治疗后，应每2~4小时测定一次凝血酶原时间（PT）或活化部分凝血活酶时间（APTT），当其水平降至正常值的2倍时，即给予抗凝治疗。

UFH给药时需根据APTT调整剂量，尽快使APTT达到并维持于正常值的1.5~2.5倍。LMWH具有与UFH相同的抗凝效果。可根据体重给药，且无需监测APTT和调整剂量。UFH或LMWH一般连用5~10天，直到临床情况平稳。使用肝素1~3天后加用口服抗凝剂华法林，初始剂量为3.0~5.0mg。当连续两天测定的国际标准化比率（INR）达到2.5

（2.0~3.0）时，或 P 延长至正常值的 1.5~2.5 倍时，停止使用肝素，单独口服华法林治疗。根据 INR 或 PT 调节华法林的剂量。一般口服华法林的疗程至少为 3~6 个月。对复发性 VTE、并发肺心病或危险因素长期存在者，抗凝治疗的时间应延长至 12 个月或以上，甚至终生抗凝。

4. 其他治疗　如肺动脉血栓摘除术、肺动脉导管碎解和抽吸血栓，仅适用于经积极的内科治疗无效的紧急情况或存在溶栓和抗凝治疗绝对禁忌证。为防止下肢深静脉大块血栓再次脱落阻塞肺动脉，可考虑放置下腔静脉滤器。若阻塞部位处于手术可及的肺动脉近端，可考虑行肺动脉血栓内膜剥脱术。

五、护理措施

1. 一般护理　安置患者于监护室，监测呼吸、心率、血压、静脉压、心电图及动脉血气的变化。患者应绝对卧床休息。避免大幅度的动作及用手按揉下肢深静脉血栓形成处，翻身时动作要轻柔，以防止血栓脱落，栓塞其他部位。做好各项基础护理，预防并发症。进食清淡、易消化的高维生素类食物。保持大便通畅，避免用力，以免促进深静脉血栓脱落。大便干燥时可酌情给予通便药或做结肠灌洗。

2. 镇静、止痛、给氧　患者胸痛剧烈时遵医嘱给予镇静、止痛药，以减轻患者的痛苦症状，缓解患者的紧张程度。保持呼吸道通畅，根据血气分析和临床情况合理给氧，改善缺氧症状。床旁备用气管插管用物及、呼吸机，便于患者出现呼吸衰竭时立即进行机械通气治疗。

3. 病情观察　密切观察患者的神志、血压、呼吸、脉搏、体温、尿量和皮肤色泽等，有无胸痛、晕厥、咯血及休克等现象。正确留取各项标本，观察动脉血气分析和各项实验室检查结果如血小板计数、凝血酶原时间（PT）或活化部分凝血活酶时间（APTT）、血浆纤维蛋白含量、3P 实验等。

4. 心理护理　PTE 患者多有紧张、焦虑、悲观的情绪，应减少不必要的刺激，给予相应的护理措施，如护理人员守护在患者床旁，允许家属陪伴，解释病情，满足患者所需等。鼓励患者配合治疗，树立战胜疾病的信心和勇气。

5. 溶栓及抗凝护理

（1）用药前：①溶栓前宜留置外周静脉套管针，以方便溶栓中取血监测，避免反复穿刺血管。②测定基础 APTT、PT 及血常规（含血小板计数、血红蛋白）等。③评估是否存在禁忌证，如活动性出血、凝血功能障碍、未予控制的严重高血压等。必要时应配血，做好输血准备。

（2）用药期间

①注意观察出血倾向：溶栓治疗的主要并发症为出血，包括皮肤、黏膜及脏器的出血。最严重的是颅内出血，发生率约 1%~2%。在用药过程中，观察患者有无头痛、呕吐、意识障碍等情况；观察皮肤黏膜有无紫癜及穿刺点有无渗血；观察大小便的颜色，及时留取标本进行潜血检查。肝素在使用的第 1 周每 1~2 天、第 2 周起每 3~4 天必须复查血小板计数一次，以发现肝素诱导的血小板减少症。若出现血小板迅速或持续降低达 30% 以上，或血小板计数 $< 100 \times 10^9$/L，应停用 UFH。华法林在治疗的前几周，有可能引起血管性紫癜，导致皮肤坏死。华法林所致出血可以用维生素 K 拮抗。

②评估疗效：溶栓及抗凝后，根据医嘱定时采集血标本，对临床及相关辅助检查情况进行动态观察。

6. 健康教育 PTE 的预防和早期识别极为重要，应做好本病的有关预防和发病表现的宣教。老年、体弱、久病卧床的患者，应注意加强腿部的活动，经常更换体位，抬高下肢，以减轻下肢血液的淤滞，预防下肢深静脉血栓形成。长途空中旅行、久坐或久站，或孕妇妊娠期内引起的下肢和脚部浮肿、下肢静脉曲张，可采取非药物预防方法，如穿充气加压袜、使用间歇充气加压泵，以促进下肢静脉回流。已经开始抗凝药物治疗的患者应坚持长期应用抗凝药物并告诉患者注意观察出血倾向。当出现不明原因的气急、胸痛、咯血等表现时，应及时到医院诊治。

（刘斯敏）

第六节 急性呼吸窘迫综合征

急性呼吸窘迫综合征（ARDS）是多种原因引起的急性呼吸衰竭。ARDS 不是独立的疾病，是多种疾病的一种严重并发症。ARDS 晚期多诱发或合并多脏器功能障碍综合征，甚至多脏器功能衰竭（MOF），病情凶险，预后恶劣，病死率高达 50% ~ 70%。

一、病因

休克、创伤、淹溺、严重感染、吸入有毒气体、药物过量、尿毒症、糖尿病酮症酸中毒、弥散性血管内凝血、体外循环等原因均可导致 ARDS。

二、临床表现

急性呼吸窘迫综合征通常发生于原发疾病或损伤起病后 24 ~ 48 小时以内。最初的症状为气促，伴有呼吸浅快，肺部可有湿啰音或哮鸣音。患者皮肤可见花斑状或青紫。随着病情进展，出现呼吸窘迫，吸气费力，发绀，烦躁不安，动脉血氧分压（PaO_2）明显降低、二氧化碳分压（$PaCO_2$）低。如病情继续恶化，呼吸窘迫和发绀继续加重，并出现酸中毒、MOF、甚至死亡。凡存在可能引起 ARDS 的各种基础疾病或诱因，一旦出现呼吸改变或血气异常，均应警惕有 ARDS 发生的可能。

三、治疗

治疗原则是改善换气功能、纠正缺氧，及时去除病因、控制原发病等。ARDS 治疗的关键在于原发病及其病因。包括氧疗、机械通气等呼吸支持治疗，输新鲜血、利尿维持适宜的血容量，根据病因早期应用肾上腺皮质激素，纠正酸碱和电解质紊乱，营养支持及体位治疗。

四、护理措施

在救治 ARDS 过程中，精心护理是抢救成功的重要环节。护士应做到及早发现病情，迅速协助医生采取有力的抢救措施。密切观察患者生命体征，做好各项记录，准确完成各种治疗，备齐抢救器械和药品，防止机械通气和气管切开的并发症。

1. 护理目标

（1）及早发现 ARDS 的迹象，及早有效地协助抢救。维持生命体征稳定，挽救患者生命。

（2）做好人工气道的管理，维持患者最佳气体交换，改善低氧血症，减少机械通气并发症。

（3）采取俯卧位通气护理，缓解肺部压迫，改善心脏的灌注。

（4）积极预防感染等各种并发症，提高救治成功率。

（5）加强基础护理，增加患者舒适感。

（6）减轻患者心理不适，使其合作、平静。

2. 护理措施

（1）及早发现病情变化：ARDS 通常在疾病或严重损伤的最初 24～48 小时后发生。首先出现呼吸困难，通常呼吸浅快。吸气时可存在肋间隙和胸骨上窝凹陷。皮肤可出现发绀和斑纹，吸氧不能使之改善。

护士发现上述情况要高度警惕，及时报告医生，进行动脉血气和胸部 X 线等相关检查。一旦诊断考虑 ARDS，立即积极治疗。若没有机械通气的相应措施，应尽早转至有条件的医院。患者转运过程中应有专职医生和护士陪同，并准备必要的抢救设备，氧气必不可少。若有指征行机械通气治疗，可以先行气管插管后转运。

（2）迅速连接监测仪，密切监护心率、心律、血压等生命体征，尤其是呼吸的频率、节律、深度及血氧饱和度等。观察患者意识、发绀情况、末梢温度等。注意有无呕血、黑粪等消化道出血的表现。

（3）氧疗和机械通气的护理：治疗 ARDS 最紧迫问题在于纠正顽固性低氧，改善呼吸困难，为治疗基础疾病赢得时间。需要对患者实施氧疗甚至机械通气。

严密监测患者呼吸情况及缺氧症状。若单纯面罩吸氧不能维持满意的血氧饱和度，应予辅助通气。首先可尝试采用经面罩持续气道正压吸氧等无创通气，但大多需要机械通气吸入氧气。遵医嘱给予高浓度氧气吸入或使用呼气末正压呼吸（PEEP）并根据动脉血气分析值的变化调节氧浓度。

使用 PEEP 时应严密观察，防止患者出现气压伤。PEEP 是在呼气终末时给予气道以一恒定正压使之不能回复到大气压的水平。可以增加肺泡内压和功能残气量改善氧合，防止呼气使肺泡萎陷，增加气体分布和交换，减少肺内分流，从而提高 PaO_2。由于 PEEP 使胸腔内压升高，静脉回流受阻，致心搏减少，血压下降，严重时可引起循环衰竭，另外正压过高，肺泡过度膨胀、破裂有导致气胸的危险。所以在监护过程中，注意 PEEP 观察有无心率增快、突然胸痛、呼吸困难加重等相关症状，发现异常立即调节 PEEP 压力并报告医生处理。

帮助患者采取有利于呼吸的体位，如端坐位或高枕卧位。

人工气道的管理有以下几方面。

妥善固定气管插管，观察气道是否通畅，定时对比听诊双肺呼吸音。经口插管者要固定好牙垫，防止阻塞气道。每班检查并记录导管刻度，观察有无脱出或误入一侧主支气管。套管固定松紧适宜，以能放入一指为准。

气囊充气适量。充气过少易产生漏气，充气过多可压迫气管黏膜导致气管食管瘘，可以采用最小漏气技术，用来减少并发症发生。方法：用 10mL 注射器将气体缓慢注入，直至在喉及气管部位听不到漏气声，向外抽出气体 0.25 ~ 0.5 毫升/次，至吸气压力到达峰值时出现少量漏气为止，再注入 0.25 ~ 0.5mL 气体，此时气囊容积为最小封闭容积，气囊压力为最小封闭压力，记录注气量。观察呼吸机上气道峰压是否下降及患者能否发音说话，长期机械通气患者要观察气囊有无破损、漏气现象。

保持气道通畅。严格无菌操作，按需适时吸痰。过多反复抽吸会刺激黏膜，使分泌物增加。先吸气道再吸口、鼻腔，吸痰前给予充分气道湿化、翻身叩背、吸纯氧 3 分钟，吸痰管最大外径不超过气管导管内径的 1/2，迅速插吸痰管至气管插管，感到阻力后撤回吸痰管 1 ~2cm，打开负压边后退边旋转吸痰管，吸痰时间不应超过 15 秒。吸痰后密切观察痰液的颜色、性状、量及患者心率、心律、血压和血氧饱和度的变化，一旦出现心律失常和呼吸窘迫，立即停止吸痰，给予吸氧。

用加温湿化器对吸入气体进行湿化，根据病情需要加入盐酸氨溴索、异丙托溴铵等，每日 3 次雾化吸入。湿化满意标准为痰液稀薄、无泡沫、不附壁能顺利吸出。

呼吸机使用过程中注意电源插头要牢固，不要与其他仪器共用一个插座；机器外部要保持清洁，上端不可放置液体；开机使用期间定时倒掉管道及集水瓶内的积水，集水瓶安装要牢固；定时检查管道是否漏气、有无打折、压缩机工作是否正常。

（4）维持有效循环，维持出入液量轻度负平衡。循环支持治疗的目的是恢复和提供充分的全身灌注，保证组织的灌流和氧供，促进受损组织的恢复。在能保持酸碱平衡和肾功能前提下达到最低水平的血管内容量。①护士应迅速帮助完成该治疗目标。选择大血管，建立 2 个以上的静脉通道，正确补液，改善循环血容量不足。②严格记录出入量、每小时尿量。出入量管理的目标是在保证血容量、血压稳定前提下，24 小时出量大于入量约 500 ~ 1 000mL，利于肺内水肿液的消退。充分补充血容量后，护士遵医嘱给予利尿剂，消除肺水肿。观察患者对治疗的反应。

（5）俯卧位通气护理：由仰卧位改变为俯卧位，可使 75% ARDS 患者的氧合改善。可能与血流重新分布，改善背侧肺泡的通气，使部分萎陷肺泡再膨胀达到"开放肺"的效果有关。随着通气/血流比例的改善进而改善了氧合。但存在血流动力学不稳定、颅内压增高、脊柱外伤、急性出血、骨科手术、近期腹部手术、妊娠等为禁忌实施俯卧位。①患者发病 24 ~36 小时后取俯卧位，翻身前给予纯氧吸入 3 分钟。预留足够的管路长度，注意防止气管插管过度牵拉致脱出。②为减少特殊体位给患者带来的不适，用软枕垫高头部 15° ~ 30°，嘱患者双手放在枕上，并在髋、膝、踝部放软枕，每 1 ~2 小时更换 1 次软枕的位置，每 4 小时更换 1 次体位，同时考虑患者的耐受程度。③注意血压变化，因俯卧位时支撑物放置不当，可使腹压增加，下腔静脉回流受阻而引起低血压，必要时在翻身前提高吸氧浓度。④注意安全、防坠床。

（6）预防感染的护理：①注意严格无菌操作，每日更换气管插管切口敷料，保持局部清洁干燥，预防或消除继发感染。②加强口腔及皮肤护理，以防护理不当而加重呼吸道感染及发生褥疮。③密切观察体温变化，注意呼吸道分泌物的情况。

（7）心理护理，减轻恐惧，增加心理舒适度：①评估患者的焦虑程度，指导患者学会自我调整心理状态，调控不良情绪。主动向患者介绍环境，解释治疗原则，解释机械通气、监测及呼吸机的报警系统，尽量消除患者的紧张感。②耐心向患者解释病情，对患者提出的问题要给予明确、有效和积极的信息，消除心理紧张和顾虑。③护理患者时保持冷静和耐心，表现出自信和镇静。④如果患者由于呼吸困难或人工通气不能讲话，可提供纸笔或以手势与患者交流。⑤加强巡视，了解患者的需要，帮助患者解决问题。⑥帮助并指导患者及家属应用松弛疗法、按摩等。

（8）营养护理：ARDS 患者处于高代谢状态，应及时补充热量和高蛋白、高脂肪营养物质。能量的摄取既应满足代谢的需要，又应避免糖类的摄取过多，蛋白摄取量一般为每天 1.2～1.5g/kg。

尽早采用肠内营养，协助患者取半卧位，充盈气囊，证实胃管在胃内后，用加温器和输液泵匀速泵入营养液。若有肠鸣音消失或胃潴留，暂停鼻饲，给予胃肠减压。一般留置 5～7 天后拔除，更换到对侧鼻孔，以减少鼻窦炎的发生。

五、健康指导

在疾病的不同阶段，根据患者的文化程度做好有关知识的宣传和教育，让患者了解病情的变化过程。

1. 提供舒适安静的环境以利于患者休息，指导患者正确卧位休息，讲解由仰卧位改变为俯卧位的意义，尽可能减少特殊体位给患者带来的不适。

2. 向患者解释咳嗽、咳痰的重要性，指导患者掌握有效咳痰的方法，鼓励并协助患者咳嗽，排痰。

3. 指导患者自己观察病情变化，如有不适及时通知医护人员。

4. 嘱患者严格按医嘱用药，按时服药，不要随意增减药物剂量及种类。服药过程中，需密切观察患者用药后反应，以指导用药剂量。

5. 出院指导　指导患者出院后仍以休息为主，活动量要循序渐进，注意劳逸结合。此外，患者病后生活方式的改变需要家人的积极配合和支持，应指导患者家属给患者创造一个良好的身心休养环境。出院后 1 个月内来院复查 1～2 次，出现情况随时来院复查。

（刘斯敏）

第七章

心血管内科疾病的护理

第一节　心力衰竭

一、概述

心力衰竭是由于各种心脏疾病导致心功能不全的临床综合征。心力衰竭通常伴有肺循环和（或）体循环的充血，故又称之为充血性心力衰竭。

心功能不全分为无症状和有症状两个阶段，无症状阶段是有心室功能障碍的客观指标如射血分数降低，但无充血性心力衰竭的临床症状，如果不积极治疗，将会发展成有症状心功能不全。

（一）临床类型分类

1. 发展速度分类　按其发展速度可分为急性和慢性两种，以慢性居多。急性心力衰竭常因急性的严重心肌损害或突然心脏负荷加重，使心排血量在短时间内急剧下降，甚至丧失排血功能。临床以急性左侧心力衰竭为常见，表现为急性肺水肿、心源性休克。

慢性心力衰竭病程中常有代偿性心脏扩大、心肌肥厚和其他代偿机制参与的缓慢的发展过程。

2. 发生部位分类　按其发生的部位可分为左心、右心和全心衰竭。左侧心力衰竭临床上较常见，是指左心室代偿功能不全而发生的，以肺循环淤血为特征的心力衰竭。

右侧心力衰竭是以体循环淤血为主要特征的心力衰竭，临床上多见于肺源性心脏病、先天性心脏病、高血压、冠心病等。

全心衰竭常是左侧心力衰竭使肺动脉压力增高，加重右心负荷，长此以往，右心功能下降、衰竭，即表现出全心功能衰竭症状。

3. 功能障碍分类　按有无舒缩功能障碍又可分为收缩性和舒张性心力衰竭。收缩性心力衰竭是指心肌收缩力下降，心排血量不能满足机体代谢的需要，器官、组织血液灌注不足，同时出现肺循环和（或）体循环淤血表现。

舒张性心力衰竭见于心肌收缩力没有明显降低，可使心排血量正常维持，心室舒张功能障碍以致左心室充盈压增高，使肺静脉回流受阻，而导致肺循环淤血。

（二）心力衰竭分期

心力衰竭的分期可以从临床上判断心力衰竭的不同时期，从预防着手，在疾病源头上给予干预，减少和延缓心力衰竭的发生，减少心力衰竭的发展和死亡。心力衰竭分期分为四期。

A 期：心力衰竭高危期，无器质性心脏或心力衰竭症状，如病人有高血压、代谢综合征、心绞痛，服用心肌毒性药物等，均可发展为心力衰竭的高危因素。

B 期：有器质性心脏病如心脏扩大、心肌肥厚、射血分数降低，但无心力衰竭症状。

C 期：有器质性心脏，病程中有过心力衰竭的症状。

D 期：需要特殊干预治疗的难治性心力衰竭。

心力衰竭的分期在病程中是不能逆转的，只能停留在某一期或向前发展，只有在 A 期对高危因素进行有效治疗，才能减少发生心力衰竭，在 B 期进行有效干预，可以延缓发展到有临床症状的心力衰竭。

（三）心功能分级

1. 根据病人主观症状和活动能力，心功能分为四级

Ⅰ级：病人表现为体力活动不受限制，一般活动不出现疲乏、心悸、心绞痛或呼吸困难等症状。

Ⅱ级：病人表现为体力活动轻度受限制，休息时无自觉症状，但日常活动可引起气急、心悸、心绞痛或呼吸困难等症状。

Ⅲ级：病人表现为体力活动明显受限制，稍事活动可有气急、心悸等症状，有脏器轻度淤血体征。

Ⅳ级：病人表现为体力活动重度受限制，休息状态也有气急、心悸等症状，体力活动后加重，有脏器重度淤血体征。

此分级方法多年来在临床应用，优点是简便易行，缺点是仅凭病人主观感觉，常有病人症状与客观检查有差距，病人个体之间差异比较大。

2. 根据客观评价指标，心功能分为 A、B、C、D 级

A 级：无心血管疾病的客观依据。

B 级：有轻度心血管疾病的客观依据。

C 级：有中度心血管疾病的客观依据。

D 级：有重度心血管疾病的客观依据。

此分级方法对于轻、中、重度的标准没有具体的规定，需要临床医师主观判断。但结合第一个根据病人主观症状和活动能力进行分级的方案，是能弥补第一分级方案的主观症状与客观指标分离情况的。如病人心脏超声检查提示轻度主动脉瓣狭窄，但没有体力活动受限制的情况，联合分级定为Ⅰ级 B。又如病人体力活动时有心悸、气急症状，但休息症状缓解，心脏超声检查提示左心室射血分数（LVEF）为 <35%，联合分级定为Ⅱ级 C。

3. 6 分钟步行试验　要求病人 6 分钟之内在平直走廊尽可能地快走，测定其所步行的距离，若 6 分钟步行距离 <150m，表明为重度心功能不全，150～425m 为中度，426～550m 为轻度心功能不全。

此试验简单易行、安全、方便，用于评定慢性心力衰竭病人的运动耐力，评价心脏储备能力，也常用于评价心力衰竭治疗的效果。

二、慢性心力衰竭

慢性心力衰竭是多数心血管疾病的终末阶段，也是主要的死亡原因。心力衰竭是一种复杂的临床综合征，特定的症状是呼吸困难和乏力，特定的体征是水肿，这些情况可造成器官功能障碍，影响生活质量。主要表现为心脏收缩功能障碍的主要指标是左心室射血分数下降，一般 <40%；而心脏舒张功能障碍的病人左心室射血分数相对正常，通常心脏无明显扩大，但有心室充盈指标受损。

我国引起慢性心力衰竭的基础心脏病的构成比与过去有所不同，过去我国以风湿性心脏病为主，近 10 年来其所占比例趋于下降，而冠心病、高血压的所占比例明显上升。

（一）病因与发病机制

1. 病因　各种原因引起的心肌、心瓣膜、心包或冠状动脉、大血管的结构损害，导致心脏容量负荷或压力负荷过重均可造成慢性心力衰竭。

冠心病、高血压、瓣膜病和扩张性心肌病是主要的病因；心肌炎、肾炎、先天性心脏病是较常见的病因；而心包疾病、贫血、甲状腺功能亢进与减退症、脚气病、心房黏液瘤、动脉 – 静脉瘘、心脏肿瘤和结缔组织病、高原病及少见的内分泌病等，是比较少见易被忽视的病因。

2. 诱因

（1）感染：感染是最主要的诱因，最常见的呼吸道感染，其次是风湿热，在幼儿患者中风湿热则占首位。女性病人泌尿系统感染的诱发亦常见，感染性心内膜炎、全身感染均是诱发因素。

（2）心律失常：特别是快速心律失常，如房颤等。

（3）生理、心理压力过大：如劳累过度、情绪激动、精神紧张。

（4）血容量增加：液体摄入过多过快、高钠饮食。

（5）妊娠与分娩。

（6）其他：大量失血、贫血；各种原因引起的水、电解质、酸碱平衡紊乱；某些药物应用不当等。

3. 发病机制　慢性心力衰竭的发病机制是很复杂的过程，心脏功能大致经过代偿期和失代偿期。

（1）心力衰竭代偿期：心脏受损初始引起机体短期的适应性和代偿性反应，启动了 Frank – Starling 机制，增加心脏的前负荷，使心回血量增加，心室舒张末容积增加，心室扩大，心肌收缩力增强，而维持心排血量的基本正常或相对正常。

机体的适应性和代偿性反应，激活交感神经体液系统，交感神经兴奋性增强，增强心肌收缩力并提高心率，以增加心排血量，但同时机体周围血管收缩，增加了心脏后负荷，心肌增厚，心率加快，心肌耗氧量加大。

心脏功能下降，心排血量降低、肾素 – 血管紧张素 – 醛固酮系统也被激活，代偿性增加血管阻力和潴留水、钠，以维持灌注压；交感神经兴奋性增加，同时激活神经内分泌细胞因子如心钠素、血管升压素、缓激肽等，参与调节血管舒缩，排钠利尿，对抗由于交感神经兴奋和肾素 – 血管紧张素 – 醛固酮系统激活造成的水钠潴留效应。在多因素作用下共同维持机体血压稳定、保证了重要脏器的灌注。

（2）心力衰竭失代偿期：长期、持续的交感神经和肾素－血管紧张素－醛固酮系统高兴奋性，多种内源性的神经激素和细胞因子的激活与失衡，又造成继发心肌损害，持续性心脏扩大、心肌肥厚，使心肌耗氧量增加，加重心肌的损伤。神经内分泌系统活性增加不断，加重血流动力学紊乱，损伤心肌细胞，导致心排血量不足，出现心力衰竭症状。

（3）心室重构：所谓的心室重构，就是在心脏扩大、心肌肥厚的过程中，心肌细胞、胞外基质、胶原纤维网等均有相应变化，左心室结构、形态、容积和功能发生一系列变化。研究表明，心力衰竭的发生发展的基本机制就是心室重构。由于基础病的不同，进展情况不同和各种代偿机制的复杂作用，有些病人心脏扩大、肥厚已很明显，但临床可无心力衰竭表现。但如基础病病因不能除，随着时间的推移，心室重构的病理变化，可自身不断发展，心力衰竭必然会出现。

从代偿到失代偿，除了因为代偿能力限度、代偿机制中的负面作用外，心肌细胞的能量供应和利用障碍，导致心肌细胞坏死、纤维化也是重要因素。

心肌细胞的减少使心肌收缩力下降，又因纤维化的增加使心室的顺应性下降，心室重构更趋明显，最终导致不可逆的心肌损害和心力衰竭。

（二）临床表现

慢性心力衰竭早期可以无症状或仅出现心动过速、面色苍白、出汗、疲乏和活动耐力减低症状等。

1. 左侧心力衰竭

（1）症状

①呼吸困难：劳力性呼吸困难是最早出现的呼吸困难症状，因为体力活动会使回心血量增加，左心房压力升高，肺淤血加重。开始仅剧烈活动或体力劳动后出现症状，休息后缓解，随肺淤血加重，逐渐发展到更轻活动后，甚至休息时，也出现呼吸困难。

夜间阵发性呼吸困难是左侧心力衰竭早期最典型的表现，又称为"心源性哮喘"。是由于平卧血液重新分布使肺血量增加，夜间迷走神经张力增加，小支气管收缩，膈肌位高，肺活量减少所致。典型表现是病人熟睡1~2小时，突然憋气而惊醒，被迫坐起，同时伴有咳嗽、咳泡沫痰和（或）哮鸣性呼吸音。多数病人端坐休息后可自行缓解，次日白天无异常感觉。严重者可持续发作，甚至发生急性肺水肿。

端坐呼吸多在病程晚期出现，是肺淤血达到一定程度，平卧回心血量增多、膈肌上抬，呼吸更困难，必须采用高枕卧位、半卧位，甚至坐位，才可减轻呼吸困难。最严重的病人即使端坐床边，下肢下垂，上身前倾，仍不能缓解呼吸困难。

②咳嗽、咳痰、咯血：咳嗽、咳痰早期即可出现，是肺泡和支气管黏膜淤血所致，多发生在夜间，直立或坐位症状减轻。咳白色浆液性泡沫样痰为其特点，偶见痰中带有血丝。如发生急性肺水肿，则咳大量粉红色泡沫痰。

③其他症状：倦怠、乏力、心悸、头晕、失眠、嗜睡、烦躁等症状，重者可有少尿，是与心排血量低下，组织、器官灌注不足的有关表现。

（2）体征

①慢性左侧心力衰竭可有心脏扩大，心尖冲动向左下移位。心率加快、第一心音减弱、心尖区舒张期奔马律，最有诊断价值。部分病人可出现交替脉，是左侧心力衰竭的特征性体征。

②肺部可闻湿啰音，急性肺水肿时可出现哮鸣音。

2. 右侧心力衰竭

（1）症状：主要表现为体循环静脉淤血。消化道症状如食欲缺乏、恶心、呕吐、水肿、腹胀、肝区胀痛等为右侧心力衰竭的最常见症状。

劳力性呼吸困难也是右侧心力衰竭的常见症状。

（2）体征

①水肿：早期在身体的下垂部位和组织疏松部位，出现凹陷性水肿，为对称性。重者可出现全身水肿，并伴有胸腔积液、腹水和阴囊水肿。胸腔积液是因体静脉压力增高所致，胸腔静脉有一部分回流到肺静脉，所以胸腔积液更多见于全心衰竭时，以双侧为多见。

②颈静脉征：颈静脉怒张是右侧心力衰竭的主要体征，其程度与静脉压升高的程度正相关；压迫病人的腹部或肝，回心血量增加而使颈静脉怒张更明显，称为肝颈静脉回流征阳性，肝颈静脉回流征阳性则更是具有特征性。

③肝大和压痛：可出现肝大和压痛；持续慢性右侧心力衰竭可发展为心源性肝硬化，晚期肝脏压痛不明显，但伴有黄疸、肝功能损害和腹水。

④发绀：发绀是由于供血不足，组织摄取血氧相对增加，静脉血氧降低所致。表现为面部毛细血管扩张、发绀、色素沉着。

3. 全心衰竭　右侧心力衰竭继发于左侧心力衰竭而形成全心衰竭，但当右侧心力衰竭后，肺淤血的临床表现减轻。扩张型心肌病等表现左、右心同时衰竭者，肺淤血症状都不严重，左侧心力衰竭的表现主要是心排血量减少的相关症状和体征。

（三）辅助检查

1. X线检查

（1）心影的大小、形态可为病因诊断提供重要依据，根据心脏扩大的程度和动态改变，间接反映心功能状态。

（2）肺门血管影增强是早期肺静脉压增高的主要表现；肺动脉压力增高可见右下肺动脉增宽；肺间质水肿可使肺野模糊；Kerley B 线是在肺野外侧清晰可见的水平线状影，是肺小叶间隔内积液的表现，是慢性肺淤血的特征性表现。

2. 超声心动图　超声心动图比 X 线检查更能准确地提供各心腔大小变化及心瓣膜结构情况。左心室射血分数（LVEF 值）可反映心脏收缩功能，正常左心室射血分数值 >50%，左心室射血分数值 ≤40% 为收缩期心力衰竭诊断标准。

应用多普勒超声是临床上最实用的判断心室舒张功能的方法，E 峰是心动周期的心室舒张早期心室充盈速度的最大值，A 峰是心室舒张末期心室充盈的最大值，正常人 E/A 的比值不小于 1.2，中青年应更大。

3. 有创性血流动力学检查　此检查常用于重症心力衰竭病人，可直接反映左心功能。

4. 放射性核素检查　帮助判断心室腔大小，反映左心室射血分数值和左心室最大充盈速率。

（四）治疗

1. 病因治疗

（1）基本病因治疗：对有损心肌的疾病应早期进行有效治疗，如高血压、冠心病、糖尿病、代谢综合征等；心血管畸形、心瓣膜病力争在发生心脏衰竭之前进行介入或外科手术治疗；对于一些病因不明的疾病亦应早期干预如原发性扩张型心肌病，以延缓心室重构。

（2）诱因治疗：积极消除诱因，最常见的诱因是感染，特别是呼吸道感染，积极应用有针对性的抗生素控制感染。心律失常特别是房颤是引起心脏衰竭的常见诱因，对于快速房颤要积极控制心室率，及时复律。纠正贫血、控制高血压等均可防止心力衰竭发生和（或）加重。

2. 一般治疗　减轻心脏负担，限制体力活动，避免劳累和精神紧张。低钠饮食，少食多餐，限制饮水量。给予持续氧气吸入，流量 2～4L/min。

3. 利尿药　利尿药是治疗心力衰竭的常用药物，通过排钠排水减轻水肿、减轻心脏负荷、缓解淤血症状。原则上应长期应用，但在水肿消失后应以最小剂量维持，如氢氯噻嗪 25mg，隔日 1 次。常用利尿药有排钾利尿药如氢氯噻嗪等；襻利尿药如呋塞米、布美他尼（丁脲胺）等；保钾利尿药如螺内酯、氨苯蝶啶等。排钾利尿药主要不良反应是可引起低血钾，应补充氯化钾或与保钾利尿药同用。噻嗪类利尿药可抑制尿酸排泄，引起高尿酸血症，大剂量长期应用可影响胆固醇及糖的代谢，应严密监测。

4. 肾素－血管紧张素－醛固酮系统抑制药

（1）血管紧张素转化酶（ACE）抑制药的应用：ACE 抑制药扩张血管，改善淤血症状，更重要的是降低心力衰竭病人代偿性神经－体液的不利影响，限制心肌、血管重构，维护心肌功能，推迟心力衰竭的进展，降低远期病死率。

①用法：常用 ACE 抑制药如卡托普利 12.5～25mg，2 次/天，培哚普利 2～4mg，1 次/天，贝那普利对有早期肾功能损害病人较适用，使用量是 5～10mg，1 次/天。临床应用一定要从小剂量开始，逐渐加量。

②ACE 抑制药的不良反应：有低血压、肾功能一过性恶化、高血钾、干咳等。

③ACE 抑制药的禁忌证：无尿性肾衰竭、肾动脉狭窄、血肌酐升高≥225μmol/L、高血压、低血压、妊娠、哺乳期妇女及对此药过敏者。

（2）血管紧张素受体阻滞药（ARBBs）的应用：ARBBs 在阻断肾素－血管紧张素系统作用与 ACE 抑制药作用相同，但缺少对缓激肽降解抑制作用。当病人应用 ACE 抑制药出现干咳不能耐受，可应用 ARBBs 类药，常用 ARBBs 如坎地沙坦、氯沙坦、缬沙坦等。

ARBBs 类药的用药注意事项、不良反应除干咳以外，其他均与 ACE 抑制药相同。

（3）醛固酮拮抗药的应用：研究证明螺内酯 20mg，1～2 次/天小剂量应用，可以阻断醛固酮效应，延缓心肌、血管的重构，改善慢性心力衰竭的远期效果。

注意事项：中重度心力衰竭病人应用时，需注意血钾的监测；肾功能不全、血肌酐异常、高血钾及应用胰岛素的糖尿病病人不宜使用。

5. β 受体阻滞药　β 受体阻滞药可对抗交感神经激活，阻断交感神经激活后各种有害影响。临床应用其疗效常在用药后 2～3 个月才出现，但明显提高运动耐力，改善心力衰竭预后，降低病死率。

β 受体阻滞药具有负性肌力作用，临床中应慎重应用，应用药物应从小剂量开始，如美托洛尔 12.5mg，1 次/天；比索洛尔 1.25mg，1 次/天；卡维地洛 6.25mg，1 次/天，逐渐加量，适量维持。

注意事项：用药应在心力衰竭稳定、无体液潴留情况下、小剂量开始应用。

患有支气管痉挛性疾病、心动过缓、二度以上包括二度的房室传导阻滞的病人禁用。

6. 正性肌力药物　是治疗心力衰竭的主要药物，适于治疗以收缩功能异常为特征的心力衰竭，尤其对心腔扩大引起的低心排血量心力衰竭，伴快速心律失常的病人作用最佳。

（1）洋地黄类药物：是临床最常用的强心药物，具有正性肌力和减慢心率作用，在增加心肌收缩力的同时，不增加心肌耗氧量。

①适应证：充血性心力衰竭，尤其伴有心房颤动和心室率增快的心力衰竭是最好指征，对心房颤动、心房扑动和室上性心动过速均有效。

②禁忌证：严重房室传导阻滞、肥厚性梗阻型心肌病、急性心肌梗死 24 小时内不宜使用。洋地黄中毒或过量者为绝对禁忌证。

③用法：地高辛为口服制剂，维持量法，0.25mg，1 次/天。此药口服后 2~3 小时血浓度达高峰，4~8 小时获最大效应，半衰期为 1.6 天，连续口服 7 天后血浆浓度可达稳态。适用于中度心力衰竭的维持治疗。

毛花苷 C 为静脉注射制剂，注射后 10 分钟起效，1~2 小时达高峰，每次 0.2~0.4mg，稀释后静脉注射，24 小时总量 0.8~1.2mg。适用于急性心力衰竭或慢性心力衰竭加重时，尤其适用于心力衰竭伴快速心房颤动者。

④毒性反应：药物的治疗剂量和中毒剂量接近，易发生中毒。易导致洋地黄中毒的情况主要有：急性心肌梗死、急性心肌炎引起的心肌损害、低血钾、严重缺氧、肾衰竭等情况。

常见毒性反应有：胃肠道表现如恶心、呕吐；神经系统表现如视物模糊、黄视、绿视；心血管系统表现多为各种心律失常，也是洋地黄中毒最重要的表现，最常见的心律失常是室性期前收缩，多呈二联律。快速房性心律失常伴有传导阻滞是洋地黄中毒特征性的表现。

（2）β 受体兴奋药：临床通常短期应用治疗重症心力衰竭，常用静脉滴注多巴酚丁胺、多巴胺。适用于急性心肌梗死伴心力衰竭的病人；小剂量多巴胺 2~5μg/（kg·min）能扩张肾动脉，增加肾血流量和排钠利尿，从而用于充血性心力衰竭的治疗。

（五）护理

1. 环境与心理护理　保持环境安静、舒适，空气流通；限制探视，减少精神刺激；注意病人情绪变化，做好心理护理，要求病人家属要积极给予病人心理支持和治疗的协助，使病人心情放松情绪稳定，减少机体耗氧量。

2. 休息与活动　一般心功能Ⅰ级：不限制一般的体力活动，但避免剧烈运动和重体力劳动。心功能Ⅱ级：可适当进行轻体力工作和家务劳动，强调下午多休息。心功能Ⅲ级：日常生活可以自理或在他人协助下自理，严格限制一般的体力活动。心功能Ⅳ级：绝对卧床休息，生活需要他人照顾，可在床上做肢体被动运动和翻身，逐步过渡到坐床边或下床活动。当病情好转后，鼓励病人尽早做适量的活动，防止因长期卧床导致的静脉血栓、肺栓塞、便秘和压疮的发生。在活动中要监测有无呼吸困难、胸痛、心悸、疲劳等症状，如有不适应停止活动，并以此作为限制最大活动量的指征。

3. 病情观察

（1）观察水肿情况：注意观察水肿的消长情况，每日测量并记录体重，准确记录液体出入量。

（2）保持呼吸道通畅：监测病人呼吸困难的程度、发绀情况、肺部啰音的变化以及血气分析和血氧饱和度等变化，根据缺氧的轻重程度调节氧流量和吸氧方式。

（3）注意水、电解质变化及酸碱平衡情况：低钾血症可出现乏力、腹胀、心悸、心电图出现 u 波增高及心律失常，并可诱发洋地黄中毒。少数因肾功能减退，补钾过多而致高血钾，严重者可引起心搏骤停。低钠血症表现为乏力、食欲缺乏、恶心、呕吐、嗜睡等症状。如出现上述症状，要及时通报医师及时给予检查、纠正。

4. 保持排便通畅　病人常因精神因素使规律性排便活动受抑制，排便习惯改变，加之胃肠道淤血、进食减少、卧床过久影响肠蠕动，易致便秘。应帮助病人训练床上排便习惯，同时饮食中增加膳食纤维，如发生便秘，应用小剂量缓泻药和润肠药，病情许可时扶患者坐起使用便器，并注意观察患者的心率、反应，以防发生意外。

5. 输液的护理　根据病人液体出入情况及用药要求，控制输液量和速度，以防诱发急性肺水肿。

6. 饮食护理　给予高蛋白、高维生素的易消化清淡饮食，注意补充营养。少量多餐，避免过饱；限制水、钠摄入，每日食盐摄入量少于 5g，服利尿药者可适当放宽。

7. 用药护理

（1）使用利尿药的护理：遵医嘱正确使用利尿药，并注意有关不良反应的观察和预防。监测血钾及有无乏力、腹胀、肠鸣音减弱等低钾血症的表现，同时多补充含钾丰富的食物，必要时遵医嘱补充钾盐。口服补钾宜在饭后或将水剂与果汁同饮；静脉补钾时每 500mL 液体中氯化钾含量不宜超过 1.5g。

应用保钾利尿药需注意有无胃肠道反应、嗜睡、乏力、皮疹，高血钾等不良反应。

利尿药的应用时间选择早晨或日间为宜，避免夜间排尿过频而影响病人的休息。

（2）使用洋地黄的护理

①给药要求：严格遵医嘱给药，发药前要测量病人脉搏 1 分钟，当脉搏 <60 次/分或节律不规则时，应暂停服药并通知医生。静脉给药时务必稀释后缓慢静脉注射，并同时监测心率、心律及心电图变化。

②遵守禁忌：注意不与奎尼丁、普罗帕酮（心律平）、维拉帕米（异搏定）、钙剂、胺碘酮等药物合用，以免降低洋地黄类药物肾排泄率，增加药物毒性。

③用药后观察：应严密观察病人用药后毒性反应，监测血清地高辛浓度。

④毒性反应的处理：立即停用洋地黄类药；停用排钾利尿药；积极补充钾盐；快速纠正心律失常，血钾低者快速补钾，不低的可应用力多卡因等治疗，但一般禁用电复律，防止发生室颤；对缓慢心律失常，可使用阿托品 0.5～1mg 皮下注射或静脉注射治疗，一般不用安置临时起搏器。

（3）肾素 - 血管紧张素 - 醛固酮系统抑制药使用的护理：应用 ACE 抑制药时需预防直立性低血压、皮炎、蛋白尿、咳嗽、间质性肺炎等不良反应的发生。应用 ACE 抑制药和（或）ARBBs 期间要注意观察血压、血钾的变化，同时注意要小剂量开始，逐渐加量。

8. 并发症的预防与护理

（1）感染：室内空气流通，每日开窗通风 2 次，寒冷天气注意保暖，长期卧床者鼓励翻身，协助拍背，以防发生呼吸道感染和坠积性肺炎；加强口腔护理，以防发生由于药物治疗引起菌群失调导致的口腔黏膜感染。

（2）血栓形成：长期卧床和使用利尿药引起的血流动力学改变，下肢静脉易形成血栓。应鼓励病人在床上活动下肢和做下肢肌肉收缩运动，协助病人做下肢肌肉按摩。每天用温水浸泡足以加速血液循环，减少静脉血栓形成。当病人肢体远端出现局部肿胀时，提示有发生静脉血栓可能，应及早与医师联系。

（3）皮肤损伤：应保持床褥柔软、清洁、干燥，病人衣服柔软、宽松。对于长期卧床病人应加强皮肤护理，保持皮肤清洁、干燥，定时协助病人更换体位，按摩骨突出处，防止推、拉、扯等强硬动作，以免皮肤完整性受损。如需使用热水袋取暖，水温不宜过高，40～50℃为宜，以免烫伤。

对于有阴囊水肿的男病人可用托带支托阴囊，保持会阴部皮肤清洁、干燥；水肿局部有液体外渗情况，要防止继发感染；注意观察皮肤有无发红、破溃等压疮发生，一旦发生压疮要积极给予减少受压、预防感染、促进愈合的护理措施。

9. 健康教育

（1）治疗病因、预防诱因：指导病人积极治疗原发心血管疾病，注意避免各种诱发心力衰竭的因素，如呼吸道感染、过度劳累和情绪激动、钠盐摄入过多、输液过多过快等。育龄妇女注意避孕，要在医师的指导下妊娠和分娩。

（2）饮食要求：饮食要清淡、易消化、富营养，避免饮食过饱，少食多餐。戒烟、酒，多食蔬菜、水果，防止便秘。

（3）合理安排活动与休息：根据心功能的情况，安排适当体力活动，以利于提高心脏储备力，提高活动耐力，同时也帮助改善心理状态和生活质量。但避免重体力劳动，建议病人进行散步、练气功、打太极拳等运动，掌握活动量，以不出现心悸、气促为度，保证充分睡眠。

（4）服药要求：指导病人遵照医嘱按时服药，不要随意增减药物，帮助病人认识所服药物的注意事项，如出现不良反应及时就医。

（5）坚持诊治：慢性心力衰竭治疗过程是终身治疗，应嘱病人定期门诊复诊，防止病情发展。

（6）家属教育：帮助家属认识疾病和目前治疗方法、帮助病人的护理措施和心理支持的技巧，教育其要给予病人积极心理支持和生活帮助，使病人树立战胜疾病信心，保持情绪稳定。

三、急性心力衰竭

急性心力衰竭是指心肌遭受急性损害或心脏负荷突然增加，使心排血量急剧下降，导致组织灌注不足和急性淤血的综合征。以急性左侧心力衰竭最常见，多表现为急性肺水肿或心源性休克。

（一）病因与发病机制

急性广泛心肌梗死、高血压急症、严重心律失常、输液过多过快等原因。使心脏收缩力突然严重减弱，心排血量急剧减少或左心室瓣膜性急性反流，左心室舒张末压迅速升高，肺静脉回流不畅，导致肺静脉压快速升高，肺毛细血管压随之升高，使血管内液体渗入到肺间质和肺泡内，形成急性肺水肿。

（二）临床表现

突发严重呼吸困难为特征性表现，呼吸频率达 30～40 次/分，病人被迫采取坐位，两腿下垂，双臂支撑以助呼吸，极度烦躁不安、大汗淋漓、口唇发绀、面色苍白。同时频繁咳嗽、咳大量粉红色泡沫痰。病情极重者可以出现意识模糊。

早期血压可以升高，随病情不缓解血压可降低直至休克；听诊可见心音较弱，心率增快，心尖部可闻及舒张期奔马律；两肺满布湿啰音和哮鸣音。

（三）治疗

1. 体位　置病人于两腿下垂坐位或半卧位。

2. 吸氧　吸入高流量（6～8L/min）氧气，加入 30%～50% 乙醇湿化。对病情严重病人可采用呼吸机持续加压面罩吸氧或双水平气道加压吸氧，以增加肺泡内的压力，促进气体交换，对抗组织液向肺泡内渗透。

3. 镇静　吗啡 3～10mg 皮下注射或静脉注射，必要时每 15 分钟重复 1 次，可重复 2～3 次。老年病人须酌情减量或肌内注射。伴颅内出血、神志障碍、慢性肺部疾病时禁用。

4. 快速利尿　呋塞米 20～40mg 静脉注射，在 2 分钟内推注完，每 4 小时可重复 1 次。呋塞米不仅有利尿作用，还有静脉扩张作用，利于肺水肿的缓解。

5. 血管扩张药　血管扩张药应用过程中，要严密监测血压，用量要根据血压进行调整，收缩压一般维持在 100mmHg 左右，对原有高血压的病人血压降低幅度不超过 80mmHg 为度。

（1）硝普钠应用：硝普钠缓慢静脉滴注，扩张小动脉和小静脉，初始用药剂量为 0.3μg/（kg·min），根据血压变化逐渐调整剂量，最大剂量为 5μg/（kg·min），一般维持量 50～100μg/min。因本药含有氰化物，用药时间不宜连续超过 24 小时。

（2）硝酸甘油应用：硝酸甘油扩张小静脉，降低回心血量。初始用药剂量为 10μg/min，然后每 10 分钟调整 1 次，每次增加初始用药剂量为 5～10μg。

（3）酚妥拉明应用：酚妥拉明可扩张小动脉及毛细血管。静脉用药以 0.1mg/min 开始，每 5～10 分钟调整 1 次，增至最大用药剂量为 1.5～2.0mg/min。

6. 洋地黄类药物　可应用毛花苷 C 0.4～0.8mg 缓慢静脉注射，2 小时后可酌情再给 0.2～0.4mg。近期使用过洋地黄药物的病人，应注意洋地黄中毒。对于急性心肌梗死在 24 小时内不宜使用，重度二尖瓣狭窄患者禁用。

7. 平喘　氨茶碱可以解除支气管痉挛，并有一定的正性肌力及扩血管利尿作用。氨茶碱 0.25mg 加入 100mL 液体内静脉滴注，但应警惕氨茶碱过量，肝肾功能减退患者、老年人应减量。

（四）护理

1. 保证休息　立即协助病人取半卧位或坐位休息，双腿下垂，以减少回心血量，减轻心脏前负荷。注意加强皮肤护理，防止因被迫体位而发生的皮肤损伤。

2. 吸氧　一般吸氧流量为 6～8L/min，加入 30%～50% 乙醇湿化，使肺泡内的泡沫表面张力降低破裂，增加气体交换的面积，改善通气。要观察呼吸情况，随时评估呼吸困难改善的程度。

3. 饮食　给予高营养、高热量、少盐、易消化清淡饮食，少量多餐，避免食用产气食物。

4. 病情观察

（1）病情早期观察：注意早期心力衰竭表现，一旦出现劳力性呼吸困难或夜间阵发性呼吸困难，心率增快、失眠、烦躁、尿量减少等症状，应及时与医师联系，并加强观察。如迅速发生极度烦躁不安、大汗淋漓、口唇发绀等表现，同时胸闷、咳嗽、呼吸困难、发绀、咳大量白色或粉红色泡沫痰，应警惕急性肺水肿发生，立即配合抢救。

（2）保持呼吸道通畅：严密观察病人呼吸频率、深度，观察病人的咳嗽情况，痰液的性质和量，协助病人咳嗽、排痰，保持呼吸道通畅。

（3）防止心源性休克：观察病人意识、精神状态，观察病人血压、心率的变化及皮肤颜色、温度变化。

（4）防止病情发展：观察肺部啰音的变化，监测血气分析结果。控制静脉输液速度，一般为每分钟 20 ~ 30 滴。准确记录液体出入量。

（5）心理护理：病人常伴有濒死感，焦虑和恐惧，应加强床旁监护，给予安慰及心理支持，以增加战胜疾病信心。医护人员抢救时要保持镇静，表现出忙而不乱，操作熟练，以增加病人的信任和安全感。避免在病人面前议论病情，以免引起误会，加剧病人的恐惧。必要时可留亲属陪伴病人。

（6）用药护理：应用吗啡时注意有无呼吸抑制、心动过缓；用利尿药要准确记录尿量，注意水、电解质和酸碱平衡情况；用血管扩张药要注意输液速度、监测血压变化；用硝普钠应现用现配，避光滴注，有条件者可用输液泵控制滴速；洋地黄制剂静脉使用时要稀释，推注速度宜缓慢，同时观察心电图变化。

（李丹阳）

第二节　心律失常

心律失常是指心脏冲动的频率、节律、起源部位、传导速度或激动顺序的异常。

一、概述

（一）发病机制

1. 冲动形成异常　窦房结、房室结等具有自律性的组织本身发生病变，或自主神经系统兴奋性改变均可导致不适当的冲动发放。此外在缺氧、电解质紊乱、儿茶酚胺增多及药物等病理状态下，原无自律性的心肌细胞如心房肌和心室肌细胞出现自律性异常增高，可导致快速性心律失常。

2. 冲动传导异常　折返是快速性心律失常的最常见发病机制。产生折返的基本条件是传导异常，它包括：①心脏两个或多个部位的传导性与不应期各不相同，相互连接成一个闭合环。②其中一条通路发生单向传导阻滞。③另一条通路传导缓慢，使原先发生阻滞的通道有足够时间恢复兴奋性。④原先阻滞的通道再次激动，从而完成一次折返冲动。激动在环内反复循环，产生持续而快速的心律失常（图 7 – 1）。

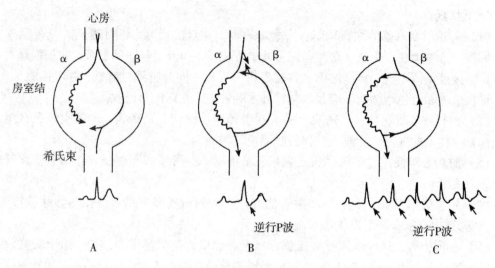

图 7-1　房室结内折返示意图

房室结内有 α 与 β 两条通路。α 传导速度慢，不应期短；β 传导速度快，不应期长。A. 窦性心律时，冲动沿 β 路径前传至心室，同时沿 α 路径前传，但遭遇不应期未能抵达希氏束；B. 房性期前收缩受阻于 β 路径，由 α 路径缓慢传导到心室。冲动沿 β 路径逆向传导返回至心房，完成单次折返；C. 心房回波再循 α 路径前传，折返持续，引起折返性心动过速

（二）分类

1. 按其发生原理可分为激动起源异常及激动传导异常两大类　见图 7-2。

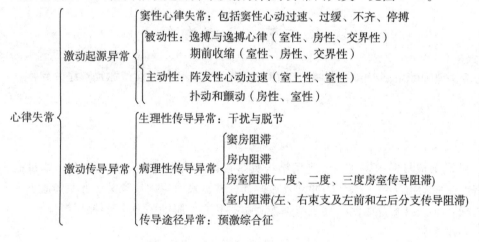

图 7-2　心律失常按发生机制分类

2. 按心律失常发生时心率的快慢，可分为快速性心律失常与缓慢性心律失常。前者包括期前收缩、心动过速、扑动或颤动等，后者包括窦性心动过缓、房室传导阻滞等。

（三）病因

1. 老化　随着增龄，心脏传导系统有老化现象，起搏细胞和传导细胞的数量减少，导致自律性降低，故老年人易出现窦房结功能低下和各种传导阻滞。其次，老年人 β 受体数目减少或变性，对 β 肾上腺素能调节的反应性减弱，心脏对血液中儿茶酚胺敏感性降低，

压力感受器和副交感神经对心率或心律的调节功能也减弱，从而易发生各种心律失常。

2. 器质性心脏病　其中以冠心病、心肌病、心肌炎和风湿性心脏病为多见，尤其在发生心力衰竭或急性心肌梗死时。

3. 药物和电解质紊乱　如洋地黄、奎尼丁、低血钾等。

4. 其他病因　如甲状腺功能亢进或减退，心脏自主神经功能失调，高热，麻醉、低温、胸腔或心脏手术等；部分病因不明。

5. 正常人在劳累、情绪激动或紧张、摄取刺激性食物，如咖啡、浓茶、吸烟、饮酒或辛辣制品，也可发生心律失常，如期前收缩、心动过速。

二、窦性心律失常

源于窦房结的心脏激动为窦性心律。其心电图表现为：①窦性 P 波在 Ⅰ、Ⅱ、aVF 导联直立，aVR 倒置。②P－R 间期 0.12～0.20 秒。同一导联的 P－P 间期差值 <0.12 秒。③频率为 60～100 次/分。窦性心律的频率因年龄、性别、体力活动等不同有显著的差异。由于窦房结冲动形成过快、过慢或不规则或窦房结冲动传导障碍所致的心律失常称为窦性心律失常。

（一）窦性心动过速、窦性心动过缓

1. 心电图特征　心电图表现符合窦性心律特征，如成人窦性心律的频率 >100 次/分，称为窦性心动过速；心率 <60 次/分，称为窦性心动过缓，常同时伴窦性心律不齐（不同 PP 间期差异 >0.12 秒）。

2. 病因　窦性心动过速可见于健康人吸烟、饮茶或咖啡、饮酒、体力活动及情绪激动时。某些病理状态如发热、贫血、甲状腺功能亢进、休克、心肌缺血、充血性心力衰竭以及应用肾上腺素、阿托品等药物时亦可出现窦性心动过速。窦性心动过缓常见于健康青年人、运动员及睡眠状态。其他原因如颅内出血、甲状腺功能减退、低温、严重缺氧、阻塞性黄疸，以及应用胺碘酮等抗心律失常药物。窦房结病变及急性下壁心肌梗死亦常伴发窦性心动过缓。

3. 临床表现　窦性心动过速可无症状或有心悸感。窦性心动过缓一般也无症状，但心率过慢时可出现胸闷、头晕、晕厥等心排血量不足表现。

4. 治疗　窦性心动过速应先针对病因治疗，同时去除诱因。如治疗甲状腺功能亢进、充血性心力衰竭等。必要时给予 β 受体阻滞剂或非二氢吡啶类钙通道拮抗剂，以减慢心率。

无症状的窦性心动过缓无需治疗。如因心率过慢出现心排血量不足症状时，可应用阿托品或异丙肾上腺素等药物治疗，但长期应用易产生严重副作用，宜考虑心脏起搏治疗。

（二）病态窦房结综合征

此病简称病窦综合征，是指由于窦房结病变导致其功能减退，产生多种心律失常的综合表现。患者可出现一种以上的心律失常。主要特征为窦性心动过缓，当伴快速性心动过速时称心动过缓－心动过速综合征（简称慢－快综合征）。

1. 病因

（1）诸多病变如冠心病、心肌病、心肌淀粉样变、风心病或外科手术损伤等原因均可损害窦房结，导致窦房结起搏及传导功能受损。

（2）窦房结周围神经及心房肌的病变，窦房结动脉供血减少亦是其病因。

2. 心电图特征 ①持续而显著的窦性心动过缓，心率在 50 次/分以下，并非由药物引起，且用阿托品不易纠正。②窦性停搏（较长时间内无 P 波与 QRS 波群出现，长的 PP 间期与基本的窦性 PP 间期无倍数关系）或窦房传导阻滞。③窦房传导阻滞及房室传导阻滞并存。④慢－快综合征。⑤交界性逸搏心律。

3. 临床表现 患者可出现与心动过缓相关的脑、心、肾等重要脏器供血不足表现，如发作性头晕、黑矇、乏力、胸痛、心悸等，严重者可发生晕厥，甚至发生阿－斯综合征。

4. 治疗 治疗原则为：无症状者无需治疗，但要定期随访。对于有症状的病窦综合征患者应行起搏治疗。慢－快综合征心动过速发作者，单独应用抗心律失常药物可能加重心动过缓，应先起搏治疗后再应用抗心律失常药物治疗。

三、房性心律失常

房性心律失常包括房性期前收缩（房早）、房性心动过速（房速）、心房扑动（房扑）、心房颤动（房颤）。房颤是成人最常见的持续性心律失常，在此将主要介绍。房颤是指规律有序的心房电活动丧失，代之以快速且无序的颤动波，是最严重的心房电活动紊乱。患病率随年龄的增长而增多，60 岁以上的人群中，房颤的发生率占 6% 以上，因此，房颤是老年人最常见的心律失常之一。

1. 病因 房颤主要见于器质性心脏病患者，如风湿性心瓣膜病、冠心病、高血压性心脏病、甲状腺功能亢进等，正常人情绪激动、运动或大量饮酒时后亦可发生。有不到 1/3 的患者无明确心脏病依据，称为特发性（孤立性、良性）房颤。

2. 心电图特征 ①P 波消失，代之以小而不规则的 f 波，频率为 350 ~ 600 次/分，扑动波间的等电位线消失。②心室率极不规则，一般在 100 ~ 160 次/分之间，交感神经兴奋、甲状腺功能亢进等可加快心室率，洋地黄可延长房室结不应期而减慢心室率。③QRS 波形态基本正常，伴有室内差异性传导可增宽变形。

3. 临床表现 临床表现取决于心室率。房颤不伴快心室率时，患者可无症状；伴快心室率（＞150 次/分）时可诱发心绞痛、心力衰竭。血栓栓塞和心力衰竭是房颤最主要的并发症。房颤时心房丧失收缩功能，血液容易在心房内淤滞而形成血栓，栓子脱落可导致体循环栓塞，其中以脑动脉栓塞发生率最高。二尖瓣狭窄或脱垂伴房颤时脑栓塞的发生率更高。房颤时心房收缩功能丧失和长期心率增快可导致心力衰竭，增加死亡率。

房颤时心脏听诊示第一心音强弱不等，心律极不规则，心室率快时可出现脉搏短绌。一旦房颤患者的心室率变得规则，应考虑以下几种可能：①恢复窦性心律。②转变为房速或房扑。③发生房室交界性心动过速或室性心动过速。④如心室律变得慢而规则（30 ~ 60 次/分），提示可能出现完全性房室传导阻滞。

4. 治疗

（1）积极治疗原发病：对于某些疾病如甲亢、急性酒精中毒、药物所致的房颤，在祛除病因之后，房颤可能自行消失，也可能持续存在。

（2）恢复窦性心律：这是房颤治疗的最佳结果。只有恢复窦性心律（正常心律），才能达到完全治疗房颤的目的；所以对于任何房颤病人均应该尝试恢复窦性心律的治疗方法。可采取直流电复律或药物复律，常用和证实有效的药物有胺碘酮、伊布利特、多非利特等。射频消融可根治房颤。

（3）控制快速心室率：对于不能恢复窦性心律的房颤病人，可以应用药物减慢较快的心室率。常用药物如下。①β受体阻滞剂：是最有效、最常用的药物，可单独应用。②钙通道拮抗剂：如维拉帕米和地尔硫草也可有效用于房颤时的心室率控制，尤其对于运动状态下的心室率的控制优于地高辛，和地高辛合用的效果也优于单独使用。尤其多用于无器质性心脏病或左室收缩功能正常以及伴有慢性阻塞性肺疾病的患者。③洋地黄：一直被认为是在紧急情况下控制房颤心室率的一线用药，目前临床上多用于伴有左心衰时的心室率控制。④胺碘酮：在其他药物控制无效或禁忌时、在房颤合并心力衰竭需紧急控制心室率时可首选胺碘酮与洋地黄合用。

（4）抗凝治疗：慢性房颤患者不能恢复窦性心律，有较高的栓塞发生率。过去有栓塞史、瓣膜病、高血压、糖尿病、老年患者、左心房扩大及冠心病者发生栓塞的危险性更大。存在上述任何一种情况者均应接受抗凝治疗。口服华法林使凝血酶原时间国际标准化比率（INR）维持在 2.0~3.0，能有效预防脑卒中的发生。不宜用华法林及无以上危险因素者，可用阿司匹林 100~300mg/d；抗凝治疗时应严密监测有无出血倾向。

四、房室交界性心律失常

房室交界性心律失常包括房室交界区性期前收缩（交界早）、房室交界区性逸搏与逸搏心律、非阵发性房室交界区性心动过速、与房室交界区相关的折返性心动过速、预激综合征。与房室交界区相关的折返性心动过速或称为阵发性室上性心动过速（PSVT），简称室上速，本节重点阐述。室上速由折返机制引起者多见，以房室结内折返性心动过速最常见。室上速常无器质性心脏病表现，不同性别及年龄均可发病。

1. 心电图特征　①心率 150~250 次/分，节律规则。②QRS 波形态与时限正常，如发生室内差异性传导，QRS 波时间与形态异常。③P 波为逆行性，常埋于 QRS 波内或位于其终末部分，且两者保持固定关系。④起始突然，通常由一个房性期前收缩触发，其下传的 P-R 间期显著延长，随之出现心动过速发作。

2. 临床表现　心动过速发作呈突然发生与终止，持续时间长短不一。患者可有心悸、胸闷、焦虑、头晕，少数有晕厥、心绞痛等，症状轻重取决于发作时心室率的快速程度及持续时间，亦与原发病严重程度有关。体检心尖区第一心音强度恒定，心律绝对规则。

3. 治疗

（1）急性发作期根据患者的基础心脏情况，既往发作史，对心动过速耐受程度进行适当处理以终止发作。

①刺激迷走神经。如患者心功能正常，可先尝试刺激迷走神经的方法。诱导恶心、冰水敷面。Valsalva 动作（深吸气后屏气，再用力呼气的动作）。按摩一侧颈动脉窦或压迫一侧眼球（青光眼或高度近视者禁用）5~10 秒。可终止心动过速的发作，但停止刺激后有时又恢复原来的心率。

②药物治疗。腺苷及钙通道阻滞剂：首选腺苷 6~12mg 快速静推，起效迅速。无效者可改用维拉帕米治疗，低血压或心为衰竭者不应选用钙拮抗剂。洋地黄与β受体阻滞剂：房室结折返性心动过速伴心功能不全时首选洋地黄，其他病人已少用此药。β受体阻滞剂也能终止发作，但应注意禁忌证，如避免用于失代偿的心力衰竭、支气管哮喘患者。其他：可选用普罗帕酮 1~2mg/kg 静脉注射。

③非药物治疗：食管心房调搏术亦可有效终止发作。直流电复律可用于患者发作时伴有严重心绞痛、低血压、充血性心力衰竭表现。

（2）预防复发

①射频消融术可有效根治心动过速，应优先考虑使用。

②药物可选用洋地黄、钙通道阻滞剂及 β 受体阻滞剂。

五、室性心律失常

室性心律失常主要包括室性期前收缩、室性心动过速、心室扑动与颤动。由于室性心律失常易导致心肌收缩不协调等，相对而言对机体所造成的危害更大。

（一）室性期前收缩

室性期前收缩也称室性早搏，简称室早，是最常见的心律失常，为提早出现的、源于窦房结以外心室任何部位的异位心律。

1. 病因　正常人与各种心脏病患者均可发生室早。正常人发生室早的机会随年龄增长而增加，心肌缺血缺氧、麻醉、心肌炎等亦可发生室早。洋地黄等中毒发生严重心律失常前，常先有室早出现。另外，电解质紊乱、焦虑、过量烟酒及咖啡可为室早的诱因。

2. 心电图特征　①提前发生的宽大畸形的 QRS 波群，时限 >0.12 秒，其前无 P 波，ST－T 波与主波方向相反。②其后有完全性代偿间歇，即包含室性期前收缩在内的、前后两个下传的窦性 RR 间期，等于两个窦性 RR 间期。二联律是指每个窦性搏动后跟随一个室早；三联律是每两个正常搏动后跟随一个室早。连续两个室早称为成对室早。同一导联内室早形态相同者为单形性室早；形态不同者为多形性或多源性室早。室性期前收缩的 QRS 波群起始部落在前面的 T 波上，称为"RonT"现象。

3. 临床表现　患者可无症状，或有心悸、心前区不适和乏力等。听诊时，室早的第二心音减弱或听不到，第一心音后出现较长的停顿。患者是否有症状及症状的严重程度与期前收缩的频发程度常常不直接相关。频发性、成对出现、多源性、RonT 现象的室性期前收缩，因有进一步发展为室速甚至室颤的可能，又称为危险性室性期前收缩，应引起重视。

4. 治疗　应考虑有无器质性心脏病，是否影响心排血量以及发展为严重心律失常的可能性来决定治疗原则。

（1）无器质性心脏病：如无明显症状常无需用药治疗。如症状明显，宜做好解释，说明良性预后，消除顾虑；避免诱因如情绪紧张、劳累、吸烟、咖啡等。药物可选用镇静剂、β 受体阻滞剂、普罗帕酮、美西律等。

（2）急性心肌缺血：急性心梗初期一旦出现室早与室性心动过速，应立即静脉使用利多卡因，以防室颤发生；若患者发生窦性心动过速与室早，早期应用 β 受体阻滞剂也可能减少室颤的危险。但室颤与室早之间并无必然联系，无需预防性使用抗心律失常药。

（3）慢性心脏病变：心肌梗死后与心肌病患者常伴室早，若无禁忌证，可用 β 受体阻滞剂或胺碘酮治疗。

（二）室性心动过速

室性心动过速简称室速。

室速常发生于各种器质性心脏病患者，最常见的是冠心病急性心肌梗死。发作时间稍长，则常出现严重血流动力学的改变，心脑器官供血不足明显，因此，临床上都表现较为紧急，是心血管病常见急症之一。

1. 心电图特征　①3 个或 3 个以上的室性期前收缩连续出现。②QRS 波群宽大畸形，时限 >0.12 秒，ST－T 波与 QRS 主波方向相反。③心室率通常 100～250 次/分，节律规则或略不规则。④心房波与 QRS 无固定关系，形成房室分离，可有心室夺获和室性融合波。⑤发作通常突然开始。

2. 临床表现　临床症状的轻重与室速发作时的心室率、持续时间、基础心脏病变和心功能状况有关。发作时间 <30 秒、能自行终止的非持续性室速的患者常无症状。持续性室速（发作时间 >30 秒，需药物或电复律方能终止）常伴血流动力学障碍和心肌缺血，患者可有血压下降、少尿、晕厥、心绞痛等症状。听诊时心率轻度不规则，第一、二心音分裂。

3. 治疗　治疗原则为有器质性心脏病或有明确诱因者首先给予针对性治疗；无器质性心脏病者发生非持续性室速，如无症状或无血流动力学障碍，处理原则同室早。持续性室速发作者，无论有无器质性心脏病，都应给予治疗。兴奋迷走神经的方式大多不能终止室速的发作。

（1）急性发作期的处理：急性发作期的处理原则为终止室速发作。

①同步直流电复律：已出现低血压、休克、心绞痛、充血性心力衰竭或脑血流灌注不良等症状，应首选迅速施行电复律，但洋地黄中毒引起者不宜用电复律。

②药物治疗：血流动力学尚稳定时，可先用抗心律失常药物治疗，无效再行电复律。首选利多卡因，其他药物可选用普罗帕酮、胺碘酮、普鲁卡因胺等。

（2）预防复发：治疗原则包括治疗基础疾病和消除诱因、抗心律失常药物治疗（如 β 受体阻滞剂、胺碘酮、普罗帕酮等）、外科治疗、射频消融治疗及植入式心脏复律除颤仪（IDC）治疗等。

（三）心室扑动与心室颤动

心室扑动与心室颤动简称室扑与室颤，是致命性的心律失常，如不治疗 3～5 分钟内可致命。室扑是室颤的前奏，室颤是导致心源性猝死的常见心律失常，也是临终前循环衰竭的心律改变。引起室扑与室颤的常见原因是缺血性心脏病，如冠心病、心肌病、瓣膜病；另外，抗心律失常药特别是引起长 QT 间期延长的药物如奎尼丁、严重缺血缺氧、预激综合征合并房颤等亦可引起室扑或室颤。

1. 心电图特征

（1）室扑：无正常的 QRS－T 波群，代之以连续快速的正弦波图形，波幅大而规则，频率为 150～300 次/分。

（2）室颤：出现波形、振幅及频率均极不规则的低小波（<0.2mv），无法辨别 QRS－T 波群，频率达 200～500 次/分。

2. 临床表现　包括抽搐、意识丧失、呼吸停顿甚至死亡。听诊心音消失，测不到脉搏及血压。无泵衰竭或心源性休克的急性心肌梗死患者出现的原发性室颤，预后较佳，抢救成功率较高，复发很低。反之，非伴随急性心梗的室颤，一年内复发率高达 20%～30%。

3. 治疗　应争分夺秒进行抢救，尽快恢复有效心室收缩。抢救应遵循心肺复苏原则进行。最有效的方法是立即非同步直流电除颤，无条件电除颤的应即刻给予胸外心脏按压。

六、房室传导阻滞

房室传导阻滞是指由于生理或病理的原因，窦房结的冲动经心房传至心室的过程中，房室交界区出现部分或完全的传导阻滞。按阻滞的严重程度可将传导阻滞分三度：一度、二度为不完全性房室传导阻滞。三度为完全性传导阻滞，所有冲动都不能传导至心室。

1. 病因

（1）正常人或运动员可发生莫氏 I 型（文氏型）房室阻滞，夜间多见，与迷走神经张力增高有关。

（2）器质性心脏病：是房室传导阻滞最常见的病因，如高血压性心脏病、冠心病、心脏瓣膜病。

（3）其他：心脏手术、电解质紊乱、药物中毒、甲状腺功能低下等都是房室阻滞的病因。

2. 心电图特征

（1）一度房室传导阻滞：一度房室传导阻滞仅有房室传导时间的延长，时间 > 0.20 秒，无 QRS 波群脱落。

（2）二度房室传导阻滞

① I 型：又名文氏阻滞，较常见，极少发展为三度房室传导阻滞。心电图表现为：P - R 间期进行性延长，直至一个 P 波受阻不能下传心室。包含受阻 P 波在内的 R - R 间期小于正常窦性 PP 间期的两倍。QRS 波群大多正常。最常见的房室传导比例为 3：3 或 5：4。

② II 型：又称莫氏现象，易转变成三度房室传导阻滞。心电图特征为：下传的搏动中，P - R 间期固定不变，时限可正常亦可延长。有间歇性 QRS 波群脱落，常呈 2：1 或 3：1。QRS 波形态正常，则阻滞可能位于房室结内。

PR 间期逐渐延长，直至 P 波后的 QRS 波脱落，出现长间歇，为文氏型传导阻滞。P 波规律出现，PR 间期固定，P 波与 QRS 波之比为 2：1～3：2，为莫氏 II 型房室传导阻滞。

（3）三度房室传导阻滞：心电图特征如下。①心房和心室的激动各自独立，互不相关。②心房率快于心室率，心房冲动来自窦房结或异位心房节律。③心室起搏点通常在阻滞部位以下，如为希氏束及其近邻，则频率 40～60 次/分，QRS 波正常；如位于室内传导系统的远端，则心室率在 40 次/分以下，QRS 波增宽。

3. 临床表现　一度房室传导阻滞的患者常无症状。二度房室传导阻滞可有心悸，也可无症状。三度房室阻滞的症状取决于心室率快慢与原发病变，可有疲倦、乏力、头晕，甚至晕厥、心肌缺血和心力衰竭的表现。突发的三度房室传导阻滞常因心室率过慢导致急性脑缺血，患者可出现意识丧失、甚至抽搐等症状，称为阿 - 斯综合征，严重者可发生猝死。

听诊时，一度房室传导阻滞可有第一心音减弱；二度房室传导阻滞文氏型可有第一心音逐渐减弱，并有心搏脱落；莫氏型有间歇性心搏脱落，但第一心音强度恒定。三度房室传导阻滞的第一心音强度经常变化，可闻及大炮音，心率多在 40～60 次/分，伴有低血压。

4. 治疗　针对不同病因、不同阻滞程度及症状轻重进行不同的治疗。

（1）一度与二度 I 型房室阻滞：心室率不太慢，故无需特殊治疗。

（2）二度 II 型与三度房室阻滞：心室率显著减慢，伴有明显症状与血流动力学障碍，甚至出现阿 - 斯综合征，应及时提高心室率。

①药物治疗：阿托品（0.5～2.0mg，静脉注射），适用于房室结阻滞的患者。异丙肾上腺素（1～4μg/min，静脉滴注）适用于任何部位的房室阻滞，但急性心肌梗死患者易产生严重室性心律失常，故此类患者应慎用。上述药物不应长期使用。

②心脏起搏治疗：心室率低于40次/分，症状严重，特别是有阿–斯综合征发作者，应首选临时或埋藏式心脏起搏治疗。

七、心律失常患者的护理

（一）主要护理诊断/问题

1. 活动无耐力　与心律失常导致心排血量减少有关。

2. 焦虑/恐惧　与疾病带来的不适感、意识到自己的病情较重及不适应监护室气氛等有关。

3. 潜在的并发症　猝死。

4. 有受伤的危险　与心律失常引起的头晕及晕厥有关。

（二）护理措施

1. 病情观察

（1）心电监护：密切监测患者的血压、脉搏及呼吸的变化。应注意有无引起猝死的严重心律失常征兆如频发性、多源性或成对室早、室速，密切监测高度房室传导阻滞、病窦综合征等患者的心室率。发现上述情况应立即汇报医师处理，同时做好抢救准备。

（2）组织灌注不足的征象：倾听患者的主诉，观察患者的神志、面色、四肢末梢循环的变化，同时监测尿量。对行房颤电复律的患者，应注意有无栓塞征象的出现。

2. 休息与活动　功能性或轻度器质性心律失常且血流动力学改变不大的患者，应注意劳逸结合，可维持正常工作和生活，积极参加体育锻炼，以改善自主神经功能。血流动力学不稳定的患者应绝对卧床休息，以减少心肌耗氧量，降低交感神经活性。协助做好生活护理，保持大便通畅，避免和减少不良刺激。

3. 饮食护理　食物宜清淡、低脂、富纤维素及含钾丰富，少食多餐，避免饱食。合并心衰者应限制钠盐的摄入；鼓励进食含钾丰富的食物，避免低血钾诱发心律失常；鼓励多食纤维素丰富的食物，以保持大便通畅；戒烟酒，避免食用刺激性强的食物和咖啡、浓茶等。

4. 对症护理

（1）心悸：各种原因引起的心律失常均可导致心悸。①告诫患者保持情绪稳定，避免不良刺激与诱发因素。②症状明显时尽量避免左侧卧位，因该卧位时患者感觉到心脏搏动而使不适感加重。③伴呼吸困难、发绀时，给予2～4L/min氧气吸入，必要时遵医嘱服用β受体阻滞剂等药物。④做好基础心脏病的护理工作，因多数严重心悸患者的心律失常均存在基础心脏病。

（2）眩晕、晕厥：该病多为骤发，严重心律失常造成长时间心脏停搏或无有效的心排血量是心源性晕厥的最常见病因。常历时短暂，多在1～2分钟内恢复。

①避免诱因：嘱患者避免剧烈活动、情绪激动或紧张、快速改变体位以及屏气动作等。

②一旦出现眩晕、晕厥症状。应立即使患者平卧位，保持气道通畅。检查患者有无呼吸和脉搏，如无，则应立即叩击心前区1～2次，作体外心脏按压，并尽早电击除颤。建立静

脉通道。给予氧气吸入。

（3）阿-斯综合征和猝死

①加强心律失常高危患者的评估与监护，如冠心病、心力衰竭、心肌病、心肌炎、药物中毒、电解质紊乱和低氧血症、酸碱失衡。

②避免诱因：情绪创伤、劳累、寒冷、失眠、排便用力等是诱发猝死的因素，护士应正确指导患者的休息和活动，注意心理疏导，保持安静、舒适的生活环境，减少干扰，以降低猝死的发生率。

③当患者发生较严重心律失常时：绝对卧床休息，保持情绪稳定。给予鼻导管吸氧，持续心电监护，建立静脉通路并保持通畅。准备好抗心律失常的药物、抢救药品、除颤仪、临时起搏器等，随时做好抢救准备。对于突然发生室扑或室颤的患者，立即行非同步直流电除颤。

5.用药、安置起搏器及心脏电复律的护理

（1）用药护理：①正确、准确使用抗心律失常药，口服药应按时按量服用；静脉注射速度应缓慢（腺苷除外），宜5~15分钟内注完；滴注药物可用输液泵调节速度。用药过程中及用药后要注意观察患者心律、心率、血压、呼吸及意识状况，以判断疗效。②观察药物不良反应（表7-1）。

表7-1　常用抗心律失常药物的适应证及不良反应

药名	适应证	不良反应
奎尼丁	房性与室性期前收缩；各种快速性心动过速；心房颤动和扑动；预防上述心律失常复发。	1. 消化道症状：厌食、呕吐、恶心、腹泻、腹痛等。血液系统症状：溶血性贫血、血小板减少。 2. 心脏方面：窦性停搏、房室阻滞、QT间期延长与尖端扭转性室速、晕厥、低血压。 3. 其他：视听觉障碍、意识模糊、皮疹、发热。
普鲁卡因胺		1. 心脏方面：中毒浓度抑制心肌收缩力，低血压、传导阻滞与QT间期延长及多形性室速。 2. 胃肠道反应较奎尼丁少见，中枢神经系统反应较利多卡因少见。 3. 其他：可见发热、粒细胞减少症；药物性狼疮。
利多卡因	急性心肌梗死或复发性室性快速性心律失常；心室颤动复苏后防止复发。	1. 神经系统方面：眩晕、感觉异常、意识模糊、谵妄、昏迷。 2. 心脏方面：少数可引起窦房结抑制，房室传导阻滞。
美西律	急、慢性室性快速性心律失常（特别是QT间期延长者）；常用于小儿先天性心脏病及室性心律失常。	1. 心脏方面：低血压（发生于静脉注射时）、心动过缓。 2. 其他：呕吐、恶心、运动失调、震颤、步态障碍、皮疹。
普罗帕酮	室性期前收缩；各种类型室上性心动过速，难治性、致命性室速。	1. 心脏方面：窦房结抑制、房室传导阻滞、加重心力衰竭。 2. 其他：眩晕、味觉障碍、视力模糊、胃肠道不适；可能加重支气管痉挛。

药名	适应证	不良反应
β受体阻滞剂	甲状腺功能亢进、嗜铬细胞瘤、麻醉、运动与精神诱发的心律失常；房颤与房扑时减慢心室率；室上性心动过速；洋地黄中毒引起的心动过速、期前收缩等；长QT间期延长综合征；心肌梗死后。	1. 心脏方面：低血压、心动过缓、充血性心力衰竭、心绞痛病人突然撤药引起症状加重、心律失常、急性心肌梗死。 2. 其他：加剧哮喘与慢性阻塞性肺疾病；间歇性跛行、雷诺现象、精神抑郁；糖尿病人可能出现低血糖、乏力。
胺碘酮	各种快速心律失常；肥厚性心肌病，心肌梗死后室性心律失常、复苏后预防室性心律失常复发。	1. 最严重心外毒性为肺纤维化；转氨酶升高；光过敏，角膜色素沉着；甲状腺功能亢进或减退；胃肠道反应。 2. 心脏方面：心动过缓，致心律失常作用少。
维拉帕米	各种折返性室上性心动过速；房颤与房扑时减慢心室率，某些特殊类型的室速。	1. 增加地高辛浓度。 2. 心脏方面：低血压、心动过缓、房室阻滞、心搏停顿。禁用于严重心力衰竭、严重房室传导阻滞、房室旁路前传的房颤、严重窦房结病变、室性心动过速、心源性休克。
腺苷	折返环中含有房室结的折返性心动过速的首选药；心力衰竭、严重低血压适用。	潮红，短暂的呼吸困难、胸部压迫感（1分钟左右），可有短暂的窦性停搏、室性期前收缩或短阵室性心动过速。

（2）安置起搏器及心脏电复律的护理。

6. 心理护理　经常与患者交流，倾听心理感受，给予必要的解释与安慰，加强巡视。鼓励家属安慰患者，酌情增减家属探视时间。

（三）健康教育

心律失常的预后取决于有无器质性心脏病及心律失常的类型、严重程度。健康教育主要体现在以下几个方面。

1. 疾病知识宣教　向患者讲解心律失常的病因、诱因、临床表现及防治知识。教会患者及家属自测脉搏和心律，每天1次，每次1分钟，并做好记录。积极治疗原发病，遵医嘱服用抗心律失常药，不可自行增减或停药，同时注意药物的副作用。有晕厥史的患者应避免从事驾驶、高空作业等危险工作，出现头晕等脑缺血症状时，应立即平卧，下肢适当抬高。教会家属心肺复苏术，以备急用。

2. 避免诱因　注意休息，劳逸结合，情绪稳定，防止增加心脏负担。无器质性心脏病的患者应积极参与体育锻炼，改善自主神经功能。有器质性心脏病的患者根据心功能情况酌情活动。快速型心律失常患者应戒烟酒、避免摄入刺激性食物，如咖啡、浓茶、槟榔等；心动过缓者应避免屏气用力动作，如用力排便，以免兴奋迷走神经而加重心动过缓。

3. 及时就诊　①脉搏过缓，少于60次/分，并有头晕、目眩或黑矇。②脉搏过快，超过100次/分，休息及情绪稳定时仍不减慢。③脉律不齐，有漏搏、期前收缩超过5次/分。④原来整齐的脉搏出现脉搏忽强忽弱、忽快忽慢。⑤应用抗心律失常药物后出现不良反应。

4. 定期门诊复查ECG。

（李丹阳）

第三节 冠状动脉硬化性心脏病

冠状动脉粥样硬化性心脏病是冠状动脉粥样硬化后造成管腔狭窄、阻塞和（或）冠状动脉功能性痉挛，导致心肌缺血、缺氧引起的心脏病，简称冠心病，又称缺血性心脏病，是动脉硬化引起器官病变的最常见类型，也是严重危害人们健康的常见病。本病发病多在 40 岁以后，早期男性发病率多于女性。

根据本病的病理解剖和病理生理变化的不同和临床表现特点，1979 年世界卫生组织将冠状动脉粥样硬化性心脏病分为：隐匿型冠心病、心绞痛型冠心病、心肌梗死型冠心病、缺血性心肌病及猝死型冠心病五种临床类型。

近年来临床专家将冠状动脉粥样硬化性心脏病分为急性冠状动脉综合征和慢性缺血综合征两大类。急性冠状动脉综合征类型中包括不稳定型心绞痛、非 ST 段抬高性心肌梗死、ST 抬高性心肌梗死、猝死型冠心病。慢性缺血综合征类型中包括稳定型心绞痛、冠状动脉正常的心绞痛（X 综合征）、无症状性心肌缺血、缺血性心肌病。

一、心绞痛

心绞痛临床分型分为稳定型心绞痛和不稳定型心绞痛。稳定型心绞痛是指在冠状动脉粥样硬化的基础上，由于心肌负荷增加，发生冠状动脉供血不足，导致心肌急剧暂时的缺血、缺氧所引起的临床综合征。

（一）病因与发病机制

当冠状动脉的供血与心肌需血量之间发生矛盾时，冠状动脉血流量不能满足心肌细胞代谢需要，造成心肌暂时的出现缺血、缺氧，心肌在缺血、缺氧情况下产生的代谢产物，刺激心脏内的传入神经末梢，颈$_{1~5}$胸交感神经节和相应的脊髓段，传入大脑，再与自主神经进入水平相同脊髓段的脊神经所分布的区域，即胸骨后、胸骨下段、上腹部、左肩、左臂前内侧与小指，产生疼痛感觉。由于心绞痛不是躯体神经传入，因此不能准确定位，常不是锐痛。

正常心肌耗氧的多少主要取决心肌张力、心肌收缩强度、心率，因此常用"心率×收缩压"，作为评估心肌耗氧的指标。心肌能量的产生需要心肌细胞将血液中大量的氧摄入，因此，当氧供需增加的时候，就难从血液中摄入更多的氧，只能增加冠状动脉的血流量提供。在正常情况下，冠状动脉血流量是随机体生理需要而变化，在剧烈体力活动、缺氧等情况时，冠状动脉就要扩张，使血流量增加，满足机体需要。

当冠状动脉粥样硬化所致的冠脉管腔狭窄和（或）部分分支闭塞时，冠状动脉扩张能力减弱，血流量减少，对心肌供血处于相对固定状态，一般休息状态可以无症状。当心脏负荷突然增加时，如劳累、情绪激动等，使心肌张力增加、心肌收缩力增加、心率增快，都可以引起心肌耗氧量增加，冠状动脉不能相应扩张以满足心肌需血量，引起心绞痛发作。另外如主动脉瓣膜病变、严重贫血、肥厚型心肌病等，由于血液携带氧的能力降低或是肥厚的心肌使心肌耗氧增加，或是心排血量过低/舒张压过低，均可造成心肌氧的供需失衡，心肌缺血、缺氧，引发心绞痛。各种原因引起冠状动脉痉挛，不能满足心肌需血量，亦可引发心绞痛。

稳定型心绞痛常发生于劳累、激动的当时，典型心绞痛在相似的情况下可重复出现，但是同样的诱因情况，可以只是在早晨而不在下午出现心绞痛，提示与早晨交感神经兴奋性增高等昼夜节律变化有关。当发作的规律有变化或诱因强度降低仍诱发心绞痛发作，常提示病人发生不稳定型心绞痛。

（二）临床表现

1. 症状　阵发性胸痛或心前区不适是典型心绞痛的特点。

（1）疼痛部位：胸骨体中上段、胸骨后可波及心前区，甚至整个前胸，边界表达不清。可放射至左肩、左臂内侧，甚至可达左手环指和小指，也可向上放射可至颈、咽部和下颊部，也可放射至上腹部甚至下腹部。

（2）疼痛性质：常为压迫感、发闷、紧缩感也可为烧灼感，偶可伴有濒死、恐惧感。病人可因疼痛而被迫停止原来的活动，直至症状缓解。

（3）持续时间：1~5分钟，一般不超过15分钟。

（4）缓解方式：休息或含服硝酸甘油后几分钟内缓解。

（5）发作频率：发作频率不固定，可数天或数周发作1次，也可1天内多次发作。

（6）诱发因素：有体力劳动、情绪激动、饱餐、寒冷、吸烟、休克等情况。

2. 体征　发作时可有心率增快，暂时血压升高。有时出现第四或第三心音奔马律。也可有心尖部暂时性收缩期杂音，出现交替脉。

（三）辅助检查

1. 心电图检查　心电图检查是发现心肌缺血，诊断心绞痛最常用的检查方法。

（1）静息心电图检查：缓解期可无任何表现。心绞痛发作期特征性的心电图可见ST段压低 >0.1mV，T波低平或倒置，ST段改变比T波改变更具有特异性。少部分病人发作时有低平、倒置的T波变为直立，也可以诊断心肌缺血。T波改变对于心肌缺血诊断的特异性不如ST段改变，但发作时的心电图与发作前的心电图进行比较有明显差别，而且发作之后心电图有所恢复，有时具有诊断意义。

部分病人发作时可出现各种心律失常，最常见的是左束支传导阻滞和左前分支传导阻滞。

（2）心电图负荷试验：心电图负荷试验是最常用的运动负荷试验。心绞痛病人在运动中出现典型心绞痛，心电图有ST段水平型或下斜型压低 ≥0.1mV，持续2分钟即为运动负荷试验阳性。

2. 超声心动图　缓解期可无异常表现，心绞痛发作时可发现节段性室壁运动异常，可有一过性心室收缩、舒张功能障碍的表现。

超声心动图负荷试验是诊断冠心病的方法之一，敏感性和特异性高于心电图负荷试验，可以识别心肌缺血的范围和程度。

3. 放射性核素检查　^{201}TI（铊）静息和负荷心肌灌注显像，在静息状态可以见到心肌梗死后瘢痕部位的铊灌注缺损的显像。负荷心肌灌注显像是在运动诱发心肌缺血时，显示出冠状动脉供血不足而导致的灌注缺损。

4. 冠状动脉造影　冠状动脉造影目前是诊断冠心病的金标准。可发现冠状动脉系统病变的范围和程度，当管腔直径缩小75%以上时，将严重影响心肌供血。

（四）治疗

心绞痛治疗的主要目的，一是预防心肌梗死及猝死，改善预后；二是减轻症状，提高生活质量。

1. 心绞痛发作期治疗

（1）休息：发作时立刻休息，一般在停止活动后 3～5 分钟症状即可消失。

（2）应用硝酸酯类药物：硝酸酯类药物是最有效、作用最快终止心绞痛发作的药物，如舌下含化硝酸甘油 0.3～0.6mg，1～2 分钟开始起效，作用持续 30 分钟左右，或舌下含化硝酸异山梨酯 5～10mg，2～5 分钟起效，作用持续 2～3 小时。

2. 缓解期治疗

（1）去除诱因：尽量避免已确知的诱发因素，保持体力活动，调整活动量，避免过度劳累；保持平和心态，避免心情紧张、情绪激动；调整饮食结构，严禁烟酒，避免饱餐。

控制血压，将血压控制在 130/80mmHg 以下；改善生活方式，控制体重；积极治疗糖尿病，控制糖化血红蛋白≤7%。

（2）应用硝酸酯制剂：硝酸酯制剂可以扩张容量血管，减少静脉回流，同时对动脉也有轻度扩张，降低心脏后负荷，进而降低心肌耗氧量。硝酸酯制剂可以扩张冠状动脉，增加心肌供血，改善需血氧与供血氧的矛盾，缓解心绞痛症状。

①硝酸甘油：舌下含服，起效快，常用于缓解心绞痛发作。

②硝酸甘油气雾剂：也常可用于缓解心绞痛发作，作用方式如同舌下含片。

③2% 硝酸甘油贴剂：适用于预防心绞痛发作，贴在胸前或上臂，缓慢吸收。

④二硝酸异山梨酯：二硝酸异山梨酯口服，每次 5～20mg，3 次/天，服用后 30 分钟起效，作用维持 3～5 小时。舌下含服 2～5 分钟起效，每次可用 5～10mg，维持时间为 2～3 小时。

硝酸酯制剂不良反应有头晕、头部跳痛感、面红、心悸等，静脉给药还可有血压下降。硝酸酯制剂持续应用可以产生耐药性。

（3）应用 β 受体阻滞药：β 受体阻滞药是冠心病二级预防的首选药，应终身服用。如普萘洛尔、阿替洛尔、美托洛尔等。使用剂量应个体化，在治疗过程中以清醒时静息心率不低于 50 次/分为宜。从小剂量开始，逐渐增加剂量，以达到缓解症状，改善预后目的。如果必须停药应逐渐减量，避免突然停药引起症状反跳，甚至诱发急性心肌梗死。对于心动过缓、房室传导阻滞病人不宜使用。慢性阻塞性肺疾病、支气管哮喘、心力衰竭、外周血管病患者均应慎用。

（4）应用钙离子拮抗药：钙离子拮抗药抑制心肌收缩，扩张周围血管，降低动脉压，降低心脏后负荷，减少心肌耗氧量。还可以扩张冠状动脉，缓解冠状动脉痉挛，改善心内膜下心肌的供血。临床常用制剂有硝苯地平、地尔硫䓬等。

常见不良反应有胫前水肿、面色潮红、头痛、便秘、嗜睡、心动过缓、房室传导阻滞等。

（5）应用抑制血小板聚集的药物：冠状动脉内血栓形成是急性冠心病事件发生的主要特点，抑制血小板功能对于预防事件、降低心血管死亡具有重要意义。临床常用肠溶阿司匹林 75～150mg/d，主要不良反应是胃肠道症状，严重程度与药物剂量有关，引发消化道出血的年发生率为 1‰～2‰。如有消化道症状及不能耐受、过敏、出血等情况，可应用氯吡格雷和质子泵抑制药如奥美拉唑，替代阿司匹林。

（五）护理

1. 一般护理 发作时应立即休息，同时舌下含服硝酸甘油。缓解期可适当活动，避免剧烈运动，保持情绪稳定。秋、冬季外出应注意保暖。对吸烟病人应鼓励戒烟，以免加重心肌缺氧。

2. 病情观察 了解病人发生心绞痛的诱因，发作时疼痛的部位、性质、持续时间、缓解方式、伴随症状等。发作时应尽可能描记心电图，以明确心肌供血情况。如症状变化应警惕急性心肌梗死的发生。

3. 用药护理 应用硝酸甘油时，嘱咐病人舌下含服，或嚼碎后含服，应在舌下保留一些唾液，以利于药物迅速溶解而吸收。含药后应平卧，以防低血压的发生。服用硝酸酯类药物后常有头胀、面红、头晕、心悸等血管扩张的表现，一般持续用药数天后可自行好转。对于心绞痛发作频繁或含服硝酸甘油效果不好的病人，可静脉滴注硝酸甘油，但注意滴速，需监测血压、心率变化，以免造成血压降低。青光眼、低血压者禁忌。

4. 饮食护理 给予低热量、低脂肪、低胆固醇、少糖、少盐、适量蛋白质、丰富的维生素饮食，宜少食多餐，不饮浓茶、咖啡，避免辛辣刺激性食物。

5. 健康教育

（1）饮食指导：告诉病人宜摄入低热量、低动物脂肪、低胆固醇、少糖、少盐、适量蛋白质食物，饮食中应有适量的纤维素和丰富的维生素，宜少食多餐，不宜过饱，不饮浓茶、咖啡，避免辛辣刺激性食物。肥胖者控制体重。

（2）预防疼痛：寒冷可使冠状动脉收缩，加重心肌缺血，故冬季外出应注意保暖。告诉病人洗澡不要在饱餐或饥饿时进行，洗澡水温不要过冷或过热，时间不宜过长，不要锁门，以防意外。有吸烟习惯的病人应戒烟，因为吸烟产生的一氧化碳影响氧合，加重心肌缺氧，引发心绞痛。

（3）活动与休息：合理安排活动和休息缓解期可适当活动，但应避免剧烈运动（如快速登楼、追赶汽车），保持情绪稳定，避免过劳。

（4）定期复查：定期检查心电图、血脂、血糖情况，积极治疗高血压、控制血糖和血脂。如出现不适疼痛加重，用药效果不好，应到医院就诊。

（5）按医嘱服药：平时要随身携带保健药盒（内有保存在深色瓶中的硝酸甘油等药物）以备急用，并注意定期更换。学会自我监测药物的不良反应，自测脉率、血压，密切观察心率血压变化，如发现心动过缓应到医院调整药物。

二、急性心肌梗死

急性心肌梗死是在冠状动脉硬化的基础上，冠状动脉血供应急剧减少或中断，使相应的心肌发生严重持久的缺血导致心肌坏死。临床表现为持久的胸前区疼痛、发热、血白细胞计数增多、血清心肌坏死标记物增多和心电图进行变化，还可发生心律失常、休克或心力衰竭三大并发症，亦属于急性冠状动脉综合征的严重类型。

（一）病因与发病机制

基本病因是冠状动脉粥样硬化，造成一支或多支血管狭窄，在侧支循环未建立时，使心肌供血不足。也有极少数病人由于冠状动脉栓塞、炎症、畸形、痉挛和冠状动脉口阻塞为基本病因。

在冠状动脉严重狭窄的基础上，一旦心肌需血量猛增或冠状动脉血供锐减，使心肌缺血达 20~30 分钟或以上，即可发生急性心肌梗死。

研究证明，多数心肌梗死是由于粥样斑块破溃、出血、管腔内血栓形成，使管腔闭塞。还有部分病人是由于冠状动脉粥样斑块内或其下出血或血管持续痉挛，也可使冠状动脉完全闭塞。

促使粥样斑块破裂、出血、血栓形成的诱因有：①机体交感神经活动增高，应激反应性增强，心肌收缩力加强、心率加快、血压增高。②饱餐，特别在食用大量脂肪后，使血脂升高，血黏稠度增高。③剧烈活动、情绪过分紧张或过分激动、用力排便或血压突然升高，均可使左心室负荷加重。④脱水、出血、手术、休克或严重心律失常，可使心排血量减少，冠状动脉灌注减少。

急性心肌梗死发生并发症，均可使冠状动脉灌注量进一步降低，心肌坏死范围扩大。

（二）临床表现

1. 先兆表现　50% 以上的病人发病数日或数周前有胸闷、心悸、乏力、恶心、大汗、烦躁、血压波动、心律失常、心绞痛等前驱症状。以新发生的心绞痛，或原有心绞痛发作频繁且程度加重、持续时间长、服用硝酸甘油效果不好为常见。

2. 主要症状

（1）疼痛：为最早、最突出的症状，其性质和部位与心绞痛相似，但程度更剧烈，伴有烦躁、大汗、濒死感。一般无明显的诱因，疼痛可持续数小时或数天，经休息和含服硝酸甘油无效。少数病人症状不典型，疼痛可位于上腹部或颈背部，甚至无疼痛表现。

（2）全身症状：一般在发生疼痛 24~48 小时或以后，出现发热、心动过速。一般发热体温在 38℃左右，多在 1 周内恢复正常。可有胃肠道症状如恶心、呕吐、上腹胀痛，重者可有呃逆。

（3）心律失常：有 75%~95% 的病人发生心律失常，多发生于病后 1~2 天，前 24 小时内发生率最高，以室性心律失常最多见，如频发室性期前收缩，成对出现或呈短阵室性心动过速，常是出现室颤先兆。室颤是急性心肌梗死早期病人死亡的主要原因。

（4）心源性休克：疼痛时常见血压下降，如疼痛缓解时，收缩压 < 80mmHg（10.7kPa），同时伴有烦躁不安、面色苍白或发绀、皮肤湿冷、脉搏细速、尿量减少、反应迟钝，则为休克表现，约 20% 的病人常于心肌梗死后数小时至 1 周内发生。

（5）心力衰竭：约 50% 的病人在起病最初几天，疼痛或休克好转后，出现呼吸困难、咳嗽、发绀、烦躁等左侧心力衰竭的表现，重者可发生急性肺水肿，随后可出现颈静脉怒张、肝大、水肿等右侧心力衰竭的表现。右心室心肌梗死病人可发病开始即可出现右侧心力衰竭表现，同时伴有血压下降。

3. 体征　多数病人心率增快，但也有少数病人心率变慢，心尖部第一心音减低，出现第三、四心音奔马律。有 10%~20% 的病人在发病的 2~3 天，由于反应性纤维性心包炎，可出现心包摩擦音。可有各种心律失常。

除极早期血压可增高外，随之几乎所有病人血压下降，发病前高血压病人血压可降至正常，而且多数病人不再恢复起病前血压水平。

可有与心律失常、休克、心力衰竭相关体征。

4. 其他并发症 乳头肌功能不全或断裂、心室壁瘤、栓塞、心脏破裂、心肌梗死后综合征等。

（三）辅助检查

1. 心电图改变

（1）特征性改变：①面向坏死区的导联，出现宽而深的异常 Q 波。②在面向坏死区周围损伤区的导联，出现 ST 段抬高呈弓背向上。③在面向损伤区周围心肌缺氧区的导联，出现 T 波倒置。④在背向心肌梗死的导联则出现 R 波增高、ST 段压低、T 波直立并增高。

（2）动态性改变：起病数小时后 ST 段弓背向上抬高，与直立的 T 波连接成单向曲线；2 天内出现病理性 Q 波，R 波减低；数日后 ST 段恢复至基线水平，T 波低平、倒置或双向；数周后 T 波可倒置，病理性 Q 波永久遗留。

2. 实验室检查

（1）肌红蛋白：肌红蛋白敏感性高但特异性不高，起病后 2 小时内升高，12 小时内达到高峰，24～48 小时恢复正常。

（2）肌钙蛋白：肌钙蛋白 I 或肌钙蛋白 T 起病后 3～4 小时升高。肌钙蛋白 I 11～24 小时达到高峰，7～10 天恢复正常。肌钙蛋白 T 24～48 小时达到高峰，10～14 天恢复正常。

这些心肌结构蛋白含量增加是诊断心肌梗死的敏感指标。

（3）血清心肌酶：出现肌酸激酶同工酶 CK－MB、磷酸肌酸激酶、门冬氨酸氨基转移酶、乳酸脱氢酶升高，其中磷酸肌酸激酶是出现最早、恢复最早的酶，肌酸激酶同工酶 CK－MB 诊断敏感性和特异性均极高，起病 4 小时内增高，16～24 小时达到高峰，3～4 天恢复正常。增高程度与梗死的范围呈正相关，其高峰出现时间是否提前有助于判断溶栓治疗是否成功。

（4）血细胞：发病 24～48 小时后白细胞升高（10～20）×10^9/L，中性粒细胞增多，嗜酸性粒细胞减少；红细胞沉降率增快；C 反应蛋白增高。

（四）治疗

急性心肌梗死治疗原则是尽快恢复心肌血流灌注，挽救心肌，缩小心肌缺血范围，防止梗死面积扩大，保护和维持心功能，及时处理各种并发症。

1. 一般治疗

（1）休息：急性期卧床休息 12 小时，若无并发症，24 小时内应鼓励病人床上活动肢体，第 3 天可床边活动，第 4 天起逐步增加活动量，1 周内可达到每日 3 次步行 100～150m。

（2）监护：急性期进行心电图、血压、呼吸监护，密切观察生命体征变化和心功能变化。

（3）吸氧：急性期持续吸氧 4～6L/min，如发生急性肺水肿，按其处理原则处理。

（4）抗凝治疗：无禁忌证病人嚼服肠溶阿司匹林 150～300mg，连服 3 天，以后改为 75～150mg/d，长期服用。

2. 解除疼痛 哌替啶 50～100mg 肌内注射或吗啡 5～10mg 皮下注射，必要时 1～2 小时可重复使用 1 次，以后每 4～6 小时重复使用，用药期间要注意防止呼吸抑制。疼痛轻的病人可应用可待因或罂粟碱 30～60mg 肌内注射或口服。也可用硝酸甘油静脉滴注，但需注意心率、血压变化，防止心率增快、血压下降。

3. 心肌再灌注　心肌再灌注是一种积极治疗措施，应在发病 12 小时内，最好在 3~6 小时进行，使冠状动脉再通，心肌再灌注，使濒临坏死的心肌得以存活，坏死范围缩小，减轻梗死后心肌重塑，改善预后。

（1）经皮冠状动脉介入治疗（PCI）：实施 PCI 首先要有具备实施介入治疗条件，并建立急性心肌梗死急救的绿色通道，病人到院明确诊断之后，即要对病人给予常规治疗，又要做好术前准备的同时将病人送入心导管室。

①直接 PCI 适应证：ST 段抬高和新出现左束支传导阻滞。ST 段抬高性心肌梗死并发休克。非 ST 段抬高性心肌梗死，但梗死的动脉严重狭窄。有溶栓禁忌证，又适宜再灌注治疗的病人。

注意事项：a. 发病 12 小时以上病人不宜实施 PCI。b. 对非梗死相关的动脉不宜实施 PCI。c. 心源性休克需先行主动脉球囊反搏术，待血压稳定后方可实施 PCI。

②补救 PCI：对于溶栓治疗后仍有胸痛，抬高的 ST 段降低不明显，应实施补救 PCI。

③溶栓治疗再通后 PCI：溶栓治疗再通后，在 7~10 天行冠状动脉造影，对残留的狭窄血管并适宜的行 PCI，可进行 PCI。

（2）溶栓疗法：对于由于各种原因没有进行介入治疗的病人，在无禁忌证情况下，可尽早行溶栓治疗。

①适应证。溶栓疗法适应证有：2 个以上（包括两个）导联 ST 段抬高或急性心肌梗死伴左束支传导阻滞，发病 <12 小时，年龄 <75 岁。ST 段抬高明显心肌梗死病人，>75 岁。ST 段抬高性心肌梗死发病已达 12~24 小时，但仍有胸痛、广泛 ST 段抬高者。

②禁忌证。溶栓疗法禁忌证有：既往病史中有出血性脑卒中。近 1 年内有过缺血性脑卒中、脑血管病。颅内肿瘤。近 1 个月有过内脏出血或已知出血倾向。正在使用抗凝药。近 1 个月有创伤史、>10 分钟的心肺复苏；近 3 周来有外科手术史；近 2 周内有在不能压迫部位的大血管穿刺术。未控制高血压 >180/110mmHg。未排除主动脉夹层。

③常用溶栓药物。尿激酶（UK）在 30 分钟内静脉滴注 150 万~200 万 U；链激酶（SK）、重组链激酶（rSK）在 1 小时内静脉滴注 150 万 U。应用链激酶须注意有无过敏反应，如寒战、发热等。重组组织型纤溶酶原激活药（rt-PA）在 90 分钟内静脉给药 100mg，先静脉注射 15mg，继而在 30 分钟内静脉滴注 50mg，随后 60 分钟内静脉滴注 35mg。另外，在用 rt-PA 前后均需静脉滴注肝素，应用 rt-PA 前需用肝素 5 000U，用 rt-PA 后每小时静脉滴注肝素 700~1 000U，持续使用 2 天。之后 3~5 天，每 12 小时皮下注射肝素 7 500U 或使用低分子肝素。

血栓溶解指标：a. 抬高的 ST 段 2 小时内回落 50%。b. 2 小时内胸痛消失。c. 2 小时内出现再灌注性心律失常。d. 血清 CK-MB 酶峰值提前出现。

4. 心律失常处理　室性心律失常常可引起猝死，应立即处理，首选给予利多卡因静脉注射，反复出现可使用胺碘酮治疗，发生室颤时立即实施电复律；对房室传导阻滞，可用阿托品、异丙肾上腺素等药物，严重者需安装人工心脏起搏器。

5. 控制休克　补充血容量，应用升压药物及血管扩张药，纠正酸碱平衡紊乱。如处理无效时，应选用在主动脉内球囊反搏术的支持下，积极行经皮冠状动脉成形术或支架置入术。

6. 治疗心力衰竭 主要是治疗急性左侧心力衰竭。急性心肌梗死 24 小时内禁止使用洋地黄制剂。

7. 二级预防 预防动脉粥样硬化、冠心病的措施属于一级预防，对于已经患有冠心病、心肌梗死病人预防再次梗死，防止发生心血管事件的措施属于二级预防。

二级预防措施有：①应用阿司匹林或氯吡格雷等药物，抗血小板集聚。应用硝酸酯类药物，抗心绞痛治疗。②预防心律失常，减轻心脏负荷。控制血压在 140/90mmHg 以下，合并糖尿病或慢性肾功能不全应控制在 130/80mmHg 以下。③戒烟、控制血脂。④控制饮食，治疗糖尿病，糖化血红蛋白应低于 7%，体重指数应控制在标准体重之内。⑤对病人及家属要普及冠心病相关知识教育，鼓励病人有计划、适当地运动。

（五）护理

1. 身心休息 急性期绝对卧床，减少心肌耗氧，避免诱因。保持安静，减少探视避免不良刺激，保证睡眠。陪伴和安慰病人，操作熟练，有条不紊，理解并鼓励病人表达恐惧。

2. 改善活动耐力 改善活动耐力，帮助病人制订逐渐活动计划。对于有固定时间和情境出现疼痛的病人，可预防性给药。若病人在活动后出现呼吸加快或困难、脉搏过快或停止后 3 分钟未恢复，血压异常、胸痛、眩晕应停止活动，并以此作为限制最大活动量的指标。

3. 病情观察 监护 5～7 天，监测心电图、心率、心律、血压、血流动力学，有并发症应延长监护时间。如心率、心律和血压变化，出现心律失常，特别是室性心律失常和严重的房室传导阻滞、休克的发生，及时报告医师处理。观察尿量、意识改变，以帮助判断休克的情况。

4. 吸氧 前 3 天给予高流量吸氧 4～6L/min，而后可间断吸氧。如发生急性肺水肿，按其处理原则护理。

5. 镇痛护理 遵医嘱给予哌替啶、吗啡、哌替啶等镇痛药物，对于烦躁不安的病人可给予地西泮肌内注射。观察疼痛性质及其伴随症状的变化，注意有无呼吸抑制、心率加快等不良反应。

6. 防止便秘护理 向病人强调预防便秘的重要性，食用富含纤维食物。注意饮水，1 500mL/d。遵医嘱长期服用缓泻药，保证排便通畅。必要时应用润肠药、低压灌肠等。

7. 饮食护理 给予低热量、低脂、低胆固醇和高维生素饮食，少量多餐，避免刺激性食品。

8. 溶栓治疗护理 溶栓前要建立并保持静脉通道畅通。仔细询问病史，除外溶栓禁忌证；溶栓前需检查血常规、凝血时间、血型，配血备用。

溶栓治疗中观察病人有无寒战、皮疹、发热等过敏反应。应用抗凝药物如阿司匹林、肝素，使用过程中应严密观察有无出血倾向。应用溶栓治疗时应严密监测出凝血时间和纤溶酶原，防止出血，注意观察有无牙龈、皮肤、穿刺点出血，观察尿、粪便的颜色。出现大出血时需立即停止溶栓，输鱼精蛋白、输血。

溶栓治疗后应定时记录心电图、检查心肌酶谱，观察胸痛有无缓解。

9. 经皮冠状动脉介入治疗后护理 防止出血与血栓形成，停用肝素 4 小时后，复查全血凝固时间，凝血时间在正常范围之内，拔除动脉鞘管，压迫止血，加压包扎，病人继续卧床 24 小时，术肢制动。同时，严密观察生命体征，有无胸痛。观察足背动脉搏动情况，鞘管留置部位有无出血、血肿。

10. 预防并发症

（1）预防心律失常及护理：急性期要持续心电监护，发现频发室性期前收缩，成对的、多源性的、呈 RonT 现象的室性期前收缩或发现房室传导阻滞时，应及时通知医师处理，遵医嘱应用利多卡因等抗心律失常药物，同时要警惕发生室颤、猝死。

电解质紊乱、酸碱失衡也是引起心律失常的重要因素，要监测电解质和酸碱平衡状态，准备好急救药物和急救设备如除颤器、起搏器等。

（2）预防休克及护理：遵医嘱给予扩容、纠酸、血管活性药物，避免脑缺血、保护肾功能，让患者平卧位或头低足高位。

（3）预防心力衰竭及护理：在起病最初几天甚至在心肌梗死演变期内，急性心肌梗死的病人可以发生心力衰竭，多表现左侧心力衰竭。因此要严密观察病人有无咳嗽、咳痰、呼吸困难、尿少等症状，观察肺部有无湿性啰音。避免情绪烦躁、饱餐、用力排便等加重心脏负荷的因素。如发生心力衰竭，即按心力衰竭护理进行护理。

11. 健康教育

（1）养成良好生活习惯：调整生活方式，缓解压力，克服不良情绪，避免饱餐、寒冷刺激。洗澡时应注意：不在饱餐和饥饿时洗，水温和体温相当，时间不要过长，卫生间不上锁，必要时有人陪同。

（2）积极治疗危险因素：积极治疗高血压、高血脂、糖尿病、控制体重于正常范围，戒除烟酒。自觉落实二级预防措施。

（3）按时服药：了解所服药物作用、不良反应，随身带药物和保健卡。按时服药、定期复查，终身随诊。

（4）合理饮食：食用低热量、低脂、低胆固醇，总热量不宜过高的饮食，以维持正常体重为度。清淡饮食，少量多餐。避免大量刺激性食品。多食含纤维素和果胶的食物。

（王晓旭）

第四节　原发性高血压

原发性高血压是以血压升高为主要临床表现伴或不伴有多种血管危险因素的综合征，通常简称为高血压病。原发性高血压是临床最常见的心血管疾病之一，也是多种心、脑血管疾病的重要危险因素，长期高血压状态可影响重要脏器如心、脑、肾的结构与功能，最终导致这些器官的功能衰竭。原发性高血压应与继发性高血压相区别，后者约占 5%，其血压升高只是某些疾病的临床表现之一，如能及时治疗原发病，血压可恢复正常。

一、流行病学

高血压患病率有地域、年龄、种族的差别，总体上发达国家高于发展中国家。我国流行病学调查显示，高血压患病率呈明显上升趋势，估计我国每年新增高血压病病人 1 000 万。城市高于农村，北方高于南方。男、女患病率差别不大，女性更年期以前略低于男性，更年期以后高于男性，两性原发性高血压患病率均与年龄呈正比。近年来，我国高血压人群的知晓率、治疗率、控制率虽略有提高，但仍处于较低水平，尤其是城市与农村存在较大差别。

二、病因与发病机制

原发性高血压为多因素疾病，是在一定的遗传易感性基础上，多种后天环境因素综合作用的结果。一般认为遗传因素占40%，环境因素约占60%。

（一）病因

1. 遗传因素 本病有较明显的家族聚集性，约60%高血压患者可询问到有高血压家族史。双亲均有高血压的正常血压子女，成年后发生高血压的比例增高。这些均提示本病是一种多基因遗传病，有遗传学基础或伴有遗传生化异常。

2. 环境因素

（1）饮食：人群中钠盐（氯化钠）摄入量与血压水平和高血压患病率呈正相关，而钾盐摄入量与血压水平呈负相关。高钠、低钾膳食是我国大多数高血压患者发病的主要危险因素。但改变钠盐摄入并不能影响所有病人的血压水平，摄盐过多导致血压升高主要见于对盐敏感的人群中。低钙、高蛋白质摄入、饮食中饱和脂肪酸或饱和脂肪酸与不饱和脂肪酸比值较高也属于升压饮食。吸烟、过量饮酒或长期少量饮酒也与血压水平线性相关。

（2）超重与肥胖：超重与肥胖是血压升高的另一重要危险因素。身体脂肪含量、体重指数（BMI）与血压水平呈正相关。BMI$\geqslant 24 kg/m^2$者发生高血压的风险是正常体重指数者的3~4倍。身体脂肪的分布与高血压发生也相关，腹部脂肪聚集越多，血压水平就越高。腰围男性$\geqslant 90 cm$，女性$\geqslant 85 cm$，发生高血压的危险比正常腰围者大4倍以上。

（3）精神应激：人在长期精神紧张、压力、焦虑或长期环境噪声、视觉刺激下也可引起高血压，因此，城市脑力劳动者高血压患病率超过体力劳动者，从事精神紧张度高的职业和长期噪声环境中工作者患高血压较多。

3. 其他因素 服用避孕药、阻塞性睡眠呼吸暂停综合征（SAHS）也与高血压的发生有关。口服避孕药引起的高血压一般为轻度，并且停药后可逆转。SAHS患者50%有高血压。

（二）发病机制

高血压的发病机制，即遗传与环境通过什么途径和环节升高血压，至今还没有一个完整统一的认识。高血压的血流动力学特征主要是总外周阻力相对或绝对增高。从总外周血管阻力增高出发，目前高血压的发病机制较集中在以下几个环节。

1. 交感神经系统亢进 长期反复的精神应激使大脑皮质兴奋、抑制平衡的功能失调，导致交感神经系统活性亢进，血浆儿茶酚胺浓度升高，从而使小动脉收缩，周围血管阻力增强，血压上升。

2. 肾性水钠潴留 各种原因引起肾性水钠潴留，机体为避免心排血量增高使器官组织过度灌注，则通过血流自身调节机制使全身阻力小动脉收缩增强，而致总外周血管阻力和血压升高。也可能通过排钠激素分泌释放增加，例如内源性类洋地黄物质，在排泄水钠同时使外周血管阻力增高。

3. 肾素－血管紧张素－醛固酮系统（RAAS）激活 肾脏球旁细胞分泌的肾素可激活肝脏合成的血管紧张素原（AGT）转变为血管紧张素Ⅰ（ATⅠ），后者经过肺、肾等组织时在血管紧张素转换酶（ACE，又称激肽酶Ⅱ）的活化作用下转化成血管紧张素Ⅱ（ATⅡ）。后者还可在酶的作用下转化成ATⅢ。此外，脑、心脏、肾、肾上腺、动脉等多种器官组织可局部合成 AT Ⅱ、醛固酮，成为组织 RAAS 系统。AT Ⅱ 是 RAAS 的主要效应物质，它作用于血管紧张素 Ⅱ 受体，使小动脉平滑肌收缩；可刺激肾上腺皮质球状带分泌醛固酮，引起水钠潴留；通过交感神经末梢突触前膜的正反馈使去甲肾上腺素分泌增加而升高血压。总之，RAAS 过度激活将导致高血压的产生。

4. 细胞膜离子转运异常　血管平滑肌细胞有许多特异性的离子通道、载体和酶，组成细胞膜离子转运系统，维持细胞内外钠、钾、钙离子浓度的动态平衡。遗传性或获得性细胞离子转运异常，可导致细胞内钠、钙离子浓度升高，膜电位降低，激活平滑肌细胞兴奋－收缩偶联，使血管收缩反应性增强和平滑肌细胞增生与肥大，血管阻力增高。

5. 胰岛素抵抗　大多数高血压病人空腹胰岛素水平增高，而糖耐量有不同程度降低，提示有胰岛素抵抗现象。胰岛素抵抗致血压升高的机制可能是胰岛素水平增高使：①肾小管对钠的重吸收增加。②增强交感神经活动。③使细胞内钠、钙浓度增加。④刺激血管壁增生肥厚。

三、病理

小动脉病变是本病最重要的病理改变，早期是全身小动脉痉挛，长期反复的痉挛最终导致血管壁的重构，即管壁纤维化，变硬，管腔狭窄，导致重要靶器官如心、脑、肾、视网膜组织缺血损伤。高血压后期可促进动脉粥样硬化的形成及发展，该病变主要累及体循环大、中动脉而致主动脉夹层或冠心病。全身小动脉管腔狭窄导致外周血管阻力持续上升引起的心脏结构改变主要是左心室肥厚和扩大。

四、临床表现

根据起病和病情进展的缓急及病程的长短，原发性高血压可分为两型：缓进型和急进型。前者又称良性高血压，绝大部分患者属于此型，后者又称恶性高血压，仅占患病率的 1% ~ 5%。

(一) 缓进型 (或良性) 高血压

1. 临床特点　缓进型高血压多在中年以后起病，有家族史者发病可较早。起病多数隐匿，病情发展慢，病程长。早期患者血压波动，血压时高时正常，在劳累、精神紧张、情绪波动时易有血压升高。休息、去除上述因素后，血压常可降至正常。随着病情的发展，血压可趋向持续性升高或波动幅度变小。患者的主观症状和血压升高的程度可不一致，约半数患者无明显症状，只是在体检或因其他疾病就医时才发现有高血压，少数患者则在发生心、脑、肾等器官的并发症时才明确高血压的诊断。

2. 症状　早期患者由于血压波动幅度大，可有较多症状。而在长期高血压后即使在血压水平较高时也可无明显症状。因此，无论有无症状，都应定期检测患者的血压。

(1) 神经精神系统表现：头痛、头晕和头胀是高血压常见的神经系统症状，也可有头枕部或颈项扳紧感，高血压直接引起的头痛多发生在早晨，位于前额、枕部或颞部。经降压药物治疗后头痛可减轻。高血压引起的头晕可为暂时性或持续性，伴有眩晕者较少，与内耳迷路血管障碍有关，经降压药物治疗后症状可减轻。但要注意有时血压下降得过快过多也可引起头晕。部分患者有乏力、失眠、工作能力下降等。

（2）靶器官受损的并发症

①脑血管病：包括缺血性脑梗死、脑出血。

②心脏：出现高血压性心脏病（左心室肥厚、扩张）、冠心病、心力衰竭。

③肾脏：长期高血压致肾小动脉硬化，肾功能减退，称为高血压肾病，晚期出现肾功能衰竭。

④其他：主动脉夹层、眼底损害。

3. 体征　听诊可闻及主动脉瓣区第二心音亢进、主动脉瓣区收缩期杂音（主动脉扩张致相对主动脉瓣狭窄）。长期高血压可有左心室肥厚，体检心界向左下扩大。左心室扩大致相对二尖瓣关闭不全时心尖区可闻及杂音及第四心音。

（二）急进型（或恶性）高血压

此型多见于年轻人，起病急骤，进展迅速，典型表现为血压显著升高，舒张压持续≥130mmHg。头痛且较剧烈、头晕、视力模糊、心悸、气促等。肾损害最为突出，有持续蛋白尿、血尿与管型尿。眼底检查有出血、渗出和乳头水肿。如不及时有效降压治疗，预后很差，常死于肾衰竭，少数因脑卒中或心力衰竭死亡。

（三）高血压危象

因紧张、疲劳、寒冷、嗜铬细胞瘤发作、突然停服降压药等诱因下，全身小动脉发生暂时性强烈痉挛，周围血管阻力明显增加，血压急剧上升，累及靶器官缺血而产生一系列急诊临床症状，称为高血压危象。在高血压早期与晚期均可发生。临床表现血压显著升高，以收缩压突然升高为主，舒张压也可升高。心率增快，可大于110次/分。患者出现头痛、烦躁、多汗、尿频、眩晕、耳鸣、恶心、呕吐、心悸、气急及视力模糊等症状。每次发作历时短暂，持续几分钟至数小时，偶可达数日，祛除诱因或及时降压，症状可逆转，但易复发。

（四）高血压脑病

产生的机制可能是由于过高的血压突破了脑血流自动调节范围，导致脑部小动脉由收缩转为被动性扩张，脑组织血流灌注过多引起脑水肿。临床表现除血压升高外，有脑水肿和颅内高压表现，表现为弥漫性剧烈头痛、呕吐、继而烦躁不安、视力模糊、黑矇、心动过缓、嗜睡甚至昏迷。如发生局限性脑实质损害，可出现定位体征，如失语，偏瘫和病理反射等。眼底检查视盘水肿、渗出和出血。颅部CT检查无出血灶或梗死灶。经积极降压治疗后临床症状和体征消失，一般不会遗留脑损害的后遗症。

五、辅助检查

1. 实验室检查　检查血常规、尿常规、肾功能、血糖、血脂分析、血尿酸等，可发现高血压对靶器官损害情况。

2. 心电图　可见左心室肥大、劳损。

3. X线检查　可见主动脉弓迂曲延长，左室增大，出现心力衰竭时肺野可有相应的变化。

4. 超声心动图　了解心室壁厚度、心腔大小、心脏收缩和舒张功能、瓣膜情况等。

5. 眼底检查　有助于对高血压严重程度的了解，目前采用 Keith – Wagener 分级法，其分级标准如下。Ⅰ级：视网膜动脉变细，反光增强；Ⅱ级：视网膜动脉狭窄，动静脉交叉压迫；Ⅲ级：眼底出血或棉絮状渗出；Ⅳ级：视神经盘水肿。

6. 24 小时动态血压监测　有助于判断高血压的严重程度，了解其血压变异性和血压昼夜节律；指导降压治疗和评价降压药物疗效。

六、诊断

1. 高血压诊断　主要依据诊室血压，采用经核准的水银柱或电子血压计，测量安静休息坐位时上臂肱动脉部位血压。在未使用降压药的情况下，非同日（一般间隔 2 周）3 次测量血压，收缩压 ≥140mmHg 和（或）舒张压 ≥90mmHg 即诊断为高血压。收缩压 ≥140mmHg 和舒张压 <90mmHg 为单纯收缩期高血压。患者既往有高血压病史，目前正在使用降压药，血压虽然低于 140/90mmHg，也诊断为高血压。

根据血压升高的水平，可进一步分为高血压 1、2、3 级（表 7 − 2）。排除继发性高血压。

表 7 − 2　血压水平的定义和分类

类别	收缩压（mmHg）	关系	舒张压（mmHg）
正常血压	<120	和	<80
正常高值	120 ~ 139	和（或）	80 ~ 89
高血压	≥140	和（或）	≥90
1 级高血压（轻度）	140 ~ 159	和（或）	90 ~ 99
2 级高血压（中度）	160 ~ 179	和（或）	100 ~ 109
3 级高血压（重度）	≥180	和（或）	≥110
单纯收缩期高血压	≥140	和	<90

注：以上分类适用于男、女性和 18 岁以上的成人。当收缩压与舒张压分属于不同级别时，则以较高的作为定级标准。单纯收缩期高血压也可按照收缩压水平分为 1、2、3 级。

2. 高血压的危险分层　高血压病的严重程度并不单纯与血压的高度成正比，必须结合患者所具有的心血管疾病危险因素、靶器官的损害及并存的临床情况作出全面的评价（表 7 − 3）。

表 7 − 3　中国高血压防治指南对高血压患者的危险分层

其他危险因素和病史	血压（mmHg）		
	1 级（收缩压 140 ~ 159 或舒张压 90 ~ 99）	2 级（收缩压 160 ~ 179 或舒张压 100 ~ 109）	3 级（收缩压 ≥180 或舒张压 ≥110）
Ⅰ. 无其他危险因素	低危	中危	高危
Ⅱ. 1 ~ 2 个其他危险因素	中危	中危	极高危
Ⅲ. ≥3 个危险因素或靶器官损害	高危	高危	极高危
Ⅳ. 并存临床情况	极高危	极高危	极高危

（1）心血管疾病危险因素：①高血压 1 ~ 3 级。②吸烟。③男性 >55 岁，女性 >65 岁。④糖耐量异常和（或）空腹血糖升高。⑤血脂异常。⑥早发心血管疾病家族史（一级亲属发病年龄女性 <50 岁）。⑦腹型肥胖（腰围：男性 ≥90cm，女性 ≥85cm）或肥胖（BMI ≥

$28kg/m^2$）。

（2）靶器官损害：①左心室肥厚（心电图或超声心动图）。②蛋白尿和（或）血肌酐轻度升高（106~177μmol/L）。③超声或X线证实有动脉粥样硬化斑块（颈、髂、股或主动脉）。④视网膜动脉局灶或广泛狭窄。⑤颈、股动脉脉搏波速度>12m/s（选择使用）。⑥踝/臂血压指数<0.9（选择使用）。

（3）并存临床情况：①心脏疾病，心肌梗死、心绞痛、冠状动脉血运重建术后、心力衰竭。②脑血管疾病，脑出血、缺血性脑卒中、短暂性脑缺血发作。③肾脏疾病，糖尿病肾病、肾功能受损（血肌酐，男性>133μmol/L，女性>124μmol/L；蛋白尿>300mg/24h）。④血管疾病，主动脉夹层、外周血管病。⑤视网膜病变，出血或渗出、视盘水肿。⑥糖尿病，空腹血糖≥7.0mmol/L；餐后血糖≥11.1mmol/L。

七、治疗

1. 治疗目的　高血压治疗的最终目的是降低高血压水平，减少高血压患者心、脑血管病的发病率和死亡率。

2. 血压控制目标　采取综合治疗措施（干预患者存在的危险因素或并存的临床情况），将血压降到患者能耐受的水平，目前主张一般高血压患者血压控制目标值至140/90mmHg以下，血压达标时间4~12周。65岁或以上的老年人单纯收缩期高血压的降压目标水平是收缩压（SBP）140~150mmHg，舒张压（DBP）<90mmHg但不低于65~70mmHg。老年人对药物耐受性差，血压达标时间可适当延长。伴有糖尿病、慢性肾脏病、病情稳定的冠心病或脑血管疾病的高血压患者，治疗更应个体化，一般血压控制目标值<130/80mmHg。

3. 治疗内容　包括非药物治疗和药物治疗两大类。

（1）非药物治疗：即改变不良的生活方式，是治疗高血压的首要和基本措施，对全部高血压病患者均适用。

（2）药物治疗：凡高血压2级或以上病人；高血压合并糖尿病，或者已有心、脑、肾靶器官损害和并发症的病人；血压持续升高6个月以上，非药物治疗手段仍不能有效控制血压者，必须使用降压药物治疗。

①常用降压药：目前常用降压药物可归纳为5类，即利尿剂、β受体阻滞剂、钙通道阻滞剂、血管紧张素转换酶抑制剂及血管紧张素Ⅱ受体拮抗剂。α受体阻滞剂或其他中枢性降压药有时亦可用于某些高血压患者。

②用药原则：概括为"小剂量开始，联合用药，优先选用长效降压药，个体化降压，降压达标，长期维持"。

小剂量：选用的降压药应从小剂量开始，逐步递增剂量，达到满意血压水平所需药物的种类与剂量后进行长期维持降压治疗。

推荐应用长效制剂：可以有效控制夜间血压和晨峰血压，减少血压的波动，降低主要心血管事件的发生危险和防治靶器官损害，并提高用药的依从性。

联合用药：以增强降压疗效又减少不良反应，在低剂量单药降压效果不理想时，可以采用两种或多种药物联合治疗。

个体化：根据患者具体情况和耐受性及个人意愿或长期经济承受能力，选择适合患者的降压药。

③常见药物组合：目前优先推荐的 2 种降压药物联合治疗方案是二氢吡啶类钙通道阻滞剂（D‒CCB）与 ARB/ACEI；ARB/ACEI/D‒CCB 与噻嗪类利尿剂；D‒CCB 与 β 受体阻滞剂。3 种降压药物合理的联合治疗方案除有禁忌证外必须包含利尿剂。

④有合并症和并发症的降压治疗（表 7‒4）。

表 7‒4　高血压有合并症和并发症的降压治疗

合并症、并发症	降压药物
合并脑血管病	ARB、长效钙通道阻滞剂、ACEI 或利尿剂
合并心肌梗死	β 受体阻滞剂和 ACEI
合并稳定型心绞痛	β 受体阻滞剂和钙通道阻滞剂
并发心力衰竭	ACEI 或 ARB、β 受体阻滞剂和利尿剂
并发慢性肾衰竭	3 种或 3 种以上降压药
合并糖尿病	ACEI 或用 ARB，必要时用钙通道阻滞剂和小剂量利尿剂

（3）高血压急症的治疗：高血压急症是指短时期内（数小时或数天）血压急骤升高，收缩压 >200mmHg 和（或）舒张压 >130mmHg，同时伴有心、脑、肾、视网膜等重要的靶器官功能损害的一种严重危及生命的临床综合征，其发生率占高血压患者的 5% 左右。

①一般处理：见高血压急症的护理措施内容。

②迅速降压：静脉给予适宜有效的降压药物，并加强血压监测。

③控制性降压：短时间血压骤降，可能造成重要器官的血流灌注明显减少，应采取逐步控制性降压的方式，即开始的 24 小时内血压降低 20%～25%，再将血压逐步降到适宜水平，48 小时内血压不低于 160/100mmHg。

④降压药物选择：硝普钠，首选药物，适用于大多数高血压急症。为动脉和静脉扩张剂，可即刻起效，静滴停止后作用持续时间 1～2 分钟。剂量 0.25～10μg/（kg·min）。其他，硝酸甘油、尼卡地平、地尔硫䓬、拉贝洛尔、乌拉地尔、肼屈嗪、酚妥拉明可根据病情选择使用。

⑤降低颅内压：有高血压脑病时宜给予脱水剂，如甘露醇；或选择快速利尿剂如呋塞米静注。

⑥镇静止痉：伴烦躁、抽搐者应用地西泮、巴比妥类药物肌内注射或水合氯醛灌肠。

八、主要护理诊断/问题

1. 疼痛：头痛　与血压升高有关。

2. 有受伤的危险　与头晕、视力模糊、意识改变或发生直立性低血压有关。

3. 潜在并发症　高血压急症。

4. 营养失调：高于机体需要量　与摄入过多、缺少运动有关。

5. 焦虑　与血压控制不满意、已发生并发症有关。

6. 知识缺乏　缺乏疾病预防、保健知识和高血压用药知识。

九、护理措施

1. 休息与活动　高血压初期可不限制一般的体力活动，但应避免重体力劳动，保证充足的睡眠。血压较高、症状频繁或有并发症的患者应多卧床休息，避免体力或脑力过度兴奋。

2. 病情观察 观察患者头痛情况，如疼痛程度、持续时间，是否伴有头晕、耳鸣、恶心、呕吐等症状。一旦发现血压急剧升高、剧烈头痛、呕吐、大汗、视力模糊、面色及神志改变、肢体运动障碍等症状，立即通知医生。

3. 对症护理

（1）头痛：及时进行头痛原因解释，指导使用放松方法，如听柔和音乐法、缓慢呼吸等。协助病人卧床休息，抬高床头，改变体位的动作应缓慢。保持病室安静，减少声光刺激，限制探视人员。遵医嘱使用降压药，并半小时后监测血压。症状缓解后告知病人平时避免劳累、情绪激动、精神紧张、环境嘈杂等不良因素；教会患者及家属采取肩颈部按摩及放松等技巧，以改善头痛。

（2）视力模糊：保证病人安全，应清除活动范围内的障碍物，保持地面干燥、室内光线良好。外出时有人陪伴。

（3）直立性低血压：又称直立性低血压，是由于体位的改变，如从平卧位突然转为直立，或长时间站立发生的脑供血不足引起的低血压。通常认为，在改变体位为直立位的3分钟内，收缩压下降 >20mmHg 或舒张压下降 >10mmHg，同时伴有肢软乏力、头晕目眩、站立不稳、视物模糊、心悸、出汗、恶心、呕吐等，即为直立性低血压。措施：①告知患者直立性低血压的表现。应特别注意在联合用药、服首剂药物或加量时容易发生直立性低血压，服药后不要突然站起，最好静卧 1~2 小时再缓慢起床活动。②指导患者预防直立性低血压的方法。避免长时间站立，尤其在服药后最初几个小时；改变姿势，特别是从卧、坐位起立时，动作宜缓慢；服药时间可选在平静休息时，服药后继续休息片刻再活动；如有睡前服药，夜间起床排尿时应注意直立性低血压的发生；大量出汗、热水浴或蒸汽浴、饮酒等都是发生直立性低血压的诱因，应该注意避免。③发生直立性低血压时可平卧并抬高下肢，以促进下肢血液回流。

（4）高血压急症：①患者绝对卧床休息，抬高床头，避免一切不良刺激和不必要的活动，协助生活护理。②保持呼吸道通畅。有抽搐者用牙垫置于上下磨牙间防止舌咬伤；呕吐时头偏向一侧，以防止误吸；呼吸道分泌物较多但患者无法自行排出时，应及时用吸引器吸出。③吸氧 4~5L/min，连接床边心电监护仪，实时监测心电、血压、呼吸。④安定患者情绪，必要时用镇静剂。⑤迅速建立静脉通路，遵医嘱应用降压药物，尽早将血压降至安全范围。⑥严密观察病情。定时观察并记录生命体征、神志、瞳孔、尿量，特别注意避免出现血压骤降；观察患者头痛、烦躁等症状有无减轻，有无肢体麻木、活动不灵、语言不清、嗜睡等情况。⑦硝普钠使用注意事项。本药对光敏感，溶液稳定性较差，滴注溶液应现配现用并注意避光。新配溶液为淡棕色，如变为暗棕色、橙色或蓝色应弃去重新配制。溶液内不宜加入其他药品，应单独使用一条静脉通路，以微量泵控制注入滴速，若静脉滴注已达 $10\mu g/$（$kg\cdot min$），经 10 分钟降压仍不满意，应通知医生考虑停用本药，更换降压药。持续静脉滴注一般不超过 72 小时，以免发生氰化物中毒。

4. 用药护理 遵医嘱应用降压药物，测量血压的变化以判断疗效，观察药物不良反应。

十、健康教育

高血压病病程很长，发展也不平衡，为了使患者血压控制在适当水平，应教育患者严格遵循自我护理计划，从而延缓或逆转高血压所造成的靶器官损害。

1. 改变生活方式　合理膳食、限盐少脂、戒烟限酒；适量运动、控制体重；心理平衡（表7-5）。

表7-5　高血压治疗中生活方式的改善措施及成效

措施	推荐方法	相当的收缩压降低范围
减轻体重	保持正常体重	5~10mmHg/减轻10kg体重
采用DASH饮食计划	选用富含水果、蔬菜、低脂肪（低饱和脂肪酸和总脂肪含量）饮食	8~14mmHg
低钠饮食	减少每日钠摄入量不超过2.4g钠或6g氯化钠水平	2~8mmHg
体育锻炼	规律的有氧体育运动，如慢跑（每天至少30分钟，每周不少于3次）	4~9mmHg
限酒	男性每日饮酒不超过2杯（白酒小于1两、葡萄酒小于2两、啤酒小于5两），女性和体重较轻者每日饮酒不超过1杯	2~4mmHg

（1）食物的选择建议：以控制总热量为原则。①主食：提倡三餐中有两餐吃未精制的全谷类，如糙米饭、全麦面包、全麦馒头等。豆类和根茎淀粉类食物可搭配食用，如红豆粥、绿豆粥、地瓜、马铃薯等。少吃葡萄糖、果糖及蔗糖，这类糖属于单糖，易引起血脂升高。②钠盐：尽量减少烹调用盐，建议使用可定量的盐勺，每日食盐量以不超过6g为宜。减少味精、酱油等含钠盐的调味品。少食或不食含钠盐较高的加工食品，如各种腌制品或各类炒货。肾功能良好者可使用含钾的烹饪盐。③蔬菜水果、奶类：可保证充足的钾、钙摄入。每天吃新鲜蔬菜、水果可预防便秘，以免用力排便使血压上升，诱发脑血管破裂。奶类以低脂或脱脂奶及乳制品为好，可单独饮用或搭配其他食物，如蔬菜、果汁食用。油菜、芹菜、蘑菇、木耳、虾皮、紫菜等食物含钙量较高，可适度选食。④脂肪：烹调时选用植物油，如橄榄油、麻油、花生油、茶油等，动物油、奶油尽量不用。尽量不吃油炸食物，有条件者可吃深海鱼油，其含有较多的亚油酸，对增加微血管的弹性，防止血管破裂，防止高血压并发症有一定的作用。⑤蛋白质：以豆制品、鱼、不带皮的家禽为主，少吃红肉（即家畜类）。鱼以外的海产品、动物内脏、蛋类胆固醇含量高，尽量避免食用或少食。

（2）控制体重：适当降低升高的体重，减少体内脂肪含量，可显著降低血压。最有效的减重措施是控制能量摄入和增加体力活动。减重的速度因人而异，体重以每周减重0.5~1.0kg为宜。重度肥胖者还可在医生指导下选用减肥药降低体重。

（3）合理运动：根据年龄和血压水平选择适宜的运动方式，对中老年人应包括有氧、伸展及增强肌力3类运动，具体项目可选择步行、慢跑、太极拳、气功等。运动强度因人而异，常用的运动强度指标为运动时最大心率=170-年龄，如50岁的人运动心率为120次/分钟，运动频率一般每周3~5次，每次持续30~60分钟。注意劳逸结合，运动强度、时间和频度以不出现不适反应为度，避免竞技性和力量型运动。

（4）心理平衡：情绪激动、精神紧张、精神创伤等可使交感神经兴奋，血压上升，故应指导患者减轻精神压力，保持心态平和。工作时保持轻松愉快的情绪，避免过度紧张，在工作1小时后最好能休息5~10分钟，可做操、散步等调节自己的神经。心情郁怒时，要学会转移注意力，通过轻松愉快的方式来松弛自己的情绪。忌情绪激动、暴怒，防止发生脑出血。生活环境应安静，避免噪音刺激和引起精神过度兴奋的活动。

2. 自我病情监测

（1）定时测量血压：家庭测量血压多用上臂式全自动或半自动电子血压计，应教会患者和家属正确的测量血压方法及测压时注意事项。家庭血压值一般低于诊室血压值，高血压的诊断标准为≥135/85mmHg，与诊室血压的 140/90mmHg 相对应。建议每天早晨和晚上测量血压，每次 2~3 遍，取平均值。血压控制平稳者，可每周测量 1 次。详细记录每次测量的日期、时间及血压读数，每次就诊携带记录，作为医生调整药量或选择用药的依据。对于精神高度焦虑的患者，不建议自测血压。

（2）测量血压时的注意事项：①血压计要定期检查，以保持其准确性，并应放置平稳，切勿倒置或震荡。②应尽量做到四定，定时间、定部位、定体位、定血压计。③对偏瘫病人，应在健侧手臂上测量。④选择合适的测压环境，应在安静、温度适当的环境里休息 5~10 分钟后进行血压测量，避免在应激状态下如膀胱充盈或吸烟、受寒、喝咖啡后测压。

3. 用药指导　①合理降压：尽量将血压降至目标血压水平，但应注意温和降压，而非越快越好。②坚持服药：强调长期药物治疗的重要性，用降压药物使血压降至理想水平后，应继续服用维持量，以保持血压相对稳定，对无症状者更应强调。告知有关降压药物的名称、剂量、用法、作用及不良反应，并提供书面材料。③遵医嘱服药：指导患者必须遵医嘱按时按量服药，不要随意增减药物、漏服或频繁更换降压药，更不能擅自突然停药，以免引起血压波动，诱发高血压危象。高血压伴有冠心病的患者若突然停用 β 受体阻滞剂还可诱发心绞痛、心肌梗死。④长期用药要注意药物不良反应的观察。

4. 定期复诊　根据病人的总危险分层及血压水平决定复诊时间。危险分层属低危或中危者，可安排病人每 1~3 个月随诊 1 次；若为高危者，则应至少每 1 个月随诊 1 次。

（王晓旭）

第八章

消化内科疾病的护理

第一节 胃食管反流病

胃食管反流病（GERD）是一种因胃和（或）十二指肠内容物反流入食管引起胃灼热、反流、胸痛等症状和（或）组织损害的综合征，包括食管综合征和食管外综合征。食管综合征有典型反流综合征、反流胸痛综合征及伴食管黏膜损伤的综合征，如反流性食管炎（RE）、反流性狭窄、Barrett 食管（BE）及食管腺癌。食管外综合征有反流性咳嗽综合征、反流性喉炎综合征、反流性哮喘综合征及反流性蛀牙综合征，还可能有咽炎、鼻窦炎、特发性肺纤维化及复发性中耳炎。

根据内镜下表现的不同，GERD 可分为非糜烂性反流病（NERD）、RE 及 BE，我国 60% ~70% 的 GERD 表现为 NERD。

一、病因与发病机制

与 GERD 发生有关的机制包括抗反流防御机制的削弱、食管黏膜屏障的完整性破坏及胃十二指肠内容物反流对食管黏膜的刺激等。

（一）抗反流机制的削弱

抗反流机制的削弱是 GERD 的发病基础，包括下食管括约肌（LES）功能失调、食管廓清功能下降、食管组织抵抗力损伤、胃排空延迟等。

1. LES 功能失调　LES 功能失调在 GERD 发病中起重要作用，其中 LES 压力降低、一过性下食管括约肌松弛（TLESR）及裂孔疝是引起 GERD 的三个重要因素。

LES 正常长 3 ~4cm，维持 10 ~30mmHg 的静息压，是重要的抗反流屏障。当 LES 压力 <6mmHg 时，即易出现胃食管反流。即使 LES 压力正常，也不一定就没有胃食管反流。近来的研究表明 TLESR 在 GERD 的发病中有重要作用。TLESR 系指非吞咽情况下 LES 发生自发性松弛，可持续 8 ~10 秒，长于吞咽时 LES 松弛，并常伴胃食管反流。TLESR 是正常人生理性胃食管反流的主要原因，目前认为 TLESR 是小儿胃食管反流的最主要因素，胃扩张（餐后、胃排空异常、空气吞入）是引发 TLESR 的主要刺激因素。裂孔疝破坏了正常抗反流机制的解剖和生理，使 LES 压力降低并缩短了 LES 长度，削弱了膈肌的作用，并使食管蠕动减弱，故食管裂孔疝是胃食管反流重要的病理生理因素。

2. 食管、胃功能下降

（1）食管：健康人食管借助正常蠕动可有效清除反流入食管的胃内容物。GERD 患者由于食管原发和继发蠕动减弱，无效食管运动发生率高，有如硬皮病样食管，致食管廓清功能障碍，不能有效廓清反流入食管的胃内容物。

（2）胃：胃轻瘫或胃排空功能减弱，胃内容物大量潴留，胃内压增加，导致胃食管反流。

（二）食管黏膜屏障

食管黏膜屏障是食管黏膜上皮抵抗反流物对其损伤的重要结构，包括食管上皮前（黏液层、静水层和黏膜表面 HCO_3^- 所构成的物理化学屏障）、上皮（紧密排列的多层鳞状上皮及上皮内所含负离子蛋白和 HCO_3^- 可阻挡和中和 H^+）及上皮后（黏膜下毛细血管提供 HCO_3^- 中和 H^+）屏障。当屏障功能受损时，即使是正常反流亦可致食管炎。

（三）胃十二指肠内容物反流

胃食管反流时，含胃酸、胃蛋白酶的胃内容物，甚至十二指肠内容物反流入食管，引起胃灼热、反流、胸痛等症状，甚至导致食管黏膜损伤。难治性 GERD 常伴有严重的胃食管反流。Vaezi 等发现，混合反流可导致较单纯反流更为严重的黏膜损伤，两者可能存在协同作用。

二、病理

RE 的病理改变主要有食管鳞状上皮增生，黏膜固有层乳头向表面延伸，浅层毛细血管扩张、充血和（或）出血，上皮层内中性粒细胞和淋巴细胞浸润，严重者可有黏膜糜烂或溃疡形成。慢性病变可有肉芽组织形成、纤维化以及 Barrett 食管改变。

三、临床表现

GERD 的主要临床表现包括以下内容。

（一）食管表现

1. 胃灼热　是指胸骨后的烧灼样感觉，胃灼热是 GERD 最常见的症状。胃灼热的严重程度不一定与病变的轻重程度一致。

2. 反流　反流指胃内容物反流入口中或下咽部的感觉，此症状多在胃灼热、胸痛之前发生。

3. 胸痛　胸痛作为 GERD 的常见症状，日渐受到临床的重视。可酷似心绞痛，对此有时单从临床很难作出鉴别。胸痛的程度与食管炎的轻重程度无平行关系。

4. 吞咽困难　指患者能感觉到食物从口腔到胃的过程发生障碍，吞咽困难可能与咽喉部的发胀感同时存在。引起吞咽困难的原因很多，包括与反流有关的食管痉挛、食管运动功能障碍、食管瘢痕狭窄及食管癌等。

5. 上腹痛　也可以是 GERD 的主要症状。

（二）食管外表现

1. 咽喉部表现　如慢性喉炎、慢性声嘶、发音困难、声带肉芽肿、咽喉痛、流涎过多、癔球症、颈部疼痛、牙周炎等。

2. 肺部表现　如支气管炎、慢性咳嗽、慢性哮喘、吸入性肺炎、支气管扩张、肺脓肿、肺不张、咯血及肺纤维化等。

四、辅助检查

（一）上消化道内镜

对 GERD 患者，内镜检查可确定是否有 RE 及病变的形态、范围与程度；同时可取活体组织进行病理学检查，明确有无 BE、食管腺癌；还可进行有关的治疗。但内镜检查不能观察反流本身，内镜下的食管炎也不一定都由反流引起。

洛杉矶分级是目前国际上最为广泛应用的内镜 RE 分级方案，根据内镜下食管黏膜破损的范围和形状，将 RE 划分为 A~D 级（图 8-1）。

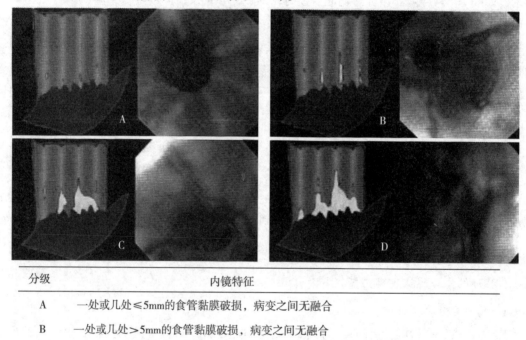

分级	内镜特征
A	一处或几处≤5mm的食管黏膜破损，病变之间无融合
B	一处或几处>5mm的食管黏膜破损，病变之间无融合
C	一处或几处食管黏膜破损，病变之间相互融合，但未超过食管环周的75%
D	一处或几处食管黏膜破损，病变之间相互融合，至少累及食管环周的75%

附加描述项目：有无食管狭窄、食管溃疡及BE

图 8-1　GERD 内镜分级

（二）其他检查

1. 24 小时食管酸碱度 pH 监测　是最好的定量监测胃食管反流的方法，已作为 GERD 诊断的金标准。最常使用的指标是 pH <4 总时间（%）。该方法有助于判断反流的有无及其和症状的关系，以及疗效不佳的原因。其敏感性与特异性分别为 79% ~90% 和 86% ~100%。该检查前 3~5 天停用改变食管压力的药物（胃肠动力剂、抗胆碱能药物、钙通道阻断剂、硝酸盐类药物、肌肉松弛剂等）、抑制胃酸的药物。

近年无绳食管 pH 胶囊的应用使食管 pH 监测更为方便，易于接受，且可行食管多部位（远端、近端及下咽部等）及更长时间（48~72 小时）的监测。

2. 食管测压　可记录 LES 压力、显示频繁的 TLESR 和评价食管体部的功能。单纯用食管压力来诊断胃食管反流并不十分准确，其敏感性约 58%，特异性约 84%。因此，并非所有的 GERD 患者均需做食管压力测定，仅用于不典型的胸痛患者或内科治疗失败考虑用外科手术抗反流者。

3. 食管阻抗监测　通过监测食管腔内阻抗值的变化来确定是液体或气体反流。目前食管腔内阻抗导管均带有 pH 监测通道，可根据 pH 和阻抗变化进一步区分酸反流（pH<4）、弱酸反流（pH 在 4~7）以及弱碱反流（pH>7），用于 GERD 的诊断，尤其有助于对非酸反流为主的 NERD 患者的诊断、抗反流手术前和术后的评估、难治性 GERD 病因的寻找、不典型反流症状的 GERD 患者的诊断以及确诊功能性胃灼热患者。

4. 食管胆汁反流测定　用胆汁监测仪测定食管内胆红素含量，从而了解有无十二指肠胃食管反流。现有的 24 小时胆汁监测仪可得到胆汁反流次数、长时间反流次数、最长反流时间和吸收值≥0.14 的总时间及其百分比，从而对胃食管反流作出正确的评价。因采用比色法检测，必须限制饮食中的有色物质。

5. 上胃肠道 X 线钡餐　对观察有无反流及食管炎均有一定的帮助，还有助于排除其他疾病和发现有无解剖异常，如膈疝，有时上胃肠道钡餐检查还可发现内镜检查没有发现的，轻的食管狭窄，但钡餐检查的阳性率不高。

6. 胃－食管放射性核素闪烁显像　此为服用含放射性核素流食后以 γ 照相机检测放射活性反流的技术。本技术有 90% 的高敏感性，但特异性低，仅为 36%。

7. GERD 诊断问卷　让疑似 GERD 患者回顾过去 4 周的症状以及症状发作的频率，并将症状由轻到重分为 0~5 级，评估症状程度，总分超过 12 分即可诊断为 GERD。

8. 质子泵抑制剂（PPI）试验　对疑似 GERD 的患者，可服用标准剂量 PPI，每天 2 次，用药时间为 1~2 周。患者服药后 3~7 天，若症状消失或显著好转，本病诊断可成立。其敏感性和特异性均可达 60% 以上。但本试验不能鉴别恶性疾病，且可因用 PPI 而掩盖内镜所见。

9. 超声诊断　超声诊断直观性好，诊断敏感性高，并且对患者的损伤性小。B 超诊断 GERD 标准为至少在 2 次不同时间内观察到反流物充满食管下段和胃与食管间液体来回移动。

五、诊断

由于 GERD 临床表现多种多样，症状轻重不一，有的患者可能有典型的反流症状，但内镜及胃食管反流检测无异常；而有的患者以其他器官系统的症状为主要表现，给 GERD 的诊断造成一定的困难。因此，GERD 的诊断应结合患者的症状及实验室检查综合判断。

1. RE 的诊断　有胃食管反流的症状，内镜可见累及食管远端的食管炎，排除其他原因所致的食管炎。

2. NERD 的诊断　有胃食管反流的症状，内镜无食管炎改变，但实验室检查有胃食管反流的证据，如：①24 小时食管 pH 监测阳性。②食管阻抗监测、食管胆汁反流测定、静息放射性核素检查或钡餐检查显示胃食管反流。③食管测压示 LES 压力降低或 TLESR，或食管体部蠕动波幅降低。

六、治疗

胃食管反流病的治疗目标为充分缓解症状，治愈食管炎，维持症状缓解和胃镜检查的缓解，治疗或预防并发症。

1. GERD 的非药物治疗　非药物治疗指生活方式的指导，避免一切引起胃食管反流的因素等。如要求患者饮食不宜过饱；忌烟、酒、咖啡、巧克力、酸食和过多脂肪；避免餐后立即平卧。对仰卧位反流，抬高床头 10cm 就可减轻症状。对于立位反流，有时只要患者穿宽松衣服，避免牵拉、上举或弯腰就可减轻。超重者在减肥后症状会有所改善。某些药物能降低 LES 的压力，导致反流或使其加重，如抗胆碱能药物、钙通道阻断剂、硝酸盐类药物、肌肉松弛剂等，对 GERD 患者尽量避免使用这些药物。

2. GERD 的药物治疗

（1）抑酸药：抑酸药是治疗 GERD 的主要药物，主要包括 PPI 和 H_2 受体拮抗剂，PPI 症状缓解最快，对食管炎的治愈率最高。虽然 H_2RA 疗效低于 PPI，但在一些病情不是很严重的 GERD 患者中，采用 H_2RA 仍是有效的。

（2）促动力药：促动力药可用于经过选择的患者，特别是作为酸抑制治疗的一种辅助药物。对大多数 GERD 患者，目前应用的促动力药不是理想的单一治疗药物。

①多巴胺受体拮抗剂：此类药物能促进食管、胃的排空，增加 LES 的张力。此类药物包括甲氧氯普胺和多潘立酮，常用剂量为 10mg，每天 3～4 次，睡前和餐前服用。前者如剂量过大或长期服用，可导致锥体外系神经症状，故老年患者慎用；后者长期服用亦可致高催乳素血症，产生乳腺增生、泌乳和闭经等不良反应。

②非选择性 $5-HT_4$ 受体激动剂：此类药能促进肠肌丛节后神经释放乙酰胆碱而促进食管、胃的蠕动和排空，从而减轻胃食管反流。目前常用的为莫沙必利，常用剂量为 5mg，每天 3～4 次，饭前 15～30 分钟服用。

③伊托必利：此类药可通过阻断多巴胺 D_2 受体和抑制胆碱酯酶的双重功能，起到加速胃排空、改善胃张力和敏感性、促进胃肠道动力的作用。该药消化道特异性高，对心脏、中枢神经系统、泌乳素分泌的影响小，在 GERD 治疗方面具有长远的优势。常用剂量为 50mg，每天 3～4 次，饭前 15～30 分钟服用。

（3）黏膜保护剂：对控制症状和治疗反流性食管炎有一定疗效。常用的药物有硫糖铝 1g，每天 3～4 次，饭前 1 小时及睡前服用；铝碳酸镁 1g，每天 3～4 次，饭前 1 小时及睡前服用，具有独特的网状结构，既可中和胃酸，又可在酸性环境下结合胆汁酸，对于十二指肠胃食管反流有较好的治疗效果。枸橼酸铋钾盐，480mg/d，分 2～4 次于饭前及睡前服用。

（4）$\gamma-$氨基丁酸（GABA）受体抑制剂：由于 TLESR 是发生胃食管反流的主要机制，因此 TLESR 成为治疗的有效靶点。对动物及人类研究显示，GABA 受体抑制剂巴氯芬可抑制 TLESR，可能是通过抑制脑干反射而起作用的。巴氯芬对 GERD 患者既有短期作用，又有长期作用，可显著减少反流次数和缩短食管酸暴露时间，还可明显改善十二指肠胃食管反流及其相关的反流症状，是目前控制 TLESR 发生率最有前景的药物。

（5）维持治疗：因为 GERD 是一种慢性疾病，持续治疗对控制症状及防止并发症是适当的。

3. GERD 的内镜抗反流治疗　为了避免 GERD 患者长期需要药物治疗及手术治疗风险大的缺点，内镜医师在过去的几年中在内镜治疗 GERD 方面做出了不懈的努力，通过这种方法改善 LES 的屏障功能，发挥其治疗作用。

（1）胃镜下腔内折叠术：该方法是将一种缝合器安装在胃镜前端，于直视下在齿状线下缝合胃壁组织，形成褶皱，增加贲门口附近紧张度、"延长腹内食管长度"及形成皱褶，以阻挡胃肠内容物的反流。包括黏膜折叠方法或全层折叠方法。

（2）食管下端注射法：指内镜直视下环贲门口或食管下括约肌肌层注射无活性低黏度膨胀物质，增加 LES 的功能。

（3）内镜下射频治疗：该方法是将射频治疗针经活检孔道送达齿状线附近，刺入食管下端的肌层进行热烧灼，使肌层"纤维化"，增加食管下端张力。

内镜治疗 GERD 的安全性及可能性已经多中心研究所证明，且显示大部分患者可终止药物治疗，但目前仍缺乏严格的大样本多中心对照研究。

4. GERD 的外科手术治疗　对 GERD 患者行外科手术治疗时，必须掌握严格的适应证，主要包括：①需长期用药维持，且用药后症状仍然严重者。②出现严重并发症，如出血、穿孔、狭窄等，经药物或内镜治疗无效者。③伴有严重的食管外并发症，如反复并发肺炎、反复发作的难以控制的哮喘、咽喉炎，经药物或内镜治疗无效者。④疑有恶变倾向的 BE。⑤严重的胃食管反流而不愿终生服药者。⑥仅对大剂量质子泵抑制剂起效的年轻患者，如有严重并发症（出血、狭窄、BE）。

临床应用过的抗反流手术方法较多。目前治疗 GERD 的手术常用 Nissen 胃底折叠术、Belsey 胃底部分折叠术。各种抗反流手术治疗的效果均应通过食管 24 小时的 pH 测定、内镜及临床表现进行综合评价。

近十几年来，腹腔镜抗反流手术得到了长足的发展。腹腔镜胃底折叠术是治疗 GERD 疗效确切的方法，是治疗 GERD 的主要选择之一，尤其对于年轻、药物治疗效果不佳、伴有裂孔疝的患者。与常规开放手术相比较，腹腔镜手术具有创伤小、术后疼痛轻和患者恢复快的优点，特别适用于年老体弱、心肺不佳的患者。但最近的研究显示，术后并发症高达30%，包括吞咽困难、不能打嗝、腹泻及肛门排气等。约 62% 的患者在接受抗反流手术 10 年后仍需服用 PPI 治疗。因此，内科医师在建议 GERD 患者行腹腔镜胃底折叠术前应注意这些并发症，严格选择患者。

5. 并发症的治疗

（1）食管狭窄的治疗：早期给予有效的药物治疗是预防 GERD 患者食管狭窄的重要手段。内镜扩张疗法是治疗食管狭窄所致吞咽困难的有效方法。扩张疗法所需食管扩张器有各型探条、气囊、水囊及汞橡胶扩张器等。常将食管直径扩张至 14mm 或 44F。患者行有效的扩张食管治疗后，应用 PPI 或 H$_2$RA 维持治疗，避免食管再次狭窄。手术是治疗食管狭窄的有效手段。常在抗反流术前或术中同时使用食管扩张疗法。

（2）BE 的治疗

①药物治疗：长期 PPI 治疗不能缩短 BE 的病变长度，但可促进部分患者鳞状上皮再生，降低食管腺癌发生率。选择性 COX－2 抑制剂有助于减少患食管癌，尤其是腺癌的风险。

②内镜治疗：目前常采用的内镜治疗方法有各种方式的内镜消融治疗和内镜下黏膜切除

术等。适应证为伴有异型增生和黏膜内癌的 BE 患者，超声内镜检查有助于了解病变的深度，有助于治疗方式的选择。

③手术治疗：对已证实有癌变的 BE 患者，原则上应手术治疗。手术方法同食管癌切除术，胃肠道重建多用残胃或结肠，少数用空肠。

④抗反流手术：包括外科手术和内镜下抗反流手术。虽然能在一定程度上改善 BE 患者的反流症状，但不能影响其自然病程，远期疗效有待证实。

七、护理评估

（一）健康史

询问患者症状出现的时间、频率和严重程度；了解患者饮食习惯如有无进食高脂食物、含咖啡因饮料等；有无烟酒嗜好；有无肥胖及其他疾病，是否服用对下食管括约肌压力有影响的药物等。

（二）身体状况

胃食管反流病的临床表现多样，轻重不一。

1. 反流症状　反酸、反食、嗳气等。常于餐后特别是饱餐后、平卧时发生，有酸性液体或食物从胃及食管反流到口咽部。反酸常伴胃灼热，是胃食管反流病最常见的症状。

2. 反流物刺激食管引起的症状　胃灼热、胸痛、吞咽痛等。胃灼热是一种胸骨后发热、烧灼样不适，常于餐后（尤其是饱食或脂肪餐）1 小时出现，躯体前屈或用力屏气时加重，站立或坐位时或服用抗酸药物后可缓解。一般认为是由于酸性反流物刺激食管上皮下的感觉神经末梢所致。反流物也可刺激机械感受器引起食管痉挛性疼痛，严重者可放射到颈部、后背、胸部，有时酷似心绞痛症状。部分患者可有吞咽痛和吞咽困难，常为间歇性发作，系食管动力异常所致，晚期可呈持续性进行性加重，常提示食管狭窄。

3. 食管以外刺激的临床表现　如咽部异物感、咳嗽、咽喉痛、声音嘶哑等。部分患者以咳嗽、哮喘为主要症状，系因反流物吸入呼吸道，刺激支气管黏膜引起炎症和痉挛；或因反流物刺激食管黏膜感受器，通过迷走神经反射性引起支气管痉挛所致。

4. 并发症

（1）上消化道出血：由于食管黏膜炎症、糜烂和溃疡所致，多表现为黑便，呕血较少。

（2）食管狭窄：重度反流性食管炎可因食管黏膜糜烂、溃疡，使纤维组织增生，瘢痕形成致食管狭窄，患者表现为渐进性吞咽困难，尤以进食固体食物时明显。

（3）Barrett 食管：食管黏膜因受反流物的慢性刺激，食管与胃交界处的齿状线 2cm 以上的鳞状上皮被化生的柱状上皮替代，称为 Barrett 食管，是食管腺癌的主要癌前病变。

（三）心理 - 社会状况

重点评估患者的心理状况、工作及生活中的压力及其对生理心理状况的影响。如有无严重的焦虑或抑郁，对疾病知识的了解程度等。精神紧张、情绪变化和抑郁等均可影响食管动力和感觉功能，并影响患者对症状和疾病行为的感知能力，从而表现出焦虑、抑郁和躯体化精神症状。

八、护理措施

（一）指导患者改变不良生活方式和饮食习惯

1. 卧位时将床头抬高 10～20cm，避免餐后平卧和睡前 2 小时进食。

2. 少量多餐，避免过饱；食物以高蛋白、高纤维、低脂肪、易消化为主，应细嚼慢咽；避免进食可使下食管括约肌压降低的食物，如高脂肪、巧克力、咖啡、浓茶等；戒烟酒。

3. 避免剧烈运动以及使腹压升高的因素，如肥胖、紧身衣、束腰带等。

4. 避免使用使下食管括约肌压降低的药物，如 β 肾上腺素能激动剂、α 肾上腺素能受体阻断剂、抗胆碱能制剂、钙离子通道阻滞剂、茶碱等。

（二）用药指导

抑制胃酸是胃食管反流病治疗的主要手段，根据医嘱给患者进行药物治疗，注意观察疗效及不良反应。常用药物如下所述。

1. 抑制胃酸药物　质子泵抑制剂可有效抑制胃酸分泌，最快速地缓解症状。一天一次应用 PPI 的患者应该在早餐前服用，而睡前服用 PPI 可更好控制夜间酸分泌，通常疗程在 8 周以上，部分患者需要长期服药。也可选用 H_2 受体阻断剂，如西咪替丁、雷尼替丁、法莫替丁等，疗程 8～12 周。适用于轻、中症患者。

2. 促动力药物　可增加下食管括约肌压力，改善食管蠕动功能，促进胃排空，减少胃食管反流，改善患者症状，可作为抑酸剂的辅助用药。常用药物有甲氧氯普胺或多潘立酮，餐前半小时服用，服药期间注意观察有无腹泻、便秘、腹痛、恶心等不良反应。

3. 黏膜保护剂　可以在食管黏膜表面形成保护性屏障，吸附胆盐和胆汁酸，阻止胃酸、胃蛋白酶的侵蚀，防止其对食管黏膜的进一步损伤。常用药物包括硫糖铝、铋剂、铝碳酸镁等。硫糖铝片需嚼碎后成糊状，餐前半小时用少量温开水冲服，但长期使用可抑制磷的吸收而致骨质疏松。

（三）心理护理

关心体贴患者，告知疾病与治疗有关知识，消除患者紧张情绪，避免一些加重本病的刺激因素，使患者主动配合治疗，保持情绪稳定。

（夏秋彤）

第二节　急性胃炎

急性胃炎指由各种原因引起的急性胃黏膜炎症，其病变可以仅局限于胃底、胃体、胃窦的任何一部分，病变深度大多局限于黏膜层，严重时则可累及黏膜下层、肌层，甚至达浆膜层。临床表现多种多样，可以有上腹痛、恶心、呕吐、上腹不适、呕血、黑粪，也可无症状，而仅有胃镜下表现。急性胃炎的病因虽然多样，但各种类型在临床表现、病变的发展规律和临床诊治等方面有一些共性。大多数患者通过及时诊治能很快痊愈，但也有部分患者其病变可以长期存在并转化为慢性胃炎。

一、护理评估

(一) 健康史

评估患者既往有无胃病史，有无服用对胃有刺激的药物，如阿司匹林、保泰松、洋地黄、铁剂等，评估患者的饮食情况及睡眠。

(二) 身体状况

1. 腹痛的评估　患者主要表现为上腹痛、饱胀不适。多数患者无症状，或症状被原发疾病所掩盖。

2. 恶心、呕吐的评估　患者可有恶心、呕吐、食欲不振等症状，注意观察患者呕吐的次数及呕吐物的性质、量的情况。

3. 腹泻的评估　食用沙门菌、嗜盐菌或葡萄球菌毒素污染食物引起的胃炎患者常伴有腹泻。评估患者的大便次数、颜色、性状及量的情况。

4. 呕血和 (或) 黑粪的评估　在所有上消化道出血的病例中，急性糜烂出血性胃炎所致的消化道出血占 10% ~ 30% ，仅次于消化性溃疡。

(三) 辅助检查

1. 病理　主要表现为中性粒细胞浸润。

2. 胃镜检查　可见胃黏膜充血、水肿、糜烂、出血及炎性渗出。

3. 实验室检查　血常规检查：糜烂性胃炎可有红细胞、血红蛋白减少；大便常规检查：大便潜血阳性；血电解质检查：剧烈腹泻患者可有水、电解质紊乱。

(四) 心理-社会状况

1. 生活方式　评估患者生活是否规律，包括学习或工作、活动、休息与睡眠的规律性，有无烟酒嗜好等。评估患者是否能得到亲人及朋友的关爱。

2. 饮食习惯　评估患者是否进食过冷、过热、过于粗糙的食物；是否食用刺激性食物，如辛辣、过酸或过甜的食物，以及浓茶、浓咖啡、烈酒等；是否注意饮食卫生。

3. 焦虑或恐惧　因出现呕血、黑粪或症状反复发作而产生紧张、焦虑、恐惧心理。

4. 认知程度　是否了解急性胃炎的病因及诱发因素，以及如何防护。

(五) 腹部体征评估

上腹部压痛是常见体征，有时上腹胀气明显。

二、主要护理诊断/问题

1. 腹痛　由于胃黏膜的炎性病变所致。

2. 营养失调：低于机体需要量　由于胃黏膜的炎性病变所致的食物摄入、吸收障碍所致。

3. 焦虑　由于呕血、黑粪及病情反复所致。

三、护理目标

1. 患者腹痛症状减轻或消失。

2. 患者住院期间保证机体需热量，维持水电解质及酸碱平衡。

3. 患者焦虑程度减轻或消失。

四、护理措施

（一）一般护理

1. **休息** 患者应注意休息，减少活动，对急性应激造成者应卧床休息，同时应做好患者的心理疏导。

2. **饮食** 一般可给予无渣、半流质的温热饮食。如少量出血可给予牛奶、米汤等以中和胃酸，有利于黏膜的修复。剧烈呕吐、呕血的患者应禁食，可静脉补充营养。

3. **环境** 为患者创造整洁、舒适、安静的环境，定时开窗通风，保证空气新鲜及温湿度适宜，使其心情舒畅。

（二）心理护理

1. **解释症状出现的原因** 患者因出现呕血、黑粪或症状反复发作而产生紧张、焦虑、恐惧心理。护理人员应向其耐心说明出血原因，并给予解释和安慰。应告知患者，通过有效治疗，出血会很快停止；并通过自我护理和保健，可减少本病的复发次数。

2. **心理疏导** 耐心解答患者及家属提出的问题，向患者解释精神紧张不利于呕吐的缓解，特别是有的呕吐与精神因素有关，紧张、焦虑还会影响食欲和消化能力，而树立信心及情绪稳定则有利于症状的缓解。

3. **应用放松技术** 利用深呼吸、转移注意力等放松技术，减少呕吐的发生。

（三）治疗配合

1. **患者腹痛的时候** 遵医嘱给予局部热敷、按摩、针灸，或给予止痛药物等缓解腹痛症状，同时应安慰、陪伴患者以使其精神放松，消除紧张恐惧心理，保持情绪稳定，从而增强患者对疼痛的耐受性；非药物止痛方法还可以用分散注意力法，如数数、谈话、深呼吸等；行为疗法，如放松技术、冥想、音乐疗法等。

2. **患者恶心、呕吐、上腹不适** 评估症状是否与精神因素有关，关心和帮助患者消除紧张情绪。观察患者呕吐的次数及呕吐物的性质和量的情况。一般呕吐物为消化液和食物时有酸臭味。混有大量胆汁时呈绿色，混有血液呈鲜红色或棕色残渣。及时为患者清理呕吐物、更换衣物，协助患者采取舒适体位。

3. **患者呕血、黑粪** 排除鼻腔出血及进食大量动物血、铁剂等所致呕吐物呈咖啡色或黑粪。观察患者呕血与黑粪的颜色性状和量的情况，必要时遵医嘱给予输血、补液、补充血容量治疗。

（四）用药护理

1. 向患者讲解药物的作用、不良反应、服用时的注意事项，如抑制胃酸的药物多于饭前服用；抗生素类多于饭后服用，并询问患者有无过敏史，严密观察用药后的反应；应用止泻药时应注意观察排便情况，观察大便的颜色、性状、次数及量，腹泻控制时应及时停药；保护胃黏膜的药物大多数是餐前服用，个别药例外；应用解痉止痛药如654-2或阿托品时，会出现口干等不良反应，并且青光眼及前列腺肥大者禁用。

2. 保证患者每日的液体入量，根据患者情况和药物性质调节滴注速度，合理安排所用药物的前后顺序。

（五）健康指导

1. 应向患者及家属讲明病因，如是药物引起，应告诫今后禁止用此药；如疾病需要必须用该药，必须遵医嘱配合服用制酸剂以及胃黏膜保护剂。

2. 嗜酒者应劝告戒酒。

3. 嘱患者进食要有规律，避免食生、冷、硬及刺激性食物和饮料。

4. 让患者及家属了解本病为急性病，应及时治疗及预防复发，防止发展为慢性胃炎。

5. 应遵医嘱按时用药，如有不适，及时来院就医。

（夏秋彤）

第三节　慢性胃炎

慢性胃炎系指不同病因引起的慢性胃黏膜炎性病变，其发病率在各种胃病中居位首。随着年龄增长而逐渐增高，男性稍多于女性。

一、护理评估

（一）健康史

评估患者既往有无其他疾病，是否长期服用 NSAID 类消炎药如阿司匹林、吲哚美辛等，有无烟酒嗜好及饮食、睡眠情况。

（二）身体状况

1. 腹痛的评估　评估腹痛发生的原因或诱因，疼痛的部位、性质和程度；与进食、活动、体位等因素的关系，有无伴随症状。慢性胃炎进展缓慢，多无明显症状。部分患者可有上腹部隐痛与饱胀的表现。腹痛无明显节律性，通常进食后较重，空腹时较轻。

2. 恶心、呕吐的评估　评估恶心、呕吐发生的时间、频率、原因或诱因，与进食的关系；呕吐的特点及呕吐物的性质、量；有无伴随症状，是否与精神因素有关。慢性胃炎的患者进食硬、冷、辛辣或其他刺激性食物时可引发恶心、反酸、嗳气、上腹不适、食欲不振等症状。

3. 贫血的评估　慢性胃炎并发胃黏膜糜烂者可出现少量或大量上消化道出血，表现以黑粪为主，持续 3~4 天停止。长期少量出血可引发缺铁性贫血，患者可出现头晕、乏力及消瘦等症状。

（三）辅助检查

1. 胃镜及黏膜活组织检查　这是最可靠的诊断方法，可直接观察黏膜病损。慢性萎缩性胃炎可见黏膜呈颗粒状、黏膜血管显露、色泽灰暗、皱襞细小；慢性浅表性胃炎可见红斑、黏膜粗糙不平、出血点（斑）。两种胃炎皆可见伴有糜烂、胆汁反流。活组织检查可进行病理诊断，同时可检测幽门螺杆菌。

2. 胃酸的测定　慢性浅表性胃炎胃酸分泌可正常或轻度降低，而萎缩性胃炎胃酸明显降低，其分泌胃酸功能随胃腺体的萎缩、肠腺化生程度的加重而降低。

3. 血清学检查　慢性胃体炎患者血清抗壁细胞抗体和内因子抗体呈阳性，血清胃泌素明显升高；慢性胃窦炎患者血清抗壁细胞抗体多呈阴性，血清胃泌素下降或正常。

4. 幽门螺杆菌检测　通过侵入性和非侵入性方法检测幽门螺杆菌。慢性胃炎患者胃黏膜中幽门螺杆菌阳性率的高低与胃炎活动与否有关，且不同部位的胃黏膜其幽门螺杆菌的检测率亦不相同。幽门螺杆菌的检测对慢性胃炎患者的临床治疗有指导意义。

（四）心理－社会状况

1. 生活方式　评估患者生活是否有规律；生活或工作负担及承受能力；有无过度紧张、焦虑等负性情绪；睡眠的质量等。

2. 饮食习惯　评估患者平时饮食习惯及食欲，进食时间是否规律；有无特殊的食物喜好或禁忌，有无食物过敏，有无烟酒嗜好。

3. 心理－社会状况　评估患者的性格及精神状态；患病对患者日常生活、工作的影响。患者有无焦虑、抑郁、悲观等负性情绪及其程度。评估患者的家庭成员组成，家庭经济、文化、教育背景，对患者的关怀和支持程度；医疗费用来源或支付方式。

4. 认知程度　评估患者对慢性胃炎的病因、诱因及如何预防的了解程度。

（五）腹部体征的评估

慢性胃炎的体征多不明显，少数患者可出现上腹轻压痛。

二、主要护理诊断/问题

1. 疼痛　由于胃黏膜炎性病变所致。
2. 营养失调：低于机体需要量　由于厌食、消化吸收不良所致。
3. 焦虑　由于病情反复、病程迁延所致。
4. 活动无耐力　由于慢性胃炎引起贫血所致。
5. 知识缺乏　缺乏对慢性胃炎病因和预防知识的了解。

三、护理目标

1. 患者疼痛减轻或消失。
2. 患者住院期间能保证机体所需热量、水分、电解质的摄入。
3. 患者焦虑程度减轻或消失。
4. 患者活动耐力恢复或有所改善。
5. 患者能自述疾病的诱因及预防保健知识。

四、护理措施

（一）一般护理

1. 休息　指导患者急性发作时应卧床休息，并可用转移注意力、做深呼吸等方法来减轻。

2. 活动　病情缓解时，进行适当的锻炼，以增强机体抵抗力。嘱患者生活要有规律，避免过度劳累，注意劳逸结合。

3. 饮食　急性发作时可予少渣半流食，恢复期患者指导其食用富含营养、易消化的食物，避免食用辛辣、生冷等刺激性食物及浓茶、咖啡等饮料。嗜酒患者嘱其戒酒。指导患者加强饮食卫生并养成良好的饮食习惯，定时进餐、少量多餐、细嚼慢咽。如胃酸缺乏者可酌情食用酸性食物如山楂、食醋等。

4. 环境　为患者创造良好的休息环境，定时开窗通风，保证病室的温湿度适宜。

（二）心理护理

1. 减轻焦虑　提供安全舒适的环境，减少患者的不良刺激。避免患者与其他有焦虑情绪的患者或亲属接触。指导其散步、听音乐等转移注意力的方法。

2. 心理疏导　首先帮助患者分析这次产生焦虑的原因，了解患者内心的期待和要求；然后共同商讨这些要求是否能够实现，以及错误的应对机制所产生的后果。指导患者采取正确的应对机制。

3. 树立信心　向患者讲解疾病的病因及防治知识，指导患者如何保持合理的生活方式和去除对疾病的不利因素。并可以请有过类似疾病的患者讲解采取正确应对机制所取得的良好效果。

（三）治疗配合

1. 腹痛　评估患者疼痛的部位、性质及程度。嘱患者卧床休息，协助患者采取有利于减轻疼痛的体位。可利用局部热敷、针灸等方法来缓解疼痛。必要时遵医嘱给予药物止痛。

2. 活动无耐力　协助患者进行日常生活活动。指导患者体位改变时动作要慢，以免发生直立性低血压。根据患者病情与患者共同制定每日的活动计划，指导患者逐渐增加活动量。

3. 恶心、呕吐　协助患者采取正确体位，头偏向一侧，防止误吸。安慰患者，消除患者紧张、焦虑的情绪。呕吐后及时为患者清理，更换床单位并协助患者采取舒适体位。观察呕吐物的性质、量及呕吐次数。必要时遵医嘱给予止吐药物治疗。

附：呕吐物性质及特点分析

1. 呕吐不伴恶心　呕吐突然发生，无恶心、干呕的先兆，伴明显头痛，且呕吐于头痛剧烈时出现，常见于神经血管头痛、脑震荡、脑出血、脑炎、脑膜炎及脑肿瘤等。

2. 呕吐伴恶心　多见于胃源性呕吐，例如胃炎、胃溃疡、胃穿孔、胃癌等，呕吐多与进食、饮酒、服用药物有关，吐后常感轻松。

3. 清晨呕吐　多见于妊娠呕吐和酒精性胃炎的呕吐。

4. 食后即恶心、呕吐　如果食物尚未到达胃内就发生呕吐，多为食管的疾病，如食管癌、食管贲门失弛缓症。食后即有恶心、呕吐伴腹痛、腹胀者常见于急性胃肠炎、阿米巴痢疾。

5. 呕吐发生于饭后 2~3 小时　可见于胃炎、胃溃疡和胃癌。

6. 呕吐发生于饭后 4~6 小时　可见于十二指肠溃疡。

7. 呕吐发生在夜间　呕吐发生在夜间，且量多有发酵味者，常见于幽门梗阻、胃及十二指肠溃疡、胃癌。

8. 大量呕吐　呕吐物如为大量，提示有幽门梗阻、胃潴留或十二指肠淤滞。

9. 少量呕吐　呕吐常不费力，每口吐出量不多，可有恶心，进食后可立即发生，吐完后可再进食，多见于神经官能性呕吐。

10. 呕吐物性质辨别

（1）呕吐物酸臭：呕吐物酸臭或呕吐隔日食物见于幽门梗阻、急性胃炎。

（2）呕吐物中有血：应考虑消化性溃疡、胃癌。

（3）呕吐黄绿苦水：应考虑十二指肠梗阻。

（4）呕吐物带粪便：见于肠梗阻晚期，带有粪臭味见于小肠梗阻。

（四）用药护理

1. 向患者讲解药物的作用、不良反应及用药的注意事项，观察患者用药后的反应。

2. 根据患者的情况进行指导，避免使用对胃黏膜有刺激的药物，必须使用时应同时服用抑酸剂或胃黏膜保护剂。

3. 有幽门螺杆菌感染的患者，应向其讲解清除幽门螺杆菌的重要性，嘱其连续服药两周，停药4周后再复查。

4. 静脉给药患者，应根据患者的病情、年龄等情况调节滴注速度，保证入量。

（五）健康指导

1. 向患者及家属介绍本病的有关病因，指导患者避免诱发因素。

2. 教育患者保持良好的心理状态，平时生活要有规律，合理安排工作和休息时间，注意劳逸结合，积极配合治疗。

3. 强调饮食调理对防止疾病复发的重要性，指导患者加强饮食卫生和饮食营养，养成有规律的饮食习惯。

4. 避免刺激性食物及饮料，嗜酒患者应戒酒。

5. 向患者介绍所用药物的名称、作用、不良反应，以及服用的方法剂量和疗程。

6. 嘱患者定期按时服药，如有不适及时就诊。

（夏秋彤）

第四节 功能性消化不良

功能性消化不良（FD）是临床上最常见的一种功能性胃肠病，是指具有上腹痛、上腹胀、早饱、嗳气、食欲不振、恶心、呕吐等上腹不适症状，经检查排除了引起这些症状的胃肠、肝胆及胰腺等器质性疾病的一组临床综合征，症状可持续或反复发作，病程一般超过1个月或在1年中累计超过12周。

根据临床特点，FD分为3型：①运动障碍型。以早饱、食欲不振及腹胀为主。②溃疡型。以上腹痛及反酸为主。③反流样型。

一、临床表现

1. 症状　FD有上腹痛、上腹胀、早饱、嗳气、食欲不振、恶心、呕吐等症状，常以某一个或某一组症状为主，至少持续或累积4周/年以上，在病程中症状也可发生变化。

FD起病多缓慢，病程常经年累月，呈持续性或反复发作，不少患者由饮食、精神等因素诱发。部分患者伴有失眠、焦虑、抑郁、头痛、注意力不集中等精神症状。无贫血、消瘦等消耗性疾病表现。

2. 体征　FD 的体征多无特异性，多数患者中上腹有触痛或触之不适感。

二、辅助检查

1. 三大常规和肝、肾功能均正常，血糖及甲状腺功能正常。
2. 胃镜、B 超、X 线钡餐检查。
3. 胃排空试验近 50% 的患者出现胃排空延缓。

三、治疗

主要是对症治疗，个体化治疗和综合治疗相结合。

1. 一般治疗　避免烟、酒及服用非甾体抗感染药，建立良好的生活习惯。注意心理治疗，对失眠、焦虑患者适当予以镇静药物。

2. 药物治疗

（1）抑制胃酸分泌药：H_2 受体阻滞剂或质子泵抑制剂，适用于以上腹痛为主要症状的患者。症状缓解后不需要维持治疗。

（2）促胃肠动力药：常用多潘立酮、两沙必利和莫沙必利，以后二者疗效为佳。适用于以上腹胀、早饱、嗳气为主要症状患者。

（3）胃黏膜保护剂：常用枸橼酸铋钾。

（4）抗幽门螺杆菌治疗：疗效尚不明确，对部分有幽门螺杆菌感染的 FD 患者可能有效，以选用铋剂为主的三联为佳。

（5）镇静剂或抗抑郁药：适用于治疗效果欠佳且伴有精神症状明显的患者，宜从小剂量开始，注意观察药物的不良反应。

四、主要护理诊断/问题

1. 舒适的改变　与腹痛、腹胀、反酸有关。
2. 营养失调：低于机体需要量　与消化不良、营养吸收障碍有关。
3. 焦虑　与病情反复、迁延不愈有关。

五、护理措施

1. 心理护理　本病为慢性反复发作的过程，因此，护士应做好心理疏导工作，尽量避免各种刺激及不良情绪，详细讲解疾病的性质，鼓励患者，提高认知水平，帮助患者树立战胜疾病的信心。教会患者稳定情绪，保持心情愉快，培养广泛的兴趣爱好。

2. 饮食护理　建立良好的生活习惯，避免烟、酒及服用非甾体抗感染药。强调饮食规律性，进食时勿做其他事情，睡前不要进食，利于胃肠道的吸收及排空。避免高脂油炸食物，忌坚硬食物及刺激性食物，注意饮食卫生。饮食适量，不宜极渴时饮水，一次饮水量不宜过多。不能因畏凉食而进食热烫食物。进食适量新鲜蔬菜水果，保持低盐饮食。少食易产气的食物及寒、酸性食物。

3. 合理活动　参加适当的活动，如打太极拳、散步或练习气功等，以促进胃肠蠕动及消化腺的分泌。

4. 用药指导　对于焦虑、失眠的患者可适当给予镇静剂，从小剂量开始使用，严密观察使用镇静剂后的不良反应。

六、健康指导

1. 一般护理　功能性消化不良患者在饮食中应避免油腻及刺激性食物、戒烟、戒酒、养成良好的生活习惯，避免暴饮暴食及睡前进食过量；可采取少食多餐的方法；加强体育锻炼；要特别注意保持愉快的心情和良好的心境。

2. 预防护理

（1）进餐时应保持轻松的心情，不要匆促进食，也不要囫囵吞食，更不要站着或边走边吃。

（2）不要泡饭或和水进食，饭前或饭后不要立即大量饮用液体。

（3）进餐时不要讨论问题或争吵，讨论应在饭后 1 小时以后进行。

（4）不要在进餐时饮酒，进餐后不要立即吸烟。

（5）不要穿着束紧腰部的衣裤就餐。

（6）进餐应定时。

（7）避免大吃大喝，尤其是辛辣和富含脂肪的饮食。

（8）有条件可在两餐之间喝 1 杯牛奶，避免胃酸过多。

（9）少食过甜、过咸食品，食入过多糖果会刺激胃酸分泌。

（10）进食不要过冷或过烫。

（夏秋彤）

第五节　胃癌

胃癌是指发生在胃黏膜上皮的恶性肿瘤，是最常见的恶性肿瘤之一，在各种恶性肿瘤中胃癌居首位，好发年龄 >50 岁，男女发病率之比为 2 ：1。

胃癌的发生是多因素长期作用的结果。环境因素在胃癌的发生中居支配地位，而宿主因素居从属地位。幽门螺杆菌感染、饮食、吸烟及宿主的遗传易感性是影响胃癌发生的重要因素。

一、临床表现

1. 症状

（1）早期胃癌：70% 以上毫无症状，有症状者一般不典型，上腹轻度不适是最常见的初发症状，与消化不良或胃炎相似。

（2）进展期胃癌：既往无胃病史，但近期出现原因不明的上腹不适或疼痛；或既往有胃溃疡病史，近期上腹痛频率加快、程度加重。

①上腹部饱胀：常为老年人进展期胃癌的最早症状，有时伴有嗳气、反酸、呕吐。若癌灶位于贲门，可感到进食不通畅；若癌灶位于幽门，出现梗阻时，患者可呕吐出腐败的隔夜食物。

②食欲减退、消瘦乏力：据统计约 50% 的老年患者有明显的食欲减退、日益消瘦、乏力，有 40% ~60% 的患者因消瘦而就医。

· 159 ·

③消化道出血：呕血（10%）、黑便（35%）及持续粪便潜血（60%~80%）（量少，肉眼看无血但化验可发现）阳性。

（3）终末期胃癌死亡前的症状

①常明显消瘦、贫血、乏力、食欲缺乏、精神萎靡等恶病质症状。

②多有明显的上腹持续疼痛：癌灶溃疡、侵犯神经或骨膜引起疼痛。

③可能大量呕血、黑便等，常因胃穿孔、幽门梗阻致恶心、呕吐、吞咽困难或上腹饱胀加剧。

④腹部包块或左锁骨上可触及较多较大的质硬不活动的融合成团的转移淋巴结。

⑤有癌细胞转移的淋巴结增大融合压迫大血管致肢体水肿、心包积液；胸腹腔转移致胸、腹腔积液，难以消除的过多腹腔积液致腹部膨隆胀满。

⑥肝内转移或肝入口处转移淋巴结增大融合成团或该处脉管内有癌栓堵塞引起黄疸、肝大。

⑦常因免疫力差及肠道通透性增高引起肠道微生物移位入血致频繁发热，或胸腔积液压迫肺部引起排出不畅导致肺部感染，或严重时致感染性休克。

⑧因广泛转移累及多脏器，正常组织受压丧失功能，大量癌细胞生长抢夺营养资源使正常组织器官面临难以逆转的恶性营养不良，最终致多脏器功能障碍而死亡。

2. 体征

（1）早期胃癌无明显体征，进展期在上腹部可扪及肿块，有压痛。肿块多位于上腹部偏右，呈坚实可移动结节状。

（2）肝脏转移可出现肝大，并扪及坚硬结节，常伴黄疸。

（3）腹膜转移时可发生腹腔积液，移动性浊音阳性。

（4）远处淋巴结转移时可扪及 Virchow 淋巴结，质硬不活动。

（5）直肠指诊时在直肠膀胱间凹陷可触及一板样肿块。

（6）某些胃癌患者出现伴癌综合征，包括反复发作的浅表性血栓静脉炎、黑棘皮病（皮肤皱褶处有色素沉着，尤其在两腋）和皮肌炎等，可有相应的体征，有时可在胃癌诊断前出现。

3. 并发症

（1）出血：可出现头晕、心悸、呕吐咖啡色胃内容物、排柏油样便等。

（2）贲门或幽门梗阻：取决于胃癌的位置。

（3）穿孔：可出现腹膜刺激征。

二、辅助检查

1. 体格检查　可能有左锁骨上淋巴结增大（是进入血液全身播散的最后守卫淋巴结）、上腹包块，直肠指检发现盆腔底部有肿块（癌细胞脱落至盆腔生长）。

2. 实验室检查　早期血常规检查多正常，中、晚期可有不同程度的贫血、粪便潜血试验阳性。目前尚无对于胃癌诊断特异性较强的肿瘤标志物，但 CEA、CA50、CA72-4、CA19-9、CA242 等多个标志物的连续监测对于胃癌的诊疗和预后判断有一定价值。

3. 上消化道 X 线钡餐造影检查　有助于判断病灶范围。但早期病变仍需结合胃镜证实；进展期胃癌主要 X 线征象有龛影、充盈缺损、黏膜皱襞改变、蠕动异常及梗阻性改变。

4. 增强型 CT（计算机体层扫描）检查　可以清晰显示胃癌累及胃壁的范围、与周围组织的关系、有无较大的腹腔盆腔转移。

5. MRI（磁共振显像）检查　为判断癌灶范围提供信息，适用于 CT 造影剂过敏者或其他影像学检查怀疑转移者，有助于判断腹膜转移状态。

6. PET – CT 扫描检查　PET – CT 扫描是正电子发射体层扫描与计算机体层扫描合二为一的检查，对判断胃癌的准确性 >80%（印戒细胞癌和黏液腺癌准确性约为 50%），并可了解全身有无转移灶。其没有痛苦，但费用昂贵。可用于胃癌术后进行追踪有无胃癌复发。

7. 胃镜或腹腔镜超声检查

（1）可测量癌灶范围及初步评估淋巴结转移情况，有助于术前临床分期，帮助选择治疗方法及判断疗效。

（2）胃镜病理活检（取活组织进行病理检验）明确为胃癌者，可做胃镜超声检查确定其是否为早期或进展期，单纯胃镜检查有时难以区分胃癌的早、晚期。

（3）胃镜发现可疑胃癌但病理活检又不能确诊，可用超声内镜判断，使患者免于进行反复胃镜检查活检。

（4）术前各种影像检查怀疑淋巴结广泛增大者或怀疑侵犯重要脏器不能切除者，条件许可时可行腹腔镜超声检查以了解是否癌灶与脏器间有界限能够切除、淋巴结是否转移融合到无法切除的程度、哪些淋巴结有可能转移。

8. 胃镜检查　可发现早期胃癌，鉴别良、恶性溃疡，确定胃癌的类型和病灶范围。发现胃溃疡或萎缩性胃炎，要病理活检评估其细胞异型增生程度，重度异型增生（不典型增生）者需要按早期癌对待。

9. 腹腔镜检查　有条件的医院可通过此检查达到类似于剖腹探查的效果，可细致了解癌灶与周围情况，尤其是可发现腹膜有无广泛粟粒状种植转移的癌灶，是其他检查难以发现的。若存在此种情况，则手术疗效很差，若患者高龄且身体很差，应考虑放弃手术而试用其他疗法。

三、治疗

1. 手术治疗　手术是目前唯一可能根除胃癌的手段。手术效果取决于胃癌的浸润深度和扩散范围。对早期胃癌，胃部分切除属首选。对进展期胃癌，若未发现远处转移，应尽可能手术切除，有些需做扩大根除手术。对远处已有转移者，一般不做胃切除，仅做姑息性手术，如胃造瘘术、胃空肠吻合术，以保证消化道畅通和改善营养。

2. 化学治疗　化学治疗（化疗）是指运用药物治疗疾病的方法，旨在杀伤扩散到全身的癌细胞。化疗目的：①治愈癌症，使癌灶消失。②若不能治愈，则控制癌灶进展。③若不能治愈或控制进展，则缓解症状。

多药联合化疗常比单药疗效好，且可降低人体对某种特定药物产生耐药性的可能。化疗药可口服、静脉/动脉注射、胸/腹腔注射等。

化疗药不能识别癌细胞，只非特异地杀伤增殖迅速的细胞。因此，骨髓细胞、消化道黏膜、毛发等增殖较快的正常细胞也可被杀伤，引起骨髓抑制、呕吐、腹泻、脱发等不良反应（化疗停止后多消失）。

（1）术后辅助化疗：根治术联合术后化疗比单纯根治术更能延长生存期。

（2）术前新辅助化疗：新辅助化疗是术前给予 3 个疗程左右的化疗，使手术对癌细胞活力低，不易播散；也可使不能切除的胃癌降期为可切除；也可为术后化疗提供是否敏感、是否需换药的信息。

（3）腹腔内化疗：癌灶若累及浆膜，癌细胞就可能脱落到腹腔内，引起腹腔种植；也有可能术中操作时癌细胞脱落。腹腔内化疗可减少或控制癌细胞在腹腔内复发或进展，应术中或术后尽早开始。

（4）动脉灌注化疗：局部癌灶药物浓度明显提高，全身循环药物浓度明显降低，不良反应明显减少。

3. 靶向治疗　利用癌细胞特有的分子结构作为药物作用靶点进行治疗，称靶向治疗。可减轻正常细胞损害，针对性损伤癌细胞。目前胃癌靶向治疗的药物种类及作用均有限，具有这些药物作用靶点的患者仅 20%～30%。与化疗药联合应用可提高 5 年生存率 5%～10%。

4. 内镜下治疗　早期胃癌可做内镜下黏膜切除、激光、微波治疗，特别适用于不能耐受手术的患者。中、晚期胃癌患者不能手术可经内镜做激光、微波或者局部注射抗癌药物，可暂时缓解病情。贲门癌所致的贲门狭窄可行扩张，放置内支架解除梗阻，改善患者生活质量。

5. 中药治疗　无法切除或复发的胃癌，若放化疗无效，可行中药治疗。虽不能缩小癌灶，但有些患者可有生活质量改善，少量报道显示，生存期不比化疗差。但目前国际上并不认可中药的疗效，有人认为晚期患者化疗或中药的疗效都很差，基本是自然生存期。故中药治疗的生存期是否比无治疗的患者自然生存期长，或不差于化疗所延长的生存期，或可加强化疗药疗效，尚需更多高级别的临床研究。

6. 支持治疗　旨在预防、减轻患者痛苦，改善生活质量，延长生存期。包括镇痛、纠正贫血、改善食欲、改善营养状态、缓解梗阻、控制腹腔积液、心理治疗等。对晚期无法切除的胃癌梗阻患者行内镜下放置自扩性金属支架，风险和痛苦均小。专科医师通过经皮经肝胆管引流（PTCD）或在胆总管被增大淋巴结压迫而狭窄梗阻处放置支架，可缓解黄疸避免缩短生存期。大出血时，可请专科医师进行血管栓塞止血。

四、护理评估

1. 一般情况　患者的年龄、性别、职业、婚姻状况、健康史、既往史、心理、自理能力等。

2. 身体状况　①疼痛情况：疼痛位置、性质、时间等情况。②全身情况：生命体征、神志、精神状态，有无衰弱、消瘦、焦虑、恐惧等表现。

3. 评估疾病状况　评估疾病的临床类型、严重程度及病变范围。

五、主要护理诊断/问题

1. 焦虑、恐惧　与对疾病的发展缺乏了解，担忧癌症预后有关。

2. 疼痛　与胃十二指肠黏膜受损、穿孔后胃肠内容物对腹膜的刺激及手术切口有关。

3. 营养失调：低于机体需要量　与摄入不足及消耗增加有关。

4. 有体液不足的危险　与急性穿孔后禁食、腹膜大量渗出，幽门梗阻患者呕吐导致水、电解质丢失有关。

5. 潜在并发症　出血、感染、吻合口瘘、消化道梗阻、倾倒综合征和低血糖综合征等。

6. 知识缺乏　缺乏与胃癌综合治疗相关的知识。

六、护理措施

1. 心理护理　关心患者，了解患者的紧张、恐惧情绪，告知有关疾病和手术的知识，消除患者的顾虑和消极心理，增强其对治疗的信心，使患者能积极配合治疗和护理。

2. 疼痛的护理　除了给予关心、疏导外，要给患者提供一个舒适、安静，利于休息的环境。遵医嘱给予镇痛药，并观察用药后的疗效。同时鼓励患者采用转移注意力，放松、分散疗法等非药物方法镇痛。

3. 饮食和营养护理　给予高热量、高蛋白、富含维生素、易消化、无刺激的饮食，并少量多餐。对于不能进食或禁食的患者，应从静脉补充足够能量，必要时可实施全胃肠外营养。

4. 并发症的护理　并发出血的患者应观察呕血、便血情况，定时监测生命体征、有无口渴及尿少等循环血量不足的表现，及时补充血用量；急性穿孔患者要严密观察腹膜刺激征、肠鸣音变化等，禁食及胃肠减压、补液以维持水电解质平衡等，必要时做好急诊手术的准备。

七、健康指导

1. 疾病预防指导　对健康人群开展卫生宣教，提倡多食富含维生素 C 的新鲜水果、蔬菜，多食肉类、鱼类、豆制品和乳制品；避免高盐饮食，少进咸菜、烟熏和腌制食品；食品贮存要科学，不食霉变食物。对胃癌高危人群，如中度或重度胃黏膜萎缩、中度或重度肠化、不典型增生或有胃癌家族史者应遵医嘱给予根除幽门螺杆菌治疗。对癌前状态者，应定期检查，以便早期诊断及治疗。

2. 疾病知识指导　指导患者生活规律，保证充足的睡眠，根据病情和体力，适量活动，增强机体抵抗力。注意个人卫生，特别是体质衰弱者，应做好口腔、皮肤黏膜的清洁，防止继发性感染。指导患者运用适当的心理防卫机制，保持乐观态度和良好的心理状态，以积极的心态面对疾病。

3. 用药指导与病情监测　指导患者合理使用镇痛药，发挥自身积极的应对能力，以提高控制疼痛的效果。嘱患者定期复诊，以监测病情变化和及时调整治疗方案。教会患者及家属如何早期识别并发症，及时就诊。

（汪遵君）

第六节　非酒精性脂肪性肝病

非酒精性脂肪性肝病（NAFLD）是指排除过量饮酒和其他明确的损肝因素，以弥漫性肝细胞大泡性脂肪变为病理特征的临床综合征。包括非酒精性单纯性脂肪肝（NAFL）、非酒精性脂肪性肝炎（NASH）及其相关肝硬化和肝细胞癌，其发病和胰岛素抵抗及遗传易感性关系密切。以 40～50 岁最多见，男女患病率基本相同。

NAFLD 的危险因素包括高脂肪高热量膳食结构、多坐少动的生活方式、代谢综合征及其他（肥胖、高血压、血脂紊乱和 2 型糖尿病）。全球脂肪肝的流行主要与肥胖症患病率迅速增长密切相关。我国近年发病率呈上升趋势，明显超过病毒性肝炎及酒精性肝病的发病率，成为最常见的慢性肝病之一。

一、临床表现

本病起病隐匿，发病缓慢。

1. 症状　NAFLD 常无症状。少数患者可有乏力、右上腹轻度不适、肝区隐痛或上腹胀痛等非特异症状。严重脂肪性肝炎可有食欲减退、恶心、呕吐等。发展至肝硬化失代偿期的临床表现与其他原因所致的肝硬化相似。

2. 体征　严重脂肪性肝炎可出现黄疸，部分患者可有肝大。

二、辅助检查

1. 血清学检查　血清转氨酶和 γ - 谷氨酰转肽酶水平正常或轻、中度升高，通常以丙氨酸氨基转移酶（ALT）升高为主。

2. 影像学检查　B 超、CT 和 MRI 检查对脂肪性肝病的诊断有重要的实用价值，其中 B 超敏感性高，CT 特异性强，MRI 在局灶性脂肪肝与肝内占位性病变鉴别时价值较大。

3. 病理学检查　肝穿刺活组织检查是确诊 NAFLD 的主要方法。

三、诊断

1. 无饮酒史或每周饮酒折合乙醇量 <40g。

2. 除病毒性肝炎、全胃肠外营养等可导致脂肪肝的特定疾病。

3. 血清转氨酶可升高，以 ALT 升高为主，常伴有谷酰转肽酶（GGT）和三酰甘油升高。

4. 除原发病临床表现外，可有乏力、腹胀、肝区隐痛等症状，体检可发现肝、脾大。

5. 影像学检查或肝活体组织学检查有特征性改变。

四、治疗

治疗主要针对不同的病因和危险因素，包括病因治疗、饮食控制、运动疗法和药物治疗。

1. 合理饮食，改善不良习惯，合理运动，提倡中等量的有氧运动。

2. 控制危险因素　控制饮食，控制体重在正常范围，改善胰岛素抵抗，调整血脂紊乱，合并高脂血症的患者可采用降血脂治疗，选择对肝细胞损害较小的降血脂药，如贝特类、他汀类或普罗布考类药。维生素 E 具抗氧化作用，可减轻氧化应激反应，建议常规用于脂肪性肝炎治疗。

3. 促进非酒精性脂肪性肝病的恢复。

4. 手术治疗　肝移植。

五、主要护理诊断/问题

1. 营养失调：高于机体需要量　与饮食失调、缺少运动有关。

2. 焦虑 与病情进展、饮食受限有关。

3. 活动无耐力 与肥胖有关。

六、护理措施

1. 饮食护理 调整饮食结构,低糖、低脂为饮食原则。在满足基础营养需求的基础上,减少热量的摄入,维持营养平衡,维持正常血脂、血糖水平,降低体重至标准水平。指导患者避免高脂肪食物,如动物内脏,甜食(包括含糖饮料),尽量食用含有不饱和脂肪酸的油脂(如橄榄油、菜籽油、茶油等)。多食青菜、水果和富含纤维素的食物,以及瘦肉、鱼肉、豆制品等;多食有助于降低血脂的食物,如燕麦、绿豆、海带、茄子、芦笋、核桃、枸杞、黑木耳、山楂、苹果、葡萄、猕猴桃等。不吃零食,睡前不加餐。避免辛辣刺激性食物。可制作各种减肥食谱小卡片给患者,以增加患者的健康饮食知识,提高其依从性。

2. 适当运动 适当增加运动可以有效地促进体内脂肪消耗。合理安排工作,做到劳逸结合,选择合适的锻炼方式,避免过度劳累。每天安排进行体力活动的量和时间,按减体重目标计算,对于需要亏空的能量,一般多采用增加体力活动量和控制饮食相结合的方法,其中50%应该由增加体力活动的能量消耗来解决,其他50%可由减少饮食总能量和减少脂肪的摄入量以达到需要亏空的总能量。不宜在饭后立即进行运动,也应避开凌晨和深夜运动,以免扰乱人体生物节奏;并发糖尿病者应于饭后1小时进行锻炼。

3. 控制体重 合理设置减肥目标,逐步接近理想体重,防止体重增加或下降过快。用体重指数(BMI)和腹围等作为监测指标,以肥胖度控制在0~10%〔肥胖度=(实际体重－标准体重)/标准体重×100%〕为度。

4. 改变不良生活习惯 吸烟、饮酒均可致血清胆固醇升高,应督促患者戒烟、戒酒;改变长时间看电视、用计算机、上网等久坐的不良生活方式,增加有氧运动时间。

5. 病情监测 每半年监测体重指数、腹围、血压、肝功能、血脂和血糖,每年做肝、胆、脾B超检查。

七、健康指导

1. 疾病预防指导 让健康人群了解NAFLD的病因,建立健康的生活方式,改变各种不良的生活、行为习惯。

2. 疾病知识指导 教育患者保持良好的心理状态,注意情绪的调节和稳定,鼓励患者随时就相关问题咨询医护人员。让患者了解本病治疗的长期性和艰巨性,增强治疗信心,持之以恒,提高治疗的依从性。

3. 饮食指导 指导患者建立合理的饮食结构及习惯,戒除烟酒。实行有规律的一日三餐。无规律的饮食方式,如不吃早餐,或三餐饥饱不均,会扰乱机体的营养代谢。避免过量摄食、吃零食、夜食,以免引发体内脂肪过度蓄积。此外,进食过快不易发生饱腹感,常使能量摄入过度。适宜的饮食可改善胰岛素抵抗,促进脂质代谢和转运,对脂肪肝的防治尤为重要。

4. 运动指导 运动应以自身耐力为基础、循序渐进、保持安全心率(中等强度体力活动时心率为100~120次/分,低强度活动为80~100次/分)及持之以恒的个体化运动方案,采用中、低强度的有氧运动，如慢跑、游泳、快速步行等。睡前进行床上伸展、抬腿运动，可改善睡眠质量。每天运动 1~2 小时优于每周 2~3 次剧烈运动。

（汪遵君）

第七节　酒精性肝病

酒精性肝病（ALD）是长期大量饮酒所致的肝脏损害。初期通常表现为脂肪肝，进而可发展成酒精性肝炎、酒精性肝纤维化和酒精性肝硬化，严重酗酒时可诱发广泛肝细胞坏死甚至急性肝功能衰竭。本病在欧美等国多见，近年我国的发病率也有上升。多见于男性，我国发病率仅次于病毒性肝炎。

许多因素可影响嗜酒者肝病的发生和发展：①性别。②遗传易感性。③营养状态。④嗜肝病毒感染。⑤与肝毒物质并存。⑥吸烟和咖啡。

一、临床表现

患者的临床表现因饮酒的方式、个体对酒精的敏感性以及肝组织损伤的严重程度不同而有明显的差异。症状一般与饮酒的量和酗酒的时间长短有关，患者可在长时间内没有任何肝脏的症状和体征。

1. 酒精性脂肪肝　一般情况良好，常无症状或症状轻微，可有乏力、食欲缺乏、右上腹隐痛或不适。肝脏有不同程度的增大。患者有长期饮酒史。

2. 酒精性肝炎　临床表现差异较大，与组织学损害程度相关。常发生在近期（数周至数月）大量饮酒后，出现全身不适、食欲缺乏、恶心、呕吐、乏力、肝区疼痛等症状。可有发热（一般为低热），常有黄疸，肝大并有触痛。严重者可并发急性肝衰竭。

3. 酒精性肝硬化　发生于长期大量饮酒者，其临床表现与其他原因引起的肝硬化相似，可以门脉高压为主要表现。可伴有慢性酒精中毒的其他表现，如精神神经症状、慢性胰腺炎等。

二、辅助检查

1. 血常规及生化检查　酒精性脂肪肝可有血清天门冬氨酸氨基转移酶（AST）、丙氨酸氨基转移酶（ALT）轻度升高。酒精性肝炎具有特征性的酶学改变，即 AST 升高比 ALT 升高明显，AST/ALT 常 >2，但 AST 和 ALT 值很少 >500U/L，否则应考虑是否并发其他原因引起的肝损害。γ-谷氨酰转肽酶（GGT）、总胆红素（TBil）、凝血因子时间（PT）和平均红细胞容积（MCV）等指标也可有不同程度的改变，联合检测有助于诊断酒精性肝病。

2. 影像学检查　B 型超声检查可见肝实质脂肪浸润的改变，多伴有肝脏体积增大。CT 平扫检查可准确显示肝脏形态改变及分辨密度变化。重度脂肪肝密度明显降低，肝脏与脾脏的 CT 值之比 <1，诊断准确率高。影像学检查有助于酒精性肝病的早期诊断。发展至酒精性肝硬化时各项检查发现与其他原因引起的肝硬化相似。

3. 病理学检查　肝活组织检查是确定酒精性肝病及分期、分级的可靠方法，是判断其严重程度和预后的重要依据。但很难与其他病因引起的肝脏损害相鉴别。

三、诊断

1. 长期饮酒史 男性日平均饮酒折合乙醇量≥40g，女性≥20g，连续5年；或2周内有>80g/d的大量饮酒史。

2. 禁酒后血清 ALT、AST 明显下降，4 周内基本恢复正常，即 2 倍正常上限值。如禁酒前 ALT、AST <2.5 倍正常上限值者禁酒后应降至 1.25 倍正常上限值以下。

3. 下列 2 项中至少 1 项阳性 ①禁酒后增大的肝 1 周内缩小，4 周内基本恢复正常。②禁酒后 GGT 活性明显下降，4 周后降至 1.5 倍正常上限值以下，或小于禁酒前 40%。

4. 除病毒感染、药物、自身免疫、代谢等引起的肝损害。

四、治疗

1. 戒酒 戒酒是治疗酒精性肝病的关键。如果仅为酒精性脂肪肝，戒酒 4～6 周后脂肪肝可停止进展，最终可恢复正常。彻底戒酒可使轻、中度酒精性肝炎的临床症状、血清氨基转移酶升高乃至病理学改变逐渐减轻，而且酒精性肝炎、纤维化及肝硬化患者的存活率明显提高。但对临床上出现肝衰竭表现（凝血因子时间明显延长、腹腔积液、肝性脑病等）或病理学有明显的炎症浸润或纤维化者，戒酒未必可阻断病程发展。

2. 营养支持 长期嗜酒者酒精取代了食物所提供的热量，故蛋白质和维生素摄入不足引起营养不良。所以酒精性肝病患者需要良好的营养支持，在戒酒的基础上应给予高热量、高蛋白、低脂饮食，并补充多种维生素（如维生素 B、维生素 C、维生素 K 及叶酸）。

3. 药物治疗 多烯磷脂酰胆碱可稳定肝窦内皮细胞膜和肝细胞膜，降低脂质过氧化，减轻肝细胞脂肪变性及其伴随的炎症和纤维化。美他多辛有助于改善酒精中毒。糖皮质激素用于治疗酒精性肝病尚有争论，但对重症酒精性肝炎可缓解症状，改善生化指标。其他药物（如 S - 腺苷甲硫氨酸）有一定的疗效。

4. 肝移植 严重酒精性肝硬化患者可考虑肝移植，但要求患者肝移植前戒酒 3～6 个月，并且无严重的其他脏器的酒精性损害。

五、护理评估

1. 健康史 评估患者饮酒的种类、每天摄入量、持续时间和饮酒方式等。

2. 身体状况 根据饮酒史、临床表现及有关实验室及其他检查的结果，评估患者是否患有酒精性肝病及其临床病理阶段，是否并发其他肝病等。

六、主要护理诊断/问题

1. 自我健康管理无效 与长期大量饮酒有关。
2. 营养失调：低于机体需要量 与长期大量饮酒、蛋白质和维生素摄入不足有关。
3. 焦虑 与病情进展、戒酒有关。

七、护理措施

1. 戒酒 戒酒是关键，戒酒能明显提高肝硬化患者 5 年生存率。酒精依赖者戒酒后可能会出现戒断综合征，应做好防治。

2. **心理疏导** 调整心态，积极面对。

3. **饮食护理** 以低脂肪、高蛋白、高维生素和易消化饮食为宜。做到定时、定量、有节制。早期可多食豆制品、水果、新鲜蔬菜，适当进食糖类、鸡蛋、鱼类、瘦肉；当肝功能显著减退并有肝昏迷征兆时，应避免高蛋白质摄入；忌辛辣刺激和坚硬生冷食物，不宜进食过热食物以防并发出血。

4. **动静结合** 肝硬化代偿功能减退，并发腹腔积液或感染时应绝对卧床休息。代偿期时病情稳定可做轻松工作或适当活动，进行有益的体育锻炼，如散步、做保健操、太极拳等。活动量以不感觉疲劳为宜。

5. **重视对原发病的防治** 积极预防和治疗慢性肝炎、血吸虫病、胃肠道感染，避免接触和应用对肝有毒的物质，减少致病因素。

八、健康指导

1. 提供宣传饮酒危害的教育片或书刊，供患者观看或阅读。

2. 宣传科学饮酒的知识，帮助患者认识大量饮酒对身体健康的危害。

3. 协助患者建立戒酒的信心，培养健康的生活习惯，积极戒酒和配合治疗。

（汪遵君）

第九章

肾内科疾病的护理

第一节 肾内科常见症状护理

一、尿路刺激征

尿频、尿急、尿痛合称为尿路刺激征。三者常合并存在，亦可单独存在。正常人白天排尿 3~5 次，夜间 0~1 次，每次尿量 200~400mL。若排尿次数增多，而每次尿量不多，且每日尿量正常，称为尿频。若一有尿意即要排尿，并常伴有尿失禁则称为尿急。若排尿时膀胱区和尿道有疼痛或灼热感称为尿痛。

（一）评估

1. 病因评估

（1）泌尿及生殖系统病变：如尿路感染、结石、肿瘤、前列腺增生等疾病。

（2）神经功能障碍：如神经性膀胱。

（3）精神心理因素：心理因素或情绪障碍时，可引起大脑皮质对排尿条件反射的调节发生紊乱，从而影响排尿功能，出现排尿异常。

2. 症状评估

（1）排尿次数增多是在白天还是在夜间；发病时间；尿频时是否伴有血尿或排尿困难。

（2）肾区有无压痛、叩击痛，输尿管行程有无压痛点，尿道口有无红肿。

（3）患者精神、心理状态、家庭及社会支持等。因尿路刺激征反复发作带来的不适，加之部分患者可能出现肾损害，因此，部分患者可出现紧张、焦虑等心理反应。

（二）护理措施

1. 鼓励患者多饮水，勤排尿 无水肿等禁忌证时，每天饮水 2 000~3 000mL，勿憋尿，以达到冲洗尿路，减少细菌在尿路停留时间。

2. 皮肤黏膜的清洁 教会患者正确清洁外阴部的方法，每天用流动水从前向后冲洗外阴，保持外阴清洁，穿全棉内裤。

3. 正确采集尿标本 尿液培养标本应在药物治疗前采集，留取中段尿，采集清晨第 1 次尿液以保证尿液在膀胱内停留 6~8 小时。

4. 疼痛护理 指导患者进行膀胱区热敷或按摩，以缓解疼痛。

5. 用药护理 遵医嘱使用抗生素，注意观察药物的治疗反应、有无不良反应，嘱患者按时、按量、按疗程用药，不可随意停药以达彻底治愈目的。

6. 心理护理　嘱患者于急性发作期间注意休息，心情尽量放松，因过分紧张会加重尿频。指导患者从事一些感兴趣的活动，如听轻音乐、欣赏小说、看电视、上网和室友聊天等，以分散其注意力，减轻患者焦虑，缓解尿路刺激症状。另外，各项护理、治疗及时实施，尽可能集中进行，减少对患者的干扰。

7. 健康教育

（1）多饮水、勤排尿是最实用和有效的方法。

（2）注意会阴部清洁。

（3）尽量避免使用尿路器械，确有必要，必须严格无菌操作。

（4）与性生活有关的反复发作的尿路感染，于性交后即排尿，并按常用量服用 1 次抗生素预防感染。

（5）膀胱输尿管反流患者，要养成"2 次排尿"的习惯，即每次排尿后几分钟，再排尿 1 次。

（6）按时服药，彻底治疗，不应随意停药。个别症状严重者，可予阿托品、普鲁苯辛等抗胆碱能药物对症治疗。

二、血尿

指新鲜清洁尿离心后尿沉渣镜检每高倍视野的红细胞超过 3 个。或尿红细胞计数超过 1 万个/mL，或 1 小时尿红细胞计数超过 10 万个，或 12 小时尿红细胞计数超过 50 万，称为镜下血尿。外观呈洗肉水样、血样、酱油色或有凝块时，称为肉眼血尿。1 000mL 尿中含 1mL 血液，即呈现肉眼血尿。

（一）评估

1. 病因评估

（1）泌尿系统本身疾病：如各型肾炎、肾基底膜病、肾盂肾炎、肾结石、畸形、结核、肿瘤及血管病变等。

（2）全身性疾病：包括血液病（如白血病）、感染性疾病（如败血症、流行性出血热）、心血管疾病（如充血性心力衰竭）、结缔组织病（如系统性红斑狼疮）。

（3）泌尿系统邻近器官疾患：如盆腔炎、阑尾炎波及泌尿系统血管发生充血及炎症而出现镜下血尿。

（4）物理或化学因素：如食物过敏、放射线照射、药物（如磺胺类、吲哚美辛、汞剂、环磷酰胺等）、毒物、运动后等。

2. 症状评估

（1）多形性血尿、均一性血尿：无痛性的多形性血尿为肾小球源性，均一性血尿为非肾小球源性如结石、肿瘤、感染、外伤等，无痛性均一性血尿多见于肿瘤。肾小球源性血尿红细胞分布曲线呈非对称曲线，而非肾小球源性血尿呈对称曲线，混合性血尿同时具备以上两种曲线特征，呈双峰。

（2）伴随症状：伴尿路刺激征为尿路感染所致，伴肾绞痛多为泌尿系结石所致，伴较大量蛋白尿和（或）管型尿（特别是红细胞管型），多提示肾小球来源。

（3）血尿色泽：因含血量、尿 pH 值及出血部位而不同。来自膀胱的血尿或尿呈碱性时，色较鲜艳。来自肾、输尿管的血尿或尿呈酸性时，色泽较暗。来自膀胱的血尿如出血较多时，可伴有大小不等的不规则状血块，肾、输尿管排出的血块呈长条状。

（二）护理措施

1. 休息　血尿严重时应卧床休息，尽量减少剧烈的活动。

2. 心理护理　血尿时患者可极度恐惧，应向患者解释、安慰。说明1 000mL尿中有1～3mL血就为肉眼血尿，失血是不严重的。必要时可服用苯巴比妥、地西泮等镇静安眠药。

3. 密切观察病情　每日测量脉搏、血压等生命体征。观察尿色变化，观察出血性质并记录尿量。肉眼血尿严重时，应按每次排尿的先后依次留取标本，以便比色，并判断出血的发展。

4. 健康教育

（1）帮助患者及家属掌握有关疾病的知识，如病因、诱因、预防、治疗等，以取得合作、协助治疗，避免诱因，减少再度出血的危险。

（2）发病期严禁性生活，以防止发生和加重感染。

（3）合理安排生活起居：养成规律的生活习惯，避免长期精神紧张、过度劳累，应劳逸结合，保持乐观情绪，保证身心休息。在平时工作、生活中，养成多饮水、勿憋尿的习惯。

（4）饮食指导：以清淡蔬菜为主，如青菜、卷心菜、萝卜、冬瓜、番茄等。戒烟酒，少食刺激性食物，忌服辛辣、水产品（虾、蟹）、生葱、香菜、狗肉、马肉等。长期血尿者可致贫血，应多吃含铁丰富的食物，如牛肉、肝、蛋黄、海带等。多饮水，每天饮水量应不少于2 000mL，大量饮水可减少尿中盐类结晶，加快药物和结石排泄。肾炎明显水肿者应少饮水。

（5）积极治疗相关疾病如痔疮、糖尿病及感冒等疾病，以免诱发本病。积极治疗泌尿系统炎症、结石等疾病。病情严重者，应尽早去医院检查确诊，进行彻底治疗。

（6）慎用可致血尿的药物，尤其是已患有肾脏病者。

三、蛋白尿

每日尿蛋白量持续超过150mg或尿蛋白定性试验持续阳性称为蛋白尿。若每天持续超过$3.5g/1.75m^2$（体表面积）或每千克体重50mg，称为大量蛋白尿。

（一）评估

1. 病因评估

（1）肾小球性蛋白尿：肾小球滤过屏障破坏导致肾小球滤出蛋白过多而肾小管又不能完全重吸收所致。特点为蛋白多，分子量大，见于肾小球疾病。

（2）肾小管性蛋白尿：肾小球滤过正常，肾小管重吸收功能下降所致。特点为蛋白较多，分子量小。

（3）溢出性蛋白尿：小管、小球功能正常，血液中出现异常蛋白经肾小球滤过、肾小管不能完全重吸收。见于异常免疫球蛋白血症、血红蛋白尿、肌红蛋白尿、溶菌酶血症等。

（4）混合性蛋白尿：常见于大、中、小分子量的蛋白质。较重的肾小球疾病或肾小管疾病。

（5）组织性蛋白尿：组织、细胞分解代谢和破坏所致。

（6）生理性蛋白尿：发热、剧烈运动等所致蛋白尿。

2. 症状评估

（1）尿液评估：排尿频率，每次量，尿中泡沫是否增多，以及尿液性状、气味、比重等。

（2）伴随症状：若高热，则提示病毒感染性疾病存在，如腮腺炎、水痘、腺病毒感染等；伴有尿频、尿急、尿痛、排尿困难为尿路感染；伴明显水肿、低蛋白血症、血尿则为肾脏疾病。

（3）心理状态：引起蛋白尿的疾病，多为慢性病，病程长，不易根治，预后较差，患者及家属对治疗信心不足，易产生焦虑、悲观及绝望等不良心理。

3. 辅助检查结果评估　尿常规、尿本周蛋白测定、24 小时尿蛋白定量、血常规、血生化、肾功能、电解质、血免疫球蛋白、人血白蛋白、人血白蛋白与球蛋白比值。

（二）护理措施

1. 保持病室空气新鲜　每天通风换气 2～3 次，每次 30 分钟，保持安静，减少探视人员。

2. 口腔护理　除早晚口腔清洁外，应每次进食后漱口，以清除口腔内食物残渣，保持清洁，预防继发感染。

3. 注意观察　尿液量、性状、颜色、排尿频率。尿中泡沫增多且不易消散，提示蛋白尿加重。

4. 皮肤护理　保持皮肤清洁。合并水肿的患者宜穿着宽大柔软的衣服，防止擦碰；床单位应干燥无皱褶；定时翻身，必要时对受压部位皮肤进行按摩、热敷，促进血液循环，预防压疮发生。

5. 饮食护理　根据患者肾功能及人血白蛋白结果，给予低盐低蛋白膳食，注意适量补充维生素和优质蛋白（如动物蛋白和豆类），维持营养平衡。

6. 心理护理　认真倾听患者诉说，给予心理支持，缓解焦虑状态。及时了解患者心理变化，鼓励患者说出自己的感受，使其不良情绪排泄，并给予情感支持，必要时教授一些缓解焦虑的方法；讲解疾病治疗最新进展，恢复患者对治疗疾病的信心和对医护人员的信任感，积极配合治疗。

7. 健康教育

（1）教会患者预防感染的方法，如居住环境清洁与消毒，如何保持空气新鲜等。

（2）养成良好的个人卫生习惯，如口腔、外阴清洁。

（3）饮食指导：指导患者及家属制定合理及个体化的饮食计划，保持营养供给。

（4）注意休息与活动，适度锻炼，可提高机体抗病能力，但活动量过大，能量消耗多，不利于疾病恢复。

四、肾性水肿

水肿是指人体组织间隙内有过量液体积聚使组织肿胀。由肾脏疾病造成的水肿称为肾性水肿。

（一）评估

1. 病因评估　水肿的诱因、原因，水肿的治疗经过尤其是患者用药情况。

（1）肾炎性水肿：由肾小球滤过率下降，而肾小管重吸收功能正常，从而导致"管 - 球失衡"，引起水、钠潴留，毛细血管静水压增高而出现水肿。常见于各型肾小球肾炎、急及慢性肾功能衰竭。

（2）肾病性水肿：由于大量蛋白尿造成血浆蛋白过低，血浆胶体渗透压降低，导致液体从血管内进入组织间隙而产生水肿。此外，部分患者因有效血容量减少，激活了肾素 - 血管紧张素 - 醛固酮系统，抗利尿激素分泌增多，从而进一步加重水肿。

（3）肾疾病时贫血、高血压、酸碱平衡和电解质平衡失调可导致心功能不全，加重水肿发展和持续存在。

2. 症状评估　水肿特点、程度、时间、部位、伴随症状等。

（1）水肿特点：肾炎性水肿常为全身性，以眼睑、头皮等组织疏松处为著；肾病性水肿一般较严重，多从下肢开始，由于增加的细胞外液量主要潴留在组织间隙，血容量常减少，故可无高血压及循环瘀血的表现。

（2）水肿程度

1）轻度水肿：水肿局限于足踝、小腿。

2）中度水肿：水肿涉及全下肢。

3）重度水肿：水肿涉及下肢、腹壁及外阴。

4）极重度水肿：全身水肿，即有胸、腹腔积液或心包积液。

（3）伴随症状：患者精神状况、心理状态、生命体征、尿量、体重、腹围的变化。有无头晕、乏力、呼吸困难、心跳加快、腹胀，心肺检查有无啰音、胸腔积液征、心包摩擦音，腹部有无膨隆、叩诊有无移动性浊音。

（4）实验室及其他检查：尿常规检查，尿蛋白定性和定量；血电解质有无异常，肾功能指标如 Ccr、血 BUN、血肌酐、浓缩与稀释试验结果有无异常。此外，患者有无做过静脉肾盂造影、B 超、尿路平片等检查，其结果如何。

（二）护理措施

1. 休息　严重水肿需卧床休息，平卧可增加肾血流量，减少水钠潴留。轻度水肿应根据病情适当活动。

2. 饮食护理　与患者共同制定饮食计划，一般应进含钠盐少，优质蛋白饮食。具体入量根据病情、病程、临床水肿程度、化验报告血 Na^+、K^+ 结果制定和调整。每日摄入水量 = 前一天尿量 +500mL，保持出入量平衡。

3. 病情观察　准确记录 24 小时出入量，定时测量体重，必要时测量腹围，观察并记录患者生命体征，尤其是血压的变化。注意有无剧烈头痛、恶心、呕吐、视物模糊，甚至神志不清、抽搐等高血压脑病的表现。发现异常及时报告医生处理。

4. 遵医嘱给予利尿药，注意尿量及血钾变化。

5. 皮肤护理　水肿较严重者应避免穿紧身衣服，卧床休息时宜抬高下肢，增加静脉回流，以减轻水肿。嘱患者经常变换体位，对年老体弱者可协助翻身，用软垫支撑受压部位，并适当予以按摩。对阴囊水肿者，可用吊带托起。协助患者进行全身皮肤清洁，嘱患者注意保护好皮肤，如清洗时勿过分用力，避免损伤皮肤、碰撞、跌伤等。严重水肿者应避免肌内注射，可采用静脉途径保证药物正确及时输入。注意无菌操作，防止感染。

6. 疾病知识指导　向患者介绍肾脏病引起水肿的原因、疾病相关知识、饮食及日常生活起居的注意事项。

五、肾区疼痛

是指脊肋角处（肾区）单侧或双侧持续性或间歇性隐痛、钝痛、剧痛或绞痛。

（一）评估

1. 病因评估　肾区痛多见于肾脏或附近组织炎症或肿瘤、积液等引起肾体积增大，牵拉包膜而致；肾绞痛是一种特殊的肾区痛，主要是由输尿管内结石、血块等移行所致。

2. 症状评估　钝痛或隐痛为肾包膜牵拉所致，见于间质性肾炎、肾盂肾炎、肾积水等；肾区剧痛见于肾动脉栓塞、深静脉血栓形成、肾周脓肿或肾周围炎等。肾结石等可发生绞痛，并向下腹部、会阴部发射。肾区胀痛多见于肾盂积水。肾区坠痛多见于肾下垂。

（二）护理措施

1. 准确评估疼痛的部位、程度、性质及伴随症状，并做好记录。
2. 肾绞痛时注意观察血压、脉搏、面色及皮肤湿冷情况，必要时用止痛剂。
3. 疾病急性期应卧床休息。
4. 肾盂肾炎者应多饮水冲洗尿道，按时给予抗生素控制炎症后疼痛会自然消失。

六、肾性高血压

高血压是指体循环动脉压的升高，即收缩压 ≥140mmHg 和（或）舒张压 ≥90mmHg。可分为原发性高血压和继发性高血压。由肾脏病所致高血压称为肾性高血压。肾性高血压是继发性高血压的常见原因之一。

（一）评估

1. 病因评估

（1）按解剖因素评估

1）肾血管性高血压：主要由肾动脉狭窄或堵塞引起，高血压程度较重，易进展为急进性高血压。

2）肾实质性高血压：主要由急性或慢性肾小球肾炎、慢性肾盂肾炎、慢性肾衰竭等肾实质性疾病引起。

（2）按发生机制评估

1）容量依赖型：因水钠潴留引起，用排钠利尿剂或限制水盐摄入可明显降低血压。

2）肾素依赖型：由肾素－血管紧张素－醛固酮系统被激活引起，过度利尿常使血压更加升高，而应用血管紧张素转换酶抑制剂、钙通道阻滞剂可使血压下降。

2. 症状评估

（1）伴随症状：血压升高常有头晕、头痛、疲劳、心悸、失眠、记忆力下降、贫血、水肿等症状，是否呈持续性，在紧张或劳累后是否加重，可否自行缓解。是否出现视力模糊，鼻出血等较重症状。

（2）体格检查的结果：血压、脉搏、呼吸、神志情况，体重及其指数。

3. 相关因素评估

（1）患者的生活及饮食习惯：如摄入钠盐过多、大量饮酒、喝咖啡、摄入过多的脂肪酸；肥胖、剧烈运动、便秘、吸烟等。

（2）透析情况：透析不充分或透析间期体重增长过多致体内容量负荷过多。

（3）职业：是否从事高压力职业，经常有精神紧张等感觉。

（4）心理状况：情绪经常不稳定，个性脆弱，工作生活受到影响时情绪焦虑。

（二）护理措施

1. 减少压力，保持心理平衡　针对患者性格特征及有关心理－社会因素进行心理疏导。对易激动的患者，要调节紧张的情绪，避免过度兴奋，教会其训练自我控制能力，消除紧张压抑的心理。

2. 促进身心休息，提高机体活动能力

（1）注意休息：生活需规律，保证足够的睡眠，防止便秘。

（2）注意劳逸结合：但必须避免重体力活动，可安排适量的运动，1级高血压则不限制一般的体力活动，血压较高，症状过多或有并发症时需要卧床休息，嘱患者起床不宜太快，动作不可过猛。

（3）饮食要控制总热量：避免胆固醇含量高的食物，适当控制钠的摄入，戒烟，尽量少饮酒。

（4）沐浴时水温不宜过高。

3. 充分透析，控制透析间期体重　透析患者正确评估干体重，经充分透析达到干体重后，血压易于控制；2次透析间期体重增长＜原体重的3%。

4. 病情观察

（1）观察血压：每日测量血压1~2次，测量前静息半小时，每次测量须在固定条件下进行。

（2）观察症状：如发现血压急剧增高，并伴有头痛、头晕、恶心、呕吐、气促、面色潮红、视力模糊和肺水肿、急性脑血管病等表现，应立即通知医生并同时备好降压药物及采取相应的护理措施。

（3）观察肾功能：定时检测血肌酐、尿素氮、内生肌酐清除率。肾功能障碍可影响降压药代谢，需及时调整患者用药，以防药物蓄积中毒导致血压骤降，危及生命。

5. 潜在并发症及高血压急症的护理

（1）潜在并发症的护理：指导患者摄取治疗饮食，避免情绪紧张，按医嘱服药；户外活动要有人陪伴；协助沐浴，水温不宜过热或过冷，时间不宜过长；注意对并发症征象的观察，有无夜间呼吸困难，咳嗽，咳泡沫痰，心悸，突然胸骨后疼痛等心脏受损的表现；头痛的性质，精神状况，眼花，失明，暂时性失语，肢体麻木，偏瘫等急性血管症的表现；尿量变化，昼夜尿量比例，有无水肿以及肾功能检查异常。

（2）高血压急症的护理：①绝对卧床休息，半卧床，少搬动患者，改变体位时要缓慢。②避免一切不良刺激和不必要的活动，并安定情绪。③吸氧，根据病情调节吸氧流量，保持呼吸道通畅，分泌物较多且患者自净能力降低时，应用吸引器吸出。④立即建立静脉通路，应用硝普钠静脉滴注时要避光，注意滴速，严密观察血压变化，如有血管过度扩张现象，应立即停止滴注；使用甘露醇时应快速静滴；静脉使用降压药过程中每 5~10 分钟测血压 1 次。⑤提供保护性护理，如患者意识不清时应加床栏等。⑥避免屏气，用力呼气或用力排便。⑦观察血压、脉搏、神志、瞳孔、尿量等变化，发现异常及时报告医师处理。

6. 用药护理

（1）掌握常用降压药物种类、剂量、给药途径、不良反应及适应证。

（2）指导患者按医嘱服用，不可自行增减或突然撤换药物。

（3）观察药物疗效，降压不宜过快过低，尤其对老年人。

7. 活动指导　嘱患者改变体位时动作宜缓慢，如出现头昏、眩晕、眼花、恶心时，应立即平卧，抬高下肢以增加回心血量。

8. 健康教育

（1）指导坚持非药物治疗：合理安排饮食，超重者应调节饮食、控制体重、参加适度体育运动。

（2）坚持服药：学会观察药物不良反应及护理。

（3）避免各种诱因，懂得自我控制情绪和妥善安排工作和生活。

（4）教会患者家属测量血压的方法，出现病情变化时立即就医。

（5）透析患者控制水盐摄入，避免透析间期体重增加大于原体重的 4%~5%。

（任天娇）

第二节　急性肾小球肾炎

急性肾小球肾炎简称急性肾炎，是以急性肾炎综合征为主要临床表现的一组疾病，起病急，以血尿、蛋白尿、水肿和高血压为主要表现，可伴有一过性氮质血症。本病常有前驱感染，多见于链球菌感染后，其他细菌、病毒和寄生虫感染后也可引起。好发于儿童，男性多见。前驱感染后常有 1~3 周（平均 10 天左右）的潜伏期，相当于致病抗原初次免疫后诱导机体产生免疫复合物所需时间。呼吸道感染的潜伏期较皮肤感染者短。本病大多预后良好，常在数月内临床自愈。

一、评估

1. 健康史　起病前有无上呼吸道感染如急性扁桃体炎、咽炎或皮肤感染如脓疱疮等。

2. 身体状况

（1）血尿：常为患者起病的首发症状和就诊原因，几乎所有患者均有血尿，40%~70% 患者有肉眼血尿，尿液呈浑浊红棕色，或洗肉水样，一般数天内消失，也可持续数周转为镜下血尿。

（2）水肿：多表现为晨起眼睑水肿，面部肿胀感，呈现所谓"肾炎面容"，一般不重。少数患者水肿较重进展较快，数日内遍及全身，呈可凹陷性。严重水、钠潴留会引起急性左心衰。

（3）高血压：多为轻、中度高血压，收缩压、舒张压均增高，经利尿后血压可逐渐恢复正常。少数出现严重高血压，甚至高血压脑病。患者表现为头痛、头晕、失眠，甚至昏迷、抽搐等。血压增高往往与水肿、血尿同时发生，也有在其后发生，一般持续 3~4 周，多在水肿消退 2 周降为正常。

（4）肾功能及尿量改变：起病初期可有尿量减少，尿量一般在 500～800mL，少尿时可有一过性氮质血症，大多数在起病 1～2 周后，尿量渐增，肾功能恢复，只有极少数可表现为急性肾功能衰竭，出现少尿。

（5）其他表现：原发感染灶的表现及全身症状，可有头痛、食欲减退、恶心、呕吐、疲乏无力、精神不振、心悸气促，甚至发生抽搐。部分患者有发热，体温一般在 38℃ 左右。

3. 实验室及其他检查　镜下血尿、蛋白尿、发病初期血清补体 C_3 及总补体下降。肾小球滤过率下降，血尿素氮和肌酐升高，B 超示双肾形状饱满，体积增大，肾活检组织病理类型为毛细血管增生性肾炎。

二、治疗原则

以休息及对症处理为主，少数急性肾功能衰竭患者应予透析治疗。一般于发病 2 周内可用抗生素控制原发感染灶。

三、护理措施

1. 饮食护理

（1）限制钠盐摄入：有水肿、高血压或心力衰竭时严格限制钠盐摄入（＜3g/d），特别严重者禁盐，以减轻水肿和心脏负担。当病情好转，血压下降，水肿消退，尿蛋白减轻后，由低盐饮食逐渐过渡到普通饮食，防止长期低钠饮食及应用利尿剂引起水、电解质紊乱或其他并发症。

（2）控制水和钾的摄入：严格记录 24 小时出入量。量出为入，每天摄入水量 = 前一天出量 + 500mL，摄入水量包括米饭、水果等食物含水量、饮水、输液等所含水的总量。注意见尿补钾。

（3）蛋白质：肾功能正常时，给予正常量的蛋白质 [1g/（kg·d）]，出现氮质血症时，限制蛋白质摄入，优质动物蛋白占 50% 以上，如牛奶、鸡蛋、鱼等，以防止增加血中含氮代谢产物的潴留。此外，注意饮食热量充足、易于消化和吸收。

2. 休息和活动　一般起病 1～2 周不论病情轻重均应卧床休息，能够改善肾血流量和减少并发症发生。水肿消退，肉眼血尿消失，血压接近正常后，即可下床在室内活动或到户外散步。血沉正常时可恢复轻体力活动或上学，但应避免剧烈体力活动。一年后方可正常活动。鼓励患者及家属参与休息计划的制订。

3. 病情观察

（1）定期测量患者体重，观察体重变化和水肿部位、分布、程度和消长情况，注意有无胸腔、腹腔、心包积液的表现；观察皮肤有无红肿、破损、化脓等情况发生。

（2）监测生命体征，尤其血压变化，注意有无剧烈头痛、恶心、呕吐、视力模糊，甚至神志不清、抽搐等高血压脑病的表现，发现问题及时报告医师处理。

（3）皮肤护理

1）水肿较严重的患者应穿着宽松、柔软的棉质衣裤、鞋袜。协助患者做好全身皮肤黏膜清洁，指导患者注意保护好水肿皮肤，如清洗时注意水温适当、勿过分用力；平时避免擦伤、撞伤、跌伤、烫伤。

2）注射时严格无菌操作，采用5～6号针头，保证药物准确及时的输入，注射拔完针后，用无菌干棉球按压穿刺部位直至无液体从针口渗漏。严重水肿者尽量避免肌内和皮下注射。

（4）用药护理：遵医嘱给予利尿剂、降压药、抗生素。观察药物的疗效及可能出现的不良反应。如低钾、低氯等电解质紊乱。呋塞米等强效利尿剂有耳鸣、眩晕、听力丧失等暂时性耳毒性，也可发生永久性耳聋。密切观察血压、尿量变化，静脉给药者给药速度宜慢。

（5）心理护理：血尿可让患者感到恐惧，限制患者活动可使其产生焦虑、烦躁、抑郁等心理，鼓励其说出自己的感受和心理压力，使其充分理解急性期卧床休息及恢复期限制运动的重要性。患者卧床期间，护士尽量多关心、巡视，及时询问患者的需要并给予解决。

四、健康教育

1. 预防疾病教育　教育患者及家属了解各种感染可能导致急性肾炎，因此，锻炼身体，增强体质，避免或减少上呼吸道及皮肤感染是预防的主要措施，并可降低演变为慢性肾炎的发生率。嘱咐患者及家属一旦发生细菌感染及时使用抗生素，尽量治愈某些慢性病，如慢性扁桃体炎，必要时可手术治疗。

2. 急性肾炎的恢复期可能需1～2年，当临床症状消失后，蛋白尿、血尿等可能依然存在，因此应加强定期随访。

（任天娇）

第三节　急进性肾小球肾炎

急进性肾小球肾炎简称急进性肾炎，是指在肾炎综合征（血尿、蛋白尿、水肿、高血压）基础上，短期内出现少尿、无尿，肾功能急骤减退，短期内到达尿毒症的一组临床症候群，又称急进性肾炎综合征。本病病理特征表现为新月体肾小球肾炎。分为原发性和继发性两大类。一般将有肾外表现者或明确原发病者称为继发性急进性肾炎，如继发于过敏性紫癜、系统性红斑狼疮等，偶有继发于某些原发性肾小球疾病（如系膜毛细血管性肾炎及膜性肾病）者。病因不明者则称为原发性急进性肾炎，这里着重讨论原发性急进性肾炎。

我国急进性肾炎以Ⅱ型为多见，男性居多。

一、评估

1. 健康史　本病起病急，常有前驱呼吸道感染。

2. 身体状况

（1）迅速出现水肿，可以有肉眼血尿、蛋白尿、高血压等。

（2）短期内即有肾功能的进行性下降，以少尿或无尿较迅速地（数周至半年）发展为尿毒症。

（3）常伴有中度贫血，可伴有肾病综合征，如果得不到及时治疗，晚期出现慢性肾功能衰竭。部分患者也会出现急性左心衰竭、继发感染等并发症。

3. 实验室及其他检查

（1）尿常规：蛋白尿，血尿，也可有管型、白细胞。

（2）血液检查：白细胞轻度增高、血红蛋白、人血白蛋白下降、血脂升高。

（3）肾功能检查：血肌酐、血 BUN 进行性升高。

（4）免疫学检查：Ⅱ型可有血循环免疫复合物阳性，血清补体 C_3 降低，Ⅰ型有血清抗肾小球基底膜抗体阳性。

（5）B 超检查：双肾体积增大、饱满。

（6）肾活检组织病理检查：光学显微镜检查可见肾小囊内新月体形成是 RPGN 的特征性病理改变。

二、治疗原则

本病纤维化发展很快，故及时肾活检，早期诊断，及时以强化免疫抑制治疗，可改善患者预后。根据病情予血浆置换、肾脏替代治疗。

三、护理措施

1. 休息　一般要待病情得到初步缓解时，才开始下床活动，即使无任何临床表现，也不宜进行较重的体力活动。

2. 饮食护理　低盐优质蛋白饮食，避免进食盐腌制食品如咸菜、咸肉等，进食鸡蛋、牛奶、瘦肉、鱼等优质蛋白饮食。准确记录 24 小时出入量，量出为入。每日入液量＝前一日出液量＋500mL，保持出入量平衡。

3. 病情观察　监测患者生命体征、尿量。尿量迅速减少，往往提示急性肾功能衰竭的发生。监测肾功能及血清电解质的变化，尤其是观察有无出现高钾血症，发现病情变化，及时报告医师处理。

4. 观察药物及血浆置换的不良反应　大剂量糖皮质激素治疗可致上消化道出血、精神症状、骨质疏松、股骨头无菌性坏死、水钠潴留、血压升高、继发感染、血糖升高等表现。环磷酰胺可致上腹部不适、恶心、呕吐、出血性膀胱炎、骨髓抑制等。血浆置换主要有出血、并发感染，特别是经血制品传播的疾病。

5. 用药护理　大剂量激素冲击治疗、使用免疫抑制剂、血浆置换等时，患者免疫力及机体防疫能力受到很大抑制，应对患者实行保护性隔离，加强口腔、皮肤护理，防止继发感染。服用糖皮质激素和细胞毒药物时应注意：口服激素应饭后服用，以减少对胃黏膜的刺激；长期用药者应补充钙剂和维生素 D，以防骨质疏松；使用 CTX 时注意多饮水，以促进药物从尿中排泄。

6. 心理护理　由于该疾病不易治愈，多数患者可能会转变为慢性肾功能衰竭。因此，患者会产生焦虑、恐惧及悲观等心理，做好心理疏导、提高患者战胜疾病的信心。

四、健康教育

1. 预防措施　本病有前驱感染的病史，预防感染是预防发病及防止病情加重的重要措施，避免受凉、感冒。

2. 对患者及家属强调遵医嘱用药的重要性，告知激素和细胞毒药物的作用、可能出现的不良反应和用药注意事项，鼓励患者配合治疗。服用激素及免疫抑制剂时，应特别注意交代患者及家属不可擅自增量、减量甚至停药。

3. 病情经治疗缓解后应注意长期追踪，防止疾病复发及恶化。

4. 预后　早期诊断、及时合理治疗，可明显改善患者预后。

（任天娇）

第四节　慢性肾小球肾炎

慢性肾小球肾炎简称慢性肾炎，是指以水肿、高血压、蛋白尿、血尿及肾功能损害为基本临床表现，起病方式不同、病情迁延、病情进展缓慢，最终将发展为慢性肾功能衰竭的一组肾小球疾病。多见于成年人，男性多于女性。仅少数患者是由急性肾炎发展而来，绝大多数患者的病因不明，起病即属慢性肾炎，与急性肾炎无关。

一、评估

1. 健康史

（1）既往史：既往有无肾炎病史，其发病时间及治疗后的情况；病前有无上呼吸道感染、皮肤感染等病史；对病情急骤的患者还应询问有无引起肾功能恶化的诱发因素；父母、兄弟、姐妹及子女的健康状况。

（2）生活习惯：询问患者生活是否规律，饮食是否合理，有无营养不良，水、钠盐摄入过多等情况，有无过度疲劳及烟酒等不良嗜好。

2. 身体状况

（1）水肿：由水钠潴留或低蛋白血症所致，早晨眼睑、颜面水肿明显，下午及晚上下肢明显，卧床休息后水肿减轻。重者可有胸腔或腹腔积液。

（2）蛋白尿：是慢性肾炎主要表现，患者排尿时泡沫明显增多，并且不易消失，尿蛋白越多，泡沫越多，个别患者尿中有异味。

（3）血尿：多为镜下血尿，也有肉眼血尿。

（4）高血压：由于水钠潴留使血容量增加，血中肾素、血管紧张素增加，导致阻力血管收缩而致血压升高。有时高血压症状表现较为突出。

（5）其他：患者可有贫血、电解质紊乱，病程中有应激情况（如感染）可导致慢性肾炎急性发作，类似急性肾炎表现。有些病例可自行缓解。

（6）并发症：慢性肾功能衰竭为慢性肾炎的终末期并发症，其他如继发感染、心脑血管疾病等。

3. 实验室及其他检查

（1）尿液检查：24 小时尿蛋白多在 1～3g，不超过 3.5g。尿蛋白电泳以大中分子蛋白为主，尿红细胞形态检查为多形性。

（2）血液检查：早期血常规检查多正常或轻度贫血，晚期可有红细胞及血红蛋白明显下降，尿素氮、肌酐增高。病情较重者血脂增高，人血白蛋白下降。

（3）B 超检查：双肾可有结构紊乱，皮质回声增强及缩小等改变。

（4）肾活检组织病理学检查：以弥漫系膜增生性肾炎、局灶/节段增生性肾炎、局灶/节段性肾小球硬化、系膜毛细血管性肾炎、膜性肾病、IgA 肾病等为常见，晚期导致肾小球纤维化、硬化等，称为硬化性肾炎。

4. 心理-社会状况　评估患者有无焦虑、恐惧、绝望等心理状况；评估社会及家庭对患者的经济及精神支持情况及其对患者病情的了解和关心程度。

二、治疗原则

有效控制血压以防止肾功能减退或使已经受损的肾功能有所改善，防止高血压的心血管并发症，从而改善长期预后。

三、护理措施

1. 一般护理

（1）休息：高度水肿、严重高血压伴心、肾功能不全时，应绝对卧床休息。

（2）饮食：给予低磷优质低蛋白饮食，当肾功能不全者血肌酐 > 350μmol/L 时，应限制蛋白质摄入，一般为 0.5~0.6g/（kg·d），其中 60% 以上为优质蛋白（如鸡蛋、牛奶、瘦肉等），极低蛋白饮食者可辅以 α-酮酸或肾衰氨基酸治疗。以减轻肾小球高灌注、高压力、高滤过状态。由于每克蛋白质饮食中约含磷 15mg，因此，限制蛋白质入量后即达到低磷饮食（少于 600~800mg/d）。同时注意补充多种维生素及微量元素。有明显水肿和高血压时低盐饮食。饮食应根据患者的口味烹调，以增进食欲。

（3）口腔护理：肾功能受损，口腔内有氨臭味，进行口腔护理，可增进食欲，清洁口腔，抑制细菌繁殖。一般可于每日晨起饭后睡前用复方硼酸溶液漱口，以预防口腔炎和呼吸道感染。

（4）皮肤护理：晚期由于尿素刺激，皮肤瘙痒，应注意保持患者皮肤清洁，每天用温水擦洗，不用肥皂水和酒精，严防患者抓破皮肤和发生压疮。

（5）记录出入量：晚期发生肾功能不全时，可有尿少和尿闭，应密切注意尿量变化，准确记录出入水量，控制液体入量，入液量为前一日尿量另加 500mL。

2. 药物治疗的护理

（1）降压药：治疗目标是力争把血压控制在理想水平：尿蛋白 ≥1g/d 者，血压控制在 125/75mmHg 以下；尿蛋白 <1g/d 者，血压控制可放宽到 130/80mmHg 以下。

（2）抗血小板药：注意观察全身皮肤黏膜的出血情况。

（3）并发症的预防及护理：慢性肾炎患者易并发各种感染，对上呼吸道和尿路感染的预防更为重要。应加强环境和个人卫生预防措施，保持室内空气新鲜，每日开窗通风，紫外线消毒，或消毒剂喷雾一次，保持口腔和皮肤清洁，注意保暖，预防感冒，若有咽痛、鼻塞等症状，应卧床休息，并及时治疗。

四、健康教育

1. 休息与饮食　嘱咐患者加强休息，以延缓肾功能减退。生活要有规律，保持精神愉快，避免劳累，坚持合理饮食并解释优质低蛋白、低磷、低盐、高热量饮食的重要性，指导其根据自己的病情选择合适的食物和量。

2. 避免加重肾损害的因素　向患者及其家属讲解影响病情进展及避免加重肾损害的因素，注意适度锻炼身体，尽可能避免上呼吸道及其他部位感染；避免使用肾毒性药物如庆大霉素、磺胺药及非甾体消炎药；如有高脂血症、高血糖、高钙血症和高尿酸血症者应遵医嘱及时予以适当治疗；育龄妇女注意避孕，以免因妊娠导致肾炎复发和病情恶化。病情稳定，特别希望生育者，可在医生指导下怀孕，并定期随访。

3. 用药指导　介绍各类降压药的疗效、不良反应及使用时的注意事项。如告诉患者ACEI 抑制剂可致血钾升高，以及高血钾的表现等。

4. 自我病情监测与随访指导　慢性肾炎病程长，需定期随访疾病的进展，包括肾功能、血压、水肿等的变化。发现尿异常（少尿、尿液浑浊、血尿）改变，及时就医治疗，定期复查尿常规和肾功能。

（黄秀玲）

第五节　肾病综合征

肾病综合征是指各种肾脏疾病引起的具有以下共同临床表现的一组综合征：包括大量蛋白尿（24 小时尿蛋白定量超过 3.5g）；低蛋白血症（人血白蛋白 <30g/L）；水肿；高脂血症。其中大量蛋白尿及低白蛋白血症两项为诊断所必需。

一、评估

1. 健康史　患者有无发病诱因，病程长短，有无肾炎病史、感染、药物中毒或过敏史，有无系统性疾病、代谢性疾病、遗传性疾病、妊娠高血压综合征史，上呼吸道或其他部位的感染史及家族史等。

2. 身体状况

（1）大量蛋白尿：长期持续大量蛋白尿可导致营养不良，患者毛发稀疏、干脆及枯黄，皮肤苍白，消瘦或指甲上有白色横行的宽带条纹。

（2）低蛋白血症：长期低蛋白血症易引起感染、高凝、微量元素缺乏、内分泌紊乱和免疫功能低下等并发症。

（3）水肿：是最常见的症状，水肿部位随着重力作用而移动，久卧或清晨以眼睑、头枕部或骶部水肿为著，起床活动后则以下肢明显，呈可凹陷性，水肿程度轻重不一，严重者常伴浆膜腔积液和（或）器官水肿，表现为胸腔、腹腔、心包或阴囊积液和（或）肺水肿、脑水肿以及胃肠黏膜水肿。高度水肿时局部皮肤发亮、变薄。皮肤破损时可有组织液渗漏不止。胸膜腔积液可致胸闷、气短或呼吸困难等；胃肠黏膜水肿和腹腔积液可致食欲减退和上腹部饱胀、恶心、呕吐或腹泻等。

（4）高血压或低血压：血压一般为中度增高，常在 140～160/95～110mmHg。水肿明显者多见，部分患者随水肿消退可降至正常，部分患者存在血容量不足（由于低蛋白血症、利尿等）而产生低血压。

（5）高脂血症：血中胆固醇、三酰甘油含量升高，低及极低密度脂蛋白浓度也增高。

（6）并发症

1）继发感染：常见感染部位顺序为呼吸道、泌尿道、皮肤。感染是导致 NS 复发和疗效不佳的主要原因之一，甚至导致患者死亡，应予以高度重视。

2）血栓和栓塞：以深静脉血栓最常见；此外，肺血管血栓、栓塞，下肢静脉、冠状血管血栓和脑血管血栓也不少见。血栓、栓塞并发症是直接影响 NS 治疗效果和预后的重要因素。

3）急性肾衰竭：低蛋白血症使血浆胶体渗透压下降，水分从血管内进入组织间隙，引起有效循环血容量减少，肾血流量不足，易致肾前性氮质血症，经扩容、利尿可恢复；少数50岁以上的患者（尤以微小病变型肾病者居多）出现肾实质性肾衰竭。

4）蛋白质及脂质代谢紊乱：长期低蛋白血症可导致营养不良、小儿生长发育迟缓；免疫球蛋白减少造成机体免疫力低下，易致感染；诱发内分泌紊乱（如低 T_3 综合征等）；高脂血症增加血液黏稠度，促进血栓、栓塞并发症发生，还将增加心血管系统并发症，并可促进肾小球硬化和肾小管，间质病变的发生，促进肾病变的慢性进展。

3. 实验室及其他检查

（1）尿液检查：24 小时尿蛋白定量超过 3.5g。尿中可查到免疫球蛋白、补体 C3 红细胞管型等。

（2）血液检查：人血白蛋白 <30g/L，血脂增高，以胆固醇增高为主，血 IgG 可降低。

（3）肾功能检查：可正常，也可异常。

（4）B 超检查：双肾大小正常或缩小。

（5）肾活检组织病理检查：不但可以明确肾小球病变类型，而且对指导治疗具有重要意义。

4. 心理状况　本病病程长，易反复发作，因而患者可能出现各种不良情绪如焦虑、悲观、失望等，应了解患者及家属的心理反应，评估患者及家属的应对能力及患者的社会支持情况。

二、治疗原则

根据病情使用免疫抑制剂、利尿剂及中医药治疗，利尿、降尿蛋白、升人血白蛋白，预防并发症。

三、护理措施

1. 休息与活动　全身严重水肿，合并胸腔积液、腹腔积液、严重呼吸困难者应绝对卧床休息，取半坐卧位，必要时予吸氧。因卧床可增加肾血流量，使尿量增加。为防止肢体血栓形成，应保持肢体适度活动。水肿消退、一般情况好转后，可起床活动，逐步增加活动量，以利于减少并发症的发生。对高血压患者，应限制活动量。老年患者改变体位时不可过快，防止体位性低血压。

2. 饮食护理　合理饮食构成能改善患者的营养状况和减轻肾脏负担，应特别注意蛋白质的合理摄入。长期高蛋白饮食会加重肾小球高灌注、高滤过、高压力，从而加重蛋白尿、加速肾脏病变进展，应予正常量 1.0g/（kg·d）的优质蛋白（富含必需氨基酸的动物蛋白）饮食。热量要保证充足，摄入能量应不少于 126～147kJ（30～35kcal）/（kg·d）。水肿时应低盐（3g/d）饮食。为减轻高脂血症，应少进食富含饱和脂肪酸（动物油脂）的食物，多吃富含不饱和脂肪酸（如植物油、鱼油）及富含可溶性纤维（如燕麦、米糠、豆类）的食物。注意补充各种维生素和微量元素。

3. 用药护理

（1）激素、免疫抑制剂和细胞毒药物：使用免疫抑制剂必须按医生所嘱时间及剂量用药，不可任意增减或停服。激素采取全日量顿服。

1）糖皮质激素：可有水、钠潴留、血压升高、动脉粥样硬化、血糖升高、神经兴奋性增高、消化道出血、骨质疏松、继发感染、伤口不愈合，以及类肾上腺皮质功能亢进症的表现如满月脸、水牛背、多毛、向心性肥胖等，应密切观察患者的情况。大剂量冲击治疗时，患者免疫力及机体防御能力受到很大抑制，应对患者实行保护性隔离，防止继发感染。

2）环孢素：注意服药期间检测血药浓度，观察有无不良反应如肝肾毒性、高血压、高尿酸血症、高钾血症、多毛及牙龈增生等。

3）环磷酰胺：容易引起出血性膀胱炎、骨髓抑制、消化道症状、肝损害、脱发等，注意是否出现血尿，这类药物对血管和局部组织刺激性较大，使用时要充分溶解，静脉注射要确定针头在静脉内才可推注，防止药液漏出血管外，引起局部组织坏死。

（2）利尿剂：观察治疗效果及有无低血钾、低钠、低氯性碱中毒等不良反应。使用大剂量呋塞米时注意有无恶心、直立性眩晕、口干、心悸等。

（3）中药：如雷公藤制剂，注意其对血液系统、胃肠道、生殖系统等的不良反应。

（4）抗凝剂：观察有无皮肤黏膜、口腔、胃肠道等出血倾向，发现问题及时减药并给予对症处理，必要时停药。抗凝治疗中有明显的出血症状，应停止抗凝、溶栓治疗，并注射特效对抗剂，如肝素用同剂量的鱼精蛋白对抗，用药期间应定期监测凝血时间。低分子肝素钠皮下注射部位宜在腹壁，肝素静脉滴注时，速度宜慢。

4. 病情观察 观察并记录患者生命体征尤其是血压的变化。准确记录 24 小时出入量，监测患者体重变化及水肿消长情况。监测尿量变化，如经治疗尿量没有恢复正常，反而减少甚至无尿，提示严重的肾实质损害。定期测量血浆白蛋白、血红蛋白、D－二聚体、尿常规、肾小球滤过率、BUN、血电解质等指标的变化。

5. 积极预防和治疗感染

（1）指导患者预防感染：告知患者及家属预防感染的重要性，指导其加强营养，注意休息，保持个人卫生，指导或协助患者保持皮肤、口腔黏膜清洁，避免搔抓等导致损伤。尽量减少病区探访人次，限制上呼吸道感染者来访。寒冷季节外出注意保暖，少去公共场所等人多聚集的地方，防止外界环境中病原微生物入侵。定期做好病室的空气消毒，室内保持合适的温湿度，定时开窗通风换气。

（2）观察感染征象：注意有无体温升高、皮肤感染、咳嗽、咳痰、尿路刺激征等。出现感染征象后，遵医嘱采集血、尿、痰等标本及时送检。根据药敏实验结果使用有效抗生素并观察疗效。

6. 皮肤护理 因患者体内蛋白质长期丢失、浮肿及血循环障碍，致皮肤抵抗力降低弹性差容易受损，若病重者卧床休息更应加强皮肤护理。使用便器应抬高臀部，不可拖拉，以防损伤皮肤。高度水肿患者可用气垫床，床单要保持平整、干燥，督促或帮助患者经常更换体位，每日用温水擦洗皮肤，教育患者及其家属擦洗时不要用力太大，衣着宽大柔软，勤换内衣裤，每天会阴冲洗一次。注意皮肤干燥、清洁。有阴囊水肿时可用提睾带将阴囊提起，以免摩擦破溃。注射拔针后应压迫一段时间，以避免注射部位长期向外溢液，搬动患者时注意防止皮肤擦损。

四、健康教育

1. 休息活动指导　应注意休息，避免受凉、感冒，避免劳累和剧烈体育运动。适度活动，避免肢体血栓形成等并发症发生。

2. 心理指导　乐观开朗，对疾病治疗和康复充满信心。

3. 检查指导　密切监测肾功能变化，教会患者自测尿蛋白，了解其动态，此为疾病活动可靠指标。

4. 饮食指导　告诉患者优质蛋白、高热量、低脂、高膳食纤维和低盐饮食的重要性，并合理安排每天饮食。水肿时注意限制水盐，避免进食腌制食品。

5. 用药指导　避免使用肾毒性药物，遵医嘱用药，介绍各类药物的使用方法、使用时注意事项及可能的不良反应。服用激素不可擅自增减剂量或停药。在医生指导下调整用药剂量。

6. 自我病情监测与随访指导　监测水肿、尿蛋白、肾功能等的变化，注意随访，不适时门诊随诊。

（黄秀玲）

第六节　急性肾衰竭

急性肾衰竭（acute renal failure，ARF）是由于各种病因引起的短期内（数小时或数日）肾功能急剧、进行性减退而出现的临床综合征。当肾衰竭发生时，原来应由尿液排出的废物，因为尿少或无尿而积存于体内，导致血肌酐（Cr）、尿素氮（BUN）升高，水、电解质和酸碱平衡失调，以及全身各系统并发症。

一、病因及发病机制

1. 病因　分三类：①肾前性：主要病因包括有效循环血容量减少和肾内血流动力学改变（包括肾前小动脉收缩或肾后小动脉扩张）等。②肾后性：肾后性肾衰竭的原因是急性尿路梗阻，梗阻可发生于从肾盂到尿道的任一水平。③肾性：肾性肾衰竭有肾实质损伤，包括急性肾小管坏死（acute tubular necrosis，ATN）、急性肾间质病变及肾小球和肾血管病变。其中急性肾小管坏死是最常见的急性肾衰竭类型，可由肾缺血或肾毒性物质损伤肾小管上皮细胞引起，其结局高度依赖于并发症的严重程度。如无并发症，肾小管坏死的死亡率为7%～23%，而在手术后或合并多器官功能衰竭时，肾小管坏死的死亡率高达50%～80%。在此主要以急性肾小管坏死为代表进行叙述。

2. 发病机制　不同病因、病理类型的急性肾小管坏死有不同的发病机制。中毒所致的急性肾小管坏死，是年龄、糖尿病等多种因素的综合作用。对于缺血所致急性肾小管坏死的发病机制，当前主要有三种解释：①肾血流动力学异常：主要表现为肾皮质血流量减少，肾髓质淤血等。目前认为造成以上结果最主要的原因为：血管收缩因子产生过多，舒张因子产生相对过少。②肾小管上皮细胞代谢障碍：缺血引起缺氧，进而影响到上皮细胞的代谢。③肾小管上皮脱落，管腔中管型形成：肾小管管型造成管腔堵塞，使肾小管内压力过高，进一步降低了肾小球滤过，加剧了肾小管间质缺血性障碍。

二、临床表现

临床典型病程可分为三期：

1. **起始期** 此期急性肾衰竭是可以预防的，患者常有诸如低血压、缺血、脓毒病和肾毒素等病因，无明显的肾实质损伤。但随着肾小管上皮损伤的进一步加重，GFR 下降，临床表现开始明显，进入维持期。

2. **维持期** 又称少尿期。典型持续 7~14 天，也可短至几日，长达 4~6 周。患者可出现少尿，也可没有少尿，称非少尿型急性肾衰竭，其病情较轻，预后较好。但无论尿量是否减少，随着肾功能减退，可出现一系列尿毒症表现。

（1）全身并发症

1）消化系统症状：食欲降低、恶心、呕吐、腹胀、腹泻等，严重者有消化道出血。

2）呼吸系统症状：除感染的并发症外，尚可因容量负荷增大出现呼吸困难、咳嗽、憋气、胸闷等。

3）循环系统症状：多因尿少和未控制饮水，导致体液过多，出现高血压和心力衰竭；可因毒素滞留、电解质紊乱、贫血及酸中毒引起各种心律失常及心肌病变。

4）其他：常伴有肺部、尿路感染，感染是急性肾衰竭的主要死亡原因之一，死亡率高达 70%。此外，患者也可出现神经系统表现，如意识不清、昏迷等。严重患者可有出血倾向，如 DIC 等。

（2）水、电解质和酸碱平衡失调：其中高钾血症、代谢性酸中毒最为常见。

1）高钾血症：其发生与肾排钾减少、组织分解过快、酸中毒等因素有关。高钾血症对心肌细胞有毒性作用，可诱发各种心律失常，严重者出现心室颤动、心跳骤停。

2）代谢性酸中毒：主要因酸性代谢产物排出减少引起，同时急性肾衰竭常合并高分解代谢状态，又使酸性产物明显增多。

3）其他：主要有低钠血症，由水潴留过多引起。还可有低钙、高磷血症，但远不如慢性肾衰竭明显。

3. **恢复期** 肾小管细胞再生、修复，肾小管完整性恢复，肾小球滤过率逐渐恢复正常或接近正常范围。患者开始利尿，可有多尿表现，每日尿量可达 3 000~5 000mL，通常持续 1~3 周，继而再恢复正常。少数患者可遗留不同程度的肾结构和功能缺陷。

三、辅助检查

1. **血液检查** 少尿期可有轻、中度贫血；血肌酐每日升高 44.2~88.4μmol/L（0.5~1.0mg/dl），血 BUN 每日可升高 3.6~10.7mmol/L（10~30mg/dl）；血清钾浓度常大于 5.5mmol/L，可有低钠、低钙、高磷血症；血气分析提示代谢性酸中毒。

2. **尿液检查** 尿常规检查尿蛋白多为 +~++，尿沉渣可见肾小管上皮细胞，少许红、白细胞，上皮细胞管型，颗粒管型等；尿比重降低且固定，多在 1.015 以下；尿渗透浓度低于 350mmol/L；尿钠增高，多在 20~60mmol/L。

3. **其他** 尿路超声显像对排除尿路梗阻和慢性肾功能不全很有帮助。如有足够理由怀疑梗阻所致，可做逆行性或下行性肾盂造影。另外，肾活检是进一步明确致病原因的重要手段。

四、诊断要点

患者尿量突然明显减少，肾功能急剧恶化（即血肌酐每天升高超过 44.2μmol/L 或在 24 ~72 小时内血肌酐值相对增加 25% ~100%），结合临床表现、原发病因和实验室检查，一般不难作出诊断。

五、治疗要点

1. 起始期治疗 治疗重点是纠正可逆的病因，预防额外的损伤。对于严重外伤、心力衰竭、急性失血等都应进行治疗，同时停用影响肾灌注或肾毒性的药物。

2. 维持期治疗 治疗重点为调节水、电解质和酸碱平衡、控制氮质潴留、供给足够营养和治疗原发病。

（1）高钾血症的处理：当血钾超过 6.5mmol/L，心电图表现异常变化时，应紧急处理如下①10% 葡萄糖酸钙 10 ~20mL 稀释后缓慢静注。②5% $NaHCO_3$ 100 ~200mL 静滴。③50% 葡萄糖液 50mL 加普通胰岛素 10U 缓慢静脉注射。④用钠型离子交换树脂 15 ~30g，每日 3 次口服。⑤透析疗法是治疗高钾血症最有效的方法，适用于以上措施无效和伴有高分解代谢的患者。

（2）透析疗法：凡具有明显尿毒症综合征者都是透析疗法的指征，具体包括：心包炎、严重脑病、高钾血症、严重代谢性酸中毒及容量负荷过重对利尿剂治疗无效。重症患者主张早期进行透析。对非高分解型、尿量正常的患者可试行内科保守治疗。

（3）其他：纠正水、电解质和酸碱平衡紊乱，控制心力衰竭，预防和治疗感染。

3. 多尿期治疗 此期治疗重点仍为维持水、电解质和酸碱平衡，控制氮质血症，防治各种并发症。对已进行透析者，应维持透析，当一般情况明显改善后可逐渐减少透析，直至病情稳定后停止透析。

4. 恢复期治疗 一般无需特殊处理，定期复查肾功能，避免肾毒性药物的使用。

六、护理诊断

1. 体液过多 与急性肾衰竭所致肾小球滤过功能受损、水分控制不严等因素有关。

2. 营养失调：低于机体需要量 与患者食欲低下、限制饮食中的蛋白质、透析、原发疾病等因素有关。

3. 有感染的危险 与限制蛋白质饮食、透析、机体抵抗力降低等有关。

4. 恐惧 与肾功能急骤恶化、症状重等因素有关。

5. 潜在并发症 高血压脑病、急性左心衰竭、心律失常、心包炎、DIC、多脏器功能衰竭等。

七、护理措施

1. 一般护理

（1）休息与活动：少尿期要绝对卧床休息，保持安静，以减轻肾脏的负担，对意识障碍者，应加床护栏。当尿量增加、病情好转时，可逐渐增加活动量，但应注意利尿后的过分代谢，患者会有肌肉无力的现象，应避免独自下床。患者若因活动使病情恶化，应恢复前一日的活动量，甚至卧床休息。

（2）饮食护理

1）糖及热量：对发病初期因恶心、呕吐无法由口进食者，应由静脉补充葡萄糖，以维持基本热量。少尿期应给予足够的糖类（150g/d）。若患者能进食，可将乳糖75g、葡萄糖和蔗糖各37.5g溶于指定溶液中，使患者在一日中饮完。多尿期可自由进食。

2）蛋白质：对一般少尿期的患者，蛋白质限制为0.5g/（kg·d），其中60%以上应为优质蛋白，如尿素氮太高，则应给予无蛋白饮食。接受透析的患者予高蛋白饮食，血液透析患者的蛋白质摄入量为1.0～1.2g/（kg·d），腹膜透析为1.2～1.3g/（kg·d）。对多尿期的患者，如尿素氮低于8.0mmol/L时，可给予正常量的蛋白质。

3）其他：对少尿期患者，尽可能减少钠、钾、磷和氯的摄入量。多尿期时不必过度限制。

（3）维持水平衡：急性肾衰竭少尿时，对于水分的出入量应严格测量和记录，按照"量出为入"的原则补充入液量。补液量的计算一般以500mL为基础补液量，加前一日的出液量。在利尿的早期，应努力使患者免于发生脱水，给予适当补充水分，以维持利尿作用。当氮质血症消失后，肾小管对盐和水分的再吸收能力改善，即不需要再供给大量的液体。

2. 病情观察　应对急性肾衰竭的患者进行临床监护。监测患者的神志、生命体征、尿量、体重，注意尿常规、肾功能、电解质及血气分析的变化。观察有无高血钾、低血钠或代谢性酸中毒的发生；有无严重头痛、恶心、呕吐及不同意识障碍等高血压脑病的表现；有无气促、端坐呼吸、肺部湿啰音等急性左心衰竭的征象；有无出现水中毒或稀释性低钠血症的症状，如头痛、嗜睡、意识障碍、共济失调、昏迷、抽搐等。

3. 用药护理　用甘露醇、呋塞米利尿治疗时应观察有无脑萎缩、溶血、耳聋等副作用；使用血管扩张剂时注意监测血压的变化，防止低血压发生；纠正高血钾及酸中毒时，要随时监测电解质；使用肝素或双嘧达莫要注意有无皮下或内脏出血；输血要禁用库血；抗感染治疗时避免选用有肾毒性的抗生素。

4. 预防感染　感染是急性肾衰竭少尿期的主要死亡原因，故应采取切实措施，在护理的各个环节预防感染的发生。具体措施为：①尽量将患者安置在单人房间，做好病室的清洁消毒，避免与有上呼吸道感染者接触。②避免任意插放保留导尿管，可利用每24～48小时导尿一次，获得每日尿量。③需留置尿管的患者应加强消毒、定期更换尿管和进行尿液检查以确定有无尿路感染。④卧床及虚弱的患者应定期翻身，协助做好全身皮肤的清洁，防止皮肤感染的发生。⑤意识清醒者，鼓励患者每小时进行深呼吸及有效排痰；意识不清者，定时抽取气管内分泌物，以预防肺部感染的发生。⑥唾液中的尿素可引起口角炎及腮腺炎，应协助做好口腔护理，保持口腔清洁、舒适。⑦对使用腹膜或血液透析治疗的患者，应按外科无菌技术操作。⑧避免其他意外损伤。

5. 心理护理　病情的危重会使患者产生对于死亡和失去工作的恐惧，同时因治疗费用的昂贵又会进一步加重患者及家属的心理负担。观察了解患者的心理变化及家庭经济状况，通过讲述各种检查和治疗进展信息，解除患者的恐惧，树立患者战胜疾病的信心；通过与社会机构的联系取得对患者的帮助，解除患者的经济忧患。还应给予患者高度同情、安慰和鼓励，以高度的责任心认真护理，使患者具有安全感、信赖感及良好的心理状态。

八、健康指导

1. 生活指导　合理休息，劳逸结合、防止劳累；严格遵守饮食计划，并注意加强营养；注意个人清洁卫生，注意保暖。

2. 病情监测　学会自测体重、尿量；明确高血压脑病、左心衰竭、高钾血症及代谢性酸中毒的表现；定期门诊随访，监测肾功能、电解质等。

3. 心理指导　在日常生活中能理智调节自己的情绪，保持愉快的心境；遇到病情变化时不恐慌，能及时采取积极的应对措施。

4. 预防指导　禁用库血；慎用氨基糖苷类抗生素；避免妊娠、手术、外伤；避免接触重金属、工业毒物等；误服或误食毒物，立即进行洗胃或导泻，并采用有效解毒剂。

（黄秀玲）

第十章

内分泌科疾病的护理

第一节 腺垂体功能减退症

一、概述

腺垂体功能减退症是由于腺垂体激素分泌减少或缺乏所致的复合症群，可以是单种激素减少如生长激素（GH）、催乳素（PRL）缺乏或多种激素如促性腺激素（Gn）、促甲状腺激素（TSH）、促肾上腺皮质激素（ACTH）同时缺乏。腺垂体功能减退症可原发于垂体病变，或继发于下丘脑病变，表现为甲状腺、肾上腺、性腺等功能减退和（或）蝶鞍区占位性病变。临床表现变化较大，容易造成诊断延误，但补充所缺乏的激素治疗后症状可迅速缓解。

二、病因及发病机制

1. 垂体瘤为成人最常见原因，大都属于良性肿瘤。腺瘤可分功能性和非功能性。腺瘤增大可压迫正常垂体组织，引起腺垂体功能减退。颅咽管瘤可压迫邻近神经血管组织，导致生长迟缓、视力减弱、视野缺损、尿崩症等。

2. 下丘脑病变如肿瘤、炎症、浸润性病变（如淋巴瘤、白血病）、肉芽肿（如结节病）等，可直接破坏下丘脑神经分泌细胞，使释放激素分泌减少，从而减少腺垂体分泌各种促靶腺激素、生长激素和催乳素等。

3. 垂体缺血性坏死　妊娠期垂体呈生理性肥大，血供丰富，若围生期因前置胎盘、胎盘早期剥离、胎盘滞留、子宫收缩无力等引起大出血、休克、血栓形成，使腺垂体大部缺血坏死和纤维化，以致腺垂体功能低下，临床称为希恩（Sheehan）综合征。

4. 蝶鞍区手术、放疗和创伤　垂体瘤切除、术后放疗以及乳腺癌作垂体切除治疗等，均可导致垂体损伤。颅骨骨折可损毁垂体柄和垂体门静脉血液供应。鼻咽癌放疗也可损坏下丘脑和垂体，引起垂体功能减退。

5. 感染和炎症　各种感染如病毒、细菌、真菌等引起的脑炎、脑膜炎、流行性出血热、结核等均可引起下丘脑 – 垂体损伤而导致功能减退。

6. 其他　长期使用糖皮质激素、垂体卒中以及空泡蝶鞍、海绵窦处颈内动脉瘤等均可引起本病。

三、临床表现

据估计，约50%以上腺垂体组织破坏后才有症状，75%破坏时有明显临床表现，破坏达95%可有严重垂体功能减退。最早表现为促性腺激素、生长激素和催乳素缺乏；促甲状腺激素缺乏次之；然后可伴有ACTH缺乏。希恩综合征患者多表现为全垂体功能减退，但无占位性病变表现。垂体功能减退主要表现为各靶腺（性腺、甲状腺、肾上腺）功能减退。

1. 性腺功能减退　常最早出现。女性多有产后大出血、休克、昏迷病史，表现为产后无乳、乳房萎缩、月经不再来潮、性欲减退、不育、性交痛等；检查有阴道分泌物减少，外阴、子宫和阴道萎缩，毛发脱落，尤以阴毛、腋毛为甚。成年男子性欲减退、勃起功能障碍，检查睾丸松软缩小，胡须、腋毛和阴毛稀少，无男性气质，皮脂分泌减少，骨质疏松。

2. 甲状腺功能减退　患者怕冷、嗜睡、思维迟钝、精神淡漠，皮肤干燥变粗、苍白、少汗、弹性差。严重者可呈黏液性水肿、食欲减退、便秘、抑郁、精神失常、心率缓慢等。

3. 肾上腺皮质功能减退　患者常有明显疲乏、软弱无力、食欲不振、恶心、呕吐、体重减轻，血压偏低。因黑色素细胞刺激素减少可有皮肤色素减退，面色苍白，乳晕色素浅淡，有别于慢性肾上腺功能减退症。对胰岛素敏感者可有血糖降低，生长激素缺乏可加重低血糖发作。

4. 垂体功能减退性危象（简称垂体危象）　在全垂体功能减退症基础上，各种应激如感染、败血症、腹泻、呕吐、失水、饥饿、寒冷、急性心肌梗死、脑卒中、手术、外伤、麻醉及使用镇静剂、催眠药、降糖药等均可诱发垂体危象。临床表现为：①高热型（体温高于40℃）。②低温型（体温低于30℃）。③低血糖型。④低血压、循环虚脱型。⑤水中毒型。⑥混合型。各种类型可伴有相应的症状，突出表现为循环系统、消化系统和神经精神方面的症状，如高热、循环衰竭、休克、恶心、呕吐、头痛、神志不清、谵妄、抽搐、昏迷等严重垂危状态。

另外，生长激素不足成人一般无特殊症状，儿童可引起侏儒症。垂体内或其附近肿瘤压迫症除有垂体功能减退外，还伴有占位性病变的体征如视野缺损、眼外肌麻痹、视力减退、头痛、嗜睡、多饮多尿、多食等下丘脑综合征。

四、辅助检查

1. 性腺功能测定　女性有血雌二醇水平降低，没有排卵及基础体温改变，阴道涂片未见雌激素作用的周期性变化，男性见血睾酮水平降低或正常低值，精子数量减少、形态改变、活动度差、精液量少。

2. 肾上腺皮质功能测定　24小时尿17-羟皮质类固醇及游离皮质醇排量减少，血浆皮质醇浓度降低，但节律正常，葡萄糖耐量试验示血糖呈低平曲线改变。

3. 甲状腺功能测定　血清总 T_4、游离 T_4 均降低，总 T_3 和游离 T_3 正常或降低。

4. 腺垂体激素测定　FSH、LH、TSH、ACTH、PRL及GH血浆水平低于正常低限。

5. 其他检查　可用X线、CT、MRI了解病变部位、大小、性质及其对邻近组织的侵犯程度。

五、诊断要点

根据病史、症状、体征结合实验室检查和影像学发现，可做出诊断。需排除以下疾病：

多发性内分泌腺功能减退症、神经性厌食、失母爱综合征等。

六、治疗要点

1. 病因治疗 垂体功能减退症可有多种病因引起,应针对病因治疗。肿瘤患者可通过手术、化疗或放疗等措施治疗。对颅内占位性病变,必须先解除压迫及破坏作用,减轻和缓解颅内高压症状,提高生活质量。对于出血、休克而引起缺血性垂体坏死,关键在于预防,加强产妇围生期的监护,及时纠正产科病理状态。国内自采用新法接生及重视围生医学、加强产前保健后,因分娩所致大出血的发生率已显著下降,产后垂体坏死已大为减少。

2. 激素替代治疗 多采用靶腺激素替代治疗,需要长期、甚至终身维持治疗。治疗过程中应先补给糖皮质激素,然后再补充甲状腺激素,以防肾上腺危象发生。所有替代治疗宜经口服给药。

(1) 肾上腺糖皮质激素:多选用氢化可的松,生理剂量为 20~30mg/d,剂量随病情变化而调节,应激状态下需适当增加用量。

(2) 甲状腺激素:生理剂量为左甲状腺素 50~150μg/d 或甲状腺干粉片 40~120mg/d,对于老年人、冠心病、骨密度低的患者,宜从最小剂量开始,并缓慢递增剂量,以免加重肾上腺皮质负担,诱发危象。

(3) 性激素:病情较轻的育龄女性需采用人工月经周期治疗,可维持第二性征和性功能,促进排卵和生育。男性患者用丙酸睾酮治疗,可促进蛋白质合成、增强体质、改善性功能与性生活,但不能生育。

3. 垂体危象处理 首先给予 50% 葡萄糖 40~60mL 迅速静注以抢救低血糖,然后用 5% 葡萄糖盐水,500~1 000mL 中加入氢化可的松 50~100mg 静滴,以解除急性肾上腺功能减退危象。有循环衰竭者按休克原则治疗,感染败血症者应积极抗感染治疗,水中毒患者应加强利尿,可给予泼尼松或氢化可的松。低温与甲状腺功能减退有关,可给小剂量甲状腺激素,并采取保暖措施使患者体温回升。高温者应予降温治疗。禁用或慎用麻醉剂、镇静剂、催眠药或降糖药等,以防止诱发昏迷。

七、护理措施

1. 饮食护理 指导患者进食高热量、高蛋白、高维生素,易消化的饮食,少量多餐,以增强机体抵抗力。

2. 垂体危象的护理

(1) 避免诱因:避免感染、失水、饥饿、寒冷、外伤、手术、不恰当用药等诱因。

(2) 病情监测:密切观察患者的意识状态、生命体征的变化,注意有无低血糖、低血压、低体温等情况。评估患者神经系统体征以及瞳孔大小、对光反射的变化。

(3) 紧急处理配合:一旦发生垂体危象,立即报告医师并协助抢救。主要措施有:①迅速建立静脉通路,补充适当的水分,保证激素类药及时准确使用。②保持呼吸道通畅,给予氧气吸入。③低温者应保暖,高热型患者给予降温处理。④做好口腔护理、皮肤护理,保持排尿通畅,防止尿路感染。

八、健康教育

1. 避免诱因 指导患者保持情绪稳定，注意生活规律，避免过度劳累。冬天注意保暖，更换体位时动作应缓慢，以免发生晕厥。平时注意皮肤的清洁，预防外伤，少到公共场所或人多之处，以防发生感染。

2. 用药指导 教会患者认识所服药物的名称、剂量、用法及不良反应，如肾上腺糖皮质激素过量易致欣快感、失眠；服甲状腺激素应注意心率、心律、体温、体重变化等。指导患者认识到随意停药的危险性，必须严格遵医嘱按时按量服用药物，不得随意增减药物剂量。

3. 观察与随访 指导患者识别垂体危象的征兆，若有感染、发热、外伤、腹泻、呕吐、头痛等情况发生时，应立即就医。外出时随身携带识别卡，以防意外发生。

九、预后

积极防治产后大出血及产褥热，在垂体瘤手术、放疗时也应预防此症的发生。本病多采用靶腺激素长期替代治疗，可适应日常生活。

(仲　华)

第二节　生长激素缺乏

一、概述

生长激素缺乏症是指自儿童期起病的垂体前叶（腺垂体）生长激素（GH）部分或完全缺乏而导致的生长发育障碍性疾病。可为单一的生长激素缺乏，也可同时伴垂体前叶其他激素特别是促性腺激素缺乏。其患病率约为1/10 000，男性较女性儿童更易患病。

二、护理评估

（一）健康评估

导致生长激素缺乏的病因可分为三类，即原发性垂体疾患、下丘脑疾患以及外周组织对GH不敏感。护士在评估患者健康史时，应从以下几方面进行评估。

1. 原发性垂体前叶功能低下

（1）先天性异常：包括先天性脑发育异常如全前脑综合征、垂体前叶缺如、脑中线发育缺陷以及家族性全垂体前叶功能低下、家族性生长激素缺乏症等。

（2）颅内肿瘤：如垂体无功能性腺瘤、颅咽管瘤等鞍内或鞍上肿瘤的压迫致垂体前叶萎缩。

（3）其他损伤：如颅脑外伤、颅内感染、颅内肿瘤的放射治疗等，组织细胞增多症对垂体的浸润以及结节病等。

2. 继发于下丘脑疾病的 GH 缺乏

（1）特发性：此系生长激素缺乏症的最常见病因，多因出生时损伤所致；生长激素缺乏症儿童中的50%～60%有围生期损伤史，如难产、出生后窒息；也可伴有其他垂体前叶激素缺乏。

（2）颅内感染、颅内放射治疗后、肉芽肿病（如组织细胞增生症）、下丘脑肿瘤（如颅咽管瘤）、精神社会因素（情感剥夺性侏儒症）等可致下丘脑功能异常，促生长激素释放激素（GHRH）产生不足。

3. GH 不敏感综合征

（1）遗传性生长激素抵抗症（Laron – type dwarfism）：是由于遗传性生长激素受体缺乏或不足，致生长介素（IGF – 1）生成减少或缺如。血 GH 水平升高，而 IGF – 1 水平低。

（2）无活性 GH：患者表现为垂体性侏儒，但血 GH 正常或升高，GH 分子结构、GH 受体以及受体后反应均正常。推测病因可能与 GH 无生物活性有关。

（二）临床症状观察与评估

1. 生长激素缺乏的表现　患者出生时或出生后身材矮小，生长节律变慢，身高较正常平均值低，但体态匀称，骨龄延迟，牙齿成熟亦较晚。皮肤较细腻，皮下脂肪组织丰富，成年期面容呈"小老头"。

2. 其他垂体前叶激素缺乏的表现　可只表现为单一垂体生长激素缺乏或加上一两种或数种垂体前叶激素缺乏，一般常见为促性腺激素，其次为促肾上腺皮质激素或促甲状腺激素，如促性腺激素缺乏可出现性腺不发育，促肾上腺激素和促甲状腺激素缺乏时，临床表现常不明显，或有低血糖等症状。

3. 如继发于下丘脑 – 垂体疾病，以颅咽管瘤较为多见，可表现为相应疾病的症状和体征。

（三）辅助检查评估

1. 血生长激素基础值测定　生长激素分泌呈脉冲式，大部分分泌峰值在睡眠的第 3～4 期，而且不同年龄、性别，性激素水平的差异很大，清晨空腹测定生长激素值可作为筛查。

2. 兴奋试验

（1）胰岛素低血糖兴奋试验：空腹过夜，基础状态下，快速静脉注入普通胰岛素 0.1～0.15U/kg 体重，分别于注射前及注射后 30、60、90、120 分钟取血测血糖及垂体生长激素水平，如血糖下降至 50mg/dl（2.8mL/L）以下或降至空腹血糖的 50% 以下为有效的低血糖刺激，如注射胰岛素后垂体生长激素 >5ng/mL 为反应正常。

（2）左旋多巴兴奋试验：清晨空腹，口服左旋多巴，成人 0.5g，儿童 15kg 体重以下口服 0.125g，15～30kg 者口服 0.25g，30kg 以上者口服 0.5g。服药前及服药后 30、60、90、120 分钟取血测垂体生长激素水平，如垂体生长激素 >5ng/mL 为反应正常。

（3）精氨酸兴奋试验：空腹过夜基础条件下，半小时内静脉滴注精氨酸 0.5g/kg 体重，最大量不超过 20g，滴注前及滴注后 30、60、90、120 分钟取血测垂体生长激素水平，如垂体生长激素 >5ng/mL 为反应正常。

（4）生长激素释放激素（GHRH）兴奋试验：静脉注射 GHRH 1～2μg/L，注射前及注射后 30、60、90、120 分钟取血 GH。如峰值≤5μg/L，属无反应；6～10μg/L 为轻度反应；11～50μg/L 为有反应。如上述试验物反应，而 GHRH 试验有反应者提示为下丘脑疾病引起。

3. 定位检查　CT、磁共振检查有无下丘脑或垂体肿瘤。

（四）心理－社会评估

患者经常幼年发病，在同龄人中发育较迟缓，因此，患者会产生自卑、性格孤僻、社交障碍等。护士在对患者进行评估时应态度和蔼，多与患者进行交流，了解患者心理状况。

三、常见护理问题

1. 自我形象紊乱　与疾病所致个子矮有关。
2. 知识缺乏　与未接受过相关疾病教育有关。
3. 焦虑　与个子矮所致自卑情绪有关。
4. 受伤的危险　与患者行低血糖刺激试验血糖过低有关。

四、护理目标

1. 通过健康教育患者能够复述有关疾病知识，并表示理解并接受。
2. 患者生活需求得到满足。
3. 患者能够配合完成功能试验。
4. 患者住院期间无低血糖等不良并发症发生。
5. 患者住院期间能够接受身体外形，能够进行正常社交。

五、护理措施

（一）心理护理

因患者个子矮，有一定思想压力及负担，应多与患者谈心，加强心理护理，增强治疗疾病的信心。

（二）饮食护理

鼓励患者进食高热量、高蛋白、高维生素饮食，鼓励患者多饮牛奶补充钙质，促进骨骼发育。

（三）活动与休息

鼓励患者加强体育锻炼，促进骨骼发育、身高生长。

（四）试验护理

1. 向患者及家属讲解兴奋试验的过程以及如何配合，指导患者试验前禁食水8小时，试验过程中可少量进水，但仍需禁食，建立静脉通路，并遵医嘱给药，监测患者用药后有无恶心、低血糖等症状。如行胰岛素低血糖生长激素刺激试验，需监测血糖，试验过程中应保留静脉通路一条，同时备好50%的葡萄糖注射液或升糖速度较快的饮料和食物，以防血糖过低出现危险。行左旋多巴生长激素兴奋试验时，因空腹服用左旋多巴可出现恶心、呕吐，因此应观察患者胃肠道反应，如将药物呕吐出，则护士应及时通知医生，遵医嘱进行补服药物，保证试验的准确性。

2. 正确留取血标本送化验检查。

（五）生活护理

因此病患者年龄偏低，对年幼患儿应加强生活护理，注意安全，并按儿科护理常规护理。

（六）用药护理

1. 试验用药　做左旋多巴兴奋试验时需注意有无恶心、呕吐等胃肠道反应，并做好护理。做胰岛素低血糖兴奋试验时遵医嘱用药，同时应密切观察患儿心率、神志、血糖等，观察患者有无出汗等低血糖反应。

2. 如用生长激素治疗，则应让患者按时、准确用药，并注意观察用药后身高增长速度。指导患者出院后仍需遵医嘱用药，教会患者监测药效的方法，定期随诊，用药过程中如出现不良反应及时就医。

（七）健康教育

生长激素缺乏症患者一般年龄较小，在治疗期间应指导患者及其家属规律服药，监测身高以及药物不良反应，出院后遵医嘱随诊，饮食方面适量食用含钙量高的食物，但是不可过量，如出现不良症状及时就诊。

（仲　华）

第三节　垂体瘤

一、概述

垂体位于颅内蝶鞍内，呈卵圆形，约 1.2cm×1.0cm×0.5cm 大小，平均重量为 700mg。女性妊娠时呈生理性肥大。垂体具有复杂而重要的内分泌功能，分为腺垂体（垂体前叶）和神经垂体（垂体后叶）。

垂体瘤是一组从腺垂体和神经垂体及颅咽管上残余细胞发生的肿瘤（表 10-1）。临床上有明显症状者约占颅内肿瘤的 10%。本病患者男性略多于女性，发病年龄大多在 31～40 岁。

表 10-1　垂体瘤的分类

1. 内分泌功能亢进
（1）肢端肥大症/巨人症，生长激素浓度增高
（2）高泌乳素血症
（3）库欣病，促肾上腺皮质激素和皮质醇血浓度增高
（4）甲状腺功能亢进，伴不适当促甲状腺素分泌过多
（5）尿促卵泡素、黄体生成素增高
2. 临床无功能
3. 功能状态不确定
4. 异位性功能状态亢进

由于垂体是一个较小的内分泌腺体，且邻近有多条血管、神经，因此，肿瘤压迫周围血管、神经的患者可有一系列症状，如头痛、视野缺损、骨质破坏等。

二、护理评估

（一）健康评估

由于垂体功能亢进症的发病原因不同，临床表现因分泌的激素不同而有很大区别。因

此，护士在对患者进行病史评估时应包括年龄、性别、家族史等方面，另外应询问患者有无帽子越来越大，鞋码逐渐变大，有无易疲乏、头晕、视野缺损等。对于考虑泌乳素瘤的患者还应注意评估患者性功能，女性患者月经情况，如闭经、不孕等。

根据垂体瘤发生的部位不同，可分为生长激素瘤、泌乳素瘤、ACTH 瘤（库欣病）和 TSH 瘤、LH 和 FSH 瘤，但是最为常见的主要是垂体瘤和泌乳素瘤，见表 10 - 2。

表 10 - 2　垂体瘤的发生率

种类	发病率	种类	发病率
生长激素瘤	17%	库欣病	14%
泌乳素瘤	30%	促性腺激素瘤	2%
生长激素瘤合并泌乳素瘤	10%	其他（无功能、癌细胞未分类）	25

（二）临床表现观察与评估

1. 压迫症状

（1）头痛：早期肿瘤压及鞍隔、硬脑膜或附近的大血管而致眼后部、额部或颞部头痛。晚期影响脑脊液循环而致颅压升高，可有头痛，并伴有恶心、呕吐、视盘水肿。

（2）视功能障碍：视物模糊，视野缺损，眼外肌麻痹，复视。

（3）压迫下丘脑：食欲亢进，肥胖，睡眠障碍，体温调节异常及尿崩症。

2. 腺垂体功能减退　垂体大腺瘤压迫正常垂体组织所致。性腺：成年女性有闭经，男性性功能减退（阳痿），青少年不发育。

3. GH 过度分泌

（1）骨骼的改变：头围增大，下颌增大，前突齿距增宽，咬合困难，手脚粗大、肥厚，手指变粗，不能做精细动作，鞋帽手套嫌小，关节僵硬，脊柱后突并有桶状胸。

（2）皮肤软组织的改变：皮肤粗厚，皮脂腺分泌过多，患者大量出汗成为病情活动的重要指征。头面部突出，唇肥厚，鼻唇沟皮褶隆起，头颅皮肤明显增厚，鼻宽，舌大。女性患者表现有多毛。

（3）糖代谢紊乱：GH 分泌过多，表现为胰岛素抵抗，糖耐量降低乃至糖尿病。

（4）心血管系统病变：高血压、心脏肥大及左心室功能不全、冠心病。

（5）呼吸系统：有睡眠呼吸暂停综合征。

（6）神经肌肉系统：耐力减退，40% 有明显肌病，表现为轻度近端肌萎缩无力。

（7）并发恶性肿瘤：在肢端肥大症中，肿瘤发生危险性增加，结肠息肉以及腺癌与肢端肥大症的关系最为密切。

（8）垂体卒中：垂体 GH 分泌瘤多为大腺瘤，生长迅速，较多发生垂体瘤的出血、梗死及坏死。

（9）死亡：存活较正常人为短，其中死于心脏病、脑血管病及糖尿病并发症者各占 20%，死于垂体功能衰竭者占 12.5%。

4. PRL 过度分泌　女性表现为溢乳、闭经（血 PRL > 5.0μg/L、特发性高催乳素血症者月经正常）、不育与性功能减退、青少年发病者发育延迟，还可有多毛和痤疮、骨质疏松、肥胖、水潴留。男性症状少，主要是阳痿、不育，少数有溢乳、乳房发育、毛发稀，多因垂体腺瘤出现压迫症状而就医。

5. ACTH 过度分泌　患者可表现为库欣病体征。

（三）辅助检查及评估

1. 实验室检查　垂体功能亢进症的患者由于分泌激素过多，因此可测定血中 PRL、ACTH、GH，如高于正常值，可做进一步功能试验。

2. 放射性诊断　X 线、CT、MRI 可做定位性诊断。

3. 内分泌功能试验　用以查明病因、定性诊断。

（1）小剂量地塞米松抑制试验：每 8 小时口服 0.75mg 地塞米松，连续 2 日，于服药前和服药第二日分别留取 24 小时尿游离皮质醇。本试验可用以区别单纯性肥胖症及皮质醇增多症，正常人或肥胖者尿游离皮质醇排出常被明显抑制到基础值 50% 以下，但皮质醇增多症患者多不受抑制或轻度抑制。

（2）大剂量地塞米松抑制试验：大剂量抑制法每 8 小时口服 1.5mg 地塞米松，连续 2 日，分别留取服药前和服药第二日尿游离皮质醇。本试验用以鉴别肾上腺皮质增生及肿瘤。由下丘脑 - 垂体引起的增生者可抑制 50% ~ 70%，但肿瘤引起者不受抑制，尤以皮质癌肿或异位 ACTH 癌肿引起者则完全不受抑制，异源 CRH 者有时有抑制；个别腺瘤（ACTH 束被完全抑制者）有时可轻度抑制。

（3）生长激素抑制试验：隔夜晚餐后禁食，试验日晨口服葡萄糖粉 110g，于 0、30、60、120、180 和 240 分钟分别采血，测血糖与 GH。在口服葡萄糖 1 ~ 2 小时内血 GH 被抑制到 3μg/L。肢端肥大症患者则不被抑制。

（四）心理 - 社会评估

患者由于身高超常、泌乳、库欣病体征导致身体外形改变，最多见的是由于心理自卑而产生的焦虑、抑郁，对未来失去信心。库欣病患者由于皮质醇分泌增多可出现精神兴奋、失眠，甚至出现精神症状。

三、常见护理问题

1. 疼痛　与肿瘤分泌过多激素及压迫周围组织有关。
2. 自我形象紊乱　与疾病所致身体病理性改变有关。
3. 焦虑　与健康状况改变有关。
4. 活动无耐力　与疾病所致乏力有关。
5. 有受伤的危险　与肿瘤压迫视神经导致视力下降有关。
6. 有感染的危险　与激素分泌过多导致血糖升高、易发生感染有关。

四、护理目标

1. 患者住院期间机体舒适感增加，疼痛有所缓解，患者能够主诉疼痛的原因及影响因素，并能够运用放松技巧缓解疼痛。

2. 住院期间患者能够采取有效的应对方式。患者表示能够接受身体外形的改变，保持与周围人的正常交往，能够与医护人员交流自身感受和关心的问题。

3. 住院期间患者能够认定产生焦虑的原因，愿意与医护人员和家属进行讨论，制定出出院后的计划，保持积极的态度。

4. 住院期间患者能够理解产生乏力的原因，配合医护人员进行循序渐进的锻炼，参与制定合理的运动计划，活动后无不适主诉。

5. 患者住院期间不发生外伤。

6. 住院期间患者生命体征平稳，无院内感染发生。出现院内感染后应及时发现并治疗。

五、护理措施

（一）疼痛的护理

1. 评估患者疼痛的诱发因素、疼痛部位、性质、频率。评估患者对于控制疼痛使用过的方法的有效性。

2. 与患者共同讨论能够缓解疼痛的方法，如放松、深呼吸、转移注意力等。

3. 遵医嘱予患者止痛药，并向患者讲解药物的作用、不良反应以及如何尽量减少不良反应的发生，用药后评价效果。

（二）饮食护理

库欣病患者由于皮质醇分泌增多，患者可发生继发性糖尿病，因此对于血糖异常的患者应给予糖尿病饮食，限制每日总热量，鼓励患者饥饿时可进食含糖量少的蔬菜，如黄瓜、番茄等。

（三）自我形象紊乱的护理

1. 鼓励患者说出对疾病导致的身体外形改变的感受以及患者预期希望有哪些改变，如体重、胸围、腰围等。

2. 通过健康指导，使患者理解身体外形改变的原因，并逐步让患者接受目前的外形改变。

3. 指导患者在能够耐受的条件下进行正确的运动。

（四）活动和安全护理

1. 评估患者活动能力。与患者共同讨论能够采取的活动，并共同制定合理的活动计划，以及目标，避免因活动出现不适。

2. 库欣病患者由于骨质疏松，可发生病理性骨折。为患者提供一个安全的活动环境，并指导患者在一个安全的环境内进行活动，以防受伤。

（五）预防感染

为患者提供清洁的病史环境，勤通风，指导患者注意个人卫生，预防感染。

（六）焦虑的护理

1. 评估患者的应对方式、压力来源和适应技巧。

2. 与患者及其家庭成员共同探讨患病过程中的心理状况，提高家庭支持。

3. 指导患者家属避免对患者使用批评性语言，多给予鼓励和称赞。

（七）健康教育

1. 护士应与患者一起讨论改善疼痛的方法，以及出院后患者如何进行有效的缓解，为患者提供缓解疼痛的方法，如如何进行放松、保证身体的舒适、合理使用止痛药物等。

2. 护士应与患者交流感受，鼓励患者说出感受，教给患者应对不良心理状况的方法，如倾诉、转移注意力、听音乐等。

3. 保证患者能够了解并说出使用的药物的作用和不良反应。

4. 对于出院的患者做好出院前的指导，包括饮食、活动、用药、随诊等。

（仲　华）

第四节　尿崩症

一、概述

尿崩症是肾不能保留水分，临床上表现为排出大量低渗透、低比重的尿和烦渴、多饮。基本缺陷是由于不同原因使抗利尿激素（antidiuretic hormone，ADH）调节机体水平衡作用发生障碍，尿液不能被浓缩。临床多数是抗利尿激素缺乏引起的中枢性尿崩症，一部分是肾小管对抗利尿激素不起反应的肾性尿崩症，也有一些是各种原因致过量饮水引起多尿。

尿崩症按发病机制主要可分为三种类型（表10-3）。第一类是ADH分泌不足，称为神经性或中枢性尿崩症；第二类是肾脏对ADH缺乏反应，通常被叫作肾性尿崩症，或多种后天原因使肾小管不能浓缩尿液；第三类是水摄入过度引起。

表10-3　尿崩症的分类及病因

类型	病因
中枢性尿崩症	头部手术后、脑外伤、中枢神经系统感染、脑部肿瘤等引起ADH合成和分泌减少
肾性尿崩症状	肾脏对ADH反应缺陷
精神性多饮	口渴中枢受损或精神失常导致口渴过多饮水

二、护理评估

（一）健康评估

中枢性尿崩症的发病是由于ADH分泌不足，它可以是原发的ADH分泌缺乏，常常是因发育上和其他原因造成的产生ADH的神经元细胞缺失；也可是后天继发于涉及下丘脑－神经垂体部位的各种肿瘤、浸润性炎症、缺血性病变或手术与创伤等任何一种病变，使ADH产生减少。①下丘脑－垂体区的占位病变或浸润性病变：各种良性或恶性肿瘤病变，原发性的如颅咽管瘤、生殖细胞瘤、脑膜瘤、垂体腺瘤、胶质瘤；继发性的如源自肺或乳腺的转移癌，也可为淋巴瘤、白血病等。②头部外伤。③医源性：垂体瘤术后引起。④家族性：为常染色体显性遗传。

护士在评估尿崩症患者时，应注意关键评估患者的典型症状如烦渴、大量饮水程度。既往有无本病的诱发因素，如手术治疗、头部受伤以及服用过药物（如锂盐）等。另外，还应注意患者有无脱水症状，如皮肤弹性、口干、出入量等。

（二）临床表现观察与评估

尿崩症的特征性临床表现是多尿、烦渴、多饮，每昼夜尿量可达16~24L以上，尿色清水样无色，日夜尿量相仿，不论白天与晚上，每30~60分钟需排尿和饮水。中枢性尿崩症患者症状的出现常常是突然的，许多患者可诉述烦渴、多尿始自某天，一些患者口渴、多饮起始时可能正值感冒发热或炎热夏季而"主动多饮水"。尿崩症最常见还是每天尿量 5～10L。患者喜欢凉的饮料，有疲乏、烦躁、头晕、食欲缺乏、体重下降及工作学习效率降低。

一些因垂体、下丘脑区肿瘤或浸润性病变而发生尿崩症的患者，病变可能同时引起下丘脑口渴中枢的损害，由于渴感缺乏，患者不能充分饮水。这些患者都有脱水体征，软弱无力、消瘦，病情进展快，后期都有嗜睡、明显精神异常、代谢紊乱、腺垂体功能减退，或还有肿瘤引起压迫症状，颅内压力增高，死亡率高。

中枢性尿崩症发生于儿童期或青春期前，如系垂体-下丘脑区肿瘤性、浸润性病变或垂体柄损伤，可出现生长发育障碍；生长激素兴奋实验表明为生长激素缺乏性侏儒，有腺垂体功能减退，青春期时将不出现第二性征发育。特发性尿崩症不发生这些临床情况，但多数成年后身材略显矮小，系多饮、多尿干扰正常生活，而非生长激素分泌缺乏。

（三）辅助检查评估

1. 尿比重、尿渗透压、血钠　尿比重常低于 1.006，尿渗透压常低于血浆渗透压。血钠升高。

2. 禁水-加压素联合试验　比较禁水后与使用血管升压素后的尿渗透压变化，是确定尿崩症及尿崩症鉴别诊断的简单可行的方法。

3. MRI　可观察到小至 3～4mm 的占位性病变，也可能看到垂体柄的增粗、曲折、中断或节段状改变。

（四）心理-社会评估

尿崩症患者一般会由于疾病导致经常口渴、多尿，频繁饮水而产生恐惧、焦虑和无助，护士在对患者进行评估的同时，向患者进行解释说明，缓解患者的不良心理状况。

三、常见护理问题

1. 体液不足　与内分泌调节功能障碍、下丘脑-神经垂体部位病变有关。
2. 知识缺乏　与对本疾病缺乏了解有关。

四、护理目标

1. 准确记录出入量，保持出入量平衡，体重保持稳定。
2. 患者能够按时服药，配合治疗，进高热量、高维生素、易消化饮食。
3. 患者了解疾病有关治疗，准确记录出入量的意义。
4. 患者能够正确对待疾病，坚持长期用药。

五、护理措施

（一）一般护理

尿崩症患者由于尿量较多、烦渴明显，可提供患者喜欢的冷饮料，如冷开水，以保证患者水的摄入足够。口渴时一定保证液体的供给。护士应知道患者不要过多摄入含糖量高的饮料，以防止血糖升高，血浆渗透压升高，产生利尿效果。

（二）病情观察

1. 准确记录患者尿量、尿比重、饮水量，观察液体出入量是否平衡，以及体重变化。如患者出现无力、烦躁、嗜睡、发热、精神异常、血压下降等现象，严重处于意识不清状态，则遵医嘱予胃肠补液，监测尿量、尿比重、体重等指标。

2. 观察饮食情况　如食欲不振，以及便秘、发热、皮肤干燥、倦怠、睡眠不佳症状、头痛、恶心、呕吐、胸闷、虚脱、昏迷等，应通知医生给予补液治疗。

3. 对各种症状严重的尿崩症患者，在治疗时给予及时纠正高钠血症，积极治疗高渗性脑病，正确补充水分，恢复正常血浆渗透压。但如果原来的高渗状态下降过快，易引起脑水肿，因此护士在遵医嘱对患者进行补液治疗时，应控制输液速度，不可输注过快，在给患者输注含糖液体时，应观察患者神志，监测血糖，以免高血糖发生和渗透性利尿，如果患者血糖升高，主诉头晕、恶心等不适，应及时通知医生。

（三）对症护理

1. 对于多尿、多饮者应预防脱水，根据患者的需要供应水。监测尿量、饮水量、体重，从而监测液体出入量，正确记录，并观察尿色、尿比重等及电解质、血渗透压情况。

2. 患者夜间多尿而失眠、疲劳以及精神焦虑等应给予护理照料。

3. 注意患者出现的脱水症状，一旦发现要及早补液。

4. 保持皮肤、黏膜的清洁。

（四）用药护理

由于尿崩症一般为终身疾病，需长期用药，其中以去氨加压素（DDAVP，人工合成的AVP类似物）为最佳。其使用方法为口服或喷鼻。对于使用该药治疗的患者护士应向患者及家属介绍药物的基本知识和治疗方法，其不良反应为头痛、腹痛、皮肤潮红，治疗时如果不限制水分的摄入，则可能导致水分滞留，而产生体重增加，血钠减少，严重时会产生头痛、恶心及其他低钠血症，重者可出现痉挛现象。因此，服用该药应严格每日监测体重、血电解质等指导治疗。对于使用氢氯噻嗪治疗的患者应指导患者低钠饮食，由于该药有排钾作用，使用期间应定时监测血钾，以防发生低钾血症。

（五）试验护理（表10-4）

表10-4　试验护理

试验	护理措施	措施依据
禁水加压试验	评估患者基础生命体征（心率、呼吸、血压、体温），每小时监测并记录	可以了解患者在试验过程中有无直立性低血压、心率加速
	试验过程中让患者绝对禁水（包括不能洗手等方式接触水）	绝对禁水才能保证试验结果的准确性
	严密监测患者禁水期间的病情测量患者每小时尿量、尿比重、尿渗透压和血渗透压	当患者禁水后尿渗透压连续三次不改变或体重下降3%时需进行记录并通知医生，用药治疗
	每小时监测体重	
	遵医嘱予患者皮下注射垂体后叶素。继续每小时监测尿量、尿比重、尿渗透压	

（六）心理护理

详细评估患者及家属对疾病的心理冲突程度及对接受治疗的心理状态，通过护理活动与患者建立良好护患关系，鼓励患者及时治疗，解除顾虑和恐惧，增强信心。

（七）健康教育

1. 患者由于多尿、多饮，要嘱患者在身边备足温开水。
2. 注意预防感染，尽量休息，适当活动。
3. 指导患者记录尿量及体重的变化。
4. 准确遵医用药，用药期间出现不良反应应及时就诊，不得自行停药。
5. 门诊定期随访。

（仲　华）

第五节　甲状腺功能亢进症

一、概述

甲状腺功能亢进症（简称甲亢）可分为 Graves、继发性和高功能腺瘤三大类。Graves 甲亢最常见，指甲状腺肿大的同时，出现功能亢进症状。腺体肿大为弥漫性，两侧对称，常伴有突眼，故又称"突眼性甲状腺肿"。继发性甲亢较少见，由于垂体 TSH 分泌瘤分泌过多 TSH 所致。高功能腺瘤少见，多见于老人、病史有 10 多年，腺瘤直径多数大于 $4 \sim 5cm$，腺体内有单个的自主性高功能结节，结节周围的甲状腺呈萎缩改变，患者无突眼。

甲亢主要累及妇女，男女之比为 $1 : 4$，一般患者较年轻，年龄多在 $20 \sim 40$ 岁之间。

二、病因及发病机制

病因迄今尚未完全明了，可能与下列因素有关。

（一）自身免疫性疾病

近来研究发现，Graves 甲亢患者血中促甲状腺激素（TSH）浓度不高甚至低于正常，应用促甲状腺释放激素（TRH）也不能刺激这类患者的血中 TSH 浓度升高，故目前认为 Graves 甲亢是一种自身免疫性疾病。患者血中有刺激甲状腺的自身抗体，即甲状腺刺激免疫球蛋白，这种物质属于 G 类免疫球蛋白，来自患者的淋巴细胞，与甲状腺滤泡的 TSH 受体结合，从而加强甲状腺细胞功能，分泌大量 T_3 和 T_4。

（二）遗传因素

可见同一家族中多人患病，甚至连续几代患病，单卵双生胎患病率高达 50%，本病患者家族成员患病率明显高于普通人群。目前发现与主要组织相容性复合物（MHC）相关。

（三）精神因素

可能是本病的诱发因素，许多患者在发病前有精神刺激史，推测可能因应激刺激情况下，T 细胞的监测功能障碍，使有免疫功能遗传缺陷者发病。

三、病理

甲状腺多呈不同程度弥漫性、对称性肿大，或伴峡部肿大。质脆软，包膜表面光滑、透亮，也可不平或呈分叶状。甲状腺内血管增生、充血，腺泡细胞增生肥大，滤泡间组织中淋巴样组织呈现不同程度的增生，从弥漫性淋巴细胞浸润至形成淋巴滤泡，或出现淋巴组织生发中心扩大。有突眼者，球后组织中常有脂肪浸润，眼肌水肿增大，纤维组织增多，黏多糖沉积与透明质酸增多，淋巴细胞及浆细胞浸润。眼外肌纤维增粗，纹理模糊，球后脂肪增多，肌纤维透明变性、断裂及破坏，肌细胞内黏多糖也有增多。骨骼肌、心肌也有类似眼肌的改变。病变皮肤可有黏蛋白样透明质酸沉积，伴多数带有颗粒的肥大细胞、吞噬细胞和含有内质网的成纤维细胞浸润。

四、护理评估

（一）健康史

评估患者的年龄、性别；询问患者是否曾患结节性甲状腺肿大；了解患者家族中是否曾有甲亢患者；询问患者近期是否有精神刺激或感染史。

（二）身体评估

1. 高代谢综合征 甲状腺激素分泌增多导致交感神经兴奋性增高和代谢加速。患者怕热、多汗、体重下降、疲乏无力、皮肤温暖湿润，可有低热，体温常在38℃左右，碳水化合物、蛋白质及脂肪代谢异常，出现消瘦软弱。

2. 神经系统 患者表现为神经过敏、烦躁多虑、多言多动、失眠、多梦、思想不集中、记忆力减退、有时有幻觉，甚至表现为焦虑症。少数患者出现寡言抑郁、神情淡漠（尤其是老年人），舌平伸及手举表现细震颤、腱反射活跃、反射时间缩短。

3. 心血管系统 患者的主要症状有心悸、气促，窦性心动过速，心率高达100～120次/分，休息与睡眠时心率仍快。血压收缩压增高，舒张压降低，脉压增大。严重者发生甲亢性心脏病，表现为心律失常，出现期前收缩（早搏）、阵发性心房颤动或心房扑动、房室传导阻滞等。第一心音增强，心尖区心音亢进，可闻及收缩期杂音；长期患病的患者可出现心肌肥厚或心脏扩大，心力衰竭等。

4. 消化系统 患者出现食欲亢进，食量增加，但体重明显下降。少数患者（老人多见）表现厌食，消瘦明显，病程长者表现为恶病质。由于肠蠕动增加，患者大便次数增多或顽固性腹泻，粪便不成形，含较多不消化的食物。由于伴有营养不良、心力衰竭等原因，肝脏受损，患者可出现肝大和肝功能受损，重者出现黄疸。

5. 运动系统 肌肉萎缩导致软弱无力，行动困难。严重时称为甲亢性肌病，表现为浸润性突眼伴眼肌麻痹、急性甲亢性肌病或急性延髓麻痹、慢性甲亢性肌病、甲亢性周期性四肢麻痹、甲亢伴重症肌无力和骨质疏松。

6. 生殖系统 女性可出现月经紊乱，表现为月经量少，周期延长，久病可出现闭经、不孕，经抗甲状腺药物治疗后，月经紊乱可以恢复。男性性功能减退，常出现阳痿，偶可发生乳房发育、不育。

7. 内分泌系统 可以影响许多内分泌腺体，其中性腺功能异常，表现为性功能和性激素异常。本病早期肾上腺皮质可增生肥大，功能偏高，久病及病情加重时，功能相对减退，甚至功能不全。患者表现为色素轻度沉着和血 ACTH 及皮质醇异常。

8. 造血系统 因消耗增多，营养不良，维生素 B_{12} 缺乏和铁利用障碍，部分患者伴有贫血。部分患者有白细胞和血小板减少，淋巴细胞及单核细胞相对增加，其可能与自身免疫破坏有关。

9. 甲状腺肿大 甲状腺常呈弥漫性肿大（表 10 - 5），增大 2 ~ 10 倍不等，质较柔软、光滑，随吞咽上下移动。少数为单个或多发的结节性肿大，质地为中等硬度或坚硬不平。由于甲状腺的血管扩张，血流量和流速增加，可在腺体上下极外侧触及震颤和闻及血管杂音。

表 10 - 5 甲状腺肿大临床分度

分度	体征
一度	甲状腺触诊可发现肿大，但视诊不明显
二度	视诊即可发现肿大
三度	甲状腺明显肿大，其外缘超过胸锁乳突肌外缘

10. 突眼 多为双侧性，可分为非浸润性和浸润性突眼两种。

（1）非浸润性突眼（良性突眼）：主要由于交感神经兴奋性增高，使眼外肌群和上睑肌兴奋性增高，球后眶内软组织改变不大，病情控制后，突眼常可自行恢复，预后良好。患者出现眼球突出，可不对称，突眼度一般小于 18mm，表现为下列眼征：①凝视征（Darymple 征），因上眼睑退缩，引起睑裂增宽，呈凝视或惊恐状。②瞬目减少征（Stellwag 征），瞬目减少。③上睑挛缩征（Von Graefe 征），上睑挛缩，双眼下视时，上睑不能随眼球同时下降，使角膜上方巩膜外露。④辐辏无能征（Mobius 征），双眼球内聚力减弱，视近物时，集合运动减弱。⑤向上看时，前额皮肤不能皱起（Joffroy 征）。

（2）浸润性突眼（恶性突眼）：目前认为其发生与自身免疫有关，在患者的血清中已发现眶内成纤维细胞结合抗体水平升高。患者除眼外肌张力增高外，球后脂肪和结缔组织出现水肿、淋巴细胞浸润，眼外肌显著增粗。突眼度一般在 19mm 以上，双侧多不对称。除上述眼征外，患者常有眼内异物感、畏光、流泪、视力减退、因眼肌麻痹而出现复视、斜视、眼球活动度受限。严重突眼者，可出现眼睑闭合困难，球结膜及角膜外露引起充血、水肿，易继发感染形成角膜溃疡或全角膜炎而失明。

（三）辅助检查

1. 基础代谢率测定 基础代谢率是指人体在清醒、空腹、无精神紧张和外界环境刺激的影响下的能量消耗。了解基础代谢率的高低有助于了解甲状腺的功能状态。基础代谢率的正常值为 ±10%，增高至 +20% ~30% 为轻度升高，+30% ~ +60% 为中度升高，+60% 以上为重度甲亢。检验公式可用脉率和脉压进行估计：基础代谢率 =（脉率 + 脉压）- 111。

做此检查前数日应指导患者停服影响甲状腺功能的药物，如甲状腺制剂、抗甲状腺药物和镇静剂等。测定前一日晚餐应较平时少进食，夜间充分睡眠（不要服安眠药）。护士应向患者讲解测定的过程，消除顾虑。检查日清晨嘱患者进食，可少量饮水，不活动，不多讲话，测定前排空大小便，用轮椅将患者送至检查室，患者卧床 0.5 ~ 1 小时后再进行测定。由于基础代谢率测定方法繁琐，受影响因素较多，临床已较少应用。

2. 血清甲状腺激素测定 血清游离甲状腺素（FT）与游离三碘甲腺原氨酸（FT_3）是

循环血中甲状腺激素的活性部分，直接反映甲状腺功能状态，其敏感性和特异性高，正常值为 FT_4 9～25pmol/L，FT_3 为 3～9pmol/L。血清中总甲状腺素（TT_4）是判断甲状腺功能最基本的筛选指标，与血清总三碘甲腺原氨酸（TT_3）均能反映甲状腺功能状态，正常值为 TT_4 65～156nmol/L，TT_3 1.7～2.3nmol/L。甲亢时血清甲状腺激素升高比较明显，测定血清甲状腺激素对甲状腺功能的诊断具有较高的敏感性和特异性。

3. TSH 免疫放射测定分析　血清 TSH 浓度的变化是反映甲状腺功能最敏感的指标。TSH 正常值为 0.3～4.8mU/L，甲亢患者因 TSH 受抑制而减少，其血清高敏感 TSH 值往往＜0.1mU/L。

4. 甲状腺摄^{131}I 率测定　给受试者一定量的^{131}I，再探测甲状腺摄取^{131}I 的程度，可以判断甲状腺的功能状态。正常人甲状腺摄取^{131}I 的高峰在 24 小时后，3 小时为 5%～25%，24 小时为 20%～45%。24 小时内甲状腺摄^{131}I 率超过人体总量的 50%，表示有甲亢。如果患者近期内食用含碘较多的食物，如海带、紫菜、鱼虾，或某些药物，如抗甲状腺药物、溴剂、甲状腺素片、复方碘溶液等，需停服两个月才能做此试验，以免影响检查的效果。

5. TSH 受体抗体（TRAb）　甲亢患者血中 TRAb 抗体阳性检出率可达 80%～95% 以上，可作为疾病早期诊断、病情活动判断、是否复发以及能否停药的重要指标。

6. TSH 受体刺激抗体（TSAb）　是诊断 Graves 病的重要指标之一。与 TRAb 相比，TSAb 反映了这种抗体不仅与 TSH 受体结合，而且这种抗体产生了对甲状腺细胞的刺激功能。

（四）心理－社会评估

患者的情绪因内分泌紊乱而受到不良的影响，心情可有周期性的变化，从轻微的欣快状态到活动过盛，甚至到谵妄的地步。过度的活动导致极度的疲倦和抑郁，接着又是极度的活动，如此循环往复。因患者纷乱的情绪状态，使其人际关系恶化，于是更加重了患者的情绪障碍。患者外形的改变，如突眼、颈部粗大，可造成患者自我形象紊乱。

五、常见护理问题

1. 营养失调　低于机体需要量与基础代谢率升高有关。

2. 活动无耐力　与基础代谢过高而致机体疲乏、负氮平衡、肌肉萎缩有关。

3. 腹泻　与肠蠕动增加有关。

4. 有受伤的危险　与突眼造成的眼睑不能闭合、有潜在的角膜溃烂、角膜感染而致失明的可能有关。

5. 体温过高　与基础代谢率升高、甲状腺危象有关。

6. 睡眠型态紊乱　与基础代谢率升高有关。

7. 有体液不足的危险　与腹泻及大量出汗有关。

8. 自我形象紊乱　与甲状腺肿大及突眼有关。

9. 知识缺乏　与患者缺乏甲亢治疗、突眼护理及并发症预防的知识有关。

10. 潜在并发症　甲亢性肌病，心排出量减少，甲状腺危象，手术中并发症包括出血、喉上、喉返神经损伤，手足抽搐等。

六、计划与措施

患者能够得到所需热量，营养需求得到满足，体重维持在标准体重的 90% ~ 110% 左右；眼结膜无溃烂、感染的发生；能够进行正常的活动，保证足够的睡眠；体温 37℃；无腹泻，出入量平衡，无脱水征象；能够复述出甲亢治疗、突眼护理及并发症预防的知识；正确对待自我形象，社交能力改善，与他人正常交往；护士能够及时发现并发症，通知医师及时处理。

（一）病情观察

护士每天监测患者的体温、脉搏、心率（律）、呼吸改变、出汗、皮肤状况、排便次数、有无腹泻、脱水症状、体重变化、突眼症状改变、甲状腺肿大情况以及有无精神、神经、肌肉症状：如失眠、情绪不安、神经质、指震颤、肌无力、肌力消失等改变。准确记录每日饮水量、食欲与进食量、尿量及液体量出入平衡情况。

（二）提供安静轻松的环境

因患者常有乏力、易疲劳等症状，故需要充分的休息，避免疲劳，且休息可使机体代谢率降低。重症甲亢及甲亢合并心功能不全、心律失常、低钾血症等必须卧床休息。因而提供一个能够使患者身心均获得休息的环境，帮助患者放松和休息，对于患者疾病的恢复非常重要。病室要保持安静，室温稍低、色调和谐，避免患者精神刺激或过度兴奋，使患者得到充分休息和睡眠。必要时可给患者提供单间，以防止患者间的相互打扰。患者的被子不宜太厚，衣服应轻便宽松，定期沐浴，勤更换内衣。为患者提供一些活动，分散患者的注意力，如拼图，听轻松、舒缓的音乐，看电视等。

（三）饮食护理

为满足机体代谢亢进的需要，应为患者提供高热量、高蛋白、高维生素的均衡饮食。因患者代谢率高，常常会感到很饿，大约每天需 6 餐才能满足患者的需要，护士应鼓励患者吃高蛋白质、高热量、高维生素的食物，如瘦肉、鸡蛋、牛奶、水果等。不要让患者吃增加肠蠕动和易导致腹泻的食物，如味重刺激性食物、粗纤维多的食物。每天测体重，当患者体重降低 2kg 以上时需通知医师。在患者持续出现营养不良时，要补充维生素，尤其是复合维生素 B。由于患者出汗较多，应给饮料以补充出汗等所丢失的水分，忌饮浓茶、咖啡等对中枢神经有兴奋作用的饮料。

（四）心理护理

甲亢是与精神、神经因素有关的内分泌系统心身疾病，必须注意对躯体治疗的同时应进行心理、精神治疗。

甲亢患者常有神经过敏、多虑、易激动、失眠、思想不集中、烦躁易怒，严重时可抑郁或躁狂等，任何不良的外界刺激均可使症状加重，故医护人员应耐心、温和、体贴，建立良好的护患关系，解除患者焦虑和紧张心理，增强治愈疾病的信心。指导患者自我调节，采取自我催眠、放松训练、自我暗示等方法来恢复已丧失平衡的心身调节能力，必要时辅以镇静、安眠药。同时医护人员给予精神疏导、心理支持等综合措施。向患者介绍甲亢的治疗方法以减少因知识缺乏所造成的不安，常用治疗方法有抗甲状腺药物治疗、放射性碘治疗和手术治疗三种方法。同时护士应向患者家属、亲友说明患者任何怪异的、难懂的行为都是暂时性的，可随着治疗而获得稳定的改善。在照顾患者时，应保持一种安静和理解的态度，接受患者的烦躁不安及情绪的暴发，将之视为疾病的自然表现，通过家庭的支持促进甲亢患者的早日康复。

（五）突眼的护理

对严重突眼者应加强心理护理，多关心体贴，帮助其树立治疗的信心，避免烦躁焦虑。

加强眼部护理，对于眼睑不能闭合者必须注意保护角膜和结膜，经常点眼药，防止干燥、外伤及感染，外出戴墨镜或使用眼罩以避免强光、风沙及灰尘的刺激。睡眠时头部抬高，以减轻眼部肿胀。当患者不易或根本无法闭上眼睛时，应涂抗生素眼膏，并覆盖纱布或眼罩，预防结膜炎和角膜炎。结膜发生充血水肿时，用0.5%醋酸可的松滴眼，并加用冷敷。眼睑闭合严重障碍者可行眼睑缝合术。

配合全身治疗，给予低盐饮食，限制进水量，可减轻球后水肿。

突眼异常严重者，应配合医师做好手术前准备，作眶内减压术，球后注射透明质酸酶，以溶解眶内组织的黏多糖类，减轻眶内压力。

（六）用药护理

药物治疗较方便和安全，为甲亢的基础治疗方法，常用抗甲状腺药物分为硫脲类和咪唑类。硫脲类包括丙硫氧嘧啶和甲硫氧嘧啶。咪唑类包括甲巯咪唑和卡比马唑等。主要作用是阻碍甲状腺激素的合成，但对已合成的甲状腺激素不起作用，故须待体内储存的过多甲状腺激素消耗到一定程度才能显效。近年来发现此类药物可轻度抑制免疫球蛋白生成，使甲状腺中淋巴细胞减少，血循环中的TRAb抗体下降。此类药物适用于病情较轻、甲状腺肿大不明显、甲状腺无结节的患者。用药剂量区别对待，护士应告诉患者整个药物治疗需要较长时间，一般需要1.5~2年，分为初治期、减量期及维持期。按病情轻重决定药物剂量，疗程中除非有较严重的反应，一般不宜中断，并定期随访疗效。

该类药物存在一些不良反应，如粒细胞减少和粒细胞缺乏，过敏反应如皮疹、发热、肝脏损害，部分患者出现转氨酶升高，甚至出现黄疸。护士应督促患者按时按量服药，告诉患者用药期间监测血象及肝功能变化，密切观察有无发热、咽痛、乏力、黄疸等症状，发现异常及时告知医师，告诉患者进餐后服药，以减少胃肠道反应。

（七）放射性碘治疗患者的护理

口服放射性[131]I后，碘浓集在甲状腺中。[131]I产生的β射线可以损伤甲状腺，使腺泡上皮细胞破坏而减少甲状腺激素的分泌，但很少损伤其他组织，起到药物性切除作用。同时，也可使甲状腺内淋巴细胞产生抗体减少，从而起到治疗甲亢的作用。

2007年中华医学会内分泌学会和核医学分科学会制定的《中国甲状腺疾病诊治指南》达成共识。适应证：①成人Graves甲亢伴甲状腺肿大二度以上。②对药物治疗有严重反应，长期治疗失效或停药后复发者。③甲状腺次全切除后复发者。④甲状腺毒症心脏病或甲亢伴其他病因的心脏病。⑤甲亢合并白细胞和/或血小板减少或全血细胞减少。⑥老年甲亢。⑦甲亢合并糖尿病。⑧毒性多结节性甲状腺肿。⑨自主功能性甲状腺结节合并甲亢。相对适应证：①青少年和儿童甲亢，使用抗甲状腺药物治疗失败，拒绝手术或有手术禁忌证。②甲亢合并肝、肾器官功能损害。③Craves眼病，对轻度和稳定期的中、重度病例可单用[131]I治疗，对病情处于进展期患者，可在[131]I治疗前后加用泼尼松。

禁忌证：①妊娠或哺乳妇女。②有严重肝、肾功能不全。③甲状腺危象。④重症浸润性突眼。⑤以往使用大量碘使甲状腺不能摄碘者。

凡采用放射性碘治疗者，治疗前和治疗后一个月内避免使用碘剂及其他含碘食物及药物。^{131}I治疗本病的疗效较满意，缓解率达90%以上。一般一次空腹口服，于服^{131}I后2~4同症状减轻，甲状腺缩小，体重增加，于3~4个月后大多数患者的甲状腺功能恢复正常。

^{131}I治疗甲亢后的主要并发症是甲状腺功能减退。国内报告早期甲减发生率为10%，晚期达59.8%。^{131}I治疗的近期反应较轻微，由于放射性甲状腺炎，可在治疗后第一周有甲亢症状的轻微加重，护士应严密观察病情变化，注意预防感染和避免精神刺激。

（八）手术治疗患者的护理

甲状腺大部分切除是一种有效的治疗方法，其优点是疗效较药物治疗迅速，不易复发，并发甲状腺功能减退的机会较放射性碘治疗低，其缺点是有一定的手术并发症。

适应证：①甲状腺中度肿大以上的甲亢。②高功能腺瘤。③腺体大，伴有压迫症状的甲亢或有胸骨后甲状腺肿。④抗甲状腺药物或放射性碘治疗后复发者。⑤妊娠中期（即妊娠前4~6个月）具有上述适应证者，妊娠后期的甲亢可待分娩后再行手术。

禁忌证：①妊娠早期（1~3个月）和后期（7~9个月）的甲亢患者。②老年患者或有严重的器质性疾病，不能耐受手术者。

1. 术前护理

（1）术前评估：对于接受甲状腺手术治疗的患者，护士要在术前对患者进行仔细评估，包括甲状腺功能是否处于正常状态，甲状腺激素的各项检验是否处于正常范围内，营养状况是否正常。心脏问题是否得到控制，脉搏是否正常，心电图有无心律不齐，患者是否安静、放松，患者是否具有与手术有关的知识如手术方式、适应证、禁忌证、手术前的准备和手术后的护理以及有哪些生理、心理等方面的需求。

（2）心理护理：甲亢患者性情急躁、容易激动，极易受环境因素的影响，对手术顾虑较重，存在紧张情绪，术前应多与患者交谈，给予必要的安慰，解释手术的有关问题。必要时可安排甲亢术后恢复良好的患者现身说法，以消除患者的顾虑。避免各种不良刺激，保持室内安静和舒适。对精神过度紧张或失眠者给予口服镇静剂或安眠药，使患者消除恐惧，配合治疗。

（3）用药护理：术前给药降低基础代谢率，减轻甲状腺肿大及充血是术前准备的重要环节。主要方法有：①通常先用硫氧嘧啶类药物，待甲亢症状基本控制后减量继续服药，加服1~2周的碘剂，再进行手术。大剂量碘剂可使腺体减轻充血，缩小变硬，有利于手术。常用的碘剂是复方碘化钾溶液，每日3次。每次10滴，2~3周可以进行手术。由于碘剂可刺激口腔和胃黏膜，引发恶心、呕吐、食欲不振等不良反应，因此护士可指导患者于饭后用冷开水稀释后服用，或在用餐时将碘剂滴在馒头或饼干上一同服用。值得注意的是大剂量碘剂只能抑制甲状腺素的释放，而不能抑制其合成，因此一旦停药后，贮存于甲状腺滤泡内的甲状腺球蛋白分解，大量甲状腺素释放到血液，使甲亢症状加重。因此，碘剂不能单独治疗甲亢，仅用于手术前准备。②开始即用碘剂，2~3周后甲亢症状得到基本控制（患者情绪稳定，睡眠好转，体重增加，脉率稳定在每分钟90次以下，基础代谢率+20%以下），便可进行手术。少数患者服用碘剂2周后，症状减轻不明显者，可在继续服用碘剂的同时，加用硫氧嘧啶类药物，直至症状基本控制后，再停用硫氧嘧啶类药物，但仍继续单独服用碘剂1

~2周，再进行手术。③对用上述药物准备不能耐受或不起作用的病例，主张单用普萘洛尔（心得安）或与碘剂合用作术前准备，普萘洛尔剂量为每6小时给药1次，每次20~60mg，一般在4~7天后脉率即降至正常水平，可以施行手术。要注意的是普萘洛尔在体内的有效半衰期不到8小时，所以最末一次口服普萘洛尔要在术前1~2小时，术后继续口服4~7天。此外，术前不宜使用阿托品，以免引起心动过速。

（4）床单位准备：患者离开病房后，护士应作好床单位的准备，床旁备气管切开包、消毒手套、吸引器、照明灯、氧气和抢救物品。

（5）体位练习：术前要指导患者练习手术时的头、颈过伸体位和术后用于帮助头部转动的方法，以防止瘢痕挛缩，可指导患者点头、仰头，尽量伸展颈部，以及向左向右转动头部。

2. 术后护理

（1）术后评估：患者返回病室后，护士应仔细评估患者的生命体征，伤口敷料，观察患者有无出血、喉返神经及甲状旁腺损伤等并发症，观察有无呼吸困难、窒息、手足抽搐等症状。

（2）体位：术后患者清醒和生命体征平稳后，取半卧位，有利于渗出液的引流和保持呼吸道通畅。

（3）饮食护理：术后1~2天，进流质饮食，随病情的恢复逐渐过渡到正常饮食，但不可过热，以免引起颈部血管扩张，加重创口渗血。患者如有呛咳，可给静脉补液或进半固体食物，协助患者坐起进食。

（4）指导颈部活动：术前护士已经教会患者颈部活动的方法，术后护士应提醒并协助患者做点头、仰头，以及向左向右转动头部，尽量伸展颈部。

（5）并发症的观察与护理

①术后呼吸困难和窒息：是术后最危急的并发症，多发生在术后48小时内。常见原因为：切口内出血压迫气管，主要是手术时止血不彻底、不完善，或因术后咳嗽、呕吐、过频活动或谈话导致血管结扎滑脱所引起。喉头水肿，手术创伤或气管插管引起。气管塌陷，气管壁长期受肿大的甲状腺压迫，发生软化，切除大部分甲状腺体后，软化的气管壁失去支撑所引起。痰液阻塞。双侧喉返神经损伤。患者发生此并发症时，务必及时采取抢救措施。

患者临床表现为进行性呼吸困难、烦躁、发绀，甚至发生窒息。如因切口内出血所引起者，还可出现颈部肿胀，切口渗出鲜血等。护士在巡回时应严密观察呼吸、脉搏、血压及伤口渗血情况，有时血液自颈侧面流出至颈后，易被忽视，护士应仔细检查。如发现患者有颈部紧压感、呼吸费力、气急烦躁、心率加速、发绀等应及时处理，包括立即检查伤口，必要时剪开缝线，敞开伤口，迅速排除出血或血肿压迫。如血肿清除后，患者呼吸仍无改善，应果断施行气管切开，同时吸氧。术后痰多而不易咳出者，应帮助和鼓励患者咳痰，进行雾化吸入以保持呼吸道通畅。护士应告诉患者术后48小时内避免过于频繁的活动、谈话，若患者有咳嗽、呕吐等症状时，应告知医务人员采取对症措施，并在咳嗽、呕吐时保护好伤口。

②喉返神经损伤：患者清醒后，应诱导患者说话，以了解有无喉返神经损伤。暂时性损伤可由术中钳夹、牵拉或血肿压迫神经引起，永久性损伤多因切断、结扎神经引起。喉返神经损伤的患者术后可出现不同程度的声嘶或失音，喉镜检查可见患侧声带外展麻痹。对已有喉返神经损伤的患者，护士应认真做好安慰解释工作，告诉患者暂时性损伤经针刺、理疗可

于 3 ~ 6 个月内逐渐恢复；一侧的永久性损伤也可由对侧代偿，6 个月内发音好转。双侧喉返神经损伤会导致两侧声带麻痹，引起失音或严重呼吸困难，需作气管切开，护士应作好气管切开的护理。

③喉上神经损伤：手术时损伤喉上神经外支会使环甲肌瘫痪，引起声带松弛，音调降低。如损伤其内支，则喉部黏膜感觉丧失，表现为进食时，特别是饮水时发生呛咳，误咽。护士应注意观察患者进食情况，如进水及流质时发生呛咳，要协助患者坐起进食或进半流质饮食，并向患者解释该症状一般在治疗后自行恢复。

④手足抽搐：手术时甲状旁腺被误切、挫伤或其血液供应受累，均可引起甲状旁腺功能低下，出现低血钙，从而使神经肌肉的应激性显著增高。症状多发生于术后 1 ~ 3 天，轻者只有面部、口唇周围和手、足针刺感和麻木感或强直感，2 ~ 3 周后由于未损伤的甲状旁腺代偿增生而使症状消失，重症可出现面肌和手足阵发性痛性痉挛，甚至可发生喉及膈肌痉挛，引起窒息死亡。

护士应指导患者合理饮食，限制含磷较高的食物，如牛奶、瘦肉、蛋黄、鱼类等。症状轻者可口服碳酸钙 1 ~ 2g，每日 3 次；症状较重或长期不能恢复者，可加服维生素 D_3，每日 5 万 ~ 10 万 U，以促进钙在肠道内的吸收。最有效的治疗是口服二氢速固醇（ATIO）油剂，有迅速提高血中钙含量的特殊作用，从而降低神经肌肉的应激性。抽搐发作时，立即用压舌板或匙柄垫于上下磨牙间，以防咬伤舌头，并静脉注射 10% 葡萄糖酸钙或氯化钙 10 ~ 20mL，并注意保证患者安全，避免受伤。

⑤甲状腺危象：是由于甲亢长期控制不佳，涉及心脏、感染、营养障碍、危及患者生命的严重并发症，而手术、感染、电解质紊乱等的应激会诱发危象。危象先兆症状表现为甲亢症状加重，患者严重乏力、烦躁、发热（体温 39℃ 以下）、多汗、心悸、心率每分钟在 120 ~ 160 次，伴有食欲不振、恶心、腹泻等。甲状腺危象临床表现为高热（体温 39℃ 以上）脉快而弱、大汗、呕吐、水泻、谵妄，甚至昏迷，心率每分钟常在 160 次以上。如处理不及时或不当，患者常很快死亡。因此，护士应严密观察病情变化，一旦发现上述症状，应立即通知医师，积极采取措施。

甲状腺危象处理包括以下几方面：①吸氧，以减轻组织的缺氧。②降温，使用物理降温、退热药物、冬眠药物等综合措施，使患者的体温保持在 37℃ 左右。③静脉输入大量葡萄糖溶液。④碘剂，口服复方碘化钾溶液 3 ~ 5mL，紧急时用 10% 碘化钠 5 ~ 10mL 加入 10% 葡萄糖溶液 500mL 中作静脉滴注，以降低循环血液中甲状腺素水平，或抑制外周 T_4 转化为 T_3。⑤氢化可的松，每日 200 ~ 400mg，分次作静脉滴注，以拮抗应激。⑥利舍平 1 ~ 2mg 肌内注射，或普萘洛尔 5mg，加入葡萄糖溶液 100mL 中作静脉滴注，以降低周围组织对儿茶酚胺的反应。⑦镇静剂，常用苯巴比妥 100mg，或冬眠合剂 Ⅱ 号半量肌内注射，6 ~ 8 小时一次。⑧有心力衰竭者，加用洋地黄制剂。护士应密切观察用药后的病情变化，病情一般于 36 ~ 72 小时逐渐好转。

七、预期结果与评价

1. 患者能够得到所需热量，营养需求得到满足，体重维持在标准体重的 100% ± 10% 左右。

2. 患者基础代谢率维持正常水平，体温 37℃，无腹泻，出入量平衡，无脱水征象。

3. 患者眼结膜无溃烂、感染的发生。

4. 患者能够进行正常的活动，保证足够的睡眠。

5. 患者能够复述出甲亢治疗、突眼护理及并发症预防的知识。

6. 患者能够正确对待自我形象，社交能力改善，与他人正常交往。

7. 护士能够及时发现并发症，通知医师及时处理。

（刘华鑫）

第六节　甲状腺功能减退症

甲状腺功能减退症（hypothyroidism，简称甲减），是由各种原因导致的低甲状腺激素血症或甲状腺激素抵抗而引起的全身性低代谢综合征。按起病年龄分为三型，起病于胎儿或新生儿，称为呆小病；起病于儿童者，称为幼年性甲减；起病于成年，称为成年性甲减。前两者常伴有智力障碍。

一、病因

1. 原发性甲状腺功能减退　由于甲状腺腺体本身病变引起的甲减，占全部甲减的95%以上，且90%以上原发性甲减是由自身免疫、甲状腺手术和甲亢^{131}I治疗所致。

2. 继发性甲状腺功能减退症　由下丘脑和垂体病变引起的促甲状腺激素释放激素（TRH）或者促甲状腺激素（TSH）产生和分泌减少所致的甲减，垂体外照射、垂体大腺瘤、颅咽管瘤及产后大出血是其较常见的原因；其中由于下丘脑病变引起的甲减称为三发性甲减。

3. 甲状腺激素抵抗综合征　由于甲状腺激素在外周组织实现生物效应障碍引起的综合征。

二、临床表现

1. 一般表现　易疲劳、怕冷、体重增加、记忆力减退、反应迟钝、嗜睡、精神抑郁、便秘、月经不调、肌肉痉挛等。体检可见表情淡漠，面色苍白，皮肤干燥发凉、粗糙脱屑，颜面、眼睑和手皮肤水肿，声音嘶哑，毛发稀疏、眉毛外1/3脱落。由于高胡萝卜素血症，手脚皮肤呈姜黄色。

2. 肌肉与关节　肌肉乏力，暂时性肌强直、痉挛、疼痛，嚼肌、胸锁乳突肌、股四头肌和手部肌肉可有进行性肌萎缩。腱反射的弛缓期特征性延长，超过350毫秒（正常为240~320毫秒），跟腱反射的半弛缓时间明显延长。

3. 心血管系统　心肌黏液性水肿导致心肌收缩力损伤、心动过缓、心排血量下降。ECG显示低电压。由于心肌间质水肿、非特异性心肌纤维肿胀。左心室扩张和心包积液导致心脏增大，有学者称之为甲减性心脏病。冠心病在本病中高发。10%患者伴发高血压。

4. 血液系统　由于下述四种原因发生贫血：①甲状腺激素缺乏引起血红蛋白合成障碍。②肠道吸收铁障碍引起铁缺乏。③肠道吸收叶酸障碍引起叶酸缺乏。④恶性贫血是与自身免疫性甲状腺炎伴发的器官特异性自身免疫病。

5. 消化系统　厌食、腹胀、便秘，严重者出现麻痹性肠梗阻或黏液水肿性巨结肠。

6. 内分泌系统 女性常有月经过多或闭经。长期严重的病例可导致垂体增生、蝶鞍增大。部分患者血清催乳素（PRI）水平增高，发生溢乳。原发性甲减伴特发性肾上腺皮质功能减退和 1 型糖尿病者，属自身免疫性多内分泌腺体综合征的一种。

7. 黏液性水肿昏迷 本病的严重并发症，多在冬季寒冷时发病。诱因为严重的全身性疾病、甲状腺激素替代治疗中断、寒冷、手术、麻醉和使用镇静药等。临床表现为嗜睡、低体温（T<35℃）、呼吸徐缓、心动过缓、血压下降、四肢肌肉松弛、反射减弱或消失，甚至昏迷、休克、肾功能不全危及生命。

三、辅助检查

1. 血常规 多为轻、中度正细胞正色素性贫血。

2. 生化检查 血清三酰甘油、总胆固醇、LDLC 增高，HDL－C 降低，同型半胱氨酸增高，血清 CK、LDH 增高。

3. 甲状腺功能检查 血清 TSH 增高、T_4、FL 降低是诊断本病的必备指标。在严重病例血清 T_3 和 FT_3 减低。亚临床甲减仅有血清 TSH 增高，但是血清 T_4 或 FT_4 正常。

4. TRH 刺激试验 主要用于原发性甲减与中枢性甲减的鉴别。静脉注射 TRH 后，血清 TSH 不增高者提示为垂体性甲减；延迟增高者为下丘脑性甲减；血清 TSH 在增高的基值上进一步增高，提示原发性甲减。

5. X 线检查 可见心脏向两侧增大，可伴心包积液和胸腔积液，部分患者有蝶鞍增大。

四、治疗要点

1. 替代治疗 左甲状腺素（L－T_4）治疗，治疗的目标是将血清 TSH 和甲状腺激素水平恢复到正常范围内，需要终身服药。治疗的剂量取决于患者的病情、年龄、体重和个体差异。补充甲状腺激素，重新建立下丘脑－垂体－甲状腺轴的平衡一般需要 4～6 周，所以治疗初期，每 4～6 周测定激素指标。然后根据检查结果调整 L－T_4 剂量，直到达到治疗的目标。治疗达标后，需要每 6～12 个月复查 1 次激素指标。

2. 对症治疗 有贫血者补充铁剂、维生素 B_{12}、叶酸等胃酸低者补充稀盐酸，并与 TH 合用疗效好。

3. 黏液水肿性昏迷的治疗

（1）补充甲状腺激素：首选 TH 静脉注射，直至患者症状改善，至患者清醒后改为口服。

（2）保温、供氧、保持呼吸道通畅，必要时行气管切开、机械通气等。

（3）氢化可的松 200～300mg/d 持续静滴，患者清醒后逐渐减量。

（4）根据需要补液，但是入水量不宜过多。

（5）控制感染，治疗原发病。

五、护理措施

（一）基础护理

1. 加强保暖 调节室温在 22～23℃，避免病床靠近门窗，以免患者受凉。适当地使体温升高，冬天外出时，戴手套，穿棉鞋，以免四肢暴露在冷空气中。

2. 活动与休息 鼓励患者进行适当的运动，如散步、慢跑等。

3. 饮食护理 饮食以高维生素、高蛋白、高热量为主。多进食水果、新鲜蔬菜和含碘丰富的食物如海带等。桥本甲状腺炎所致甲状腺功能减退者应避免摄取含碘食物，以免诱发严重黏液性水肿。不宜食生凉冰食物，注意食物与药物之间的关系，如服中药忌饮茶。

4. 心理护理 加强与患者沟通，语速适中，并观察患者反应，告诉患者本病可以用替代疗法达到较好的效果，树立患者配合治疗的信心。

5. 其他 建立正常的排便形态，养成规律、排便的习惯。

（二）专科护理

1. 观察病情 监测生命体征变化，观察精神、神志、语言状态、体重、乏力、动作、皮肤情况，注意胃肠道症状，如大便的次数、性状、量的改变，腹胀、腹痛等麻痹性肠梗阻的表现有无缓解等。

2. 用药护理 甲状腺制剂从小剂量开始，逐渐增加，注意用药的准确性。用药前后分别测脉搏、体重及水肿情况，以便观察药物疗效；用药后若有心悸、心律失常、胸痛、出汗、情绪不安等药物过量的症状时，要立即通知医师处理。

3. 对症护理 对于便秘患者，遵医嘱给予轻泻剂，指导患者每天定时排便，适当增加运动量，以促进排便。注意皮肤防护，及时清洗并用保护霜，防止皮肤干裂。适量运动，注意保护，防止外伤的发生。

4. 黏液性水肿昏迷的护理

（1）保持呼吸道通畅，吸氧，备好气管插管或气管切开设备。

（2）建立静脉通道，遵医嘱给予急救药物，如 $L-T_3$，氢化可的松静滴。

（3）监测生命体征和动脉血气分析的变化，观察神志，记录出入量。

（4）注意保暖，主要采用升高室温的方法，尽量不给予局部热敷，以防烫伤。

（三）健康教育

1. 用药指导 告诉患者终身坚持服药的重要性和必要性以及随意停药或变更药物剂量的危害；告知患者服用甲状腺激素过量的表现，提醒患者发现异常及时就诊；长期用甲状腺激素替代者每 6~12 个月到医院检测 1 次。

2. 日常生活指导 指导患者注意个人卫生，注意保暖，注意行动安全。防止便秘、感染和创伤。慎用催眠、镇静、止痛、麻醉等药物。

3. 自我观察 指导患者学会自我观察，一旦有黏液性水肿的表现，如低血压、体温低于 35℃、心动过缓，应及时就诊。

（刘华鑫）

第七节 甲状腺肿瘤

一、病因及发病机制

甲状腺肿瘤分良性和恶性两类。良性肿瘤最常见的是甲状腺腺瘤，病理形态学表现上分为滤泡状和乳头状囊性腺瘤两种，腺瘤周围有完整的包膜，多见于 40 岁以下的妇女。恶性肿瘤最常见的是甲状腺癌，约占全身恶性肿瘤 1%，按病理类型可分为以下几种。

1. 乳头状腺癌　约占成年人甲状腺癌的 60% 和儿童甲状腺癌的全部，多见于年轻人，常为女性，恶性程度低，生长较缓慢，较早便出现颈部淋巴结转移，但预后较好。

2. 滤泡状腺癌　多见于中年人，中度恶性，发展较迅速，主要经血液循环转移至肺、肝和骨及中枢神经系统，预后不如乳头状癌。

3. 未分化癌　多见于老年人，高度恶性，发展迅速，早期即可发生颈部淋巴结转移，并经血液转移至肺、骨等处。

4. 髓样癌　较少见，恶性程度中等，可兼有颈淋巴结侵犯和血行转移，预后不如乳头状腺癌，但较未分化癌好。

在儿童时期出现的甲状腺结节 50% 为恶性，发生于男性，特别是年轻男性的单个结节，应警惕恶性的可能。判断甲状腺肿瘤是良性还是恶性，关系到治疗方案及手术方式的选择。

二、临床表现

1. 甲状腺腺瘤　大部分患者无任何不适症状，无意中或体检时发现颈部肿块。多为单发，呈圆形或椭圆形局限在一侧腺体内，位置常靠近甲状腺峡部，质地较软但较周围甲状腺组织硬，表面光滑，边界清楚，无压痛，能随吞咽上下移动。若乳头状囊性腺瘤因囊壁血管破裂而发生囊内出血，此时肿瘤体积可在短期内迅速增大，局部出现胀痛。

2. 甲状腺癌　发病初期多无明显症状，在甲状腺组织内出现单个、固定、质硬而凹凸不平的肿块。肿块逐渐增大，吞咽时肿块上下移动速减低。晚期常压迫喉返神经、气管、食管，出现声嘶、呼吸困难或吞咽困难。如压迫颈交感神节，可产生 Horner 综合征，颈丛浅支受侵时可有耳、枕、肩等处疼痛。局部转移常在颈部出现硬而固定的淋巴结，远处转移多见于扁骨（颅骨、胸骨、盆骨等）和肺。

有些人的甲状腺肿块并不明显，而以颈、肺、骨骼的转移癌为突出症状。髓样癌由于肿瘤本身可产生激素样活性物质如 5 – 羟色胺和降钙素，患者可出现腹泻、心悸、颜面潮红和血钙降低等症状。还可伴有其他内分泌腺体的增生。

三、辅助检查

1. 颈部 B 超　用来测定甲状腺肿物的大小及其与周围组织的关系。

2. 放射性核素扫描　多为"冷或凉"结节。

3. CT/MRI 检查　能更清楚地定位病变范围及淋巴结转移灶。

4. 穿刺细胞学检查　用以明确甲状腺肿块的性质。

四、治疗原则

甲状腺多发结节一般多属良性病变，但多发结节可有继发功能亢进或癌变，故仍以手术治疗为妥。甲状腺单发结节，尤硬而有弹性者，B 超为囊性的，可用甲状腺素治疗，如肿块消失不须行手术。对发展快，质地硬的实质性肿块，特别伴有颈部淋巴结肿大的，或在小儿，青少年及男性患者的单发结节，恶性可能性极大须即时手术治疗。

五、护理评估

评估患者性别、年龄、甲状腺肿物增长速度。评估患者有无压迫症状：呼吸困难、吞咽困难、声音嘶哑、面部瘀血、青紫、水肿，浅表静脉怒张等。

六、护理措施

（一）术前护理

1. 一般护理　按普通外科疾病术前一般护理常规。

2. 全面评估患者身体情况　包括健康史及其相关因素、身体状况、生命体征，以及神志、精神状态、行动能力等。

3. 皮肤的准备　男性患者刮胡子，女性患者发髻低需要理发。

4. 胃肠道的准备　术前1天晚22：00禁食水。

5. 体位训练　术前指导患者进行头颈过伸位的训练。

6. 心理护理　通过交流和沟通，了解患者及其家属情绪和心理变化，采取诱导方法逐渐使其接受并正视现实；医护人员应热情、耐心、服务周到，对患者给予同情、理解、关心、帮助，告诉患者不良的心理状态会降低机体的抵抗力，不利于疾病的康复。解除患者的紧张情绪，更好地配合治疗和护理。

7. 术前准备　常规在床旁准备气管切开包和抢救药品。

（二）术后护理

1. 一般护理　按普通外科术后一般护理常规。

2. 观察生命体征变化　术后密切观察患者血压、脉搏、氧饱和度等变化，注意观察患者的主诉，及时发现可能发生的内出血。

3. 体位　患者术后清醒返回病房后，给予去枕平卧位，头偏向一侧；麻醉完全清醒后若病情允许，可取半卧位，减轻术后颈部切口张力，以利呼吸和引流。为防止术后伤口出血，避免剧烈咳嗽。术后6小时内持续低流量吸氧。

4. 甲状腺引流管的护理　术后患者留置甲状腺切口引流管，活动、翻身时要避免引流管打折、受压、扭曲、脱出等。保持引流通畅，定时挤压引流管，避免因引流不畅而造成皮下血肿，甲状腺切口引流管引流的血性液应每日更换引流袋以防感染。

5. 引流液的观察　术后引流液的观察是重点，每日记录和观察引流液的颜色、性质和量，如在短时间内引流出大量血性液体，应警惕发生继发性大出血的可能，同时密切观察血压和脉搏的变化，发现异常及时报告医师给予处理。

6. 手术伤口护理　密切观察伤口有无渗血，一旦发现，应观察出血量、速度、血压、脉搏，如有呼吸困难等征象，应及时报告医师进行处理。除药物止血外，必要时准备手术止血。

7. 并发症的观察和护理

（1）出血：多发生在术后48小时内。表现：颈部迅速肿大、呼吸困难、烦躁不安、窒息。伤口渗血或出血的护理如下。

①预防术后出血：适当加压包扎伤口敷料。予半坐卧位，减轻术后颈部切口张力。避免

大声说话、剧烈咳嗽，以免伤口裂开出血。术后6小时内进食温凉流质、半流质饮食，避免进过热饮食，减少伤口部位充血。

②观察伤口：观察伤口渗血情况及颈后有无渗血；患者呼吸情况，有无呼吸困难；观察患者颈部情况，有无颈部肿大。如发生出血应立即剪开缝线，消除积血，必要时送手术室止血。

③观察伤口引流液颜色、性质、量，并准确记录。如有异常及时通知医师。

（2）呼吸困难和窒息：表现为颈部压迫感、紧缩感或梗阻感，还可表现为进行性呼吸困难、呼吸费力、烦躁、发绀及气管内痰鸣音。

①观察病情：术后24～48小时，严密观察病情变化，每2小时测量血压、脉搏、呼吸1次，观察伤口敷料及引流管引流液的情况，尤应注意颈部敷料有无渗血。

②预防术后出血：适当加压包扎伤口敷料。予半坐卧位，减轻术后颈部切口张力。避免大声说话、剧烈咳嗽，以免伤口裂开出血。术后6小时内进食温凉流质、半流质饮食，避免进过热饮食，减少伤口部位充血。

③保持呼吸道通畅：术前指导患者有效咳嗽排痰的方法，术后督促、强化并示范，即先深吸一口气，然后用手按压伤口处，快速用力将痰咳出，但避免剧烈咳嗽，以免伤口裂开。痰液黏稠不易排出时，给予雾化吸入，每天2～3次，并协助患者翻身拍背，促进痰液排出。

④及时处理：发现患者有颈部紧缩感和压迫感、呼吸费力、烦躁不安、心动加速、发绀时，应立即检查伤口。如果是出血引起，立即就地松开敷料，剪开缝线，敞开切口，迅速除去血肿；如血肿清除后患者呼吸仍无改善，则应立即施行气管切开，并予吸氧；待患者情况好转后，再送手术室进一步检查止血和其他处理。

⑤手术后如近期出现呼吸困难，宜先试行插管，插管失败后再做气管切开。

（3）喉返神经损伤：可分暂时性（2/3以上的患者是暂时性损伤）和持久性损伤两种。一侧喉返神经损伤，多引起声音嘶哑，可由健侧声带代偿性地向患侧过度内收而恢复发音；两侧喉返神经损伤可导致两侧声带麻痹，引起失声、呼吸困难，甚至窒息，多需立即做气管切开。评估患者有无声音嘶哑、失声，如果症状出现，注意给予安慰和解释，减轻其恐惧和焦虑，使其积极配合治疗。同时应用促进神经功能恢复的药物，结合理疗、针灸，促进声带功能的恢复（暂时性损伤可在术后几周内恢复功能）。注意声带的休息，避免不必要的谈话。在后期要多与患者交流，并要求患者尽量用简短的语言回答或点头，亦可使用写字板，鼓励患者自己说出来，提高其自信心，促进声带功能的恢复。

（4）喉上神经损伤：喉上神经外支损伤可引起环甲肌瘫痪，使声带松弛，患者发音产生变化，常感到发音弱、音调低、无力、缺乏共振，最大音量降低。喉上神经内支损伤，可使咽喉黏膜的感觉丧失，易引起误咽，尤其是喝水时呛咳。要指导患者进食，或进半固体饮食，一般理疗后可恢复。

（5）手足抽搐：手术时甲状旁腺被误切、挫伤或其血液供应受累，都可引起甲状旁腺功能低下。随着血钙浓度下降，神经肌肉的应激性显著提高，引起手足抽搐。症状多在术后1～2天出现。多数患者症状轻且短暂，仅有面部，唇或手足部的针刺、麻木或强直感；经2～3周后，未受损伤的甲状旁腺增生、代偿，症状消失。严重者可出现面肌和手足有疼痛感觉的持续性痉挛，每天发作多次，每次持续10～20分钟或更长，甚至可发生喉和膈肌痉挛，引起窒息死亡。预防的关键在于切除甲状腺时，注意保留位于腺体背面的甲状旁腺。饮食适当限制肉类、乳品和蛋类等食品，因其含磷较高，影响钙的吸收。指导患者口服葡萄糖酸钙或乳酸钙 2～4g，每日 3 次，症状较重或长期不能恢复者，可加服维生素 D_3，以促进钙在肠道内的吸收。最有效的治疗是口服双氢速甾醇油剂，有提高血钙含量的特殊作用。抽搐发作时，遵医嘱立即静脉注射 10% 葡萄糖酸钙或氯化钙 10～20mL。

七、健康教育

1. 保持心情舒畅，维持充足的睡眠，避免劳累。

2. 拆线后指导患者加强颈部功能锻炼，做抬头、左右转颈活动，防止瘢痕挛缩所致的功能异常。2 周后可淋浴，避免反复摩擦导致伤口裂开。

3. 衣着应注意勿穿高领及颈部过紧的毛衣，以防摩擦伤口，天气过冷外出时可围围巾以保护伤口。

4. 学会自我检查、自我保健，经常用自己的食指、中指、环指的指尖平摸颈部，若发现有凹凸不平、肿块等，应立即就诊。

5. 如有声嘶、音调变低者出院后需继续坚持进行理疗、针灸。

6. 出院后要继续服用甲状腺素片，应指导患者用药方法，长期服用易造成蓄积中毒，注意肝、肾、心的功能，一旦出现心律不齐、头晕、呕吐、腹泻等应及时就诊。

7. 如术后出现的症状与体征同术前一样，应马上复查 TSH、T_3、T_4 及 B 超等检查，进行药物控制，再考虑手术问题。

8. 甲状腺癌患者术后 1 个月应复查，如行放疗者，注意保护局部皮肤，瘙痒等切勿用手抓，防止抓破皮肤引起感染。

（刘华鑫）

第八节　甲状腺炎

一、概述

亚急性甲状腺炎在临床上较为常见。多见于 20～50 岁成人，但也见于青年与老年，女性多见，3～4 倍于男性。

慢性淋巴细胞性甲状腺炎又称桥本病或桥本甲状腺炎。目前认为本病与自身免疫有关，也称自身免疫性甲状腺炎。本病多见于中年妇女，有发展为甲状腺功能减退的趋势。

二、护理评估

（一）健康评估

1. **亚急性甲状腺炎**　本病可能与病毒感染有关，起病前常有上呼吸道感染。发病时，患者血清中对某些病毒的抗体滴定度增高，包括流感病毒、柯萨奇病毒、腺病毒、腮腺炎病毒等。

2. **慢性淋巴细胞性甲状腺炎**　目前认为本病病因与自身免疫有关。这方面的证据较多。本病患者血清中抗甲状腺抗体、包括甲状腺球蛋白抗体与甲状腺微粒体抗体常明显升高。甲状腺组织中有大量淋巴细胞与浆细胞浸润。本病可与其他自身免疫性疾病同时并存，如恶性贫血、舍格伦综合征、慢性活动性肝炎、系统性红斑狼疮等。本病患者的淋巴细胞在体外与甲状腺组织抗原接触后，可产生白细胞移动抑制因子。上述情况也可在 Graves 病与特发性黏液性水肿患者中见到，提示三者有共同的发病因素。因此，Graves 病、特发性黏液性水肿与本病统称为自身免疫性甲状腺病。自身免疫性甲状腺病也可发生于同一家族中。

（二）临床表现与评估

1. 亚急性甲状腺炎

（1）局部表现：早期出现的最具有特征性的表现是甲状腺部位的疼痛，可先从一叶开始，以后扩大或转移到另一叶，或者始终局限于一叶。疼痛常向颌下、耳后或颈部等处放射，咀嚼或吞咽时疼痛加重。根据病变侵犯的范围大小，检查时可发现甲状腺弥漫性肿大，可超过正常体积的 2~3 倍；或在一侧腺体内触及大小不等的结节，表面不规则，质地较硬，呈紧韧感，但区别于甲状腺癌的坚硬感；病变部位触痛明显，周围界限尚清楚；颈部淋巴结一般无肿大。到疾病恢复期，局部疼痛已消失，急性期出现的甲状腺结节如体积较小可自行消失，如结节较大，仍可触及，结节不规则、坚韧、表面不平，周围界限清楚，无触痛。有些患者病变轻微，甲状腺不肿大或仅有轻微肿大，也可无疼痛。

（2）全身表现：早期，起病急骤，可有咽痛、畏寒、发热、寒战、全身乏力、食欲不振等。如病变较广泛，甲状腺滤泡大量受损，甲状腺素释放入血，患者可出现甲状腺功能亢进的表现，如烦躁、心慌、心悸、多汗、怕热、易怒、手颤等。有些患者病变较轻，仅有轻度甲亢症状或无甲亢症状。随着病情的发展，甲状腺滤泡内甲状腺素释放、耗竭，甲状腺滤泡细胞又尚未完全修复，患者可出现甲状腺功能减退症状，如乏力、畏寒、精神差、易疲劳等。随着甲状腺滤泡细胞的修复及功能恢复，临床表现亦逐渐恢复正常。

2. 慢性淋巴细胞性甲状腺炎

（1）局部症状：本病起病缓慢，甲状腺肿为其突出的临床表现，一般呈中度弥漫性肿大，仍保持甲状腺外形，但两侧可不对称，质韧如橡皮，表面光滑，随吞咽移动。但有时也可呈结节状，质较硬。甲状腺局部一般无疼痛，但部分患者甲状腺肿大较快，偶可出现压迫症状，如呼吸或咽下困难等。

（2）全身症状：早期病例的甲状腺功能尚能维持在正常范围内，但血清 TSH 可增高，说明该时甲状腺储备功能已下降。随着疾病的发展，临床上可出现甲状腺功能减退或黏液性水肿的表现。本病但也有部分患者甲状腺不肿大、反而缩小，而其主要表现为甲状腺功能减退。慢性淋巴细胞性甲状腺炎也可出现一过性甲状腺毒症，少数患者可有突眼，但程度一般较轻。本病可与 Graves 病同时存在。

（三）辅助检查及评估

1. 亚急性甲状腺炎　早期血清 T_3、T_4 等可有一过性增高，红细胞沉降率明显增快，甲状腺摄碘率明显降低，血清甲状腺球蛋白也可增高；以后血清 T_3、T_4 降低，TSH 增高；随着疾病的好转，甲状腺摄碘率与血清 T_3、T_4 等均可恢复正常。

2. 慢性淋巴细胞性甲状腺炎

（1）血清甲状腺微粒体（过氧化物酶）抗体、血清甲状腺球蛋白抗体：明显增加，对本病有诊断意义。

（2）血清 TSH：可升高。

（3）甲状腺摄碘率：正常或增高。

（4）甲状腺扫描：呈均匀分布，也可分布不均或表现为"冷结节"。

（5）其他实验室检查：红细胞沉降率（ESR）可加速，血清蛋白电泳丙种球蛋白可增高。

（四）心理－社会评估

甲状腺炎患者由于甲状腺激素分泌增多、神经兴奋性增高，常表现为悲观、抑郁、恐惧，担心自己的疾病转化为甲亢；且本病易反复，有较长的服药史，容易失去战胜疾病的信心。

三、常见护理问题

1. 疼痛　与甲状腺炎症有关。
2. 体温过高　与炎症性疾病引起有关。
3. 营养失调：低于机体需要量　与疾病有关。
4. 知识缺乏　与患者未接受或不充分接受相关疾病健康教育有关。
5. 焦虑　与疾病所致甲状腺肿大有关。

四、护理目标

1. 患者住院期间疼痛发生时能够及时采取有效的方法缓解。
2. 患者住院期间体温维持正常。
3. 患者住院期间体重不下降并维持在正常水平。
4. 患者住院期间能够复述对其进行健康教育的大多部分内容，能够说出、理解并能够执行，配合医疗护理有效。
5. 患者住院期间主诉焦虑有所缓解，对治疗有信心。

五、护理措施

（一）生活护理

嘱患者尽量卧床休息，减少活动，评估患者疼痛的程度、性质，可为患者提供舒适的环境，使其放松，教会患者自我缓解疼痛的方法如分散注意力等，必要时可遵医嘱给予止痛药缓解疼痛，注意观察用药后有无不良反应发生。

（二）病情观察

观察患者生命体征，主要是体温变化和心率变化。体温过高时采取物理降温，并按照高热患者护理措施进行护理，并注意监测降温后体温变化，嘱患者多饮水或其喜爱的饮料。

（三）饮食护理

嘱患者进食高热量、高蛋白质、高维生素并易于消化的食物，指导患者多摄入含钙丰富的食物，防止治疗期间药物副作用引起的骨质疏松，同时对于消瘦的患者应每天监测体重。

（四）心理护理

多与患者接触、沟通，了解患者心理状况，鼓励患者说出不良情绪，给予开导，缓解患者焦虑情绪。

（五）用药护理

1. 亚急性甲状腺炎 轻症病例用阿司匹林、吲哚美辛等非甾体消炎药以控制症状。阿司匹林 0.5 ~ 1.0g，每日 2 ~ 3 次，口服，疗程一般在 2 周左右。症状较重者，可给予泼尼松 20 ~ 40mg/d，分次口服，症状可迅速缓解，体温下降，疼痛消失，甲状腺结节也很快缩小或消失。用药 1 ~ 2 周后可逐渐减量，疗程一般为 1 ~ 2 个月，但停药后可复发，再次治疗仍有效。有甲状腺毒症者可给予普萘洛尔以控制症状。如甲状腺摄碘率已恢复正常，停药后一般不再复发。少数患者可出现一过性甲状腺功能减退；如症状明显，可适当补充甲状腺制剂。有明显感染者，应做有关治疗。

2. 慢性淋巴细胞性甲状腺炎 早期患者如甲状腺肿大不显著或症状不明显，不一定予以治疗，可随访观察。但若已有甲状腺功能减退，即使仅有血清 TSH 增高（提示甲状腺功能已有一定不足）而症状不明显者，均应予以甲状腺制剂治疗。一般采用干甲状腺片或左旋甲状腺素（L - T$_4$），剂量视病情反应而定。宜从小剂量开始，干甲状腺片 20mg/d，或 L - T$_4$ 25 ~ 50μg/d，以后逐渐增加。维持剂量为干甲状腺片 60 ~ 180mg/d，或 L - T$_4$ 100 ~ 150μg/d，分次口服。部分患者用药后甲状腺可明显缩小。疗程视病情而定，有时需终身服用。

3. 伴有甲状腺功能亢进的患者，应予以抗甲状腺药物治疗，但剂量宜小，否则易出现甲状腺功能减退。一般不采用放射性碘或手术治疗，否则可出现严重黏液性水肿。

4. 糖皮质激素虽可使甲状腺缩小与抗甲状腺抗体滴定度降低，但具有一定副作用，且停药后可复发，故一般不用。但如甲状腺迅速肿大或伴有疼痛、压迫症状者，可短期应用以较快缓解症状。每日泼尼松 30mg，分次口服。以后逐渐递减，可用 1 ~ 2 个月。病情稳定后停药。

5. 如有明显压迫症状，经甲状腺制剂等药物治疗后甲状腺不缩小，或疑有甲状腺癌者，可考虑手术治疗，术后仍应继续补充甲状腺制剂。

用药期间注意观察患者使用激素治疗后有无不良反应的发生，注意患者的安全护理。

（六）健康教育

评估患者对疾病的知识掌握程度以及学习能力，根据患者具体情况制定合理的健康教育计划并有效实施，帮助患者获得战胜疾病的信心。

（刘华鑫）

第十一章

神经内科疾病的护理

第一节　短暂性脑缺血发作

1965 年，美国第四届脑血管病普林斯顿会议对短暂性脑缺血发作（TIA）的定义为：突然出现的局灶性或全脑的神经功能障碍，持续时间不超过 24 小时，且排除非血管源性原因。

2002 年，美国 TIA 工作组提出了新的 TIA 定义：由于局部脑或视网膜缺血引起的短暂性神经功能缺损发作，典型临床症状持续不超过 1 小时，且在影像学上无急性脑梗死的证据。

2009 年，美国卒中协会（ASA）发布的 TIA 定义：脑、脊髓或视网膜局灶性缺血所致的、不伴急性梗死的短暂性神经功能障碍。

我国 TIA 的专家共识中建议由于脊髓缺血诊断临床操作性差，暂推荐定义为：脑或视网膜局灶性缺血所致的、未伴急性梗死的短暂性神经功能障碍。

TIA 临床症状一般持续 10~15 分钟，多在 1 小时内，不超过 24 小时，不遗留神经功能缺损症状和体征，结构性影像学（CT、MRI）检查无责任病灶。

TIA 好发于 50~70 岁，男多于女，患者多伴有高血压、动脉粥样硬化、糖尿病或高脂血症等脑血管病的危险因素。

一、临床表现

TIA 起病突然，历时短暂，症状和体征出现后迅速达高峰，持续时间为数秒至数分钟、数小时，24 小时内完全恢复正常而无后遗症。各个患者的局灶性神经功能缺失症状常按一定的血管支配区而反复刻板地出现，多则一日数次，少则数周、数月甚至数年才发作 1 次，椎-基底动脉系统 TIA 发作较频繁。根据受累的血管不同，临床上将 TIA 分为两大类：颈内动脉系统和椎-基底动脉系统 TIA。

1. 颈内动脉系统 TIA　症状多样，以大脑中动脉支配区 TIA 最常见。常见的症状可有患侧上肢和（或）下肢无力、麻木、感觉减退或消失，亦可有失语、失读、失算、书写障碍，偏盲较少见，瘫痪通常以上肢和面部较重。短暂的单眼失明是颈内动脉分支眼动脉缺血的特征性症状，为颈内动脉系统 TIA 所特有。如果发作性偏瘫伴有瘫痪对侧的短暂单眼失明或视觉障碍，则临床上可诊断为失明侧颈内动脉短暂性脑缺血发作。上述症状可单独或合并出现。

2. 椎－基底动脉系统 TIA　有时仅表现为头昏、视物模糊、走路不稳等含糊症状而难以诊断，局灶性症状以眩晕为最常见，一般不伴有明显的耳鸣。若有脑干、小脑受累的症状如复视、构音障碍、吞咽困难、交叉性或双侧肢体瘫痪等感觉障碍、共济失调，则诊断较为明确，大脑后动脉供血不足可表现为皮质性盲和视野缺损。倾倒发作为椎－基底动脉系统 TIA 所特有，患者突然双下肢失去张力而跌倒在地，而无可觉察的意识障碍，患者可即刻站起，此乃双侧脑干网状结构缺血所致。枕后部头痛，猝倒，特别是在急剧转动头部或上肢运动后发作，上述症状均提示椎－基底动脉系供血不足并有颈椎病、锁骨下动脉盗血征等存在的可能。

3. 共同症状　症状既可见于颈内动脉系统，亦可见于椎－基底动脉系统。这些症状包括构音困难、同向偏盲等。发作时单独表现为眩晕（伴或不伴恶心、呕吐）、构音困难、吞咽困难、复视者，最好不要轻易诊断为 TIA，应结合其他临床检查寻找确切的病因。上述 2 种以上症状合并出现，或交叉性麻痹伴运动、感觉、视觉障碍及共济失调，即可诊断为椎－基底动脉系统 TIA 发作。

4. 发作时间　TIA 的时限短暂，持续 15 分钟以下，一般不超过 30 分钟，少数也可达 12～24 小时。

二、辅助检查

1. CT 和 MRI 检查　多数无阳性发现。恢复几天后，MRI 可有缺血改变。

2. TCD 检查　了解有无血管狭窄及动脉硬化程度。椎－基底动脉供血不足（VBI）患者早期发现脑血流量异常。

3. 单光子发射计算机断层显像（SPECT）检查　脑血流灌注显像可显示血流灌注减低区。发作和缓解期均可发现异常。

4. 其他检查　血生化检查血液成分或流变学检查等。

三、诊断

短暂性脑缺血发作的诊断主要是依据患者和家属提供的病史，而无客观检查的直接证据。临床诊断要点如下。

1. 突然的、短暂的局灶性神经功能缺失发作，在 24 小时内完全恢复正常。

2. 临床表现完全可用单一脑动脉病变解释。

3. 发作间歇期无神经系统体征。

4. 常有反复发作史，临床症状常刻板地出现。

5. 起病年龄大多在 50 岁以上，有动脉粥样硬化症。

6. 脑部 CT 或 MRI 检查排除其他脑部疾病。

四、治疗

1. 病因治疗　对病因明显的患者，应针对病因进行积极治疗，如控制高血压、糖尿病、高脂血症，治疗颈椎病、心律失常、血液系统疾病等等。

2. 抗血小板聚集治疗　抗血小板聚集剂可减少微栓子的发生，预防复发，常用药物有阿司匹林和噻氯匹定（抵克立得）。

3. 抗凝治疗 抗凝治疗适用于发作次数多，症状较重，持续时间长，且每次发作症状逐渐加重，又无明显禁忌证的患者，常用药物有肝素、低分子量肝素和华法林。

4. 危险因素的干预 控制高血压、糖尿病；治疗冠状动脉性疾病和心律不齐、充血性心力衰竭、瓣膜性心脏病；控制高脂血症；停用口服避孕药；停止吸烟；减少饮酒；适量运动。

5. 手术治疗 如颈动脉狭窄超过70%或药物治疗效果较差，反复发作者可进行颈动脉内膜剥脱术或者血管内支架及血管成形术。

6. 其他治疗 还可给予钙通道阻滞剂（如尼莫地平、氟桂利嗪）、脑保护治疗和中医中药（如丹参、川芎、红花、血栓通等）治疗。

五、护理评估

1. 健康史

（1）了解既往史和用药情况：①了解既往是否有原发性高血压病、心脏病、高脂血症及糖尿病病史，临床上 TIA 患者常伴有高血压、动脉粥样硬化、糖尿病或心脏病病史。②了解患者既往和目前的用药情况，患者的血压、血糖、血脂等各项指标是否控制在正常范围之内。

（2）了解患者的饮食习惯及家族史：①了解患者是否有肥胖、吸烟、酗酒，是否偏食、嗜食，是否长期摄入高胆固醇饮食，因为长期高胆固醇饮食常使血管发生动脉粥样硬化。②了解其长辈及亲属有无脑血管病的患病情况。

2. 身体状况

（1）询问患者的起病形式与发作情况，是否症状突然发作、持续时间是否短暂，本病一般为5~30分钟，恢复快，不留后遗症。是否反复发作，且每次发作出现的症状基本相同。

（2）评估有无神经功能缺失：①检查有无肢体乏力或偏瘫、偏身感觉异常，因为大脑中动脉供血区缺血可致对侧肢体无力或轻偏瘫、偏身麻木或感觉减退。②有无一过性单眼黑矇或失明、复视等视力障碍，以评估脑缺血的部位。颈内动脉分支眼动脉缺血可致一过性单眼盲，中脑或脑桥缺血可出现复视和眼外肌麻痹，双侧大脑后动脉距状支缺血因视皮质受累可致双眼视力障碍（暂时性皮质盲）。③有无跌倒发作和意识丧失，下部脑干网状结构缺血可致患者因下肢突然失去张力而跌倒，但意识清楚。④询问患者起病的时间、地点及发病过程，以了解记忆力、定向力、理解力是否正常，因为大脑后动脉缺血累及边缘系统时，患者可出现短时间记忆丧失，常持续数分钟至数十分钟，伴有对时间、地点的定向障碍，但谈话、书写和计算能力仍保持。⑤观察进食时有无吞咽困难，有无失语。脑干缺血所致延髓性麻痹或假性延髓性麻痹时，患者可出现吞咽障碍、构音不清，优势半球受累可出现失语症。⑥观察其有无步态不稳的情况，因为椎–基底动脉缺血导致小脑功能障碍可出现共济失调、步态不稳。

3. 心理–社会状况 评估患者是否因突然发病或反复发病而产生紧张、焦虑和恐惧的心理，或者患者因缺乏相关知识而麻痹大意。

六、主要护理诊断/问题

1. 肢体麻木、无力　神经功能缺失所致。
2. 潜在并发症　脑梗死。

七、护理措施

1. 一般护理　发作时卧床休息，注意枕头不宜太高，以枕高 15～25cm 为宜，以免影响头部的血液供应；转动头部时动作宜轻柔、缓慢，防止颈部活动过度诱发 TIA；平时应适当运动或体育锻炼，注意劳逸结合，保证充足睡眠。

2. 饮食护理　指导患者进食低盐低脂、清淡、易消化、富含蛋白质和维生素的饮食，多吃蔬菜、水果，戒烟酒，忌辛辣油炸食物和暴饮暴食，避免过分饥饿。并发糖尿病的患者还应限制糖的摄入，严格执行糖尿病饮食。

3. 症状护理

（1）对肢体乏力或轻偏瘫等步态不稳的患者，应注意保持周围环境的安全，移开障碍物，以防跌倒；教会患者使用扶手等辅助设施；对有一过性失明或跌倒发作的患者，如厕、沐浴或外出活动时应有防护措施。

（2）对有吞咽障碍的患者，进食时宜取坐位或半坐位，喂食速度宜缓慢，药物宜压碎，以利吞咽，并积极做好吞咽功能的康复训练。

（3）对有构音不清或失语症的患者，护士在实施治疗和护理活动过程中，注意言行不要有损患者自尊，鼓励患者用有效的表达方式进行沟通，表达自己的需要，并指导患者积极进行语言康复训练。

4. 用药护理　详细告知药物的作用机制、不良反应及用药注意事项，并注意观察药物疗效情况。①血液病，有出血倾向，严重的高血压和肝、肾疾病，消化性溃疡等均为抗凝治疗禁忌证。②抗凝治疗前需检查患者的凝血机制是否正常，抗凝治疗过程中应注意观察有无出血倾向，发现皮疹、皮下瘀斑、牙龈出血等立即报告医师处理。③肝素 50mg 加入生理盐水 500mL 静脉滴注时，速度宜缓慢，10～20 滴/分，维持 24～48 小时。④注意观察患者肢体无力或偏瘫程度是否减轻，肌力是否增加，吞咽障碍、构音不清、失语等症状是否恢复正常，如果上述症状呈加重趋势，应警惕缺血性脑卒中的发生；若为频繁发作的 TIA 患者，应注意观察每次发作的持续时间、间隔时间以及伴随症状，并做好记录，配合医师积极处理。

5. 心理护理　帮助患者了解本病治疗与预后的关系，消除患者的紧张、恐惧心理，保持乐观心态，积极配合治疗，并自觉改变不良生活方式，建立良好的生活习惯。

6. 安全护理

（1）使用警示牌提示患者，贴于床头呼吸带处，如小心跌倒、防止坠床。

（2）楼道内行走、如厕、沐浴有人陪伴，穿防滑鞋，卫生员清洁地面后及时提示患者。

（3）呼叫器置于床头，告知患者出现头晕、肢体无力等表现及时通知医护人员。

八、健康教育

1. 保持心情愉快、情绪稳定，避免精神紧张和过度疲劳。
2. 指导患者了解肥胖、吸烟酗酒及饮食因素与脑血管病的关系，改变不合理饮食习惯，选择低盐、低脂、充足蛋白质和丰富维生素饮食。少食甜食、限制钠盐，戒烟酒。

3. 生活起居有规律，养成良好的生活习惯，坚持适度运动和锻炼，注意劳逸结合，对经常发作的患者应避免重体力劳动，尽量不要单独外出。

4. 按医嘱正确服药，积极治疗高血压、动脉硬化、心脏病、糖尿病、高脂血症和肥胖症，定期监测凝血功能。

5. 定期门诊复查，尤其出现肢体麻木乏力、眩晕、复视或突然跌倒时应随时就医。

（刘丽娜）

第二节　脑梗死

脑梗死是指各种原因所致脑部血液供应障碍，导致局部脑组织缺血、缺氧性坏死软化而出现相应神经功能缺损的一类临床综合征。脑梗死又称缺血性脑卒中，包括脑血栓形成、脑栓塞和腔隙性脑梗死等。脑梗死是卒中最常见类型，约占 70% ~ 80%。好发于 60 岁以上的老年人，男女无明显差异。

脑梗死的基本病因为动脉粥样硬化，并在此基础上发生血栓形成，导致血液供应区域和邻近区域的脑组织血供障碍，引起局部脑组织软化、坏死；其次为血液成分改变和血流动力学改变等。本病常在静息或睡眠中起病，突然出现偏瘫、感觉障碍、失语、吞咽障碍和意识障碍等。其预后与梗死的部位、疾病轻重程度以及救治情况有关。病情轻、救治及时，能尽早获得充分的侧支循环，则患者可以基本治愈，不留后遗症；重症患者，因受损部位累及重要的中枢，侧支循环不能及时建立，则常常留有失语、偏瘫等后遗症；更为严重者，常可危及生命。

一、动脉粥样硬化性血栓性脑梗死

（一）病因

血栓性脑梗死最常见病因为动脉粥样硬化，其次为高血压、糖尿病和血脂异常，另外，各种性质的动脉炎、高半胱氨酸血症、血液异常或血流动力学异常也可视为脑血栓形成的病因。

（二）临床表现

中老年患者多见，常于静息状态或睡眠中起病，约1/3患者的前驱症状表现为反复出现TIA。根据动脉血栓形成部位不同，出现不同的临床表现。

1. 颈内动脉形成血栓　病灶侧单眼一过性黑矇，偶可为永久性视物障碍（因眼动脉缺血）或病灶侧 Horner 征（因颈上交感神经节后纤维受损）；颈动脉搏动减弱，眼或颈部血管杂音；对侧偏瘫、偏身感觉障碍和偏盲等（大脑中动脉或大脑中、前动脉缺血）；主侧半球受累可有失语症，非主侧半球受累可出现体象障碍；亦可出现晕厥发作或痴呆。

2. 大脑中动脉形成血栓

（1）主干闭塞：①三偏症状，病灶对侧中枢性面舌瘫及偏瘫、偏身感觉障碍和偏盲或象限盲，上下肢瘫痪程度基本相等。②可有不同程度的意识障碍。③主侧半球受累可出现失语症，非主侧半球受累可见体象障碍。

（2）皮质支闭塞：①上分支包括至眶额部、额部、中央回、前中央回及顶前部的分支，闭塞时可出现病灶对侧偏瘫和感觉缺失，面部及上肢重于下肢，Broca 失语（主侧半球）和体象障碍（非主侧半球）。②下分支包括至颞极及颞枕部，颞叶前、中、后部的分支，闭塞时常出现 Wernicke 失语、命名性失语和行为障碍等，而无偏瘫。

（3）深穿支闭塞：①对侧中枢性上下肢均等性偏瘫，可伴有面舌瘫。②对侧偏身感觉障碍，有时可伴有对侧同向性偏盲。③主侧半球病变可出现皮质下失语。

3. 大脑前动脉形成血栓

（1）主干闭塞：发生于前交通动脉之前，因对侧代偿可无任何症状。发生于前交通动脉之后可有：①对侧中枢性面舌瘫及偏瘫，以面舌瘫及下肢瘫为重，可伴轻度感觉障碍。②尿潴留或尿急（旁中央小叶受损）。③精神障碍如淡漠、反应迟钝、欣快、始动障碍和缄默等（额极与胼胝体受累），常有强握与吸吮反射（额叶病变）。④主侧半球病变可见上肢失用，亦可出现 Broca 失语。

（2）皮质支闭塞：①对侧下肢远端为主的中枢性瘫，可伴感觉障碍（胼周和胼缘动脉闭塞）。②对侧肢体短暂性共济失调、强握反射及精神症状（眶动脉及额极动脉闭塞）。

4. 大脑后动脉形成血栓

（1）主干闭塞：对侧偏盲、偏瘫及偏身感觉障碍（较轻），丘脑综合征，主侧半球病变可有失读症。

（2）皮质支闭塞：①因侧支循环丰富而很少出现症状，仔细检查可见对侧同向性偏盲或象限盲，而黄斑视力保存（黄斑回避现象）；双侧病变可有皮质盲。②主侧颞下动脉闭塞可见视觉失认及颜色失认。③顶枕动脉闭塞可见对侧偏盲，可有不定型的光幻觉痫性发作，主侧病损可有命名性失语；矩状动脉闭塞出现对侧偏盲或象限盲。

（3）深穿支闭塞：①丘脑穿通动脉闭塞产生红核丘脑综合征（病侧小脑性共济失调、意向性震颤、舞蹈样不自主运动，对侧感觉障碍）。②丘脑膝状体动脉闭塞可见丘脑综合征（对侧感觉障碍，深感觉为主，以及自发性疼痛、感觉过度、轻偏瘫，共济失调和不自主运动，可有舞蹈、手足徐动症和震颤等锥体外系症状）。③中脑支闭塞出现韦伯综合征（同侧动眼神经麻痹，对侧中枢性偏瘫），或贝内迪克特综合征（同侧动眼神经麻痹，对侧不自主运动）。

（4）后脉络膜动脉闭塞：罕见，主要表现对侧象限盲。

5. 基底动脉形成血栓

（1）主干闭塞：常引起脑干广泛梗死，出现脑神经、锥体束及小脑症状，如眩晕、呕吐、共济失调、瞳孔缩小、四肢瘫痪、肺水肿、消化道出血、昏迷、高热等，常因病情危重死亡。

（2）基底动脉尖综合征（TOB）：基底动脉尖端分出两对动脉即小脑上动脉和大脑后动脉，其分支供应中脑、丘脑、小脑上部、额叶内侧及枕叶，故可出现以中脑病损为主要表现的一组临床综合征。临床表现：①眼动障碍及瞳孔异常，一侧或双侧动眼神经部分或完全麻痹、眼球上视不能（上丘受累）及一个半综合征，瞳孔对光反射迟钝而调节反应存在（顶盖前区病损）。②意识障碍，一过性或持续数天，或反复发作（中脑或丘脑网状激活系统受累）。③对侧偏盲或皮质盲。④严重记忆障碍（颞叶内侧受累）。

（3）其他：中脑支闭塞出现 Weber 综合征（动眼神经交叉瘫）、Benedikt 综合征（同侧动眼神经麻痹、对侧不自主运动）；脑桥支闭塞出现米亚尔 - 谷布勒综合征（外展、面神经麻痹，对侧肢体瘫痪）、福维尔综合征（同侧凝视麻痹、周围性面瘫，对侧偏瘫）。

6. 椎动脉形成血栓 若双侧椎动脉粗细差别不大，当一侧闭塞时，因对侧供血代偿多不出现明显症状。当双侧椎动脉粗细差别较大时，优势侧闭塞多表现为小脑后下动脉闭塞综合征［瓦伦贝格综合征（Wallenberg syndrome）］，主要表现：①眩晕、呕吐、眼球震颤（前庭神经核受损）。②交叉性感觉障碍（三叉神经脊束核及对侧交叉的脊髓丘脑束受损）。③同侧 Horner 综合征（交感神经下行纤维受损）。④吞咽困难和声音嘶哑（舌咽、迷走神经受损）。⑤同侧小脑性共济失调（绳状体或小脑受损）。由于小脑后下动脉的解剖变异较大，临床常有不典型的临床表现。

（三）辅助检查

1. 血液检查 包括血常规、血流变、血糖、血脂、肾功能、凝血功能等。这些检查有助于发现脑梗死的危险因素并对病因进行鉴别。

2. 头颅 CT 检查 是最常用的检查。脑梗死发病 24 小时内一般无影像学改变，24 小时后梗死区呈低密度影像。发病后尽快进行 CT 检查，有助于早期脑梗死与脑出血的鉴别。脑干和小脑梗死及较小梗死灶，CT 难以检出。

3. MRI 检查 与 CT 相比，此检查可以发现脑干、小脑梗死及小灶梗死。功能性 MRI，如弥散加权成像（DWI）可以早期（发病 2 小时以内）显示缺血组织的部位、范围，甚至可显示皮质下、脑干和小脑的小梗死灶，诊断早期梗死的敏感性为 88% ~ 100%，特异性达 95% ~ 100%。

4. 血管造影检查 DSA 和 MRA 可以发现血管狭窄、闭塞和其他血管病变，如动脉炎、动脉瘤和动静脉畸形等。其中 DSA 是脑血管病变检查的金标准，但因对人体有创且检查费用、技术条件要求高，临床不作为常规检查项目。

5. TCD 检查 对评估颅内外血管狭窄、闭塞、血管痉挛或侧支循环建立的程度有帮助。用于溶栓治疗监测，对判断预后有参考意义。

（四）诊断

根据以下临床特点可明确诊断。

1. 中、老年患者，存在动脉粥样硬化、高血压、高血糖等脑卒中的危险因素。

2. 静息状态下或睡眠中起病，病前有反复的 TIA 发作史。

3. 偏瘫、失语、感觉障碍等局灶性神经功能缺损的症状和体征在数小时或数日内达高峰，多无意识障碍。

4. 结合 CT 或 MRI 可明确诊断。应注意与脑栓塞和脑出血等疾病鉴别。

（五）治疗

治疗流程实行分期、分型的个体化治疗。

1. 超早期溶栓治疗 包括静脉溶栓和动脉溶栓治疗。静脉溶栓操作简便，准备快捷，费用低廉。动脉溶栓因要求专门（介入）设备，准备时间长，费用高而推广受到限制，其优点是溶栓药物用药剂量小，出血风险比静脉溶栓时低。

2. 脑保护治疗 如尼莫地平、吡拉西坦、维生素 E 及其他自由基清除剂。

3. 其他治疗 超早期治疗时间窗过后或不适合溶栓患者，可采用降纤、抗凝、抗血小板凝聚、扩血管、扩容药物、中医药、各种脑保护剂治疗，并及早开始康复训练。

（六）护理评估

1. 健康史

（1）了解既往史和用药情况：①询问患者的身体状况，了解既往有无脑动脉硬化、原发性高血压、高脂血症及糖尿病病史。②询问患者是否进行过治疗，目前用药情况怎样，是否按医嘱正确服用降压、降糖、降脂及抗凝药物。

（2）询问患者的起病情况：①了解起病时间和起病形式。②询问患者有无明显的头晕、头痛等前驱症状。③询问患者有无眩晕、恶心、呕吐等伴随症状，如有呕吐，了解是使劲呕出还是难以控制地喷出。

（3）了解生活方式和饮食习惯：①询问患者的饮食习惯，有无偏食、嗜食爱好，是否喜食腊味、肥肉、动物内脏等，是否长期摄入高盐、高胆固醇饮食。②询问患者有无烟酒嗜好及家族中有无类似疾病史或有卒中、原发性高血压病史。

2. 身体状况

（1）观察神志、瞳孔和生命体征情况：①观察神志是否清楚，有无意识障碍及其类型。②观察瞳孔大小及对光反射是否正常。③观察生命体征，起病初始体温、脉搏、呼吸一般正常，病变范围较大或脑干受累时可见呼吸不规则等。

（2）评估有无神经功能受损：①观察有无精神、情感障碍。②询问患者双眼能否看清眼前的物品，了解有无眼球运动受限、眼球震颤及眼睑闭合不全，视野有无缺损。③观察有无口角㖞斜或鼻唇沟变浅，检查伸舌是否居中。④观察有无言语障碍、饮水反呛等。⑤检查患者四肢肌力、肌张力情况，了解有无肢体活动障碍、步态不稳及肌萎缩。⑥检查有无感觉障碍。⑦观察有无尿便障碍。

3. 心理-社会状况　观察患者是否存在因疾病所致焦虑等心理问题；了解患者和家属对疾病发生的相关因素、治疗和护理方法、预后、如何预防复发等知识的认知程度；了解患者家庭条件与经济状况及家属对患者的关心和支持度。

（七）主要护理诊断/问题

1. 躯体活动障碍　与运动中枢损害致肢体瘫痪有关。
2. 语言沟通障碍　与语言中枢损害有关。
3. 吞咽障碍　与意识障碍或延髓麻痹有关。
4. 有失用综合征的危险　与意识障碍、偏瘫所致长期卧床有关。
5. 焦虑/抑郁　与瘫痪、失语、缺少社会支持及担心疾病预后有关。
6. 知识缺乏　缺乏疾病治疗、护理、康复和预防复发的相关知识。

（八）护理措施

1. 一般护理　急性期不宜抬高患者床头，宜取头低位或放平床头，以改善头部的血液供应；恢复期枕头也不宜太高，患者可自由采取舒适的主动体位；应注意患者肢体位置的正确摆放，指导和协助家属被动运动和按摩患侧肢体，鼓励和指导患者主动进行有计划的肢体功能锻炼，如指导和督促患者进行 Bobath 握手和桥式运动，做到运动适度，方法得当，防止运动过度而造成肌腱牵拉伤。

2. 生活护理　卧床患者应保持床单整洁和皮肤清洁，预防压疮的发生。尿便失禁的患者，应用温水擦洗臀部、肛周和会阴部皮肤，更换干净衣服和被褥，必要时洒肤疾散类粉剂或涂油膏以保护局部皮肤黏膜，防止出现湿疹和破损；对尿失禁的男患者可考虑使用体外导尿，如用接尿套连接引流袋等；留置导尿管的患者，应每日更换引流袋，接头处要避免反复打开，以免造成逆行感染，每 4 小时松开开关定时排尿，促进膀胱功能恢复，并注意观察尿量、颜色、性质是否有改变，发现异常及时报告医师处理。

3. 饮食护理　饮食以低脂、低胆固醇、低盐（高血压者）、适量糖类、丰富维生素为原则。少食肥肉、猪油、奶油、蛋黄、带鱼、动物内脏及糖果甜食等；多吃瘦肉、鱼虾、豆制品、新鲜蔬菜、水果和含碘食物，提倡食用植物油，戒烟酒。

有吞咽困难的患者，药物和食物宜压碎，以利吞咽；教会患者用吸水管饮水，以减轻或避免饮水呛咳；进食时宜取坐位或半坐位，予以糊状食物从健侧缓慢喂入；必要时鼻饲流质，并按鼻饲要求做好相关护理。

4. 安全护理　对有意识障碍和躁动不安的患者，床铺应加护栏，以防坠床，必要时使用约束带加以约束。对步行困难、步态不稳等运动障碍的患者，应注意其活动时的安全保护，地面保持干燥平整，防湿防滑，并注意清除周围环境中的障碍物，以防跌倒；通道和卫生间等患者活动的场所均应设置扶手；患者如厕、沐浴、外出时需有人陪护。

5. 用药护理　告知药物的作用与用法，注意观察药物的疗效与不良反应，发现异常情况，及时报告医师处理。

（1）使用溶栓药物进行早期溶栓治疗需经 CT 扫描证实无出血灶，患者无出血。溶栓治疗的时间窗为症状发生后 3 小时或 3 ~ 6 小时以内。使用低分子量肝素、巴曲酶、降纤酶、尿激酶等药物治疗时可发生变态反应及出血倾向，用药前应按药物要求做好皮肤过敏试验，检查患者凝血机制，使用过程中应定期查血常规和注意观察有无出血倾向，发现皮疹、皮下瘀斑、牙龈出血或女患者经期延长等立即报告医师处理。

（2）卡荣针扩血管作用强，需缓慢静脉滴注，6 ~ 8 滴/分，100mL 液体通常需 4 ~ 6 小时滴完。如输液速度过快，极易引起面部潮红、头晕、头痛及血压下降等不良反应。前列腺素 E 滴速为 10 ~ 20 滴/分，必要时加利多卡因 0.1g 同时静脉滴注，可以减轻前列腺素 E 对血管的刺激，如滴注速度过快，则可导致患者头痛、穿刺局部疼痛、皮肤发红，甚至发生条索状静脉炎。葛根素连续使用时间不宜过长，以 7 ~ 10 天为宜。因据报道此药连续使用时间过长时，易出现发热、寒战、皮疹等超敏反应，故使用过程中应注意观察患者有无上述不适。

（3）使用甘露醇脱水降颅内压时，需快速静脉滴注，常在 15 ~ 20 分钟内滴完，必要时还需加压快速滴注。滴注前需确定针头在血管内，因为该药漏在皮下，可引起局部组织坏死。甘露醇的连续使用时间不宜过长，因为长期使用可致肾功能损害和低血钾，故应定期检查肾功能和电解质。

（4）右旋糖酐 40 可出现超敏反应，使用过程中应注意观察患者有无恶心、苍白、血压下降和意识障碍等不良反应，发现异常及时通知医师并积极配合抢救。必要时，于使用前取本药 0.1mL 做过敏试验。

6. 心理护理　疾病早期，患者常因突然出现瘫痪、失语等产生焦虑、情感脆弱、易激惹等情感障碍；疾病后期，则因遗留症状或生活自理能力降低而形成悲观抑郁、痛苦绝望等不良心理。应针对患者不同时期的心理反应予以心理疏导和心理支持，关心患者的生活，尊重他（她）们的人格，耐心告知病情、治疗方法及预后，鼓励患者克服焦虑或抑郁心理，保持乐观心态，积极配合治疗，争取达到最佳康复水平。

（九）健康教育

1. 保持正常心态和有规律的生活，克服不良嗜好，合理饮食。

2. 康复训练要循序渐进，持之以恒，要尽可能做些力所能及的家务劳动，日常生活活动不要依赖他人。

3. 积极防治原发性高血压、糖尿病、高脂血症、心脏病。原发性高血压患者服用降压药时，要定时服药，不可擅自服用多种降压药或自行停药、换药，防止血压骤降骤升；使用降糖、降脂药物时，也需按医嘱定时服药。

4. 定期门诊复查，检查血压、血糖、血脂、心脏功能以及智力、瘫痪肢体、语言的恢复情况，并在医师的指导下继续用药和进行康复训练。

5. 如果出现头晕、头痛、视物模糊、言语不利、肢体麻木、乏力、步态不稳等症状时，请随时就医。

二、脑栓塞

脑栓塞是各种栓子随血流进入颅内动脉使血管腔急性闭塞，引起相应供血区脑组织坏死及功能障碍。根据栓子来源可分为：①心源性，占60%～75%，常见病因为慢性心房纤颤、风湿性心瓣膜病等。②非心源性，动脉粥样硬化斑块脱落、肺静脉血栓、脂肪栓、气栓、脓栓等。③来源不明，约30%的脑栓塞不能明确原因。

（一）临床表现

脑栓塞临床表现特点如下。

1. 可发生于任何年龄，以青壮年多见。

2. 多在活动中发病，发病急骤，数秒至数分钟达高峰。

3. 多表现为完全性卒中，意识清楚或轻度意识障碍；栓塞血管多为主干动脉，大脑中动脉、基底动脉尖常见。

4. 易继发出血。

5. 前循环的脑栓塞占4/5，表现为偏瘫、偏身感觉障碍、失语或局灶性癫痫发作等。

6. 后循环的脑栓塞占1/5，表现为眩晕、复视、交叉瘫或四肢瘫、共济失调、饮水呛咳及构音障碍等。

（二）辅助检查

1. 头颅CT检查　可显示脑栓塞的部位和范围。CT检查在发病后24～48小时内病变部位呈低密度影像。发生出血性梗死时，在低密度梗死区可见1个或多个高密度影像。

2. 脑脊液检查　大面积梗死脑脊液压力增高，如非必要，应尽量避免此检查。亚急性感染性心内膜炎所致脑脊液含细菌栓子，白细胞增多；脂肪栓塞所致脑脊液可见脂肪球；出血性梗死时脑脊液呈血性或镜检可见红细胞。

3. 其他检查　应常规进行心电图、胸部X线和超声心动图检查。疑为感染性心内膜炎时，应进行血常规和细菌培养等检查。心电图检查可作为确定心律失常的依据和协助诊断心肌梗死；超声心动图检查有助于证实是否存在心源性栓子。

（三）诊断

既往有风湿性心脏病、心房颤动及大动脉粥样硬化、严重骨折等病史，突发偏瘫、失语等局灶性神经功能缺损，症状在数秒至数分钟内达高峰，即可做出临床诊断。头颅 CT 和 MRI 检查可确定栓塞的部位、数量及是否伴发出血，有助于明确诊断。应注意与脑血栓形成和脑出血等鉴别。

（四）治疗

1. 原发病治疗　积极治疗引起栓子产生的原发病，如风湿性心脏病、颈动脉粥样硬化斑块、长骨骨折等，给予对症处理。心脏瓣膜病的介入和手术治疗、感染性心内膜炎的抗生素治疗和控制心律失常等，可消除栓子来源，防止复发。

2. 脑栓塞治疗　与脑血栓形成的治疗相同，包括急性期的综合治疗，尽可能恢复脑部血液循环，进行物理治疗和康复治疗等。因本病易并发脑出血，溶栓治疗应严格掌握适应证。

（1）心源性栓塞：因心源性脑栓塞容易再复发，所以，急性期应卧床休息数周，避免活动量过大，减少再发的危险。

（2）感染性栓塞：感染性栓塞应用足量有效的抗生素，禁行溶栓或抗凝治疗，以防感染在颅内扩散。

（3）脂肪栓塞：应用肝素、低分子右旋糖酐、5% $NaHCO_3$ 及脂溶剂（如酒精溶液）等静脉点滴溶解脂肪。

（4）空气栓塞：指导患者采取头低左侧卧位，进行高压氧治疗。

3. 抗凝和抗血小板聚集治疗　应用肝素、华法林、阿司匹林，能防止被栓塞的血管发生逆行性血栓形成和预防复发。研究证据表明，脑栓塞患者抗凝治疗导致的梗死区出血，很少对最终转归带来不利影响。

当发生出血性梗死时，应立即停用溶栓、抗凝和抗血小板聚集的药物，防止出血加重，并适当应用止血药物、脱水降颅内压、调节血压等。脱水治疗过程应中注意保护心功能。

（五）护理评估

1. 健康史　评估患者的既往史和用药情况。询问患者是否有慢性心房纤颤、风湿性心瓣膜病等心源性疾病，是否有动脉粥样硬化斑块脱落、肺静脉血栓、脂肪栓、气栓、脓栓等非心源性疾病。

询问患者是否进行过治疗，目前用药情况怎样，是否按医嘱正确服用降压、降糖、降脂及抗凝药物。

2. 身体状况　评估患者是否有轻度意识障碍或偏瘫、偏身感觉障碍、失语或局灶性癫痫发作等症状。是否有眩晕、复视、交叉瘫或四肢瘫、共济失调、饮水呛咳及构音障碍等。

3. 心理 - 社会状况　观察患者是否存在因疾病所致焦虑等心理问题；了解患者和家属对疾病发生的相关因素、治疗和护理方法、预后、如何预防复发等知识的认知程度；了解患者家庭条件与经济状况及家属对患者的关心和支持度。

（六）护理措施

1. 个人卫生的护理　个人卫生是脑栓塞患者自身护理的关键，定时擦身，更换衣裤，晒被褥等。并且注意患者的口腔卫生也是非常重要的。

2. 营养护理　患者需要多补充蛋白质、维生素、纤维素和电解质等营养。如果有吞咽障碍尚未完全恢复的患者，可以吃软的固体食物。多吃新鲜的蔬菜和水果，少吃油腻不消化、辛辣刺激的食物。

3. 心理护理　老年脑栓塞患者生活处理能力较弱，容易出现情绪躁动的情况，甚至会有失去治疗信心的情况，此时患者应保持良好的心理素质，提升治疗病患的信心，以有利于疾病的治愈，身体的康复。

（七）健康教育

1. 疾病预防指导　对有发病危险因素或病史者，指导进食高蛋白、高维生素、低盐、低脂、低热量清淡饮食，多食新鲜蔬菜、水果、谷类、鱼类和豆类，保持能量供需平衡，戒烟、限酒；应遵医嘱规则用药，控制血压、血糖、血脂和抗血小板聚集；告知改变不良生活方式，坚持每天进行 30 分钟以上的慢跑、散步等运动，合理休息和娱乐；对有 TIA 发作史的患者，指导在改变体位时应缓慢，避免突然转动颈部，洗澡时间不宜过长，水温不宜过高，外出时有人陪伴，气候变化时注意保暖，防止感冒。

2. 疾病知识指导　告知患者和家属本病的常见病因和控制原发病的重要性；指导患者遵医嘱长期抗凝治疗，预防复发；在抗凝治疗中定期门诊复诊，监测凝血功能，及时在医护人员指导下调整药物剂量。

3. 康复指导　告知患者和家属康复治疗的知识和功能锻炼的方法，帮助分析和消除不利于疾病康复的因素，落实康复计划，并与康复治疗师保持联系，以便根据康复情况及时调整康复训练方案。如吞咽障碍的康复方法包括：唇、舌、颜面肌和颈部屈肌的主动运动和肌力训练；先进食糊状或胶冻状食物，少量多餐，逐步过渡到普通食物；进食时取坐位，颈部稍前屈（易引起咽反射）；软腭冰刺激；咽下食物练习呼气或咳嗽（预防误咽）；构音器官的运动训练（有助于改善吞咽功能）。

4. 鼓励生活自理　鼓励患者从事力所能及的家务劳动，日常生活不过度依赖他人；告知患者和家属功能恢复需经历的过程，使患者和家属克服急于求成的心理，做到坚持锻炼，循序渐进。嘱家属在物质和精神上对患者提供帮助和支持，使患者体会到来自多方面的温暖，树立战胜疾病的信心。同时，也要避免患者产生依赖心理，增强自我照顾能力。

三、腔隙性脑梗死

腔隙性脑梗死是长期高血压引起脑深部白质及脑干穿通动脉病变和闭塞，导致缺血性微梗死，缺血、坏死和液化的脑组织由吞噬细胞移走而形成腔隙，约占脑梗死的 20%。病灶直径小于 2cm 的脑梗死，病灶多发可形成腔隙状态。

（一）临床表现

常见临床综合征有：①纯感觉性卒中。②纯运动性卒中。③混合性卒中。④共济失调性轻偏瘫。⑤构音障碍 – 手笨拙综合征。

（二）辅助检查

1. 血液生化检查　可见血糖、血清总胆固醇、血清三酰甘油和低密度脂蛋白增高。

2. TCD 检查　可发现颈动脉粥样硬化斑块。

3. 影像学检查　头部 CT 扫描可见深穿支供血区单个或多个病灶，呈腔隙性阴影，边界清晰。MRI 显示腔隙性病灶呈 T_1 等信号或低信号、T_2 高信号，是最有效的检查手段。

（三）诊断

目前诊断标准尚未统一，以下标准可供参考：①中老年发病，有长期高血压病史。②临床表现符合常见腔隙综合征之一。③CT 或 MRI 检查可证实存在与神经功能缺失一致的病灶。④预后良好，多在短期内恢复。

（四）治疗

目前尚无有效的治疗方法，主要是预防疾病的复发。

1. 有效控制高血压及各种类型脑动脉硬化是预防本病的关键。

2. 阿司匹林等抑制血小板聚集药物效果不确定，但常应用。

3. 活血化瘀类中药对神经功能恢复有益。

4. 控制其他可干预危险因素，如吸烟、糖尿病、高脂血症等。

（五）护理评估

1. 健康史

（1）了解既往史和用药史：询问患者既往是否有原发性高血压病、高脂血症、糖尿病病史；是否针对病因进行过治疗，能否按医嘱正确用药。

（2）了解患者的生活方式：询问患者的工作情况，是否长期精神紧张、过度疲劳，询问患者日常饮食习惯，有无嗜食、偏食习惯，是否长期进食高盐、高胆固醇饮食，有无烟酒嗜好等，因为上述因素均可加速动脉硬化，加重病情。

（3）评估起病形式：询问患者起病时间，了解是突然起病还是缓慢发病，起病常较突然，多为急性发病，部分为渐进性或亚急性起病。

2. 身体状况

（1）评估有无神经功能受损：询问患者有无肢体乏力、感觉障碍现象，询问患者进食、饮水情况，了解有无饮水反呛、进食困难或构音障碍现象。病灶位于内囊后肢、脑桥基底部或大脑脚时，常可出现一侧面部和上下肢无力，对侧偏身或局部感觉障碍；病变累及双侧皮质延髓束时可出现假性延髓性麻痹的症状，如构音障碍、吞咽困难、进食困难、面部表情呆板等。

（2）评估患者的精神与智力情况：询问患者日常生活习惯，与患者进行简单的语言交流，以了解患者有无思维、性格的改变，有无智力的改变，脑小动脉硬化造成多发性腔隙性脑梗死时，患者表现出思维迟钝，理解能力、判断能力、分析能力和计算能力下降，常有性格改变和行为异常，少数患者还可出现错觉、幻觉、妄想等。

3. 心理 - 社会状况　本疾病可导致患者产生语言障碍，评估患者是否有情绪焦躁、痛苦的表现。

（六）护理措施

1. 一般护理　轻症患者注意生活起居有规律，坚持适当运动，劳逸结合；晚期出现智力障碍时，要引导患者在室内或固定场所进行活动，外出时一定要有人陪伴，防止受伤和走失。

2. 饮食护理　予以富含蛋白质和维生素的低脂饮食，多吃蔬菜和水果，戒烟酒。

3. 症状护理

（1）对有肢体功能障碍和感觉障碍的患者，应鼓励和指导患者进行肢体功能锻炼，尽量坚持生活自理，并注意用温水擦洗患侧皮肤，促进感觉功能恢复。

（2）对有延髓性麻痹进食困难的患者，应给予制作精细的糊状食物，进食时取坐位或半坐位，进食速度不宜过快，应给患者充分的进餐时间，避免进食时看电视或与患者谈笑，以免分散患者注意力，引起窒息。

（3）对有精神症状的患者，床应加护栏，必要时加约束带固定四肢，以防坠床、伤人或自伤。

（4）对有智力障碍的患者，外出时需有人陪护，并在其衣服口袋中放置填写患者姓名、联系电话等个人简单资料的卡片，以防走失。

（5）对缺乏生活自理能力的患者，应加强生活护理，协助其沐浴、进食、修饰等，保持皮肤和外阴清洁。对有延髓性麻痹致进食呛咳的患者，如果体温增高，应注意是否有吸入性肺炎发生；同时还应注意观察患者是否有尿频、尿急、尿痛等现象，防止发生尿路感染。

4. 用药护理 告知药物的作用与用法，注意观察药物的疗效与不良反应，发现异常情况及时报告医师处理。

（1）对有痴呆、记忆力减退或精神症状的患者应注意督促按时服药并看到服下，同时注意观察药物疗效与不良反应。

（2）静脉注射尼莫同等扩血管药物时，尽量使用微量输液泵缓慢注射（8～10mL/h），并注意观察患者有无面色潮红、头晕、血压下降等不适，如有异常应报告医师及时处理。

（3）服用安理申的患者应注意观察有无肝、肾功能受损的表现，定时检查肝、肾功能。

5. 心理护理 关心体贴患者，鼓励患者保持情绪稳定和良好的心态，避免焦躁、抑郁等不良心理，积极配合治疗。

（七）健康教育

1. 避免进食过多动物油、黄油、奶油、动物内脏、蛋黄等高胆固醇饮食，多吃豆制品、鱼等优质蛋白食品，少吃糖。

2. 做力所能及的家务，以防自理能力快速下降；坚持适度的体育锻炼和体力劳动，以改善血液循环，增强体质，防止肥胖。

3. 注意安全，防止跌倒、受伤或走失。

4. 遵医嘱正确服药。

5. 定期复查血压、血脂、血糖等，如有症状加重须及时就医。

（刘丽娜）

第三节 脑出血

脑出血（ICH）是指原发性非外伤性脑实质内的出血，也称自发性脑出血。我国发病率占急性脑血管病的30%，急性期病死率占30%～40%。绝大多数是高血压病伴发的脑小动脉病变在血压骤升时破裂所致，称为高血压性脑出血。老年人是脑出血发生的主要人群，以40～70岁为最主要的发病年龄。

脑出血最常见的病因是高血压并发小动脉硬化。血管的病变与高血脂、糖尿病、高血压、吸烟等密切相关。通常所说的脑出血是指自发性脑出血。患者往往于情绪激动、用力时突然发病。脑出血发病的主要原因是长期高血压、动脉硬化。绝大多数患者发病当时血压明显升高，导致血管破裂，引起脑出血。其次是脑血管畸形、脑淀粉样血管病、溶栓抗凝治疗所致脑出血等。

一、临床表现

1. 基底节区出血 约占全部脑出血的 70%，其中以壳核出血最为常见，其次为丘脑出血。由于此区出血常累及内囊，并以内囊损害体征为突出表现，故又称内囊区出血；壳核出血又称内囊外侧型出血，丘脑出血又称内囊内侧型出血。

（1）壳核出血：系豆纹动脉尤其是其外侧支破裂所致。表现为对侧肢体轻偏瘫、偏身感觉障碍和同向性偏盲（"三偏"），优势半球出血常出现失语。凝视麻痹，呈双眼持续性向出血侧凝视。也可出现失用、体像障碍、记忆力和计算力障碍、意识障碍等。大量出血患者可迅速昏迷，反复呕吐，尿便失禁，在数小时内恶化，出现上部脑干受压征象，双侧病理征，呼吸深快不规则，瞳孔扩大固定，可出现去脑强直发作以至死亡。

（2）丘脑出血：系丘脑膝状动脉和丘脑穿通动脉破裂所致。临床表现与壳核出血相似，亦有突发对侧偏瘫、偏身感觉障碍、偏盲等。但与壳核出血不同处为偏瘫多为均等或基本均等，对侧半身深浅感觉减退，感觉过敏或自发性疼痛；特征性眼征表现为眼球向上注视麻痹，常向内下方凝视、眼球会聚障碍和无反应性小瞳孔等；可有言语缓慢而不清、重复言语、发音困难、复述差，朗读正常等丘脑性失语及记忆力减退、计算力下降、情感障碍、人格改变等丘脑性痴呆；意识障碍多见且较重，出血波及丘脑下部或破入第Ⅲ脑室可出现昏迷加深、瞳孔缩小、去皮质强直等中线症状。本型死亡率较高。

（3）尾状核头出血：较少见，临床表现与蛛网膜下隙出血相似，常表现为头痛、呕吐，有脑膜刺激征，无明显瘫痪，可有对侧中枢性面、舌瘫。有时可因头痛在 CT 检查时偶然发现。

2. 脑干出血 脑桥是脑干出血的好发部位，偶见中脑出血，延髓出血极少见。

（1）脑桥出血：表现为突然头痛、呕吐、眩晕、复视、注视麻痹、交叉性瘫痪或偏瘫、四肢瘫等。出血量较大时，患者很快进入意识障碍、针尖样瞳孔、去大脑强直、呼吸障碍，并可伴有高热、大汗、应激性溃疡等；出血量较少时可表现为一些典型的综合征，如 Foville 综合征、Millard–Gubler 综合征和闭锁综合征等。

（2）中脑出血：表现如下。①突然出现复视、上睑下垂。②一侧或两侧瞳孔扩大、眼球不同轴、水平或垂直眼震、同侧肢体共济失调，也可表现为 Weber 或 Benedikt 综合征。③严重者很快出现意识障碍、去大脑强直。

（3）延髓出血：表现如下。①重症可突然出现意识障碍，血压下降，呼吸节律不规则，心律失常，继而死亡。②轻者可表现为不典型的 Wallenberg 综合征。

3. 小脑出血 小脑出血好发于小脑上动脉供血区，即半球深部齿状核附近，发病初期患者大多意识清楚或有轻度意识障碍，表现为眩晕、频繁呕吐、枕部剧烈头痛和平衡障碍等，但无肢体瘫痪是其常见的临床特点；轻症者表现出一侧肢体笨拙、行动不稳、共济失调和眼球震颤，无瘫痪；两眼向病灶对侧凝视，吞咽及发音困难，四肢锥体束征，病侧或对侧瞳孔缩小、对光反射减弱；晚期瞳孔散大，中枢性呼吸障碍，最后枕大孔疝死亡；暴发型则常突然昏迷，在数小时内迅速死亡。如出血量较大，病情迅速进展，发病时或发病后 12 ~ 24 小时出现昏迷及脑干受压征象，可有面神经麻痹、两眼凝视病灶对侧、肢体瘫痪及病理反射出现等。

4. 脑叶出血　脑叶出血也称为皮质下白质出血，可发生于任何脑叶。一般症状均略轻，预后相对较好。脑叶出血除表现为头痛、呕吐外，不同脑叶的出血，临床表现亦有不同。

（1）额叶出血：前额疼痛、呕吐、痫性发作较多见；对侧偏瘫、共同偏视、精神异常、智力减退等；优势半球出血时可出现 Broca 失语。

（2）顶叶出血：偏瘫较轻，而对侧偏身感觉障碍显著；对侧下象限盲；优势半球出血时可出现混合性失语，左右辨别障碍，失算、失认、失写 [格斯特曼综合征（Gerstmann syndrome）]。

（3）颞叶出血：表现为对侧中枢性面舌瘫及上肢为主的瘫痪；对侧上象限盲；有时有同侧耳前部疼痛；优势半球出血时可出现 Wernicke 失语；可有颞叶癫痫、幻嗅、幻视。

（4）枕叶出血：主要症状为对侧同向性偏盲，并有黄斑回避现象，可有一过性黑矇和视物变形；有时有同侧偏瘫及病理征。

5. 脑室出血　脑室出血一般分为原发性和继发性两种。原发性脑室出血为脑室内脉络丛动脉或室管膜下动脉破裂出血，较为少见，占脑出血的 3% ~ 5%。继发性者是由于脑内出血量大，穿破脑实质流入脑室，常伴有脑实质出血的定位症状和体征。根据脑室内血肿大小可将脑室出血分为全脑室积血（Ⅰ型）、部分性脑室出血（Ⅱ型）以及新鲜血液流入脑室内，但不形成血凝块者（Ⅲ型）3 种类型。Ⅰ型因影响脑脊液循环而急剧出现颅内压增高、昏迷、高热、四肢弛缓性瘫痪或呈去皮质状态，呼吸不规则。Ⅱ型及Ⅲ型仅有头痛、恶心、呕吐、脑膜刺激征阳性，无局灶性神经体征。出血量大、病情严重者迅速出现昏迷或昏迷加深，早期出现去皮质强直，脑膜刺激征阳性。常出现丘脑下部受损的症状及体征，如上消化道出血、中枢性高热、大汗、应激性溃疡、急性肺水肿、血糖增高、尿崩症等，病情多严重，预后不良。

二、辅助检查

1. 血常规及血液生化检查　白细胞可增多，超过 $10 \times 10^9/L$ 者占 60% ~ 80%，甚至可达（15 ~ 20）$\times 10^9/L$，并可出现蛋白尿、尿糖、血尿素氮和血糖浓度升高。

2. 脑脊液检查　脑脊液（CSF）压力常增高，多为血性脑脊液。应注意重症脑出血患者，如诊断明确，不宜行腰穿检查，以免诱发脑疝导致死亡。

3. CT 检查　CT 检查可显示血肿部位、大小、形态，是否破入脑室，血肿周围有无低密度水肿带及占位效应、脑组织移位等。24 小时内出血灶表现为高密度，边界清楚。48 小时以后，出血灶高密度影周围出现低密度水肿带。

4. 数字减影血管造影（DSA）检查　对血压正常疑有脑血管畸形等的年轻患者，可考虑行 DSA 检查，以便进一步明确病因，积极针对病因治疗，预防复发。脑血管 DSA 对颅内动脉瘤、脑血管畸形等的诊断，均有重要价值。颈内动脉造影正位像可见大脑前、中动脉间距在正常范围，豆纹动脉外移。

5. MRI 检查　MRI 具有比 CT 更高的组织分辨率，且可直接多方位成像，无颅骨伪影干扰，又具有血管流空效应等特点，使对脑血管疾病的显示率及诊断准确性，比 CT 更胜一筹。CT 能诊断的脑血管疾病，MRI 均能做到；而对发生于脑干、颞叶和小脑等的血管性疾病，MRI 比 CT 更佳；对脑出血、脑梗死的演变过程，MRI 比 CT 显示更完整；对 CT 较难判断的脑血管畸形、烟雾病等，MRI 比 CT 更敏感。

6. TCD 检查　多普勒超声检查最基本的参数为血流速度与频谱形态。血流速度增加可表示高血流量、动脉痉挛或动脉狭窄；血流速度减慢则可能是动脉近端狭窄或循环远端阻力增高的结果。

三、诊断

脑出血的诊断要点为：①多为中老年患者。②多数患者有高血压病史，因某种因素血压急骤升高而发病。③起病急骤，多在兴奋状态下发病。④有头痛、呕吐、偏瘫，多数患者有意识障碍，严重者昏迷和脑疝形成。⑤脑膜刺激征阳性。⑥多数患者为血性脑脊液。⑦头颅 CT 和 MRI 可见出血病灶。

四、治疗

1. 保持呼吸通畅　注意气道管理，清理呼吸道分泌物，保证正常换气功能，有肺部感染时应用抗生素，必要时气管切开。

2. 降低颅内压　可选用 20% 甘露醇 125～250mL 静脉滴注，每 6～8 小时 1 次和（或）甘油果糖注射液 250mL 静脉滴注，12 小时 1 次或每日 1 次。呋塞米 20～40mg 静脉注射，每 6 小时、8 小时或 12 小时 1 次。也可根据病情应用白蛋白 5～10g 静脉滴注，每天 1 次。

3. 血压的管理　应平稳、缓慢降压，不能降压过急、过快，否则易致脑血流灌注不足，出现缺血性损害加重病情。

4. 高血压性脑出血的治疗　可不用止血药。有凝血障碍的可酌情应用止血药，如巴曲酶、6 - 氨基己酸、氨甲苯酸等。

5. 亚低温疗法　应用冰帽等设备降低头部温度，降低脑耗氧量，保护脑组织。

6. 中枢性高热者的治疗　可物理降温。

7. 预防性治疗　下肢静脉血栓形成及肺栓塞建议穿弹力袜进行预防。

8. 防治并发症　脑出血的并发症有应激性溃疡、电解质紊乱等。可根据病情选用质子泵阻滞剂（如奥美拉唑等）或 H_2 受体阻滞剂（如西咪替丁、法莫替丁等），根据患者出入量调整补液量，并补充氯化钾等，维持水电解质平衡，痫性发作可给予地西泮 10～20mg 缓慢静脉注射或苯巴比妥钠 100～200mg 肌内注射控制发作，一般不需长期治疗。

9. 外科手术治疗　必要时进行外科手术治疗。对于内科非手术治疗效果不佳，或出血量大，有发生脑疝征象的，或怀疑为脑血管畸形引起出血的，可外科手术治疗（去骨瓣减压术、小骨窗开颅血肿清除术、钻孔血肿抽吸术、脑室外引流术、微创穿刺颅内血肿碎吸引流术等）。手术指征：①基底节中等量以上出血（壳核出血 ≥30mL，丘脑出血 ≥15mL）。②小脑出血 ≥10mL 或直径 ≥3cm 或出现明显脑积水。③重症脑室出血。

五、护理评估

1. 健康史

（1）了解患者的既往史和用药情况：①询问患者既往是否有原发性高血压、动脉粥样硬化、高脂血症、血液病病史。②询问患者曾经进行过哪些治疗，目前用药情况怎样，是否持续使用过抗凝、降压等药物，发病前数日有无自行停服或漏服降压药的情况。

（2）询问患者的起病情况：①了解起病时间和起病形式。询问患者起病时间，当时是否正在活动，或者是在生气、大笑等情绪激动时，或者是在用力排便时。脑出血患者多在活动和情绪激动时起病，临床症状常在数分钟至数小时内达到高峰，观察患者意识状态，重症患者数分钟内可转入意识模糊或昏迷。②询问患者有无明显的头晕、头痛等前驱症状。大多数脑出血患者病前无预兆，少数患者可有头痛、头晕、肢体麻木等前驱症状。③了解有无头痛、恶心、呕吐等伴随症状。脑出血患者因血液刺激以及血肿压迫脑组织引起脑组织缺血、缺氧，发生脑水肿和颅内压增高，可致剧烈头痛和喷射状呕吐。

（3）了解患者的生活方式和饮食习惯：①询问患者工作与生活情况，是否长期处于紧张忙碌状态，是否缺乏适宜的体育锻炼和休息时间。脑出血患者常在活动和情绪激动时发病。②询问患者是否长期摄取高盐、高胆固醇饮食，高盐饮食可致水钠潴留，使原发性高血压加重；高胆固醇饮食与动脉粥样硬化密切相关。③询问患者是否有嗜烟、酗酒等不良习惯以及家族卒中病史。

2. 身体状况

（1）观察患者的神志、瞳孔和生命体征情况：①观察神志是否清楚，有无意识障碍及其类型：无论轻症或重症脑出血患者起病初时均可以意识清楚，随着病情加重，意识逐渐模糊，常常在数分钟或数十分钟内神志转为昏迷。②观察瞳孔大小及对光反射是否正常，瞳孔的大小与对光反射是否正常，与出血量、出血部位有密切关联，轻症脑出血患者瞳孔大小及对光反射均可正常；"针尖样"瞳孔为脑桥出血的特征性体征；双侧瞳孔散大可见于脑疝患者；双侧瞳孔缩小、凝视麻痹伴严重眩晕，意识障碍呈进行性加重，应警惕脑干和小脑出血的可能。③观察生命体征的情况，重症脑出血患者呼吸深沉带有鼾声，甚至呈潮式呼吸或不规则呼吸；脉搏缓慢有力，血压升高；当脑桥出血时，丘脑下部对体温的正常调节被阻断而使体温严重上升，甚至呈持续高热状态。如脉搏增快，体温升高，血压下降，则有生命危险。

（2）观察有无神经功能受损：①观察有无"三偏征"，大脑基底核为最常见的出血部位，当累及内囊时，患者常出现偏瘫、偏身感觉障碍和偏盲。②了解有无失语及失语类型，脑出血累及大脑优势半球时，常出现失语症。③有无眼球运动及视力障碍，除了内囊出血可发生"偏盲"外，枕叶出血可引起皮质盲；丘脑出血可压迫中脑顶盖，产生双眼上视麻痹而固定向下注视；脑桥出血可表现为交叉性瘫痪，头和眼转向非出血侧，呈"凝视瘫肢"状；小脑出血可有面神经麻痹，眼球震颤、两眼向病变对侧同向凝视。④检查有无肢体瘫痪及瘫痪类型，除内囊出血、丘脑出血和额叶出血引起"偏瘫"外，脑桥小量出血还可引起交叉性瘫痪，脑桥大量出血（血肿 >5mL）和脑室大出血可迅即发生四肢瘫痪和去皮质强直发作。⑤其他，颞叶受累除了发生 Wernicke 失语外，还可引起精神症状；小脑出血则可出现眩晕、眼球震颤、共济失调、行动不稳、吞咽障碍。

3. 心理-社会状况　评估脑出血患者是否因有偏瘫、失语等后遗症，而产生抑郁、沮丧、烦躁、易怒、悲观失望等情绪反应；评估这些情绪是否对日后生活有一定的影响。

六、 主要护理诊断/问题

1. 并发症　压疮、吸入性肺炎、泌尿系感染、深静脉血栓。

2. 生活自理能力缺陷　与脑出血卧床有关。

3. 潜在并发症　脑疝、上消化道出血。

4. 其他问题　吞咽障碍、语言沟通障碍。

七、 护理措施

1. 一般护理　患者绝对卧床休息 4 周，抬高床头 15°~30°，以促进脑部静脉回流，减轻脑水肿；取侧卧位或平卧头侧位，防止呕吐物反流引起误吸。脑出血急性期患者应尽量就地治疗，避免不必要的搬动，并注意保持病房安静，严格限制探视。翻身时，注意保护头部，动作宜轻柔缓慢，以免加重出血，避免咳嗽和用力排便。神经系统症状稳定 48~72 小时后，患者即可开始早期康复锻炼，但应注意不可过度用力或憋气。恢复期的康复训练不可急于求成，应循序渐进、持之以恒。

2. 饮食护理　急性期患者给予高蛋白、高维生素、高热量饮食，并限制钠盐摄入（<3g/d）。有意识障碍、消化道出血的患者宜禁食 24~48 小时，然后酌情给予鼻饲流质，如牛奶、豆浆、藕粉、蒸蛋或混合匀浆等，4~5 次/日，每次约 200mL。恢复期患者应给予清淡、低盐、低脂、适量蛋白质、高维生素食物，戒烟酒，忌暴饮暴食。

3. 症状护理

（1）对神志不清、躁动或有精神症状的患者，床应加护栏，并适当约束，防止跌伤。

（2）注意保持呼吸道通畅：及时清除口鼻分泌物，协助患者轻拍背部，以促进痰痂的脱落排出，但急性期应避免刺激咳嗽，必要时可给予负压吸痰、吸氧及定时雾化吸入。

（3）协助患者完成生活护理：按时翻身，保持床单干燥整洁，保持皮肤清洁卫生，预防压疮的发生；如有闭眼障碍的患者，应涂四环素眼膏，并用湿纱布盖眼，保护角膜；昏迷和鼻饲患者应做好口腔护理，2 次/日。有尿便失禁的患者，注意及时用温水擦洗外阴及臀部，保持皮肤清洁、干燥。

（4）有吞咽障碍的患者，喂饭喂水时不宜过急，遇呕吐或反呛时应暂停喂食喂水，防止食物呛入气管引起窒息或吸入性肺炎，对昏迷等不能进食的患者可酌情予以鼻饲流质。

（5）注意保持瘫痪肢体功能位置，防止足下垂，被动运动关节和按摩患肢，防止手足挛缩、变形及神经麻痹，病情稳定后应尽早开始肢体功能锻炼和语言康复训练，以促进神经功能的早日康复。

（6）中枢性高热的患者先行物理降温，如温水擦浴、酒精浴、冰敷等，效果不佳时可给予退热药，并注意监测和记录体温的情况。

（7）密切观察病情，尤其是生命体征、神志、瞳孔的变化，及早发现脑疝的先兆表现，一旦出现，应立即报告医师及时抢救。

4. 用药护理　告知药物的作用与用法，注意观察药物的疗效与不良反应，发现异常情况，及时报告医师处理。

（1）颅内高压使用 20% 甘露醇静脉滴注脱水时，要保证绝对快速输入，20% 的甘露醇 50~100mL 要在 15~30 分钟内滴完，注意防止药液外漏，并注意尿量与血电解质的变化，尤其应注意有无低血钾发生。①患者每日补液量可按尿量加 500mL 计算，在 1 500 ~ 2 000mL 以内，如有高热、多汗、呕吐或腹泻者，可适当增加入液量。②每日补钠 50 ~ 70mmol/L，补钾 40 ~ 50mmol/L。防止低钠血症，以免加重脑水肿。

（2）严格遵医嘱服用降压药，不可骤停和自行更换，亦不宜同时服用多种降压药，避免血压骤降或过低致脑供血不足。应根据患者的年龄、基础血压、病后血压等情况判定最适血压水平，缓慢降压，不宜使用强降压药（如利舍平）。

（3）用地塞米松消除脑水肿时，因其易诱发上消化道应激性溃疡，应观察有无呃逆、上腹部饱胀不适、胃痛、呕血、便血等，注意胃内容物或呕吐物的性状，以及有无黑便；鼻饲流质的患者，注意观察胃液的颜色是否为咖啡色或血性，必要时可做隐血试验检查，如发现异常及时通知医师处理。

（4）躁动不安的患者可根据病情给予小量镇静、镇痛药；患者有抽搐发作时，可用地西泮静脉缓慢注射，或苯妥英钠口服。

5. 心理护理　主动关心患者与家属，耐心介绍病情及预后，消除其紧张焦虑、悲观抑郁等不良情绪，保持患者及家属情绪稳定，积极配合抢救与治疗。

八、健康教育

1. 避免情绪激动，去除不安、恐惧、愤怒、抑郁等不良情绪，保持正常心态。

2. 给予低盐低脂、适量蛋白质、富含维生素与纤维素的清淡饮食，多吃蔬菜、水果，少食辛辣刺激性强的食物，戒烟酒。

3. 生活有规律，保持排便通畅，避免排便时用力过度和憋气。

4. 坚持适度锻炼，避免重体力劳动。如坚持做保健体操、慢散步、打太极拳等。

5. 尽量做到日常生活自理，康复训练时注意克服急于求成的心理，做到循序渐进、持之以恒。

6. 定期复查血压、血糖、血脂、血常规等项目，积极治疗原发性高血压、糖尿病、心脏病等原发疾病。如出现头痛、呕吐、肢体麻木无力、进食困难、饮水呛咳等症状时需及时就医。

（卢娇楠）

第四节　蛛网膜下腔出血

蛛网膜下腔出血（SAH）一般分为原发性蛛网膜下腔出血和继发性蛛网膜下腔出血。其中，原发性蛛网膜下腔出血是指脑底部或脑表面血管破裂后，血液流入蛛网膜下腔的急性出血性脑血管病；继发性蛛网膜下腔出血是指脑实质内出血、脑室出血、硬膜外或硬膜下血管破裂，血液穿破脑组织和蛛网膜，流入蛛网膜下腔。本节主要讨论原发性蛛网膜下腔出血。

一、病因

1. 颅内动脉瘤　最常见的病因（约占 50% ~ 80%）。其中先天性粟粒样动脉瘤约占 75%，还可见高血压、动脉粥样硬化所致梭形动脉瘤及感染所致的真菌性动脉瘤等。

2. 血管畸形　约占 SAH 病因的 10%，其中动静脉畸形（AVM）占血管畸形的 80%。多见于青年人，90% 以上位于幕上，常见于大脑中动脉分布区。

3. 其他　如烟雾病（占儿童 SAH 的 20%）、颅内肿瘤、垂体卒中、血液系统疾病、颅内静脉系统血栓和抗凝治疗并发症等。

二、临床表现

1. 头痛　动脉瘤性 SAH 的典型表现是突发异常剧烈全头痛，头痛不能缓解或呈进行性加重。多伴发一过性意识障碍和恶心、呕吐。约 1/3 的动脉瘤性 SAH 患者发病前数日或数周有轻微头痛的表现，可持续数日不变，2 周后逐渐减轻，如头痛再次加重，常提示动脉瘤再次出血。但动静脉畸形破裂所致 SAH 头痛常不严重。局部头痛常可提示破裂动脉瘤的部位。

2. 脑膜刺激征　患者出现颈强直、Kernig 征和布鲁津斯基征等脑膜刺激征，以颈强直最多见，而老年、衰弱患者或小量出血者，可无明显脑膜刺激征。脑膜刺激征常于发病后数小时出现，3～4 周后消失。

3. 眼部症状　20% 患者眼底可见玻璃体下片状出血，发病 1 小时内即可出现，是急性颅内压增高和眼静脉回流受阻所致，对诊断具有提示作用。此外，眼球活动障碍也可提示动脉瘤所在的位置。

4. 精神症状　约 25% 的患者可出现精神症状，如欣快、谵妄和幻觉等，常于起病后 2～3 周内自行消失。

5. 其他症状　部分患者可出现脑心综合征、消化道出血、急性肺水肿和局限性神经功能缺损症状等。

三、并发症

1. 再出血　是 SAH 主要的急性并发症，指病情稳定后再次发生剧烈头痛、呕吐、痫性发作、昏迷甚至去脑强直发作，颈强直、Kernig 征加重，复查脑脊液为鲜红色。20% 的动脉瘤患者病后 10～14 天可发生再出血，使死亡率约增加一倍；动静脉畸形急性期再出血者较少见。

2. 脑血管痉挛（CVS）　发生于蛛网膜下隙中血凝块环绕的血管，痉挛严重程度与出血量相关，可导致约 1/3 以上病例脑实质缺血。临床症状取决于发生痉挛的血管，常表现为波动性的轻偏瘫或失语，有时症状还受侧支循环和脑灌注压的影响，对载瘤动脉无定位价值，是死亡和致残的重要原因。病后 3～5 天开始发生，5～14 天为迟发性血管痉挛高峰期，2～4 周逐渐消失。TCD 或 DSA 可帮助确诊。

3. 急性或亚急性脑积水　起病 1 周内约 15%～20% 的患者发生急性脑积水，血液进入脑室系统和蛛网膜下隙形成血凝块阻碍脑脊液循环通路所致。轻者出现嗜睡、思维缓慢、短时记忆受损、上视受限、展神经麻痹、下肢腱反射亢进等体征，严重者可造成颅内高压，甚至脑疝。亚急性脑积水发生于起病数周后，表现为隐匿出现的痴呆、步态异常和尿失禁。

4. 其他　5%～10% 的患者发生癫痫发作，不少患者发生低钠血症。

四、辅助检查

1. 三大常规检查 起病初期常有白细胞增多，尿糖常可呈阳性但血糖大多正常，偶可出现蛋白尿。

2. 脑脊液检查 脑脊液（CSF）为均匀一致血性，压力增高（ > 200mmH$_2$O），蛋白含量增加。

3. 影像学检查 颅脑 CT 是确诊 SAH 的首选诊断方法，可见蛛网膜下隙高密度出血灶，并可显示出血部位、出血量、血液分布、脑室大小和有无再出血；MRI 检查可发现动脉瘤或动静脉畸形。

4. 数字减影血管造影（DSA）检查 DSA 检查可为 SAH 的病因诊断提供可靠依据，如发现动脉瘤的部位、显示解剖行程、侧支循环和血管痉挛情况；还可发现动静脉畸形、烟雾病、血管性肿瘤等。

5. 经颅多普勒超声检查 TCD 检查可作为追踪监测 SAH 后脑血管痉挛的一个方法，具有无创伤性。

五、诊断

突然发生的持续性剧烈头痛、呕吐、脑膜刺激征阳性，伴或不伴意识障碍，检查无局灶性神经系统体征，应高度怀疑 SAH。同时 CT 证实脑池和蛛网膜下隙高密度征象或腰穿检查示压力增高和血性脑脊液等可临床确诊。

六、治疗

急性期治疗原则为防治再出血、制止继续出血，防治继发性脑血管痉挛，减少并发症，寻找出血原因，治疗原发病和预防复发。

1. 一般处理 住院监护，绝对卧床 4~6 周，镇静、镇痛，避免引起颅内压增高的因素，如用力排便、咳嗽、喷嚏和情绪激动等，可选用足量镇静镇痛药、缓泻剂等对症处理。

2. 脱水降颅内压 可选甘露醇、呋塞米、清蛋白等。

3. 预防再出血 可给予 6 - 氨基己酸（EACA）等抗纤溶药物治疗，维持 2~3 周。

4. 应用尼莫地平等钙通道阻滞剂 预防脑血管痉挛发生，推荐尼莫地平 30~40mg 口服，每日 4~6 次，连用 3 周。

5. 放脑脊液疗法 腰穿缓慢放出血性脑脊液，每次 10~20mL，每周 2 次，可有效缓解头痛症状，并可减少脑血管痉挛及脑积水发生，但有诱发脑疝、动脉瘤破裂再出血、颅内感染等可能，应严格掌握适应证。

6. 外科手术或介入治疗 对于动脉瘤或动静脉畸形引起的 SAH，可外科手术治疗或考虑介入栓塞等治疗，是根除病因预防复发的有效方法。

七、护理评估

1. 健康史

（1）了解既往史及用药情况：①询问患者既往身体状况，了解有无颅内动脉瘤、脑血管畸形和高血压动脉硬化病史。②询问患者有无冠心病、糖尿病、血液病、颅内肿瘤、脑炎病史。③询问患者是否进行过治疗，过去和目前的用药情况怎样。④了解患者有无抗凝治疗史等。

（2）询问患者起病的情况：①了解起病的形式。询问患者起病时间，了解是否在剧烈活动或情绪大悲大喜时急性起病，SAH 起病很急，常在剧烈活动或情绪激动时突然发病。②了解有无明显诱因和前驱症状。询问患者起病前数日内是否有头痛等不适症状，部分患者在发病前数日或数周有头痛、恶心、呕吐等"警告性渗漏"的前驱症状。③询问患者有无伴随症状。多见的有短暂意识障碍、项背部或下肢疼痛、畏光等伴随症状。

2. 身体状况

（1）观察神志、瞳孔及生命体征的情况，询问患者病情，了解患者有无神志障碍。少数患者意识始终清醒，瞳孔大小及对光反射正常；半数以上患者有不同程度的意识障碍，轻者出现神志模糊，重者昏迷逐渐加深。监测患者血压、脉搏状况，了解患者血压、脉搏有无改变。起病初期患者常可出现血压上升、脉搏加快、有时节律不齐，但呼吸和体温均可正常；由于出血和脑动脉痉挛对下丘脑造成的影响，24 小时以后患者可出现发热、脉搏不规则、血压波动、多汗等症状。

（2）评估有无神经功能受损：①活动患者头颈部，了解脑膜刺激征是否阳性，大多数患者在发病后数小时内即可出现脑膜刺激征，以颈强直最具特征性，Kernig 征及 Brudzinski 征均呈阳性。②了解患者有无瘫痪、失语及感觉障碍，这与出血引起脑水肿、血肿压迫脑组织，或出血后迟发性脑血管痉挛导致脑缺血、脑梗死等有关；大脑中动脉瘤破裂可出现偏瘫、偏身感觉障碍及抽搐；椎 - 基底动脉瘤可引起面瘫等脑神经瘫痪。③观察患者瞳孔，了解有无眼征。后交通动脉瘤可压迫动眼神经而致上睑下垂、瞳孔散大、复视等麻痹症状，有时眼内出血亦可引起严重视力减退。④观察患者有无精神症状，少数患者急性期可出现精神症状，如烦躁不安、谵妄、幻觉等，且 60 岁以上的老年患者精神症状常较明显，大脑前动脉瘤可引起精神症状。⑤有无癫痫发作，脑血管畸形患者常有癫痫发作。

3. 心理 - 社会状况　评估患者的心理状态，主动与患者进行交谈，了解患者有无恐惧、紧张、焦虑及悲观绝望的心理。患者常因起病急骤，对病情和预后的不了解以及害怕进行 DSA 检查和开颅手术，易出现上述不良心理反应。

八、主要护理诊断／问题

1. 疼痛：头痛　与脑水肿、颅内高压、血液刺激脑膜或继发性脑血管痉挛有关。

2. 恐惧　与起病急骤，对病情和预后的不了解以及剧烈头痛、担心再出血有关。

3. 自理缺陷　与长期卧床（医源性限制）有关。

4. 潜在并发症　再出血、脑疝。

九、护理措施

1. 一般护理　头部稍抬高（15°～30°），以减轻脑水肿；尽量少搬动患者，避免振动其头部；即使患者神志清楚，无肢体活动障碍，也必须绝对卧床休息 4～6 周，在此期间，禁止患者洗头、如厕、淋浴等一切下床活动；避免用力排便、咳嗽、喷嚏，情绪激动，过度劳累等诱发再出血的因素。

2. 安全护理　对有精神症状的患者，应注意保持周围环境的安全，对烦躁不安等不合作的患者，床应加护栏，防止跌床，必要时遵医嘱予以镇静。有记忆力、定向力障碍的老年患者，外出时应有人陪护，注意防止患者走失或其他意外发生。

3. 饮食护理 给予清淡易消化、含丰富维生素和蛋白质的饮食，多食蔬菜水果。避免辛辣等刺激性强的食物，戒烟酒。

4. 头痛护理 注意保持病室安静舒适，避免声、光刺激，减少探视，指导患者采用放松术减轻疼痛，如缓慢深呼吸，听轻音乐，全身肌肉放松等。必要时可遵医嘱给予镇痛药。

5. 运动和感觉障碍的护理 应注意保持良好的肢体功能位，防止足下垂、爪形手、髋外翻等后遗症，恢复期指导患者积极进行肢体功能锻炼，用温水擦洗患肢，改善血液循环，促进肢体知觉的恢复。

6. 心理护理 关心患者，耐心告知病情、特别是绝对卧床与预后的关系，详细介绍DSA 检查的目的、程序与注意事项，鼓励患者消除不安、焦虑、恐惧等不良情绪，保持情绪稳定，安静休养。

7. 用药护理 告知药物的作用与用法，注意观察药物的疗效与不良反应，发现异常情况，及时报告医师处理。

（1）使用 20% 甘露醇脱水治疗时，应快速静脉滴入，并确保针头在血管内。

（2）尼莫同静脉滴注时常刺激血管引起皮肤发红和剧烈疼痛，应通过三通阀与 5% 葡萄糖注射液或生理盐水溶液同时缓慢滴注，5~10mL/h，并密切观察血压变化，如果出现不良反应或收缩压 <90mmHg，应报告医师适当减量、减速或停药处理；如果无三通阀联合输液，一般将 50mL 尼莫同针剂加入 5% 葡萄糖注射液 500mL 中静脉滴注、速度为 15~20 滴/分，6~8 小时输完。

（3）使用 6 – 氨基己酸止血时应特别注意有无双下肢肿胀疼痛等临床表现，谨防深静脉血栓形成，有肾功能障碍者应慎用。

十、健康教育

1. 预防再出血 告知患者情绪稳定对疾病恢复和减少复发的意义，使患者了解，并能遵医嘱绝对卧床并积极配合治疗和护理。指导家属关心、体贴患者，在精神和物质上对患者给予支持，减轻患者的焦虑、恐惧等不良心理反应。告知患者和家属再出血的表现，发现异常，及时就诊。女性患者 1~2 年内避免妊娠和分娩。

2. 疾病知识指导 向患者和家属介绍疾病的病因、诱因、临床表现、应进行的相关检查、病程和预后、防治原则和自我护理的方法。SAH 患者一般在首次出血后 3 天内或 3~4 周后进行 DSA 检查，以避开脑血管痉挛和再出血的高峰期。应告知数字减影血管造影的相关知识，使患者和家属了解进行 DSA 检查以明确和去除病因的重要性，积极配合。

（卢娇楠）

第十二章

普外科疾病的护理

第一节 腹外疝

腹外疝是由腹腔内某一脏器或组织连同腹膜壁层，经腹壁薄弱点或空隙向体表突出所形成。常见腹股沟斜疝、腹股沟直疝、股疝、脐疝及切口疝。临床表现为患者站立、行走、劳动或腹内压突然增高时疝内容物向体表突出，平卧时可推送回纳至腹腔，患者多无自觉症状。若疝内容物不能还纳入腹腔可造成嵌顿或绞窄性疝，出现剧烈疼痛、机械性肠梗阻表现。治疗上常采用疝修补手术。

一、护理措施

（一）术前护理

1. 观察有无引起腹内压力增高。避免重体力劳动和活动。
2. 遵医嘱行术前检查，有慢性基础疾病者应积极治疗。
3. 嵌顿疝和绞窄疝应禁食、补液、胃肠减压、抗生素治疗等术前准备。
4. 手术前嘱患者排尿，以免术中损伤膀胱。
5. 术前指导患者进行床上排尿练习，避免术后出现尿潴留。

（二）术后护理

1. 预防血肿　一般选择合适的沙袋在伤口处加压24小时左右，减少伤口出血。腹股沟疝修补术后可用绷带托起阴囊，并密切观察阴囊肿胀情况。
2. 术后取平卧位　膝下垫一软枕使髋关节屈曲，以减少局部张力。2~3天后可取半卧位。术后3~5天可考虑下床活动，无张力疝修补术患者可以早期下床活动。年老体弱、复发性疝、绞窄疝、巨大疝患者应适当延迟下床活动时间。
3. 术后1天进流质饮食，次日进高热量、高蛋白、高维生素的软食或普食，多食蔬菜、水果、多饮水，以防便秘。行肠切除者暂禁食，待肠蠕动恢复后方可进流质饮食。
4. 避免腹内压过高，预防感冒、咳嗽，避免活动过度、便秘等。
5. 按医嘱应用抗生素，保持敷料清洁，严格无菌操作，防止切口感染。

二、健康教育

1. 注意避免增加腹腔压力的各种因素。

2. 手术后 14 天可恢复一般性工作，3 个周避免重体力劳动。

3. 复发应及早诊治。

（朱　玉）

第二节　腹部损伤

腹部损伤在平时和战时都较多见，其发病率在平时约占各种损伤的 0.4% ~ 1.8%。战时发生率明显增高，占各种损伤的 50%。近年来随着我国交通运输业的发展，事故增多，各种创伤有增加的趋势，其中腹部伤亦增多。根据腹壁有无伤口可分为开放性和闭合性两大类。其中，开放性损伤根据腹壁伤口是否穿破腹膜分为穿透伤（多伴内脏损伤）和非穿透伤（偶伴内脏损伤）。穿透伤又可分为致伤物既有入口又有出口的贯通伤和仅有入口的非贯通伤。闭合性损伤可能仅局限于腹壁，也可同时兼有内脏损伤。

开放性损伤的致伤物常为各种锐器，如刀刺、弹丸或弹片等，闭合性损伤的致伤因素常为钝性暴力，如撞击、挤压、冲击、拳打脚踢、坠落或突然减速等。无论开放性或闭合性损伤，都可导致腹部内脏损伤。开放性损伤中受损部位以肝、小肠、胃、结肠及大血管多见，闭合性损伤以脾、小肠、肝、肠系膜受损居多。

腹部损伤的严重程度很大程度上取决于暴力的强度、速度、着力部位和作用方向等外在因素，以及受损器官的解剖特点、原有病理情况和功能状态等内在因素的影响。

一、护理评估

1. 术前评估

（1）健康史：询问伤者或现场目击者及护送人员，了解受伤具体经过，包括受伤时间、地点、致伤因素，以及伤情、伤后病情变化、就诊前的急救措施等。

（2）身体状况：了解腹膜刺激征的程度和范围；有无伴随的恶心、呕吐；腹部有无移动性浊音，肝浊音界有否缩小或消失；肠蠕动有否减弱或消失，直肠指检有无阳性发现。了解生命体征及其他全身变化，通过全面细致的体格检查判断有无并发胸部、颅脑、四肢及其他部位损伤。了解辅助检查结果，评估手术耐受性。

（3）心理 – 社会状况：了解患者的心理变化，以及了解患者和家属对损伤后的治疗和可能发生的并发症的认知程度和家庭经济承受能力。

2. 术后评估　了解手术的种类、术中患者情况，麻醉方式，手术后放置引流种类及位置，患者手术耐受程度，评估术后患者康复情况。

二、主要护理诊断/问题

1. 体液不足　与损伤致腹腔内出血、渗出及呕吐致体液丢失过多有关。

2. 疼痛　与腹部损伤、出血刺激腹膜及手术切口有关。

3. 有感染的危险　与脾切除术后免疫力降低有关。

4. 焦虑/恐惧　与意外创伤的刺激、出血及内脏脱出等视觉刺激等有关。

5. 潜在并发症　腹腔感染、腹腔脓肿。

三、护理目标

1. 患者体液平衡能得到维持。
2. 疼痛缓解。
3. 体温得以控制，未出现继发感染的症状。
4. 焦虑/恐惧程度缓解或减轻。
5. 护士能及时发现并发症的发生并积极配合处理。

四、护理措施

1. **现场急救**　腹部损伤常并发多发性损伤，急救时应分清轻重缓急。首先检查呼吸情况，保持呼吸道通畅；包扎伤口，控制外出血，将伤肢妥善外固定；有休克表现者应尽快建立静脉通路，快速输液。开放性腹部损伤者，妥善处理，伴有肠管脱出者，可覆盖保护，勿予强行回纳。

2. **非手术治疗患者的护理**

（1）一般护理：①患者绝对卧床休息，给予吸氧，床上使用便盆；若病情稳定，可取半卧位。②患者禁食，防止加重腹腔污染。怀疑空腔器官破裂或腹胀明显者应进行胃肠减压。禁食期间全量补液，必要时输血，积极补充血容量，防止水、电解质及酸碱平衡失调。待肠蠕动功能恢复后，可开始进流质饮食。

（2）严密观察病情：每15~30分钟监测脉搏、呼吸、血压一次。观察腹部体征的变化，尤其注意腹膜刺激征的程度和范围，肝浊音界范围，移动性浊音的变化等。有下列情况之一者，考虑有腹内器官损伤：①受伤后短时间内即出现明显的失血性休克表现。②腹部持续性剧痛且进行性加重伴恶心、呕吐者。③腹部压痛、反跳痛、肌紧张明显且有加重的趋势者。④肝浊音界缩小或消失，有气腹表现者。⑤腹部出现移动性浊音者。⑥有便血、呕血或尿血者。⑦直肠指检盆腔触痛明显、波动感阳性，或指套染血者。

观察期间需特别注意：①尽量减少搬动，以免加重伤情。②诊断不明者不予注射止痛剂，以免掩盖伤情。③怀疑结肠破裂者严禁灌肠。

（3）用药护理：遵医嘱应用广谱抗生素防治腹腔感染，注射破伤风抗毒素。必要时，进行肠外营养支持。

（4）术前准备：除常规准备外，还应包括交叉配血试验，有实质性器官损伤时，配血量要充足；留置胃管；补充血容量，血容量严重不足的患者，在严密监测中心静脉压的前提下，可在15分钟内输入液体1 000~2 000mL。

（5）心理护理：主动关心患者，提供人性化服务。向患者解释腹部损伤后可能出现的并发症、相关的治疗和护理知识，缓解其焦虑和恐惧，稳定情绪，积极配合各项治疗和护理。

3. **手术治疗患者的护理**　根据手术种类做好术后患者的护理，包括监测生命体征、观察病情变化、禁食、胃肠减压、口腔护理。遵医嘱静脉补液、应用抗生素和进行营养支持，保持腹腔引流的通畅，积极防治并发症。

五、健康教育

1. 加强安全教育　宣传劳动保护、安全行车、遵守交通规则的知识，避免意外损伤的发生。

2. 普及急救知识　在意外事故现场，能进行简单的急救或自救。

3. 出院指导　适当休息，加强锻炼，增加营养，促进康复。若有腹痛、腹胀、肛门停止排气排便等不适，应及时到医院就医。

六、护理评价

1. 患者体液平衡能否得以维持，生命体征是否稳定，有无水电解质紊乱征象。

2. 腹痛有无缓解或减轻。

3. 体温是否正常，有无感染发生。

4. 焦虑/恐惧程度是否得到缓解或减轻，情绪是否稳定，能否配合各项治疗和护理。

5. 有无腹腔感染或脓肿发生，有无得到及时发现和处理。

（朱　玉）

第三节　急性阑尾炎

急性阑尾炎是外科常见病，是最多见的急腹症之一，多发生于青壮年，男性发病率高于女性。

一、护理评估

1. 术前评估

（1）健康史：了解患者既往病史，尤其注意有无急性阑尾炎发作史，了解有无与急性阑尾炎鉴别的其他器官病变如胃十二指肠溃疡穿孔、右侧输尿管结石、胆石症及妇产科疾病等。了解患者发病前是否有剧烈活动、不洁饮食等诱因。

（2）身体状况：了解患者发生腹痛的时间、部位、性质、程度及范围等，了解有无转移性右下腹痛、右下腹固定压痛、压痛性包块及腹膜刺激征等。了解患者的精神状态、饮食、活动及生命体征等改变，有无乏力、脉速、寒战、高热、黄疸及感染性休克等表现。查看血、尿常规检查结果，了解其他辅助检查结果如腹部 X 线、B 超等。

（3）心理－社会状况：本病发病急，腹痛明显，需急诊手术治疗，患者常感突然而焦虑、不安。应了解患者的心理状态、患者和家属对疾病及治疗的认知和心理承受能力，了解家庭的经济承受能力。

2. 术后评估　了解麻醉和手术方式、术中情况、病变情况，对放置腹腔引流管的患者，应了解引流管放置的位置及作用。了解术后切口愈合情况、引流管是否通畅及引流液的颜色、性状及量等；有无并发症发生。患者对于术后康复知识的了解和掌握程度。

二、主要护理诊断／问题

1. 疼痛　与阑尾炎炎症刺激、手术切口等有关。

· 249 ·

2. 体温过高　与急性阑尾炎有关。

3. 焦虑　与突然发病、缺乏术前准备及术后康复等相关知识有关。

4. 潜在并发症　出血、切口感染、粘连性肠梗阻、腹腔脓肿等。

三、护理目标

1. 患者主诉疼痛程度减轻或缓解。

2. 体温逐渐降至正常范围。

3. 焦虑程度减轻或缓解，情绪平稳。

4. 护士能及时发现并发症的发生并积极配合处理。

四、护理措施

（一）术前护理

1. 病情观察　加强巡视、观察患者精神状态，定时测量体温、脉搏、血压和呼吸；观察患者的腹部症状和体征，尤其注意腹痛的变化。患者体温一般低于38℃，高热则提示阑尾穿孔；若患者腹痛加剧，出现腹膜刺激征，应及时通知医师。

2. 对症处理　疾病观察期间，通知患者禁食；按医嘱静脉输液、保持水电解质平衡，应用抗生素控制感染。为减轻疼痛，患者可取右侧屈曲被动体位，屈曲可使腹肌松弛。禁服泻药及灌肠，以免肠蠕动加快，增高肠内压力，导致阑尾孔或炎症扩散。诊断未明确之前禁用镇静止痛剂，如吗啡等，以免掩盖病情。

3. 术前准备　做好血、尿、便常规、出凝血时间及肝、肾、心、肺功能等检查，清洁皮肤，遵医嘱行手术区备皮。做好药物过敏试验并记录。嘱患者术前禁食12小时，禁水4小时。按手术要求准备麻醉床、氧气及监护仪等用物。

4. 心理护理　在与患者和家属建立良好沟通的基础上，做好解释安慰工作，稳定患者的情绪，减轻其焦虑；向患者和家属介绍有关急性阑尾炎的知识，讲解手术的必要性和重要性，提高他们的认识，消除不必要的紧张和担忧，使之积极配合治疗和护理。

（二）术后护理

1. 一般护理

（1）休息与活动：患者回室后，应根据不同麻醉，选择适当卧位休息，全身麻醉术后清醒、连续硬膜外麻醉患者可取平卧位，6小时后，血压脉搏平稳者，改为半卧位，利于呼吸和引流。鼓励患者术后在床上翻身、活动肢体，术后24小时可起床活动，促进肠蠕动恢复，防止肠粘连，同时可增进血液循环，加速伤口愈合。老年患者术后注意保暖，协助咳嗽咳痰，预防坠积性肺炎。

（2）饮食护理：患者手术当天禁食，经静脉补液。术后第1天可进少量清流质，待肠蠕动恢复，第3~4天可进易消化的普食。少数病情重的坏疽、穿孔性阑尾炎，术后饮食恢复较缓慢。

2. 病情观察　密切监测生命体征及病情变化遵医嘱定时测量体温、脉搏、血压及呼吸；加强巡视，倾听患者的主诉，观察患者腹部体征的变化，尤其注意观察有无粘连性肠梗阻、腹腔感染或脓肿等术后并发症的表现，及时发现异常，通知医生并积极配合治疗。

3. 切口和引流管的护理　保持切口敷料清洁、干燥，及时更换渗血、渗液污染的敷料；观察切口愈合情况，及时发现出血及切口感染的征象。对于腹腔引流的患者，应妥善固定引流管，防止扭曲、受压，保持通畅；经常从近端至远端方向挤压引流管，防止因血块或脓液而堵塞；观察并记录引流液的量、颜色、性状等。当引流液量逐渐减少、颜色逐渐变淡至浆液性，患者体温及血常规正常，可考虑拔管。

4. 用药护理　遵医嘱术后应用有效抗生素，控制感染，防止并发症发生。术后 3～5 天禁用强泻剂和刺激性强的肥皂水灌肠，以免增加肠蠕动，而使阑尾残端结扎线脱落或缝合伤口裂开，如术后便秘可口服轻泻剂。

5. 并发症的预防和护理

（1）切口感染：是阑尾术后最常见的并发症。多见于化脓或穿孔性急性阑尾炎，表现为术后 2～3 天体温升高，切口胀痛或跳痛，局部红肿、压痛等，可先行试穿抽出脓汁，或于波动处拆除缝线，排出脓液，放置引流，定期换药。手术中加强切口保护、彻底止血、消灭无效腔等措施可预防切口感染。

（2）粘连性肠梗阻：较常见的并发症。病情重者须手术治疗。早期手术，早期离床活动可适当预防此并发症。

五、健康教育

1. 对于非手术治疗的患者，应向其解释禁食的目的和重要性，教会患者自我观察腹部症状和体征变化的方法。

2. 对于手术治疗的患者，指导患者术后饮食的种类及量，鼓励患者循序渐进，避免暴饮暴食；向患者介绍术后早期离床活动的意义，鼓励患者尽早下床活动，促进肠蠕动恢复，防止术后肠粘连。

3. 出院指导，若出现腹痛、腹胀等不适，应及时就诊。

六、护理评价

1. 患者的疼痛程度是否减轻或消失，腹壁切口是否愈合。
2. 体温是否恢复到正常范围。
3. 焦虑程度是否缓解，情绪是否稳定。
4. 术后并发症是否被及时发现并积极处理。

（朱　玉）

第四节　肠梗阻

肠内容物不能正常、顺利通过肠道称为肠梗阻，是常见的外科急腹症之一。发病后不但可引起肠管本身解剖和功能的改变，并可导致全身性的生理紊乱，可出现腹痛、呕吐、腹胀、肛门停止排便排气等症状。临床表现复杂多变，病情变化比较快，在临床外科中具有特殊的重要性。

一、护理措施

（一）非手术治疗的护理

1. 禁食，胃肠减压　口服液状石蜡（有胃管者给予胃管内注入，注入后夹管半小时）。

2. 无休克者可取半卧位。

3. 禁食期间，严格记录出入量，静脉补充液体及营养，纠正水、电解质紊乱和酸碱失衡。

4. 密切观察生命体征及腹部症状的变化　了解有无脱水及休克症状，如发生绞窄性肠梗阻应立即手术。

5. 给予心理护理，减轻焦虑。

（二）术后护理

1. 病情观察　密切观察生命体征的变化。监测腹部体征。

2. 卧位　全身麻醉清醒后取半卧位。

3. 管道护理　做好胃肠减压及腹腔引流管护理。

4. 切口护理　观察腹部切口有无渗血、渗液及感染征象，如有渗血应及时换药。

5. 活动　鼓励患者早期活动，预防皮肤并发症及肠粘连的发生。

6. 饮食　禁食期间遵医嘱给予营养支持，注意补液原则。观察尿量，维持水、电解质平衡。肠蠕动恢复以后，可进食少量流汁，根据患者情况逐渐过渡为半流质至普食。

7. 并发症的观察及护理　如术后出现腹部胀痛、持续发热、白细胞计数增高，腹壁切口红肿或腹腔引流管周围流出粪臭味液体时应警惕腹腔内、切口感染及肠瘘的可能。

二、健康教育

1. 注意饮食卫生，多吃易消化的食物，少食多餐，避免暴饮暴食。

2. 避免腹部受凉或饭后剧烈活动；保持大便通畅。

3. 有腹痛等不适时要及时就诊。

（朱　玉）

第五节　急性胰腺炎

急性胰腺炎是常见的急腹症之一，是胰酶激活后引起胰腺组织自身消化所致的急性炎症。病变程度轻重不等，分单纯性（水肿性）和出血坏死性（重症）胰腺炎两种。临床表现为急性上腹痛、发热、恶心、呕吐、血和尿淀粉酶增高，重症患者还可出现脉搏细速、血压下降、手足抽搐、消化道出血、精神症状乃至休克、急性呼吸衰竭、DIC 等。

一、护理评估

（一）术前评估

1. 患者既往有无胆管疾病、十二指肠病变，有无酗酒及暴饮暴食的习惯。

2. 腹痛的诱因、部位、性质、程度及放射部位。

3. 生命体征及意识状态变化，有无恶心、呕吐、腹胀、排气、排便异常等消化道症状。

4. 有无重症胰腺炎的征兆。

5. 各种化验及检查结果　血、尿淀粉酶增高及增高程度，血糖、电解质等其他生化指标，腹部 B 超与 CT 检查结果。

6. 患者及家属对疾病的认知程度、心理状态及家庭支持状况。

（二）术后评估

1. 麻醉、手术方式、术中出血、用药、补液情况。

2. 生命体征及意识状态，手术切口愈合和敷料情况。

3. 各种引流管情况。

4. 腹部体征的改变。

5. 各种检查及化验结果。

6. 进食及营养状况。

二、主要护理诊断/问题

1. 疼痛。

2. 体温过高。

3. 糖代谢紊乱。

4. 水电解质紊乱。

5. 营养失调　低于机体需要量。

6. 潜在并发症　急性呼吸衰竭、急性肾衰竭、心力衰竭与心律失常、消化道出血、胰性脑病、败血症及真菌感染、胰腺脓肿、假性囊肿、慢性胰腺炎。

7. 健康知识缺乏。

8. 焦虑。

三、护理措施

（一）一般护理

1. 急性发作期应绝对卧床休息，无休克者取半卧位。协助患者做好生活护理，保持口腔、皮肤清洁。

2. 禁饮食，腹胀严重者给予胃肠减压。禁食期间给予胃肠外营养支持，如患者口渴可含漱口液或湿润口唇。待症状好转逐渐给予清淡流质、半流质软食。恢复期仍禁止高脂饮食。

3. 密切观察生命体征变化、尿量及意识状态，及早发现脏器衰竭或休克。记录 24 小时出入量。动态观察腹痛情况，如腹痛的部位、疼痛程度、伴随症状，并做好详细记录。

4. 观察患者的呼吸型态，必要时给予氧气吸入。指导患者深呼吸和有效咳嗽，协助翻身、排痰或给予雾化吸入，如出现严重呼吸困难或缺氧情况，应给予气管插管或气管切开，应用呼吸机辅助呼吸。

5. 定时留取标本，监测血生化及电解质、酸碱平衡情况。

6. 严格执行医嘱，用药时间、剂量准确，必要时可使用微量泵输液。根据病情调节输液速度。发生低血钙抽搐时可静脉注射葡萄糖酸钙。血糖升高时可应用胰岛素降糖，注意监测血糖变化。

7. 多与患者交流，消除不良情绪，指导患者使用放松技术，如缓慢地深呼吸，使全身肌肉放松。

8. 积极做好抗休克治疗，病情危急需行手术治疗时应积极做好手术准备。

（二）症状护理

1. 疼痛的护理

（1）剧烈疼痛时可取弯腰、屈膝侧卧位以减轻腹痛，注意安全，必要时加用床档。

（2）遵医嘱给予镇痛、解痉、胰酶抑制剂。但禁用吗啡，以防引起 Oddi 括约肌痉挛加重病情。

（3）观察用药后腹痛有无减轻，疼痛的性质及特点有无改变，及时发现腹膜炎或胰腺脓肿。

（4）腹胀严重者做好胃肠减压的护理。记录 24 小时出入量，作为补液依据。

2. 体温过高的护理

（1）监测体温及血常规变化，注意热型及体温升高的程度。

（2）采用物理降温并观察降温效果，体温下降过程中须防止大量出汗引起的脱水。

（3）合理应用抗生素及降温药物，严格执行无菌操作。

（4）并发症的观察及护理

①急性呼吸窘迫综合征（ARDS）：监测血氧饱和度及呼吸型态、动脉血气分析，应用糖皮质激素，必要时行机械通气。

②急性肾衰竭（ARF）：记录 24 小时出入量，每小时观察记录尿量，合理补液，必要时行透析治疗。

③休克：密切观察生命体征、意识状态及末梢循环，静脉补液，必要时应用血管活性药物。

④DIC：评估皮肤黏膜出血点，检查凝血功能，遵医嘱抗凝治疗。

⑤心功能衰竭：进行心电监护和血流动力学监测，严格记录出入液量。输液时严格控制滴速。

⑥胰腺假性囊肿：必要时行手术治疗。

⑦出血：急性胰腺炎易引起应激性胃溃疡出血，使用 H_2 受体拮抗剂和抗酸药物可预防和治疗胃出血。如有腹腔出血者应做好急诊手术准备。

（三）术后护理

1. 多种管道的护理 患者可能同时有胃管、尿管、氧气管、输液管、肠道造瘘管、"T"管以及腹腔引流管等，护理时要注意以下几点。

（1）了解每根导管的作用。

（2）妥善固定：保持有效引流，严格无菌操作，定期更换引流袋。

（3）准确记录各种引流物的性状、颜色、量。

2. 伤口的护理 观察有无渗血、渗液、伤口裂开；并发胰瘘时要注意保持负压引流通畅，并保护瘘口周围皮肤。

3. 维持营养需要 完全胃肠外营养的同时，采用经空肠造瘘管灌注要素饮食。

4. 防治休克，维持水、电解质平衡 准确记录 24 小时出入量，监测水、电解质状况；建立两条静脉输液通路，注意输液顺序及调节输液速度。

5. 控制感染，降低体温 监测体温和血白细胞计数变化，根据医嘱给予抗生素。协助并鼓励患者定时翻身、深呼吸、有效咳嗽及排痰，加强口腔和尿道口护理，预防口腔、肺部和尿路感染。

6. 并发症的观察与护理

（1）术后出血：按医嘱给予止血药物，定时监测血压、脉搏，出血严重者应行手术。

（2）胰腺或腹腔脓肿：急性胰腺炎患者术后两周如出现发热、腹部肿块，应检查并确定有无胰腺脓肿或腹腔脓肿的发生。

（3）胰瘘：保持负压引流通畅，保护创口周围皮肤，防止胰液对皮肤的浸润和腐蚀。

（4）肠瘘：腹部出现明显的腹膜刺激征，有含粪便的内容物流出即可明确诊断应注意保持局部引流通畅。保持水、电解质平衡。加强营养支持。

7. 心理护理 患者由于发病突然，病情重，病程长，常会产生恐惧、悲观情绪。应为患者提供安静舒适的环境，耐心解答患者的问题，帮助树立战胜疾病的信心。

四、护理评价

1. 患者是否明确腹痛的原因，腹痛能否逐渐缓解及有无腹膜炎等并发症的发生。

2. 胃肠减压引流有无通畅，有无明显失水征，血生化检查结果显示水、电解质和酸碱度是否在正常范围。

3. 是否发生休克和严重的全身并发症，或发生时被及时发现和抢救。

4. 体温是否恢复到正常范围。

五、健康教育

1. 养成规律的饮食习惯，避免暴饮暴食。禁食刺激性强、产气多、高脂肪和高蛋白饮食，以防复发。

2. 戒烟禁酒。

3. 积极治疗胆管疾病。

4. 定期门诊复查，出现紧急情况，及时到医院就诊。

（吕 洋）

第六节 急性化脓性腹膜炎

腹膜受到细菌、化学性刺激或损伤所引起的腹膜急性炎症性病变，称为急性腹膜炎。主要表现为急性腹痛、恶心、呕吐、腹膜刺激征和全身感染症状。

一、解剖概要

腹膜是一层很薄的浆膜，分相互连续的脏腹膜和壁腹膜两部分。壁腹膜贴附于腹壁内面；脏腹膜覆盖在腹腔脏器的表面，成为内脏的浆膜层。腹膜腔是壁腹膜和脏腹膜之间的潜在腔隙，是人体最大的体腔。腹膜腔分大、小腹膜腔两部分，即大腹膜腔和网膜囊，两者经网膜孔相连。男性腹膜腔是密闭的，女性腹膜腔经输卵管、子宫、阴道与外界相通。

腹膜具有润滑、吸收和渗出、防御和修复等生理功能，能吸收大量积液、血液、空气和毒素，腹膜能渗出大量液体稀释毒素和减少刺激，当大量毒素需要腹膜吸收时可导致感染性休克。

二、病因和病理

腹膜受到细菌或胃肠道内容物的刺激后迅速发生充血、水肿等反应，并失去原有光泽；继而产生大量浆液性渗出液，以稀释腹膜腔内的毒素；渗出液中的吞噬细胞、中性粒细胞及坏死组织、细菌和凝固的纤维蛋白原使渗出液变浑浊。以大肠埃希菌为主的脓液呈黄绿色，常与其他致病菌混合感染而变得稠厚，并有粪臭味。

腹膜炎的转归与患者全身情况和腹膜局部防御能力有关外，还取决于污染细菌的性质、数量和污染的持续时间。腹膜的严重充血水肿可引起机体水、电解质紊乱；腹腔内大量渗出液浸泡肠管可导致麻痹性肠梗阻，肠管扩张使膈肌上移影响心肺功能，肠腔内大量积液又使血容量明显减少，细菌入侵和毒素吸收导致感染性休克。严重者可致死亡。病变轻者，病变经大网膜包裹或填塞而被局限，形成局限腹膜炎。

三、临床表现

（一）急性腹膜炎

根据病因不同，腹膜炎的症状可以是突然发生，也可以是逐渐出现的。空腔脏器损伤破裂或穿孔引起的腹膜炎发病较突然。

1. 症状

（1）腹痛：是最主要的临床表现，疼痛的性质与发病的原因、炎症的轻重、年龄、身体素质等有关。剧烈腹痛，难以忍受，呈持续性。深呼吸、咳嗽、改变体位是疼痛加重。腹痛先从原发病变部位开始，随炎症扩散而波及全腹。

（2）恶心、呕吐：腹膜受到刺激，可引起反射性恶心、呕吐，呕吐物为胃内容物，发生麻痹性肠梗阻时呕吐物为黄绿色胆汁，甚至是褐色粪水样内容物。

（3）体温、脉搏：骤然发病的病例，体温由正常逐渐升高、脉搏逐渐加快；年老体弱者体温可不升高，多数患者脉搏加速与体温成正比，若脉搏快体温反而下降，常提示病情恶化。

（4）感染中毒表现：患者可相继出现寒战、高热、脉速、呼吸浅快及口干；随着病情进展，可出现面色苍白、口唇发绀、肢端发冷、呼吸急促、血压下降、神志恍惚等全身感染、中毒表现。严重者可出现代谢性酸中毒及感染性休克。

2. 体征　腹胀，腹式呼吸减弱或消失。腹部压痛、腹肌紧张和反跳痛是腹膜炎的标志性体征。腹胀加重是病情恶化的重要标志。胃肠或胆囊穿孔引起强烈的腹肌紧张，甚至呈"木板样"强直。婴幼儿、老年人或极度虚弱的患者腹肌紧张不明显，易被忽视。

（二）腹腔脓肿

1. 膈下脓肿　脓液积聚于膈肌以下、横结肠及其系膜以上的间隙内，统称为膈下脓肿。

膈下脓肿的临床特点是出现明显的全身症状，发热初为弛张热，脓肿形成后呈持续性高热。脓肿刺激膈肌可引起呃逆。感染波及胸膜时可出现胸腔积液、气促、咳嗽和胸痛等表现。

2. 盆腔脓肿 盆腔处于腹腔最低位置，腹膜炎时，腹腔内炎性渗出物及脓液易积聚于此而形成盆腔脓肿。因盆腔腹膜面积较小，吸收能力较低，故盆腔脓肿的特点是局部症状明显而全身中毒症状较轻。

四、辅助检查

1. 实验室检查 血常规检查示白细胞计数及中性粒细胞比例增高，可出现中毒颗粒。病情危重或机体反应能力低下者，白细胞计数不升高反而降低，仅有中性粒细胞比例增高。

2. 影像学检查

（1）腹部 X 线检查：立、卧位平片见小肠普遍胀气并有多个小液平；胃肠穿孔时，立位平片多数可见膈下游离气体；膈下脓肿时，患侧膈肌升高，肋膈角模糊或胸腔积液。

（2）B 超检查：显示腹腔内积液量，但不能鉴别液体性质。

（3）CT 检查：对腹腔内实质性脏器的病变有诊断价值，也可明确脓肿的大小及部位。

3. 诊断性腹腔穿刺或腹腔灌洗 根据抽出液性状、气味、浑浊度，涂片、细菌培养以及淀粉酶测定等有助于诊断。

五、治疗

1. 非手术治疗 对病情较轻或病程较长已超过 24 小时、腹部体征已减轻或炎症已局限以及原发性腹膜炎者可行非手术治疗。

（1）禁食和胃肠减压。

（2）静脉输液、纠正水、电解质紊乱；补充热量或提供营养支持。

（3）合理应用抗菌药。

（4）对症处理：镇静、止痛和吸氧等。

（5）物理治疗：盆腔脓肿未形成或较小时，可辅助热水坐浴、温盐水保留灌肠等治疗。

2. 手术治疗

（1）手术适应证：经非手术治疗 6～8 小时后（一般不超过 12 小时），腹膜炎症状加重和体征器官破裂等；腹腔内炎症较重，出现严重的肠麻痹或中毒症状，并发休克；腹膜炎病因不明且无局限趋势者。

（2）手术处理：剖腹探查，明确病因，处理原发病灶；清理腹腔，充分引流；引流以形成的腹腔脓肿。

六、护理评估

1. 术前评估

（1）健康史和相关因素：询问既往史，尤其注意有无胃、十二指肠溃疡病史，慢性阑尾炎发作史，其他腹腔内脏器疾病和手术史；近期有无腹部外伤史。儿童应注意近期有无呼吸道、泌尿道感染史、营养不良或其他导致抵抗力低下的原因。

（2）身体状况：了解患者腹痛的性质、程度、是否周期性发作；是否有呕血、黑便等症状；是否有腹部刺激征、程度及范围。患者的生命体征是否平稳、有无感染或休克的表现。便血前后是否有心悸、头晕、目眩、甚至晕厥。患者是否有恶心、呕吐及发生的时间，了解呕吐物的性质。患者是否有水、电解质失衡及营养不良。

（3）心理－社会状况：了解患者对疾病的态度；情绪是否稳定；对疾病、检查、治疗及护理是否配合；对医院环境是否适应；对手术是否接受及程度；是否了解康复知识及掌握程度。了解家属及亲友的心理状态；家庭经济承受能力等。

2. 术后评估

（1）向手术医生、麻醉师了解患者手术经过、生命体征的平稳、手术方式，腹腔炎症情况，发病类型及输液情况。

（2）了解患者术后留置各种引流管的位置、用途，引流情况。切口渗血情况，引流液的颜色、性质和量。

（3）了解患者术后伤口疼痛程度，腹部肠蠕动情况，食欲、康复知识掌握程度及功能锻炼完成情况，以及家属、亲友的配合情况等。

七、主要护理诊断/问题

1. 体温过高　与腹膜炎毒素吸收有关。
2. 腹痛、腹胀　与腹膜炎炎症反应和刺激、毒素吸收有关。
3. 体液不足　与腹膜腔大量渗出、高热或体液丢失有关。
4. 潜在并发症　腹腔脓肿或切口感染。

八、护理目标

1. 患者体温逐渐降至正常范围。
2. 患者腹痛、腹胀等不适症状减轻或缓解。
3. 患者水、电解质平衡得以维持，未发生酸碱失衡。
4. 并发症得到预防或及时处理。

九、护理措施

（一）术前护理

1. 心理护理　安慰患者，减轻腹胀、腹痛，促进患者舒适。

2. 体位　患者取半卧位，促进腹腔内渗出液流向盆腔，以减少毒素吸收、减轻中毒症状、利于引流和局限感染。避免腹胀所致的膈肌抬高，减轻腹胀对呼吸循环的影响。休克患者应取中凹卧位。

3. 禁食、胃肠减压　吸出胃肠道内容物和气体，改善胃、肠壁的血液循环和减少消化道内容物继续流入腹腔，减轻腹胀和腹痛。

4. 止痛　明确诊断的患者，可用哌替啶类止痛剂镇痛。诊断不明或需要继续观察的患者，慎用止痛药物，以免掩盖真实病情。做好急诊手术的准备工作。

（二）控制感染，加强支持治疗

1. 合理应用抗生素　继发性腹膜炎多为混合性感染，应根据细菌培养及药敏结果选择广谱抗生素。但抗生素的使用不能完全替代手术治疗。

2. 降温　高热患者，应给予药物降温协同物理降温。

3. 支持治疗　急性腹膜炎的患者由于炎症、机体应激反应和长时间禁食的原因所致营养不良及贫血，应给予肠内外营养支持，提高机体防御能力和愈合能力。

（三）维持体液平衡和生命体征平稳

1. 输液　迅速建立静脉通路，补充液体和电解质等，纠正电解质及酸碱失衡。尽量选择上肢粗大血管穿刺，必要时留置中心静脉。根据病情输入全血或血浆提高胶体渗透压，维持有效循环血量。

2. 准确记录出入量　维持每小时尿量 30～50mL。

3. 抗休克治疗　患者发生休克时，加快补液速度的同时应定时监测中心静脉压、血气分析、肾功、离子血糖等指标。

（四）术后护理

1. 一般护理　全身麻醉清醒或硬膜外麻醉患者去枕平卧，术后 6 小时后，生命体征平稳改半卧位。若患者病情允许，鼓励患者早期活动，活动量因人而异。

2. 术后并发症的预防和护理

（1）严密观察病情：术前或术后密切观察心率、血压、血氧饱和度、中心静脉压数值等。

（2）术后 6 小时鼓励患者尽早下床活动，预防肠管粘连。

（3）妥善固定胃管、尿管、引流管等，保持引流通畅，避免管路扭曲、受压、打折、脱出。每 24 小时更换负压引流器、尿袋、引流袋一次，严格无菌操作，防止管路逆行感染。准确记录引流液的颜色、性状、引流量。

（4）遵医嘱为患者做雾化吸入，稀释痰液，及时为患者叩背，预防肺部感染。

（5）遵医嘱应用血液循环治疗仪，预防下肢静脉血栓的形成。

（6）做好口腔护理、尿管护理、皮肤护理，预防感染。

（7）密切观察切口敷料情况，如有渗出及时通知医生更换敷料。保持切口敷料清洁干燥。

十、护理评价

1. 恐惧（焦虑）是否减轻或缓解，情绪是否稳定。

2. 疼痛是否减轻或缓解，睡眠状况是否改善。

3. 营养状况是否改善，体重是否稳定或增加，低蛋白血症及贫血是否得到纠正。

4. 水、电解质是否维持平衡，生命体征是否平稳，皮肤弹性是否良好。

5. 术后并发症是否得到预防，是否及时发现和处理并发症。

十一、健康指导

1. 有消化系统疾病者及时就诊。

2. 告知患者注意休息、避免过劳，保持乐观的情绪，同时劝告患者放弃喝酒、吸烟等对身体有危害性的不良习惯。

3. 告知患者及家属有关手术后期可能出现的并发症的相关知识。

（吕　洋）

第七节　胃及十二指肠溃疡

胃、十二指肠局限性圆形或椭圆形的全层黏膜缺损，称为胃十二指肠溃疡。因溃疡的形成与胃酸－蛋白酶的消化作用有关，也称为消化性溃疡。纤维内镜技术的不断完善、新型制酸剂和抗幽门螺杆菌（HP）药物的应用使得溃疡病诊断和治疗发生了很大改变。外科治疗主要用于急性穿孔、出血、幽门梗阻或药物治疗无效的溃疡患者以及胃溃疡恶性变等情况。

一、胃及十二指肠解剖生理概要

（一）胃的解剖

1. 胃的位置和分区　胃位于食管和十二指肠之间，上端与食管相连的入口部位称贲门，距离门齿约40cm，下端与十二指肠相连接的出口为幽门。腹段食管与胃大弯的交角称贲门切迹，该切迹的黏膜面形成贲门皱襞，有防止胃内容物向食管逆流的作用。幽门部环状肌增厚，浆膜面可见一环形浅沟，幽门前静脉沿此沟的腹侧面下行，是术中区分胃幽门与十二指肠的解剖标志。将胃小弯和胃大弯各做三等份，再连接各对应点可将胃分为三个区域，上1/3为贲门胃底部U（upper）区；中1/3是胃体部M（middle）区，下1/3即幽门部L（lower）区。

2. 胃的韧带　胃与周围器官有韧带相连接，包括胃膈韧带、肝胃韧带、脾胃韧带、胃结肠韧带和胃胰韧带，胃凭借韧带固定于上腹部。

3. 胃的血管　胃的动脉血供丰富，来源于腹腔动脉。胃小弯动脉弓供血胃小弯。胃大弯的动脉弓供血胃大弯。胃短动脉供应胃底。胃后动脉分布于胃体上部与胃底的后壁。胃有丰富的黏膜下血管丛，静脉回流汇集到门静脉系统。胃的静脉与同名动脉伴行，胃短静脉、胃网膜左静脉均回流入脾静脉；胃网膜右静脉则回流入肠系膜上静脉；胃左静脉（即冠状静脉）的血液可直接注入门静脉或汇入脾静脉；胃右静脉直接注入门静脉。

4. 胃的淋巴引流　胃黏膜下淋巴管网丰富，并经贲门与食管、经幽门与十二指肠交通。胃周淋巴结，沿胃的主要动脉及其分支分布，淋巴管回流逆动脉血流方向走行，经多个淋巴结逐步向动脉根部聚集。胃周共有16组淋巴结。按淋巴的主要引流方向可分为以下四群。①腹腔淋巴结群：引流胃小弯上部淋巴液。②幽门上淋巴结群：引流胃小弯下部淋巴液。③幽门下淋巴结群：引流胃大弯右侧淋巴液。④胰脾淋巴结群：引流胃大弯上部淋巴液。

5. 胃的神经　胃受自主神经支配，支配胃的运动神经包括交感神经与副交感神经。胃的交感神经主要抑制胃的分泌和运动并传出痛觉；胃的副交感神经主要促进胃的分泌和运动。交感神经与副交感神经纤维共同在肌层间和黏膜下层组成神经网，以协调胃的分泌和运动功能。

6. 胃壁的结构　胃壁从外向内分为浆膜层、肌层、黏膜下层和黏膜层。胃壁肌层外层是沿长轴分布的纵行肌层，内层由环状走向的肌层构成。胃壁肌层由平滑肌构成，环行肌纤维在贲门和幽门处增厚形成贲门和幽门括约肌。黏膜下层为疏松结缔组织，血管、淋巴管及神经丛丰富。由于黏膜下层的存在，使黏膜层与肌层之间有一定的活动度，因而在手术时黏膜层可以自肌层剥离开。

（二）胃的生理

胃具有运动和分泌两大功能，通过其接纳、储藏食物，将食物与胃液研磨、搅拌、混匀，初步消化，形成食糜并逐步分次排入十二指肠为其主要的生理功能。此外，胃黏膜还有吸收某些物质的功能。

（三）十二指肠的解剖和生理

十二指肠是幽门和十二指肠悬韧带（Treitz 韧带）之间的小肠，长约 25cm，呈 C 形，是小肠最粗和最固定的部分。十二指肠分为四部分。①球部：长约 4～5cm，属腹膜间位，活动度大，黏膜平整光滑，球部是十二指肠溃疡好发部位。胆总管、胃十二指肠动脉和门静脉在球部后方通过。②降部：与球部呈锐角下行，固定于后腹壁，腹膜外位，仅前外侧有腹膜遮盖，内侧与胰头紧密相连，胆总管和胰管开口于此部中下 1/3 交界处内侧肠壁的十二指肠乳头，距幽门 8～10cm，距门齿约 75cm。从降部起十二指肠黏膜呈环形皱襞。③水平部：自降部向左走行，长约 10cm，完全固定于腹后壁，属腹膜外位，横部末端的前方有肠系膜上动、静脉跨越下行。④升部：先向上行，然后急转向下、向前，与空肠相接，形成十二指肠空肠曲，由十二指肠悬韧带（Treitz 韧带）固定于后腹壁，此韧带是十二指肠空肠分界的解剖标志。整个十二指肠环抱在胰头周围。十二指肠的血供来自胰十二指肠上动脉和胰十二指肠下动脉，两者分别起源于胃十二指肠动脉与肠系膜上动脉。胰十二指肠上、下动脉的分支在胰腺前后吻合成动脉弓。

十二指肠接受胃内食糜以及胆汁、胰液。十二指肠黏膜内有 Brunner 腺，分泌的十二指肠液含有多种消化酶如蛋白酶、脂肪酶、蔗糖酶、麦芽糖酶等。十二指肠黏膜内的内分泌细胞能够分泌胃泌素、抑胃肽、胆囊收缩素、促胰液素等肠道激素。

二、胃及十二指肠溃疡急性穿孔

急性穿孔是胃十二指肠溃疡严重并发症，为常见的外科急腹症。起病急、病情重、变化快，需要紧急处理，若诊治不当可危及生命。近来溃疡穿孔的发生率呈上升趋势，发病年龄渐趋高龄化。十二指肠溃疡穿孔男性患者较多，胃溃疡穿孔则多见于老年妇女。

（一）病因和病理

90% 的十二指肠溃疡穿孔发生在球部前壁，而胃溃疡穿孔 60% 发生在胃小弯，40% 分布于胃窦及其他各部。急性穿孔后，有强烈刺激性的胃酸、胆汁、胰液等消化液和食物溢入腹腔，引起化学性腹膜炎。导致剧烈的腹痛和大量腹腔渗出液，约 6～8 小时后细菌开始繁殖并逐渐转变为化脓性腹膜炎。病原菌以大肠埃希菌、链球菌为多见。由于强烈的化学刺激、细胞外液的丢失以及细菌毒素吸收等因素，患者可出现休克。胃十二指肠后壁溃疡，可穿透全层并与周围组织包裹，形成慢性穿透性溃疡。

（二）临床表现

多数患者既往有溃疡病史，穿孔前数日溃疡病症状加剧。情绪波动、过度疲劳、刺激性饮食或服用皮质激素药物等常为诱发因素。

1. 症状　穿孔多在夜间空腹或饱食后突然发生，表现为骤起上腹部刀割样剧痛，迅速波及全腹，患者疼痛难忍，可有面色苍白、出冷汗、脉搏细速、血压下降等表现。常伴恶心、呕吐。当胃内容物沿右结肠旁沟向下流注时，可出现右下腹痛，疼痛也可放射至肩部。

当腹腔有大量渗出液稀释漏出的消化液时，腹痛可略有减轻。由于继发细菌感染，出现化脓性腹膜炎，腹痛可再次加重。偶尔可见溃疡穿孔和溃疡出血同时发生。溃疡穿孔后病情的严重程度与患者的年龄、全身情况、穿孔部位、穿孔大小和时间以及是否空腹穿孔密切有关。

2. 体征　体检时患者表情痛苦，仰卧微屈膝，不愿移动，腹式呼吸减弱或消失；全腹压痛、反跳痛，腹肌紧张呈"板样"强直，尤以右上腹最明显。叩诊肝浊音界缩小或消失，可有移动性浊音；听诊肠鸣音消失或明显减弱。患者有发热，实验室检查示白细胞计数增加，血清淀粉酶轻度升高。在站立位 X 线检查时，80% 的患者可见膈下新月状游离气体影。

（三）治疗

1. 非手术治疗　适用于一般情况好，症状体征较轻的空腹穿孔；穿孔超过 24 小时，腹膜炎已局限者；或是经水溶性造影剂行胃十二指肠造影检查证实穿孔已封闭的患者。非手术治疗不适用于伴有出血、幽门梗阻、疑有癌变等情况的穿孔患者。治疗措施主要包括：①持续胃肠减压，减少胃肠内容物继续外漏。②输液以维持水、电解质平衡并给予营养支持。③全身应用抗生素控制感染。④经静脉给予 H_2 受体阻断剂或质子泵拮抗剂等制酸药物。非手术治疗 6～8 小时后病情仍继续加重，应立即转手术治疗。非手术治疗少数患者可出现膈下或腹腔脓肿。痊愈的患者应胃镜检查排除胃癌，根治幽门螺杆菌感染并采用制酸剂治疗。

2. 手术治疗

（1）单纯穿孔缝合术：单纯穿孔修补缝合术的优点是操作简便，手术时间短，安全性高。一般认为：穿孔时间超出 8 小时，腹腔内感染及炎症水肿严重，有大量脓性渗出液；以往无溃疡病史或有溃疡病史未经正规内科治疗，无出血、梗阻并发症，特别是十二指肠溃疡患者；有其他系统器质性疾病不能耐受急诊彻底性溃疡手术，为单纯穿孔缝合术的适应证。穿孔修补通常采用经腹手术，穿孔以丝线间断横向缝合，再用大网膜覆盖，或以网膜补片修补；也可经腹腔镜行穿孔缝合大网膜覆盖修补。对于所有的胃溃疡穿孔患者，需做活检或术中快速病理检查除外胃癌，若为恶性病变，应行根治性手术。单纯穿孔缝合术术后溃疡病仍需内科治疗，HP 感染阳性者需要抗 HP 治疗，部分患者因溃疡未愈仍需行彻底性溃疡手术。

（2）彻底性溃疡手术：优点是一次手术同时解决了穿孔和溃疡两个问题，如果患者一般情况良好，穿孔在 8 小时内或超过 8 小时，腹腔污染不严重；慢性溃疡病特别是胃溃疡患者，曾行内科治疗，或治疗期间穿孔；十二指肠溃疡穿孔修补术后再穿孔，有幽门梗阻或出血史者可行彻底性溃疡手术。手术方法包括胃大部切除术外，对十二指肠溃疡穿孔可选用穿孔缝合术加高选择性迷走神经切断术或选择性迷走神经切断术加胃窦切除术。

胃溃疡常用的手术方式是远端胃大部切除术（图 12 - 1），胃肠道重建以胃十二指肠吻合的 Billroth I 式（图 12 - 2）为宜。I 型胃溃疡通常采用远端胃大部切除术，胃的切除范围在 50% 左右，行胃十二指肠吻合；II、III 型胃溃疡宜采用远端胃大部切除加迷走神经干切断术，Billroth I 式吻合，如十二指肠炎症明显或是有严重瘢痕形成，则可行 Billroth II 式胃空肠吻合；IV 型，即高位小弯溃疡处理困难。根据溃疡所在部位的不同可采用切除溃疡的远端胃大部切除术，可行 Billroth II 式（图 12 - 3）胃空肠吻合，为防止反流性食管炎也可行 Roux - en - Y 胃空肠吻合。溃疡位置过高可以采用旷置溃疡的远端胃大部切除术或近端胃大部切除术治疗。术前或术中应对溃疡做多处活检以排除恶性溃疡的可能。对溃疡恶变病例，应行胃癌根治术。

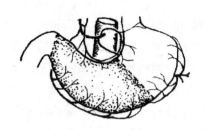

图 12 - 1 胃大部切除范围

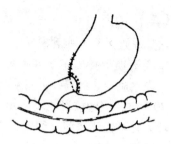

图 12 - 2 Billroth I 式胃切除示意图

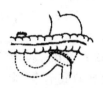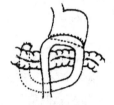

A.结肠后胃肠吻合 B.结肠前胃空肠吻合

图 12 - 3 Billroth II 式胃切除术

三、胃及十二指肠溃疡大出血

胃十二指肠溃疡患者有大量呕血、柏油样黑便，引起红细胞、血红蛋白和血细胞比容明显下降，脉率加快，血压下降，出现为休克前期症状或休克状态，称为溃疡大出血。胃十二指肠溃疡出血，是上消化道大出血中最常见的原因，约占 50% 以上。

（一）病因和病理

溃疡基底部的血管壁被侵蚀并导致破裂出血。胃溃疡大出血好发于胃小弯，出血源自胃左、右动脉及其分支。十二指肠溃疡大出血好发于球部后壁，出血源自胰十二指肠上动脉或胃十二指肠动脉及其分支。大出血后血容量减少、血压降低、血流缓慢、可在血管破裂处形成凝血块而暂时止血。由于胃肠道蠕动和胃十二指肠内容物与溃疡病灶的接触，暂时停止的出血可能再次出血。

（二）临床表现

胃十二指肠溃疡大出血的临床表现取决于出血量和出血速度。患者的主要症状是呕血和解柏油样黑便，多数患者只有黑便而无呕血，迅猛的出血则为大量呕血与紫黑血便。呕血前常有恶心，便血前后可有心悸、眼前发黑、乏力、全身疲软，甚至出现晕厥。患者过去多有典型溃疡病史，近期可有服用阿司匹林等情况。如出血速度缓慢则血压、脉搏改变不明显。短期内失血量超过 800mL，可出现休克症状。患者焦虑不安、四肢湿冷、脉搏细速、呼吸急促、血压下降。如血细胞比容在 30% 以下，出血量已超过 1 000mL。大出血通常指的是每分钟出血量超过 1mL 且速度较快的出血。患者可呈贫血貌、面色苍白，脉搏增快；腹部体征不明显，腹部稍胀，上腹部可有轻度压痛，肠鸣音亢进。腹痛严重的患者应注意有无伴发溃疡穿孔。大量出血早期，由于血液浓缩，血常规变化不大，以后红细胞计数、血红蛋白值、血细胞比容均呈进行性下降。

（三）治疗

治疗原则是补充血容量防治失血性休克，尽快明确出血部位并采取有效止血措施。

1. 补充血容量　建立可靠畅通的静脉通道，快速滴注平衡盐液，作输血配型试验。同时严密观察血压、脉搏、尿量和周围循环状况，并判断失血量指导补液。失血量达全身总血量的20%时，应输注羟乙基淀粉、右旋糖酐或其他血浆代用品，用量在1 000mL左右。出血量较大时可输注浓缩红细胞，也可输全血，并维持血细胞比容不低于30%。输入液体中晶体与胶体之比以3∶1为宜。监测生命体征，测定中心静脉压、尿量，维持循环功能稳定和良好呼吸、肾功能十分重要。

2. 留置鼻胃管　用生理盐水冲洗胃腔，清除血凝块，直至胃液变清，持续低负压吸引，动态观察出血情况。可经胃管注入200mL含8mg去甲肾上腺素的生理盐水溶液，每4~6小时一次。

3. 急诊纤维胃镜检查　可明确出血病灶，还可同时施行内镜下电凝、激光灼凝、注射或喷洒药物等局部止血措施。检查前必须纠正患者的低血容量状态。

4. 止血、制酸、生长抑素等药物的应用　经静脉或肌内注射巴曲酶；静脉给予 H_2 受体拮抗剂（西咪替丁等）或质子泵抑制剂（奥美拉唑等）；静脉应用生长抑素（善宁、施他宁等）。

5. 急症手术止血　多数胃十二指肠溃疡大出血，可经非手术治疗止血，约10%的患者需急症手术止血。手术指征：①出血速度快，短期内发生休克，或较短时间内（6~8小时）需要输入较大量血液（>800mL）方能维持血压和血细胞比容者。②年龄在60岁以上伴动脉硬化症者自行止血机会较小，对再出血耐受性差，应及早手术。③近期发生过类似的大出血或并发穿孔或幽门梗阻。④正在进行药物治疗的胃十二指肠溃疡患者发生大出血，表明溃疡侵蚀性大，非手术治疗难以止血。⑤纤维胃镜检查发现动脉搏动性出血，或溃疡底部血管显露再出血危险很大。急诊手术应争取在出血48小时内进行，反复止血无效，拖延时间越长危险越大。胃溃疡较十二指肠溃疡再出血机会高3倍，应争取及早手术。

四、胃及十二指肠溃疡瘢痕性幽门梗阻

胃、十二指肠溃疡患者因幽门管、幽门溃疡或十二指肠球部溃疡反复发作形成瘢痕狭窄，并发幽门痉挛水肿可以造成幽门梗阻。

（一）病因和病理

溃疡引起幽门梗阻的机制有痉挛、炎症水肿和瘢痕三种，前两种情况是暂时的、可逆性的，在炎症消退、痉挛缓解后幽门恢复通畅。瘢痕造成的梗阻是永久性的，需要手术方能解除。瘢痕性幽门梗阻是由于溃疡愈合过程中瘢痕收缩所致，最初是部分性梗阻，由于同时存在痉挛或是水肿使部分性梗阻渐趋完全性。初期，为克服幽门狭窄，胃蠕动增强，胃壁肌层肥厚，胃轻度扩大。后期，胃代偿功能减退，失去张力，胃高度扩大，蠕动消失。胃内容物滞留，使胃泌素分泌增加，使胃酸分泌亢进，胃黏膜呈糜烂、充血、水肿和溃疡。由于胃内容物不能进入十二指肠，因吸收不良患者有贫血、营养障碍；呕吐引起的水电解质丢失，导致脱水、低钾低氯性碱中毒。

（二）临床表现

腹痛与反复呕吐是幽门梗阻的主要表现。早期，患者有上腹部膨胀不适、阵发性胃收缩痛，伴有嗳气、恶心与呕吐。呕吐多在下午或夜间发生，量大一次可达 1 000～2 000mL，呕吐物含大量宿食有腐败酸臭味，但不含胆汁。呕吐后自觉胃部饱胀改善，故患者常自行诱发呕吐以减轻症状。患者常有少尿、便秘、贫血等慢性消耗表现。体检时，患者营养不良性消瘦、皮肤干燥、弹性消失、上腹部隆起可见胃型和蠕动波，上腹部可闻及振水声。

（三）治疗

怀疑幽门梗阻患者可先行盐水负荷试验，空腹情况下置胃管，注入生理盐水 700mL，30分钟后经胃管回吸，回收液体超过 350mL 提示幽门梗阻。经过一周包括胃肠减压、全肠外营养以及静脉给予制酸药物的治疗后，重复盐水负荷试验。如幽门痉挛水肿明显改善，可以继续保守治疗；如无改善则应考虑手术。瘢痕性梗阻是外科手术治疗的绝对适应证。术前需要充分准备，包括禁食，留置鼻胃管以温生理盐水洗胃，直至洗出液澄清。纠正贫血与低蛋白血症，改善营养状况；维持水、电解质平衡，纠正脱水、低钾低氯性碱中毒。手术目的在于解除梗阻，消除病因。术式以胃大部切除为主，也可行迷走神经干切断术加胃窦部切除术。如老年患者、全身情况极差或并发其他严重内科疾病者可行胃空肠吻合加迷走神经切断术治疗。

五、护理

（一）护理评估

1. 术前评估

（1）健康史：了解患者的年龄、性别、职业及饮食习惯等；了解患者发病过程、治疗及用药情况，特别是非甾体类抗炎药加阿司匹林、吲哚美辛，以及肾上腺皮质激素、胆汁酸盐等。了解患者既往是否有溃疡病史及胃手术病史等。

（2）身体状况：了解患者是否有上消化道症状；评估患者腹痛的性质、程度、是否周期性发作；是否有呕血、黑便等症状；是否有腹部刺激征、程度及范围。患者的生命体征是否平稳、有无感染或休克的表现。便血前后是否有心悸、头晕、目眩甚至晕厥。患者是否有恶心、呕吐及发生的时间，了解呕吐物的性质。患者是否有水、电解质失衡及营养不良。

（3）心理－社会状况：了解患者对疾病的态度；情绪是否稳定；对疾病、检查、治疗及护理是否配合；对医院环境是否适应；对手术是否接受及程度；是否了解康复知识及掌握程度。了解家属及亲友的心理状态；家庭经济承受能力等。

2. 术后评估

（1）了解患者麻醉方式，手术方法，术中出血量、补液量及性质，放置引流管位置、数量、目的，麻醉及手术经过是否顺利。

（2）了解生命体征、切口、胃肠减压及引流情况；肠蠕动恢复及进食情况；是否发生并发症。

（3）了解患者术后各种不适的心理反应。患者和家属是否配合术后治疗、护理、饮食、活动及相关的康复知识的掌握情况。

（二）主要护理诊断/问题

1. 恐惧、焦虑　与疾病知识缺乏、环境改变及担心手术有关。

2. 疼痛　与胃十二指肠黏膜受侵蚀或胃肠内容物对腹膜的刺激及手术创伤有关。

3. 营养失调：低于机体需要量　与摄入不足及消耗增加有关。

4. 有体液不足的危险　与禁食、穿孔后大量腹腔渗出液、幽门梗阻患者呕吐而致水、电解质丢失等有关。

5. 潜在并发症　出血、感染、吻合口破裂或瘘、术后梗阻、倾倒综合征等。

（三）护理目标

1. 患者恐惧（焦虑）减轻或缓解。

2. 疼痛减轻或缓解。

3. 营养状况得到改善。

4. 体液维持平衡。

5. 并发症得到预防、及时发现与处理。

（四）护理措施

1. 术前护理

（1）一般护理：急症患者立即禁食、禁饮；择期手术患者给予高蛋白、高热量、富含维生素、易消化、无刺激的食物；穿孔患者取半卧位；休克患者取休克体位。

（2）病情观察：密切监测生命体征、腹痛、腹膜刺激征及肠鸣音等变化。若患者有休克症状，根据医嘱及时补充液体和应用抗生素，维持水、电解质平衡和抗感染治疗；做好急症手术前的准备工作。

（3）用药护理：严格遵医嘱使用解痉及抗酸的药物，减少胃酸分泌，并观察药物疗效，防止并发症的发生。

（4）溃疡大出血患者的护理：严密观察呕血、便血情况，并判断记录出血量；监测生命体征变化，观察有无口渴、四肢发冷、尿少等循环血量不足的表现；患者应取平卧位；禁食、禁饮；若患者过度紧张，应给予镇静剂；遵医嘱，及时输血、补液、应用止血药物，以纠正贫血和休克；同时，做好急症手术前的准备工作。

（5）幽门梗阻患者的护理：完全性梗阻患者禁食、禁饮，不完全性梗阻者，给予无渣半流质，以减少胃内容物潴留。遵医嘱输血补液，改善营养状况，纠正低氯、低钾性碱中毒。做好术前准备，术前3天，每晚用300～500mL温生理盐水洗胃，以减轻胃壁水肿和炎症，以利于术后吻合口愈合。

（6）对拟行迷走神经切除术患者的护理：术前测定患者的胃酸，包括夜间12小时分泌量、最大分泌量及胰岛素试验分泌量，以供选择手术方法参考。

（7）术前准备：包括皮肤准备、药物敏感试验、术前插胃管、尿管等。

（8）心理护理：及时安慰患者，缓解紧张、恐惧情绪，解释相关的疾病和手术的知识。

2. 术后护理

（1）患者术后取平卧位：严密监测生命体征，血压平稳后取低半卧位。卧床期间，协助患者翻身。若患者病情允许，鼓励患者早期活动，活动量因人而异。对年老体弱或病情较重者，活动量适当减少。

（2）术后禁食：待肠功能恢复拔除胃管当日进食。注意维持水、电解质平衡；及时应用抗生素；准确记录24小时出入水量，以便保证合理补液；若患者营养状况差或贫血，应补充血浆或全血，以利于吻合口和切口的愈合。

（3）饮食饮水方法：患者拔除胃管当日可饮少量水或米汤，第2天进半量流质饮食，若患者无腹痛、腹胀等不适，第3天进全量流质，第4天可进半流质饮食，以稀饭为好，第10～14天可进软食。少进食牛奶、豆类等产气食物，忌生、冷、硬及刺激性食物。进食应少量多餐，循序渐进，每日5～6餐，逐渐减少进餐次数并增加每次进餐量，逐渐过渡为正常饮食。拔除胃管当日可少量饮水，每次4～5汤勺，每1～2小时一次。

（4）妥善固定胃肠减压管和引流管，保持通畅，尤其是胃管应保持负压状态。观察并记录胃管和引流管引流液体的颜色、性质和量。

（5）安全管理：加强风险评估，根据需要给予保护措施及警示标识。

（6）并发症的观察和护理

①吻合口出血常在术后24小时内发生，可从胃管不断吸出新鲜血液，患者有脉搏增快、血压下降等低血容量的表现。应立即报告医生，加快输液。遵医嘱应用止血药物和输新鲜血。通过非手术治疗止血效果不佳或出血量大于500mL/h，应行手术止血。

②十二指肠残端破裂多发生于术后3～6天，是毕罗Ⅱ式胃切除术后早期最严重的并发症。原因一是患者术前营养不良未有效纠正；二是术中处理不当；三是术后胃管引流不畅。患者表现为突发上腹部剧痛，发热、腹膜刺激征及白细胞计数增加，腹腔穿刺可有胆汁样液体。一旦诊断，应立即手术治疗。并加强营养支持，局部引流。

③吻合口破裂或瘘多发生于术后5～7天。贫血、水肿、低蛋白血症的患者更易发生。如患者出现高热、脉速、腹痛及弥漫性腹膜炎的表现，应及时通知医生。

④胃排空障碍胃切除术后，患者出现上腹持续性饱胀、钝痛、伴呕吐含有食物和胆汁的胃液。X线上消化道造影检查显示：残胃扩张，无张力，蠕动波少而弱，胃肠吻合口通过欠佳。

多数患者经保守治疗而好转，包括禁食、胃肠减压，肠外营养，纠正低蛋白，维持水、电解质和酸碱平衡，应用促胃动力药物等。若患者经保守治疗，症状不改善，应考虑可能并发机械性梗阻。

⑤术后梗阻主要原因有吻合口缝合组织内翻过多、肠系膜间隙处理不当、局部粘连和水肿。根据梗阻部位分吻合口梗阻、输入襻梗阻和输出襻梗阻，后两者见于毕罗Ⅱ式胃切除术后。

A. 输入襻梗阻：完全梗阻，表现上腹部剧烈疼痛、频繁呕吐伴上腹部压痛，呕吐物量少，多不含胆汁，上腹部有时可扪及包块。急性完全性输入襻梗阻属于闭襻性肠梗阻易发生肠绞窄，病情不缓解者应行手术解除梗阻。慢性不完全性输入襻梗阻，也称"输入襻综合征"，表现为餐后半小时左右上腹胀痛或绞痛，伴大量呕吐，呕吐物为胆汁，几乎不含食物，呕吐后症状缓解消失。不完全性输入襻梗阻应采取保守治疗，包括：禁食、胃肠减压、营养支持等方法。若无缓解，可行手术治疗。

B. 输出襻梗阻：进食后患者上腹部饱胀、呕吐含胆汁的胃内容物。若保守治疗无效，应行手术治疗。

C. 吻合口梗阻：吻合口过小或吻合口的胃壁或肠壁内翻太多，或因术后吻合口炎症水肿出现暂时性梗阻。若非手术治疗无效，应行手术解除梗阻。

⑥倾倒综合征：根据症状出现的早晚而分两种类型。

A. 早期倾倒综合征：多于进食后 30 分钟内，患者出现心悸、心动过速、出汗、无力、面色苍白等表现，伴有恶心、呕吐、腹部绞痛、腹泻等消化道症状。多数患者经调整饮食后，症状能减轻或消失。处理方法：少量多餐，避免过甜、过咸、过浓流质食物，宜进食低糖类、高蛋白饮食。进餐时限制饮水。进餐后平卧 10 ~ 20 分钟。饮食调整后症状不缓解，应用生长抑素治疗。手术治疗应慎重。

B. 晚期倾倒综合征：又称低血糖综合征。患者表现为餐后 2 ~ 4 小时出现头晕、心慌、无力、出冷汗、脉细弱甚至晕厥，也可导致虚脱。处理方法：饮食调整、食物中加入果胶延缓糖类吸收等措施，症状即可缓解。症状严重者，可应用生长抑素奥曲肽 0.1mg 皮下注射，每日 3 次，能改善症状。

⑦碱性反流性胃炎患者表现为上腹或胸骨后烧灼痛、呕吐胆汁样液体及体重减轻。抑酸剂治疗无效，较顽固。一般应用胃黏膜保护剂、胃动力药及胆汁酸结合药物。症状严重者，应考虑手术治疗。

⑧溃疡复发患者再次出现溃疡病症状、腹痛、出血等症状。可采取保守治疗，无效者可再次手术。

⑨营养性并发症：患者表现为体重减轻、营养不良、贫血等症状。患者应调节饮食，给予高蛋白、低脂饮食，补充铁剂和丰富的维生素。饮食调整结合药物治疗，营养状况可改善。

⑩残胃癌：胃十二指肠溃疡患者行胃大部切除术后 5 年以上，残留胃发生的原发癌，好发于术后 20 ~ 25 年。患者表现为上腹部疼痛不适、进食后饱胀、消瘦、贫血等症状，纤维胃镜可明确诊断。

（五）护理评价

1. 恐惧（焦虑）是否减轻或缓解，情绪是否稳定。

2. 疼痛是否减轻或缓解，睡眠状况是否改善。

3. 营养状况是否改善，体重是否稳定或增加，低蛋白血症及贫血是否得到纠正。

4. 水、电解质是否维持平衡，生命体征是否平稳，皮肤弹性是否良好。

5. 术后并发症是否得到预防，是否及时发现和处理并发症。

（六）健康指导

1. 告诉患者术后一年内胃容量受限，饮食应定时，定量，少量多餐，营养丰富，逐步过渡为正常饮食。少食腌、熏制食品，避免进食过冷、过硬、过烫、过辣及油煎炸的食物。

2. 告知患者注意休息、避免过劳，保持乐观的情绪，同时劝告患者放弃喝酒、吸烟等对身体有危害性的不良习惯。

3. 遵医嘱指导患者服用药物时间、方法、剂量及药物不良反应。避免服用对胃黏膜有损害性的药物，如阿司匹林、吲哚美辛、皮质类固醇等药物。

4. 告知患者及家属有关手术后期可能出现的并发症，如有不适及时就诊。

（吕　洋）

第八节 结、直肠癌

大肠癌包括结肠癌及直肠癌，是常见的消化道恶性肿瘤，仅次于胃癌、食管癌，好发年龄41～50岁。在我国直肠癌比结肠癌发生率高，约1.5：1。随着饮食结构、生活习惯的改变，我国尤其是大都市，发病率明显上升，且有超过直肠癌的趋势。

一、病因

根据流行病学调查和临床观察分析，可能与以下因素有关。

1. 饮食习惯　大肠癌的发生与高脂肪、高蛋白和低纤维素饮食有一定相关性；过多摄入腌制食品可增加肠道中致癌物质，诱发大肠癌；而维生素、微量元素及矿物质的缺乏均可能增加大肠癌的发病率。

2. 遗传因素　有20%～30%的大肠癌患者存在家族史，常见的有家族性多发性息肉病及家族性无息肉结肠癌综合征，此类人发生大肠癌的机会远高于正常人。

3. 癌前病变　多数大肠癌来自腺瘤癌变，其中以绒毛状腺瘤及家族性肠息肉病癌变率最高；而近年来大肠的某些慢性炎症病变，如溃疡性结肠炎、克罗恩病及血吸虫性肉芽肿也已被列入癌前病变。

二、病理和分期

1. 根据肿瘤的大体形态分型

（1）肿块型：肿瘤向肠腔生长，易发生溃疡。恶性程度较低，转移较晚。好发于右侧结肠，尤其是回盲部。

（2）浸润型：肿瘤沿肠壁呈环状浸润，易致肠腔狭窄或梗阻；转移较早。好发于左侧结肠，特别是乙状结肠。

（3）溃疡型：肿瘤向肠壁深层生长并向四周浸润；早期可有溃疡，边缘隆起，中央凹陷；表面糜烂、易出血、感染或穿孔；转移较早，恶性程度高，是结肠癌最常见类型。

显微镜下组织学分类较常见的是：①腺癌，占结肠癌的大多数。②黏液癌，预后较腺癌差。③未分化癌，预后最差。

2. 临床病理分期　结肠癌的分期普遍采用 Dukes 法。

A 期癌肿局限于肠壁，可分为三个分期：A_1，癌肿侵及黏膜或黏膜下层；A_2，癌肿侵及肠壁浅肌层；A_3，癌肿侵及肠壁深肌层。

B 期癌肿穿透肠壁或侵及肠壁外组织、器官，尚可整块切除，无淋巴结转移。

C 期癌肿侵及肠壁任何一层，但有淋巴结转移。

D 期有远处转移或腹腔转移，或广泛侵及邻近器官无法切除。

3. 扩散和转移方式　结肠癌主要转移途径是淋巴转移。首先转移到结肠壁和结肠旁淋巴结，再到肠系膜血管周围和肠系膜血管根部淋巴结。血行转移多见肝，其次为肺、骨等。结肠癌也可直接浸润邻近器官和腹腔种植。

三、临床表现

1. 结肠癌 早期多无明显症状，随着病程的发展可出现一系列症状。

（1）排便习惯和粪便性状改变：常为最早出现的症状，多表现为大便次数增多、粪便不成形或稀便；当出现部分肠梗阻时，可出现腹泻与便秘交替现象。由于癌性溃疡可致出血及感染，故常表现为血性、脓性或黏液性便。

（2）腹痛：也是早期症状。疼痛部位常不确切，程度多较轻，为持续性隐痛或仅为腹部不适、腹胀感；当癌肿并发感染或肠梗阻时腹痛加重，甚至出现阵发性绞痛。

（3）腹部肿块：肿块较硬似粪块，位于横结肠或乙状结肠的癌肿可有一定的活动度。若癌肿穿透肠壁并发感染，可表现为固定压痛的肿块。

（4）肠梗阻：多为晚期症状。一般呈慢性、低位、不完全性肠梗阻，表现为便秘、腹胀，有时伴腹部胀痛或阵发性绞痛，进食后症状加重。当发生完全性梗阻时，症状加剧，部分患者可出现呕吐，呕吐物为粪汁样。

（5）全身症状：由于长期慢性失血、癌肿溃破、感染以及毒素吸收等，患者可出现贫血、消瘦、乏力、低热等全身性表现。部分结肠癌穿透肠壁后，引起肠内瘘和营养物质的流失，致使患者出现水、电解质、酸碱失衡和营养不良，乃至恶病质。

由于癌肿病理类型和部位不同，临床表现也各异。一般右侧结肠癌以全身症状、贫血、腹部肿块为主要表现；左侧结肠癌则以肠梗阻、腹泻、便秘、便血等症状为显著。

2. 直肠癌 早期仅有少量便血或排便习惯改变，易被忽视。当病情严重时才出现显著症状。

（1）直肠刺激症状：癌肿刺激直肠产生频繁便意，便前常有肛门下坠、里急后重和排便不尽感；晚期可出现下腹部痛。

（2）黏液血便：为直肠癌患者最常见的临床症状，多数患者在早期即出现便血。癌肿溃破后，可出现血性和（或）黏液性大便，多附于粪便表面；严重感染时可出现脓血便。

（3）粪便形状变细和排便困难：癌肿增大引起肠腔缩窄，表现为肠蠕动亢进，腹痛、腹胀、粪便形状变细和排便困难等慢性肠梗阻症状。

（4）转移症状：当癌肿侵犯前列腺、膀胱时可发生尿道刺激征、血尿、排尿困难等；侵及骶前神经则发生骶尾部、会阴部时续性剧痛、坠胀感；女性直肠癌可侵及阴道后壁，引起白带增多，若穿透阴道后壁，则可导致直肠阴道瘘，可见粪质及血性分泌物从阴道排出。

四、辅助检查

1. 直肠指检 是诊断直肠癌的最直接和主要的方法。女性直肠癌患者应行阴道检查及双合诊检查。

2. 实验室检查

（1）大便隐血试验：可作为高危人群的初筛级普查的方法。持续阳性者应进一步检查。

（2）血液检查：癌胚抗原（CEA）测定对大肠癌的诊断有一定的价值，但特异度不高，有助于判断患者疗效及预后。

3. 影像学检查

（1）X线钡剂灌肠或气钡双重对比造影检查：是诊断结肠癌的重要检查，可观察到结肠壁僵硬、皱襞消失、存在充盈缺损及小龛影。但对直肠癌诊断价值不大。

（2）B超和CT检查：有助于了解直肠癌的浸润深度及淋巴转移情况，以及提示有无腹腔种植转移、是否侵犯邻近组织器官或肝、肺转移灶等。

4. 内窥镜检查　可通过直肠镜、乙状结肠镜或结肠镜，观察病灶的部位、大小、形态、肠腔狭窄程度等。并可在直视下获取活组织行病理学检查，是诊断结直肠癌最有效、可靠的方法。

五、治疗

手术切除是治疗大肠癌的主要方法，同时辅以放疗、化疗等综合治疗。

（一）手术治疗

手术方式的选择应根据癌肿的部位、大小、病理类型等因素来考虑。

1. 结肠癌

（1）结肠癌根治手术切除范围包括癌肿所在的肠襻及其系膜和区域淋巴结。术式包括右半结肠切除术、横结肠切除术、左半结肠切除术及乙状结肠切除术（图12－4）。

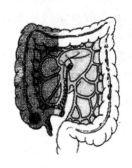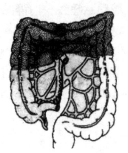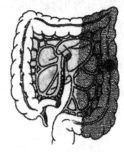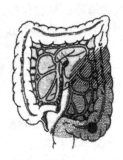

图12－4　结肠癌根治术切除范围示意图

（2）结肠癌并发急性肠梗阻的手术：左半结肠癌发生梗阻是右半结肠的9倍。右半结肠癌梗阻较适合做一期切除肠吻合术；若患者全身情况差，可先行切除肿瘤、肠道造瘘或短路手术；待病情稳定后，再行二期手术。分期手术常适用于左半结肠癌致完全性肠梗阻的患者。

2. 直肠癌　凡能切除的直肠癌，又无其他手术禁忌证，都应尽早施行直肠癌根治术。手术方式的选择根据癌肿所在部位、大小、活动度等因素综合判断。

（1）局部切除术：适用于早期瘤体小、局限于黏膜或黏膜下层、分化程度高的直肠癌。

（2）腹会阴联合直肠癌根治术（Miles手术）：主要适用于腹膜返折以下的直肠癌（图12－5）。

（3）经腹腔直肠癌切除术（直肠前切除术，Dixon手术）适用于直肠癌下缘距肛缘5cm以上的直肠癌（图12－6）。

（4）经腹直肠癌切除、近端造口、远端封闭手术（Hartmann手术）适用于身体状况差，不能耐受Miles手术或因急性肠梗阻不宜行Dixon手术的患者（图12－7）。

（5）姑息性手术：晚期直肠癌患者若排便困难或发生肠梗阻，可行乙状结肠双腔造口。

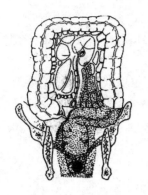
图 12 – 5　Miles 手术

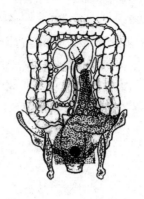
图 12 – 6　Dixon 手术

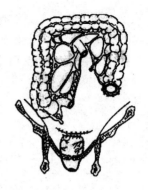
图 12 – 7　Hartmann 手术

（二）非手术治疗

1. 放疗　术前放疗可缩小癌肿、降低癌肿细胞活力及淋巴结转移，提高手术切除率及生存率。术后放疗多用于晚期癌肿、手术无法根治或局部复发者，以降低局部复发率。

2. 化疗　用于处理残存癌细胞或隐性病变，以提高术后生存率。目前，常采用以氟尿嘧啶为基础的联合化疗方案。给药途径包括区域动脉灌注、门静脉给药、静脉给药、术后腹腔留置管灌注给药等方法。

3. 局部介入等治疗　对于不能手术切除且发生肠管缩窄的大肠癌患者，可局部放置金属支架扩张肠腔；对直肠癌患者亦可用电灼、液氮冷冻和激光烧灼等治疗。

4. 其他治疗　中医治疗、基因治疗、导向治疗、免疫治疗等方法。

六、护理评估

（一）术前评估

1. 健康史　了解患者年龄、性别、饮食习惯。既往是否患过结、直肠慢性炎性疾病，结、直肠腺瘤；以及手术治疗史。有无家族性结肠息肉病，家族中有无患大肠癌或其他恶性肿瘤者。

2. 身体状况　了解疾病的性质、发展程度、重要器官状态及营养状况等。患者是否有大便习惯和粪便形状的改变；是否有大便表面带血及黏液或脓血便；是否有腹痛、腹胀、肠鸣音亢进等症状；腹部是否有肿块等。患者有无贫血、消瘦、乏力、低热、恶病质等症状；有无腹腔积液、肝大、黄疸等肝转移的症状。大便潜血试验、直肠指诊、内镜检查、影像学检查及 CEA 测定等结果是否阳性。

3. 心理 – 社会状况　患者和家属是否了解疾病和手术治疗的相关知识；患者及家属对有关结肠、直肠癌的健康指导内容了解和掌握程度等。患者和家属是否接受手术及手术可能导致的并发症；了解患者和家属的焦虑和恐惧程度。家庭对患者手术及进一步治疗的经济承受能力。

（二）术后评估

评估患者实施手术方式、麻醉方式、术中情况、术后恢复情况、并发症及预后的情况。

七、主要护理诊断/问题

1. 焦虑 与恐惧癌症、手术及担心造口影响生活、工作等有关。
2. 知识缺乏 与缺乏疾病和手术的相关知识有关。
3. 自理能力缺陷综合征 与手术创伤、术后引流及结肠造口有关。
4. 自我形象紊乱 与结肠造口的建立和排便方式改变有关。
5. 潜在并发症 出血、感染、吻合口瘘、造口缺血坏死或狭窄及造口周围皮炎等并发症。

八、护理目标

1. 患者焦虑缓解或减轻。
2. 了解疾病、手术及康复的相关知识。
3. 能自理或自理能力提高。
4. 能适应自我形象的变化。
5. 术后并发症能得到预防或及时发现和处理。

九、护理措施

（一）术前护理

1. 心理护理

（1）通过交流，针对患者的特殊心理进行状态评估，并行有效性的心理疏导。

（2）讲解治疗过程，术后护理技巧，消除手术顾虑。必要时请患者现身说法。

（3）需做永久性人工肛门时，会给患者带来工作和生活上的不便，会因自我形象的改变而自卑。应耐心倾听关心患者，使能以最佳心理状态接受手术。

2. 饮食 加强营养，纠正贫血，增强机体抵抗力。补充高蛋白、高热量、丰富维生素、易消化的少渣饮食。对于贫血、低蛋白血症的患者，应给予少量多次输血。对于脱水明显的患者，应注意纠正水、电解质及酸、碱平衡的紊乱，以提高患者对手术的耐受力。

3. 肠道准备 术前大量不保留清洁灌肠，是大肠手术必不可少的重要准备，目的是避免术中污染、术后腹胀和切口感染等。

（1）传统肠道准备法

①控制饮食术前 3 日进少渣半流质饮食，术前 2 日起进流质饮食。

②清洁肠道术前 3 日番泻叶 6g 泡茶饮用或术前 2 日口服泻剂硫酸镁 15～20g 或蓖麻油 30mL，每日上午服用。术前 2 日每晚用 1%～2% 肥皂水灌肠 1 次，术前 1 日晚清洁灌肠。

③使用肠道抗生素：可抑制肠道细菌，减少术后感染。如卡那霉素 1g，每日 2 次，甲硝唑 0.4g，每日 4 次。

④补充肠道维生素：因控制饮食及服用肠道杀菌剂，使维生素 K 的合成及吸收减少，故患者术前应补充维生素 K。

⑤需行肛管直肠全切的患者，术前 3 天用 1∶5 000 的高锰酸钾温水坐浴，每天 2 次。

（2）全肠道灌洗法：患者手术前 12～14 小时开始服用 37℃左右等渗平衡电解质液（由氯化钠、氯化钾、碳酸氢钠配制），造成容量性腹泻，以达到清洁肠道目的。一般 3～4 小时完成灌洗全过程，灌洗液量不少于 6 000mL。可根据情况，在灌洗液中加入抗生素。对于年老体弱，心肾等器官功能障碍和肠梗阻者，不宜使用。

（3）口服甘露醇肠道准备法：患者术前 1 日午餐后 0.5～2 小时内口服 5%～10% 的甘露醇 1 500mL 左右。高渗性甘露醇，口服后可吸收肠壁水分，促进肠蠕动，起到有效腹泻而达到清洁肠道的效果。此方法可不改变患者饮食或术前 2 日进少渣半流质饮食。另外，甘露醇在肠道内被细菌酵解，因此术中使用电刀，能产生易引起爆炸的气体。对于年老体弱，心、肾功能不全者禁用。

4. 其他　术日晨放置胃管和留置导尿管，若患者有梗阻症状，应早期放置胃管，减轻腹胀。如癌肿已侵及女患者的阴道后壁，患者术前 3 日每晚应行阴道冲洗。

（二）术后护理

1. 体位　病情平稳者取半卧位，以利于呼吸和腹腔引流。

2. 饮食　患者术后禁食水，行胃肠减压，由静脉补充水和电解质。2～3 日后肛门排气或造口开放后即可停止胃肠减压，进流质饮食。若无不良反应，进半流质饮食，1 周后改进少渣饮食，2 周左右可进普食。食物应以高热量、高蛋白、丰富维生素、低渣饮食为主。

3. 病情观察　每半小时监测血压、脉搏、呼吸一次，病情平稳后延长监测的间隔时间；观察腹部及会阴部切口敷料，若渗血较多，应估计量，做好记录，并通知医生给予处理。

4. 引流管的护理　保持腹腔及骶前引流管通畅，妥善固定，避免扭曲、受压、堵塞及脱落；观察记录引流液的颜色、质、量；及时更换引流管周围渗湿和污染的敷料。骶前引流管一般保持 5～7 天，引流液量减少、色变淡，方考虑拔除。

5. 结肠造口的护理　结肠造口又称人工肛门，是近端结肠固定于腹壁外而形成的粪便排出通道。

（1）造口开放前护理

①保护外露肠管：用生理盐水纱布或凡士林纱布敷在外露肠管表面，及时更换外层渗湿的敷料，防止感染。

②保持造口通畅：置造口引流者，术后及时将引流管接引流装置，保持通畅。

③注意观察：观察外露肠管有无肠段回缩、出血、苍白、淤血、坏死等现象。

（2）造口开放护理：造口一般于术后 2～3 天，肠蠕动恢复后开放。

①患者应取造口侧卧位，防止造口流出物污染腹部切口敷料。用塑料薄膜隔开造口与腹壁切口，保护腹壁切口。

②保持造口周围皮肤清洁、干燥，及时用中性皂液或 0.5% 氯己定（洗必泰）溶液清洁造口周围皮肤，再涂上氧化锌软膏。

③观察造口周围皮肤有无红、肿、破溃等现象。每次造口排便，以凡士林纱布覆盖外翻的肠黏膜，外盖厚敷料，起到保护作用。

（3）正确使用人工肛门袋（图 12－8）

①选择袋口合适的造口袋。

②及时更换造口袋，造口袋内充满 1/3 排泄物，应更换造口袋。

③除使用一次性造口袋外，患者可备 3～4 个造口袋用于更换。

④每次换袋，注意观察有无肠黏膜颜色变暗、发紫、发黑等异常，防止造口肠管坏死、感染。

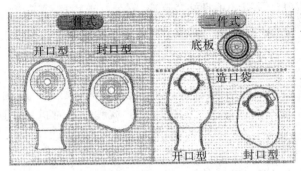
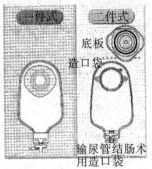

一件式人工肛门袋　　两件式人工肛门袋（底盘）两件式人工肛门袋（肛门袋）

图 12 - 8　人工肛门袋

（4）造口并发症的观察与预防

①造口狭窄术后由于瘢痕挛缩，可致造口狭窄。因此，造口处拆线愈合后，每日扩肛 1 次。方法：戴上指套，外涂液状石蜡，沿肠腔方向逐渐深入，动作轻柔，避免暴力，以免损伤造口或肠管。

②肠梗阻观察患者有无恶心、呕吐、腹痛、腹胀、停止排气排便等症状。

③便秘患者术后 1 周后，应下床活动，锻炼定时排便习惯。若进食后 3~4 天未排便或因粪块堵塞发生便秘，可将粗导尿管插入造口，一般深度不超过 10cm 灌肠，常用液状石蜡或肥皂水，但注意压力不能过大，以防肠道穿孔。

6. 饮食　避免进食胀气性、刺激性气味、腐败及易引起便秘的食物。

7. 帮助患者接受造口现实，提高自护能力

（1）帮助患者及家属逐渐接受造口，并参与造口护理。

（2）鼓励患者逐渐适应造口，恢复正常生活，参加适量的运动和社交活动。

（3）护理过程中保护患者的隐私和自尊。

（4）指导患者自我护理的步骤，使能尽快回归家庭和社会。

8. Miles 手术护理　不宜过早半卧位，以免致脏器下垂。胃管、尿管待功能恢复后拔出。做好会阴部和患者的基础护理。

9. 并发症的预防和护理

（1）切口感染：①监测体温变化及局部切口情况。②及时应用抗生素。③保持切口周围清洁、干燥，尤其会阴部切口。④会阴部切口可于术后 4~7 天用 1：5 000 高锰酸钾温水坐浴，每日 2 次。

（2）吻合口瘘：①观察有无吻合口瘘。②术后 7~10 天不能灌肠，以免影响吻合口的愈合。③一旦发生吻合口瘘，应行盆腔持续滴注、吸引，同时患者禁食，胃肠减压，给予肠外营养支持。

十、护理评价

1. 患者焦虑是否缓解或减轻，如情绪是否稳定，食欲、睡眠状况是否改善。

2. 是否掌握与疾病有关的知识，能否主动配合治疗和护理工作。

3. 能否自理，或自理能力是否提高，能否正确护理造口。

4. 对造口的态度，能否接受造口，及有无不良情绪反应。

5. 术后并发症是否得到预防，是否及时发现和处理并发症。

十一、健康指导

1. 帮助患者及家属了解结、直肠癌的癌前期病变，如结直肠息肉、腺瘤、溃疡性结肠炎等；改变高脂肪、高蛋白、低纤维的饮食习惯。维持均衡的饮食，定时进餐，避免生、冷、硬及辛辣等刺激性食物；避免进食易引起便秘的食物，如芹菜、玉米、核桃及煎的食物；避免进食易引起腹泻的食物，如洋葱、豆类、啤酒等。

2. 对疑有结、直肠癌或有家族史及癌前病变者，应行筛选性及诊断性检查。鼓励参加适量活动和一定社交活动，保持心情舒畅。

3. 做好造口护理的健康宣教 ①介绍造口护理方法和护理用品。②指导患者出院后扩张造口，每1~2周一次，持续2~3个月。③若出现造口狭窄，排便困难，及时就诊。④指导患者养成习惯性的排便行为。

4. 出院后，3~6个月复查一次。指导患者坚持术后化疗。注意观察造口排便通畅情况。避免过度增加腹压，以免引起人工肛门的黏膜脱出。Miles手术后排便次数会增多，排便控制功能较差者，指导做缩肛运动。

（吕　洋）

第十三章

泌尿外科疾病的护理

第一节　肾肿瘤护理

肾肿瘤（renal tumor）分为良性肿瘤和恶性肿瘤，其中恶性肿瘤占绝大多数。常见恶性肾肿瘤有肾细胞癌（renal cell carcinoma，RCC）、尿路上皮癌、肾母细胞瘤和肾转移瘤等。成人肾肿瘤中，绝大部分为肾癌，肾盂癌相对少见。但在小儿恶性肿瘤中，最常见的是肾母细胞瘤。少见的良性肾肿瘤有肾血管平滑肌脂肪瘤（angiomyolipoma of kidney）、肾纤维瘤、肾脂肪瘤等。本节重点介绍肾癌和肾母细胞瘤。

一、肾癌

肾癌（renal carcinoma）通常指肾细胞癌，也称肾腺癌。占原发肾肿瘤的85%，占成人恶性肿瘤的30%肾细胞癌在泌尿系统肿瘤中的发病率在膀胱癌、前列腺癌之后，居第三位。目前，我国尚无肾细胞癌发病率的流行病学调查结果。尽管肾细胞癌的患病年龄趋于年轻，但该病的发病高峰在50~60岁人群，男女之比为2∶1，无明显的种族差异。

（一）病因

肾细胞癌的病因不清。目前认为与环境接触、职业暴露、染色体畸形、抑癌基因缺失等有密切关系。流行病学调查结果显示吸烟是唯一的危险因素，即吸烟人群比非吸烟人群患肾细胞癌的危险性高两倍以上。此外，石棉、皮革等制品也与肾细胞癌的发病有很大关系。遗传因素对肾细胞癌的发生有重要作用，已发现有视网膜血管瘤家族性肾癌染色体异常，尤其是第3、11号染色体异常家族性肾癌，如 Von Hippel – Lindau 病，可以累及多个器官，其中包括肾。

（二）病理和分型

肾癌发生于肾小管上皮细胞，外有假包膜。肾癌穿透假包膜后可经血液和淋巴途径转移。

1. 组织学类型　肾癌有三种基本细胞类型，即透明细胞、颗粒细胞和梭形细胞，均来源于肾小管上皮细胞。单个癌内可有多种细胞，临床以透明细胞癌最为多见；梭形细胞较多的肾癌恶性程度高、预后差。

2. 病理分级（按细胞分化程度）　Ⅰ级：细胞分化程度尚可，属低度恶性。Ⅱ级：细胞分化程度已有明显异形性，属中等程度恶性。Ⅲ级：细胞分化程度极差，属高度恶性。

3. 转移途径　以直接侵犯肾周围脂肪组织的途径较常见，也可以通过肾静脉扩散至邻近脏器或经淋巴道转移。最常见的转移部位是肺，其他为肝、骨骼、肾上腺、对侧肾及同侧邻近淋巴结。

（三）临床分期

根据 1987 年国际抗癌联盟提出的 TNM 分期。其中 T 为肿瘤的大小，N 为淋巴转移，M 为转移情况。

T_0：无原发肿瘤。

T_1：肿瘤最大径 ≤2.5cm，局限在肾内。

T_2：肿瘤最大径 >2.5cm，局限在肾内。

T_3：肿瘤侵犯大血管、肾上腺和肾周围组织，局限在肾周筋膜内。

T_{3a}：侵犯肾周脂肪组织或肾上腺。

T_{3b}：肉眼可见侵犯肾静脉或下腔静脉。

T_4：侵犯肾周筋膜以外。

N_0：无淋巴结转移。

N_1：单个、单侧淋巴结转移，最大径 ≤2cm。

N_2：多个局部淋巴结转移或单个淋巴结最大径 2～5cm。

N_3：局部转移淋巴结最大径超过 5cm。

M_0：无远处转移。

M_1：远处转移。

（四）临床表现

1. **肾细胞癌三联症**　血尿、腰痛、包块被称为肾细胞癌的三联症。由于诊断技术的进步，以此三联症就诊的病例已极少见。具有此三联症的肾细胞癌患者事实上为晚期。以血尿原因就诊的病例约占 60%。

2. **肾外综合征**　肾细胞癌有很多肾外临床表现，如红细胞增多、高钙血症、高血压、非转移性的肝功能异常。红细胞增多是由于肿瘤产生的红细胞生成素增加，或组织缺氧所致的红细胞生成素增加所致。高血压的发生率为 40%，主要由于肿瘤组织产生肾素等血管收缩物质。非转移性肝功能异常被认为是肿瘤产生的肝毒性物质引起；通常在肿瘤切除后功能可以自然恢复。

（五）辅助检查

1. **实验室检查**　血、尿常规检查可提示贫血、血尿、血沉增快。

2. **影像学检查**

（1）B 超检查：能够准确地区分肿瘤和囊肿，对于直径 <0.5cm 的病灶也能够较清楚地显示。目前已经作为一种普查肾肿瘤的方法。

（2）CT 检查：优于超声波检查。可明确肿瘤部位、肾门情况、肾周围组织与肿瘤的关系、局部淋巴结等，有助于肿瘤的分期和手术方式的确定。

（3）静脉尿路造影：能显示肾盂、肾盏受压的情况，并能了解双侧肾功能。是患者能否接受手术的重要参考指标之一。

（4）肾动脉造影：可显示肿瘤新生血管，也可同时进行肾动脉栓塞，能降低手术难度和减少术中出血。但是由于 CT 的普及以及 CT 血管重建术（CTA）的应用，肾动脉造影检查的应用率大大降低。

（5）MRI 检查：作用与 CT 相近，但对血管，如下腔静脉等显像中，其作用明显优于 CT 检查。

（六）治疗要点

1. 肾癌根治术　适用于无扩散的肾细胞癌。手术切除范围包括患肾、肾周围的正常组织、同侧肾上腺、近端 1/2 输尿管、肾门旁淋巴结。肾癌根治术后局部淋巴结清扫在肾癌根治术中的效果还存在争议。如果肿瘤位于中、下极，无须切除同侧肾上腺。手术入路取决于肿瘤分期和肿瘤部位等。近年开展了腹腔镜肾癌根治术，此方法具有创伤小、术后恢复快等优点。

2. 放疗　可以作为肾细胞癌的新辅助治疗方法或术后辅助治疗。放疗的辅助效果难以定论。

（七）护理评估

1. 术前评估

（1）健康史及相关因素：包括家族中有无肾系列癌发病者，初步判定肾癌的发生时间，有无对生活质量的影响，发病特点。

①一般情况：患者的年龄、性别、婚姻和职业等。

②发病特点：患者有无血尿、血尿程度，有无排尿形态改变和经常性腰部疼痛。本次发病是体检时无意发现还是出现血尿、腰痛或自己扪及包块而就医。不适是否影响患者的生活质量。

③相关因素：家族中有无肾系列癌发病者，男性患者是否吸烟，女性患者是否有饮咖啡的习惯等。

（2）身体状况

①局部：肿块位置、大小及数量，肿块有无触痛、活动度情况。

②全身：重要脏器功能状况，有无转移灶的表现及恶病质。

③辅助检查：包括特殊检查及有关手术耐受性检查的结果。

2. 术后评估　是否有肾窝积液和积脓、尿瘘、腹腔内脏器损伤，继发出血，切口感染等并发症。

（八）护理诊断/合作性问题

1. 营养失调：低于机体需要量　与长期血尿、癌肿消耗、手术创伤有关。

2. 焦虑　与担心疾病及治疗效果有关。

3. 潜在并发症　出血、感染。

（九）护理目标

1. 患者营养失调得到纠正或改善。

2. 患者恐惧与焦虑程度减轻或消失。

3. 并发症得到有效预防或发生后得到及时发现和处理。

（十）护理措施

1. 改善患者的营养状况

（1）饮食：指导胃肠道功能健全的患者选择营养丰富的食品，改善就餐环境和提供色香味较佳的饮食，以促进患者食欲。

（2）营养支持：对胃肠功能障碍者，应在手术前后通过静脉途径给予营养，贫血者可予少量多次输血以提高血红蛋白水平及患者抵抗力，保证术后顺利康复。

2. 减轻患者焦虑和恐惧

（1）对担心得不到及时有效的诊治而表现为恐惧、焦虑的患者，护理人员要主动关心患者，倾听患者诉说，适当解释病情，告知手术治疗的必要性和可行性，以稳定患者情绪，争取患者的积极配合。

（2）对担心术后并发症及手术后影响生活质量的患者，应加强术前各项护理措施的落实，让患者体会到手术前的充分准备。亦可通过已手术患者的现身说法，告知患者手术治疗的良好疗效，消除患者的恐惧心理。

3. 并发症的预防和护理

（1）预防术后出血

①密切观察病情：定时测量血压、脉搏、呼吸和体温的变化。

②观察引流管引流物状况：若患者术后引流量较多、色鲜红且很快凝固，同时伴血压下降、脉搏增快，常提示有出血，应立即通知医生处理。

③止血和输血：根据医嘱，应用止血药物。对出血量大、血容量不足的患者给予输液和输血；对经处理出血未能停止者，积极做好手术止血的准备。

（2）预防感染

①观察体温变化情况。

②观察伤口及引流管内引流物的量及性状，保持各引流管引流通畅；加强术后护理，保持伤口干燥。

③遵医嘱应用抗菌类药物，防止感染的发生。

（十一）护理评价

1. 患者术后营养状态是否得以改善。

2. 患者恐惧与焦虑是否减轻、情绪是否稳定。

3. 患者在治疗过程中是否发生出血、全身或伤口感染。若发生，是否得到及时发现和处置。

（十二）健康指导

1. 康复指导　保证充分的休息，适度身体锻炼及娱乐活动，加强营养，增强体质。

2. 用药指导　由于肾癌对放、化疗均不敏感，生物素治疗可能是此类患者康复期的主要方法。在用药期间，患者可能有低热、乏力等不良反应，若出现应及时就医，在医生指导下用药。

3. 定期复查　本病的近、远期复发率均较高，患者需定期复查 B 超、CT 和血、尿常规有利于及时发现复发或转移。

（十三）预后

肾癌未能手术切除者 3 年生存率不足 5%，5 年生存率在 2% 以下。根治手术后 5 年生存率：早期局限性肾内肿瘤可达 60%～90%；未侵犯肾周筋膜者 40%～80%；肿瘤超出肾周筋膜者仅 2%～20%。偶见原发肾肿瘤切除后转灶自发消退。

二、肾母细胞瘤

肾母细胞瘤（nephroblastoma、Wilms tumor）又称为肾混合瘤、肾胚胎瘤（renal embryoma）或 Wilms 瘤，是婴幼儿泌尿系最常见的恶性肿瘤，占 15 岁以下儿童泌尿生殖系统肿瘤的 80%。约 75% 的肾母细胞瘤患儿年龄为 1～5 岁，发病高峰为 3～4 岁。

（一）病因

具有遗传倾向，可能与常染色体显性遗伴不全外显有关，但也有学者认为遗传因素并不重要，仅 1%～2% 的患者有家族史。也有学者认为还可能与某些先天畸形如无虹膜症、偏侧肢体肥大症、泌尿生殖系统畸形等有关。近年已肯定 WT_1 和 WT_2 基因的突变和肾母细胞瘤的发生有关。总之，后肾胚基未正常分化成肾小管和肾小球而异常增生可能是肾母细胞瘤的病因。

（二）病理

肾母细胞瘤可发生于肾实质的任何部位。肿瘤起源于间叶组织，由间质、胚芽和上皮构成。间质组织占肿瘤的绝大部分，包括结缔组织、黏液组织、脂肪、肌肉及软骨等成分，偶见骨质。可根据肿瘤内组织分四型：胚芽型、间叶型、上皮型和混合型。肿瘤生长迅速，剖面呈鱼肉样膨出，灰白色常有出血坏死，其间有囊腔形成。肿瘤可压迫和破坏肾组织，使肾盏、肾盂变形，当突破肾被膜后，可广泛浸润周围器官及组织。肿瘤可经淋巴转移至肾蒂及主动脉旁淋巴结，也可经血行转移至全身各部位，而以肺转移最为常见，其次为肝，也可以转移至脑组织。

（三）临床表现

主要临床表现是上腹部或腰部肿块，腹胀、虚弱。

1. 全身症状　偶见腹痛及低热，有时伴有尿道感染。晚期可出现食欲不振、体重下降、恶心及呕吐等表现。

2. 原发灶表现

（1）腹部肿块：是最常见的症状，约 85% 患儿以腹部或腰部肿块就诊。肿块常在家长给小儿沐浴或更衣时被偶然发现。肿块位于上腹部一侧，表面平滑，中等硬度，无压痛，早期可稍有活动性，迅速增大后少数病例可超越腹中线。发现小儿上腹部较光滑肿块，应想到肾母细胞瘤的可能。

（2）腹胀、腹痛：约 40% 患儿有腹部不适、腹胀，极少数肾母细胞瘤可自发破溃，临床表现与急腹症相似。

（3）血尿：25% 的患儿有镜下血尿，肉眼血尿少见。

（4）高血压：25%～63% 的患儿有轻度高血压，而且常伴有血浆肾素水平的升高。一般在肿瘤切除后，血压恢复正常。

3. 局部压迫症状　巨大肿瘤压迫腹腔脏器或占据腹腔的空间，可出现气促、食欲不振、消瘦、烦躁不安等表现。

4. 转移途径　①直接转移：肿瘤可直接向肾周围及腹腔临近的器官转移。②淋巴道转移：是预后不良的指征之一，肿瘤可通过引流的淋巴管转移到局部所属的淋巴结。③血行转移：肿瘤侵犯静脉可发生血行转移，肺和肝是最常见的转移部位。④种植性转移：术前或术中肿瘤破溃可出现腹腔种植性转移。

（四）辅助检查

1. 实验室检查　正常或红细胞增多，少数肿瘤产生红细胞生成素，导致红细胞增多。有高血压时可进行血浆肾素水平测定；可进行尿儿茶酚胺代谢产物和骨髓穿刺涂片检查以区别神经母细胞瘤。

2. 遗传学检查　并发先天性畸形者，可进行染色体遗传学检查。

3. 影像学检查　B超、X线检查、CT及MRI对诊断有决定意义。B超可检出肿瘤是来自肾的实质性肿瘤。静脉尿路造影（IVU）显示肾盏肾盂受压、拉长、变形、移位和破坏。10%病例因肿瘤较大，破坏过多的肾组织或侵及肾静脉而不显影。CT和MRI可显示肿瘤范围及邻近淋巴结、器官、肾静脉和下腔静脉有无受累及。胸片及CT可了解有无肺转移。

（五）治疗要点

采取手术、化疗、放疗的综合措施能取得极好的疗效。

1. 手术治疗　早期应经腹横切口行肾切除术。双侧肾母细胞瘤可在化疗和放疗的基础上，行双侧单纯肿瘤剜除术或切除一侧较大肿瘤的病肾。

2. 化疗　术前可用阿柔比星、放线菌素D、阿霉素、长春新碱化疗，可使肿瘤缩小，以利于手术。

3. 放疗　巨大的肿瘤经化疗而缩小不明显者，可用放疗使肿瘤缩小再行手术。术后放疗最好在手术后10日内进行，以减少复发的机会。

（六）护理诊断/合作性问题

1. 活动无耐力　与食欲不振、体重下降有关。

2. 预感性悲哀　与预后不良有关。

3. 潜在的并发症　放疗及化疗的不良反应。

（七）护理措施

1. 活动与休息　指导患儿及家长在病情允许的范围，合理安排作息时间，协助做好生活护理及个人卫生，防止外伤。

2. 合理营养　给予高蛋白、高热量、高维生素易消化的食物，以增强机体的抵抗力。鼓励患儿进食。

3. 心理护理　了解患儿及家长的心理状况，讲解肿瘤治疗与护理的发展，鼓励他们建立起治疗疾病的信心，正确对待疾病。

4. 化疗护理

（1）化疗前：了解患儿的全身状态、血常规、肝肾功能及患儿和家长的心理状态。向家长及患儿介绍治疗的有关知识，增加其对治疗的信心。做好保护性隔离，预防感冒。

（2）化疗中：注意药物应现用现配，掌握药物的配伍禁忌。肌内注射时进针要深，以防硬结发生。鞘内注射时，观察有无头痛、发热、呕吐、腹痛等不良反应。静脉注射时，注意观察局部有无药液外渗、栓塞性静脉炎的表现，出现异常及时处理。观察药物的不良反应，做好用药护理。

（3）化疗后：注意按时用药，不要随意停药或减量，每1～2周在门诊复查1次。合理安排患儿生活与休息，缓解期可上学。年龄较大的患儿注意心理护理，使患儿能积极地面对疾病，保持心情愉快，主动配合治疗。

5. 放疗护理

（1）放疗前：向患儿及家长介绍有关的放疗知识，进行全面的体格检查。

（2）放疗期间：注意观察有无乏力、头痛、眩晕、恶心等表现，保证休息和睡眠，加强营养。照射区皮肤避免冷、热刺激，不要用碘酒、万花油、红汞等含金属的药物，保持皮肤干燥，防止感染。注意观察局部有无红斑、色素沉着、干性脱皮、纤维素性渗出等，发现异常及时报告医生给予处理。

（3）放疗后：防止照射部皮肤受伤，以免引起溃疡和感染。保证营养，注意休息，增强体质，预防感冒。定期复查。

（八）预后

本病是应用现代综合治疗最早和效果最好的恶性实体瘤。其预后与小儿的年龄，肿瘤的大小、分型、临床分期有关。一般年龄＜2岁、肿瘤重量＜550g者预后较好。治疗后2年不复发，即被认为治愈，治愈率达80%～90%。约15%的患儿在治愈5～25年后继发软组织肉瘤、骨肿瘤或白血病。

（高红阳）

第二节　前列腺癌护理

前列腺癌是老年性疾病，是老年男性生殖系最常见的恶性肿瘤。其发病随年龄而增长，发病率有明显的地区和种族差异，欧美地区较高。我国以前发病率较低，随着人口老龄化的到来及新型检测手段的广泛应用，近年发病率有所增加。

一、常见护理问题

（一）疼痛

1. 相关因素　①手术切口引起。②前列腺窝处气囊导尿管（注水15ml）牵拉压迫引起。③膀胱痉挛。④膀胱冲洗不通畅。⑤病灶骨转移表现。

2. 临床表现　①自诉伤口处或腹部胀痛。②烦躁、焦虑、呻吟等表现。③睡眠形态改变。④长海痛尺评分＞4分。

3. 护理措施

（1）注意患者主诉，共同寻找疼痛原因，及时评估疼痛程度，必要时遵医嘱使用镇静止痛药物。

（2）确保导尿管有效牵引的前提下使用最小拉力及气囊注水量，减小气囊局部刺激感和牵拉力量。

（3）保持导尿管引流通畅，注意引流管位置是否妥当，有无扭曲、受压，管腔有无血块堵塞，必要时注射器加压冲洗。

（4）保持冲洗通畅。根据术中出血情况及引流液颜色随时调整冲洗速度。

（5）协助患者采取舒适的卧位，减少外界刺激，为患者提供安静的休息、睡眠环境。

（6）合理安排治疗、护理操作，动作轻柔。

（7）指导、鼓励患者有效咳嗽，减轻对伤口的刺激。

（8）争取良好的家庭支持、理解、关心和安慰。

（二）牵引效能降低或失效

1. 相关因素　①患者未了解、掌握牵引的目的和方法。②患者不能耐受牵引。

2. 临床表现　①患者腿部弯曲或屈膝，未保持伸直位。②三腔导尿管冲洗引流不通畅。③患者主诉腹部胀痛。

3. 护理措施

（1）术前充分宣教，详细讲解牵引的目的、方法，使患者认识到牵引直接关系到手术成败，提高依从性。

（2）护理过程中经常检查牵引的有效性，指导督促。

（3）轮流更换双侧足部的牵引部位，减少局部刺激。

（4）及时鼓励安慰患者，提高耐受性。

（5）必要时遵医嘱使用镇静药。

（三）潜在并发症：尿失禁

1. 相关因素　①前列腺切除使近端尿道括约肌被完全破坏，同时尿道外括约肌不同程度受损，缩短了尿道长度，使尿道阻力降低。②逼尿肌功能不稳定、顺应性下降。

2. 临床表现　导尿管拔除后出现尿滴沥，不能主动控制排尿。

3. 护理措施

（1）心理护理：分析讲解尿失禁发生原因，解释尿失禁的暂时性，告知可在1年内治愈，及时给予安慰，鼓励。

（2）在膀胱尿道吻合口愈合良好，取得医生同意后指导患者有效进行盆底肌训练，即肛提肌训练，增强外括约肌功能，增加盆底肌的支持力量。

（3）有条件者行生物反馈治疗：生物反馈治疗是将极其微弱的肌活动信息，放大为可见的波形和可听到的声音，通过视觉、听觉器官送回机体，通过复杂的条件和非条件反射反馈到视觉和听觉大脑皮质，在大脑皮质和肌肉间建立直接联系，使患者在一定程度上靠意识控制其肌肉舒缩。方法：采用生物反馈治疗仪，在患者的肛门内置直肠电极，反馈测量患者盆底肌肉肌电，结合患者的情况为患者设计专用治疗程序（如收缩5秒、放松10秒为1次，8次为1组等）。

（4）对于永久性尿失禁者可使用集尿器：指导患者正确使用集尿器，避免尿路感染，皮肤溃烂。

（四）潜在并发症：漏尿

1. 相关因素　①术中膀胱颈与后尿道的吻合技术。②术后导尿管堵塞或不在位导致引流不通畅。③术后腹胀等原因导致吻合口张力增高。

2. 临床表现　①伤口引流液量突然增多，色清淡。②引流液生化检查确定为尿液。③伤口渗出增多。

3. 护理措施

（1）妥善固定导尿管，必要时可行缝合固定或用纱布条打结固定，防止扭曲、受压、脱落。导尿管气囊破裂脱落时及时更换导尿管，必要时膀胱镜直视下插管。

（2）保持膀胱冲洗、导尿管引流通畅，注意观察颜色、量，血块堵塞时及时加压冲洗。

（3）保持伤口引流管负压，定时挤压引流管，观察引流液的量与性质。注意伤口有无渗血、渗液，有渗出通知医生及时换药，保持伤口干燥。

（4）术后补充足够的液体，注意输液速度，保证足够的肾血流灌注；进食后鼓励多饮水，多排尿，以保持尿道通畅。

（5）术后早期保持胃管通畅，防止出现腹胀。

（6）倾听患者主诉，了解胃肠道恢复情况，及时处理腹胀，减轻吻合口局部张力。

（五）潜在并发症：勃起功能异常

1. 相关因素　①年龄。②术前性功能情况。③肿瘤侵犯范围。④术中损伤支配阴茎海绵体的血管神经束的程度。⑤术后海绵体缺乏经常性的勃起使海绵体缺氧、坏死不利于性功能恢复。

2. 临床表现　患者主诉性生活时阴茎不能勃起或晨间勃起消失。

3. 护理措施

（1）有效宣教：重视术前术后的解释与宣教，消除患者的疑虑。

（2）心理护理：应以诚挚的态度倾听其陈述，给予有效的心理疏导。

（3）争取患者配偶的密切配合，关心、爱护、体贴患者，使患者精神放松，提高生活质量。

（4）指导患者积极配合各类治疗。

二、康复与健康教育

（一）经直肠前列腺穿刺活检前后注意事项

前列腺穿刺需经直肠操作（图13－1），为防止检查后出现感染，在检查前应排空大便，必要时使用开塞露，穿刺前应用抗生素防止感染；穿刺时患者取屈腿侧卧位（图13－2），穿刺结束后肛门内给予填塞纱布一块起压迫止血作用；检查后应多饮水，检查后6小时及时取出填塞的纱布，遵医嘱服用抗生素，同时注意观察有无发热、腹泻、明显的血尿、血便等症状。

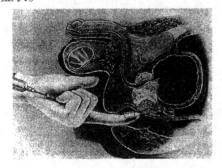

图13－1　经直肠前列腺穿刺活检　　　　图13－2　前列腺穿刺时卧位

（二）导尿管夹管训练

前列腺癌根治术后导尿管一般留置10～14天，拔管前需试行夹管1～2天，以观察吻合口是否有漏尿。开始时每小时放尿1次，并记录每小时尿量以观察膀胱容量，以后逐渐延长时间，膀胱容量达200～250ml时拔管。

（三）有效肛提肌锻炼

尿失禁是前列腺癌根治术后最常见、最主要的并发症，术后1～3个月内出现尿失禁程度因人而异，有效的肛提肌锻炼对预防尿失禁有积极的作用。术前可在护士指导下进行有效的肛提肌锻炼，术后开始肛提肌锻炼的前提是吻合口愈合，因此必须征得医生同意。肛提肌锻炼的具体方法是护士戴手套，示指涂液状石蜡后轻插入患者肛门，指导患者做肛门会阴收缩动作（腹部、会阴、肛门同时收缩），感觉肛门收缩有力，且每次持续时间30秒以上为有效，每天至少3次，每次不少于100次，体位不限。

（四）会阴部皮肤的自我护理

尿失禁常导致患者会阴部出现湿疹，严重者全身充满尿液味，甚至出现自卑心理。指导患者重视个人卫生，介绍各种有效的保持会阴部皮肤干燥的方法，如日间采用阴茎部套用保鲜袋储尿，夜间使用尿垫等方法，必要时局部使用金霉素或洁肤霜。

（五）生活习惯与饮食指导

大量流行病学研究揭示前列腺癌与饮食、环境、嗜好以及生活方式密切相关。高脂肪可使血浆睾酮升高；蔬菜、水果中富含的维生素C、维生素D、维生素E等是保护因子，番茄红素对预防前列腺癌有积极作用。因此日常饮食中应减少红色肉类、蛋类、高脂奶制品的摄入，增加豆制品、蔬菜、水果的摄入，并积极控烟。

（高红阳）

第三节　膀胱癌护理

膀胱癌（carcinoma of bladder）是泌尿系统中最常见的肿瘤。好发年龄为50～70岁，男女发病比例约为4∶1。

引起膀胱癌的病因很多，一般认为发病与下列危险因素相关：①长期接触β-萘胺、联苯胺、4-氨基双联苯等致癌物质的职业人员。②吸烟是膀胱癌最常见的致癌因素。③膀胱慢性感染与异物长期刺激会增加发生膀胱癌的危险。④长期大量服用镇痛药非那西丁，内色氨酸的代谢异常均可为膀胱癌的病因或诱因。

一、护理评估

1. 术前评估

（1）健康史：了解患者年龄、性别、职业，有无其他伴随疾病。

（2）身体状况：了解血尿程度，排尿形态，肿瘤的位置、大小、数量及浸润程度、癌细胞分化程度，了解重要器官功能状况，有无转移灶的表现及恶性病质，以及特殊检查及有关手术耐受性检查。

（3）心理—社会状况：了解患者及家属对病情、拟采取的手术方式、术后并发症、排尿形态改变的认知程度，心理和家庭经济承受能力。

2. 术后评估

（1）了解伤口、引流管引流及切口愈合情况。以及膀胱全切后输尿管皮肤造口、回肠膀胱或可控膀胱术后有无尿瘘、感染。

（2）了解患者及家属的心理状态，对术后护理的配合及健康教育等知识的掌握情况。

（3）根据患者的临床表现、特殊检查、手术实际情况和病理学检查结果，评估肿瘤的临床分期和预后。

二、护理诊断及医护合作性问题

1. 恐惧/焦虑　与对癌症的恐惧、害怕手术、如厕自理缺陷有关。

2. 营养失调　低于机体需要量与长期血尿、癌肿消耗、手术创伤有关。

3. 有感染的危险　与手术切口、引流置管、肠代膀胱有关。

4. 自我形象紊乱　与膀胱全切除尿流改道、造瘘口或引流装置的存在、不能主动排尿有关。

5. 潜在并发症　出血。

三、护理目标

1. 患者恐惧/焦虑减轻。

2. 保持良好的营养状态。

3. 感染的危险性下降或未发生感染。

4. 能接受自我形象改变的现实。

5. 未发生出血。

四、术前护理

1. 一般护理　病程长、体质差、晚期肿瘤出现明显血尿者，应卧床休息。予进食易消化、营养丰富的饮食，纠正贫血、改善全身营养状况。

2. 病情观察　每日观察和记录排尿的量、性状和血尿程度。

3. 术前准备　行膀胱全切除、肠道代膀胱术的患者，按肠切除术准备。

4. 心理护理　根据患者的具体情况，做耐心的心理疏导，说明膀胱癌根治术后虽然改变了正常的排尿生理，但是可避免复发，延长寿命，提高生活质量，以消除其恐惧、焦虑、绝望的心理。

五、术后护理

1. 一般护理

（1）患者麻醉期已过、血压平稳者，取半卧位。膀胱全切除术后卧床8~10天，防止引流管脱落引起尿漏。

（2）膀胱部分切除和膀胱全切双输尿管皮肤造口术后患者，待肛门排气后，进富含维生素及营养丰富的饮食。回肠膀胱术、可控膀胱术后按肠吻合术后饮，禁食期间给予静脉营养。经尿道膀胱肿瘤电切术后6小时，可正常进食。多饮水可起到内冲洗作用。

2. 病情观察　严密观察生命体征，保证输血、输液通畅。早期发现休克，及时进行治疗和护理。观察肾功能见第四节肾结核中观察健肾功能。

3. 预防感染　定时测体温及血白细胞变化，保持切口清洁干燥，定时翻身、叩背咳痰，若痰液黏稠予雾化吸入，适当活动等措施预防感染发生。

4. 引流管的护理　①各种引流管：应贴标签分别记录引流情况，保持引流通畅。回肠膀胱或可控膀胱因肠黏膜分泌黏液，易堵塞引流管，注意及时挤压将黏液排出，有贮尿囊者可用生理盐水每4小时冲洗1次。②拔管时间：输尿管末端皮肤造口术后2周，皮瓣愈合后拔除输尿管引流管，回肠膀胱术后10~12天拔除输尿管引流管和回肠膀胱引流管，改为佩带皮肤接尿器；可控膀胱术后8~10天拔除肾盂输尿管引流管，12~14天拔除贮尿囊引流管，2~3周拔除输出道引流管，训练自行导尿。使用阑尾做输出道者，导尿管留置3周后逐渐更换较大口径的导尿管，至14F为止。

5. 放疗和化疗的护理　如病情允许，术后半个月行放疗和化疗。膀胱保留术后患者能憋尿者，遵医嘱行膀胱灌注免疫抑制剂BCG或抗癌药，可预防或推迟肿瘤复发。用法：每周灌注1次，共6次，以后每月1次，持续2年；灌注方法：插导尿管排空膀胱尿，将用蒸馏水或等量盐水稀释的药液灌入膀胱后，取平、俯、左、右侧卧位，每15分钟轮换体位1次，共2小时。

六、健康教育

1. 术后适当锻炼，加强营养，增强体质；对密切接触致癌物质者加强劳动保护，禁止吸烟，可防止或减少膀胱肿瘤的发生。

2. 教会尿流改道术后腹部佩带接尿器者自我护理，避免集尿器的边缘压迫造瘘口，保持清洁，定时更换尿袋。可控膀胱术后，开始每2~3小时导尿1次，逐渐延长间隔时间至每3~4小时1次，导尿时要注意保持清洁，定期用生理盐水或开水冲洗贮尿囊，清除黏液及沉淀物。

3. 向患者强调定期复查的重要性，说服患者主动配合。浸润性膀胱癌术后定期复查肝、肾、肺等器官功能，及早发现转移病灶；放疗、化疗期间，定期查血、尿常规，一旦出现骨髓抑制，应暂停治疗；膀胱癌保留膀胱的术后患者，定期复查膀胱镜。

七、护理评价

1. 患者的恐惧/焦虑是否减轻。
2. 营养状况有无改善，体重有无增加。
3. 有无感染征象，伤口及血白细胞计数有无异常等。
4. 能否接受自我形象紊乱的现实，主动配合治疗和护理。
5. 有无血尿、创腔血性引流液是否消失，生命体征是否平稳。

（师　娇）

第四节　肾上腺嗜铬细胞瘤切除术

1. 相应解剖知识　见图13-3。
2. 适应证　肾上腺嗜铬细胞瘤。
3. 麻醉方式　气管内插管全麻连续硬膜外麻醉。

4. 手术切口

（1）手术入路取决于肿瘤大小和解剖位置，多取经腹入路，正中或肋下切口。

（2）经腹腔入路方便显露大血管，可早期结扎肾上腺静脉；肋缘下切口方便处理上极及外侧的肿瘤。

（3）大肿瘤尤其是在右侧需采用胸腹联合切口。

（4）肾上腺外肿瘤多需经腹正中切口切除，可充分探查腹腔，观察及触摸肾上腺和主动脉旁交感链，以找寻未被发现的肿瘤或转移癌。

5. 手术体位　侧卧位。

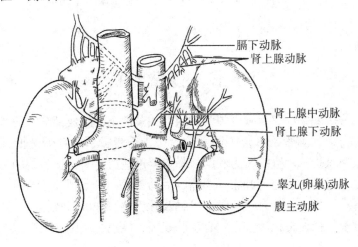

图 13 - 3　肾上腺的动脉

6. 手术步骤及护理操作配合

手术步骤	护理操作配合
1. 手术野皮肤消毒，铺单	递擦皮钳夹小纱布，蘸碘酒、乙醇消毒皮肤，铺无菌单，贴手术膜，铺腹口
2. 切开皮肤、皮下组织	切口边缘各置一干纱布，递22号刀，有齿镊切开皮肤，皮下组织，电凝止血或血管钳钳夹，1号丝线结扎
3. 切开背阔肌、腰背筋膜	递电刀逐层切开腰背肌层。递刀柄分离肋间内肌，胸膜窦及膈肌角，腹膜，切开腰背筋膜，递2块纱垫于切口两侧保护切口，递牵开器显露术野
4. 切开肾周筋膜，游离肾上极	递长无齿镊、组织剪，剪开肾周脂肪囊，显露肾脏，递直角钳钝性分离肾上极
5. 分离肾上腺周围组织，结扎肾上腺血管	递长无齿镊、长组织剪、大弯血管钳分离肾上腺组织，游离肾上腺血管，钳带4号丝线结扎或6×17圆针、1号丝线缝扎
6. 切除肿瘤	剥离肿瘤与周围组织，递钳带1号或4号丝线结扎，结扎线肿瘤端不剪断，作为牵引，提起并切除肿瘤
7. 检查伤口	递生理盐水冲洗伤口止血，肾脏放回原位，放置橡胶引流管引流，清点器械、纱布、纱垫、缝针
8. 依层缝合伤口	递11×24圆针、7号丝线逐层做间断缝合，再次清点器械敷料，递9×28圆针、1号丝线间断缝合皮下组织
9. 缝合皮肤，包扎切口	递乙醇棉球消毒切口皮肤，用9×28角针、1号丝线间断缝合皮肤，纱布棉垫覆盖，包扎伤口

（师　娇）

第十四章

骨科疾病的护理

第一节 前臂骨折

前臂骨骼由尺桡两骨组成，尺骨上端为构成肘关节的重要组成部分，桡骨下端为构成腕关节的重要组成部分，根据骨折部位不同可分为桡骨干骨折、尺骨干骨折、尺桡骨干双骨折、孟氏骨折和盖氏骨折等。直接暴力和间接暴力均可造成骨折，按骨折的稳定性分为稳定型骨折和不稳定型骨折。伤后前臂肿胀、疼痛，活动受限，可出现成角畸形，被动活动时疼痛加剧。前臂局部有压痛，骨折有移位时，可触及骨折端，并可扪及骨擦感和骨折处的异常活动。绞扎扭伤软组织损伤常很严重，常有皮肤挫裂、撕脱，肌肉、肌腱常有断裂，也易于合并神经、血管损伤。

对于无移位的骨折，闭合复位多能成功，采用小夹板或石膏夹板外固定即可，但应注意复查骨折是否发生移位。如整复后骨折不稳定，则行经皮穿针内固定；对少数闭合复位失败、开放性骨折或合并血管神经损伤，则宜行切开复位内固定。

专科护理：

1. 病情观察　主要警惕前臂骨筋膜室综合征的发生，尺骨、桡骨骨干双骨折损伤范围较大，前臂高度肿胀或外固定过紧时，可以引起前臂骨筋膜室综合征。应严密观察患肢疼痛与肿胀的程度，手指的颜色、皮温、感觉及运动的变化，有无患肢的被动牵拉痛，如患者出现剧烈疼痛、皮肤苍白或发绀、肌肉麻痹、感觉异常和桡动脉搏动减弱或消失等症状，应立即拆除一切外固定，及时报告医生予以处理。

2. 体位护理　站立或坐位时肘关节屈曲90°，前臂旋前中立位，绷带或三角巾悬挂胸前。卧床时适当抬高患肢，可伸直肘关节，患肢垫枕与躯干平行，在不影响治疗的前提下保持舒适度，以促进静脉回流，减轻肿胀。

3. 功能锻炼

（1）第一阶段：复位固定后1~2周。于复位固定后即可开始，练习上臂、前臂肌肉的收缩活动，用力握拳，充分屈伸拇指、对指、对掌；站立时前臂用三角巾悬吊于胸前，做肩前、后、左、右摆动及水平方向的绕圈运动；第4天开始用健肢帮助患肢做肩前上举、侧上举及后伸动作；第7天增加患肢肩部主动屈伸、内收、外展运动及手指的抗阻练习，可以捏橡皮泥、拉橡皮筋或弹簧等。每个动作重复10次，每日3~4次。

（2）第二阶段：复位固定2周后至去除外固定前。除继续前期锻炼外，开始进行肩、肘、腕各关节活动，用橡皮筋带做阻力，做肩前屈、后伸、外展、内收运动，肘关节屈伸、腕关节背伸活动，每个动作重复10次，每日3~4次，频率和范围可逐渐增加，以患者能够承受为度，但禁忌做前臂旋转活动。4周后增做用手推墙的动作，增加两骨折端之间的纵向挤压力，每日10~20次。

（3）第三阶段：外固定除去后。继续前期锻炼并用橡皮筋做抗阻力的肩前伸、后伸、外展、内收运动，阻力置于肘以上部位；逐步增加前臂旋前、旋后的主动、被动练习；腕关节屈伸运动，可采用两手掌相对指尖向上或手掌放于桌面健手压于患手之上练习腕背伸，两手背相对指尖向下练习腕掌屈；手指的抗阻练习，可以捏握力器、拉橡皮筋等；每个动作重复10次，每日3~4次。此外，还可增加如捏橡皮泥、玩积木、洗漱、进餐、穿脱衣服、上厕所、沐浴等练习，以训练患肢灵活性和协调性。

4. 常见护理问题

（1）骨筋膜室综合征：为前臂损伤患者的早期严重并发症，应严密观察患肢疼痛与肿胀程度，手指的颜色、皮温、感觉及运动的变化，有无患指的被动牵拉痛，警惕前臂的骨筋膜室综合征。如出现剧烈疼痛，一般止痛剂不能缓解，苍白或发绀，肌肉麻痹，感觉异常和无脉等症状，应立即拆除一切外固定，即使有可能使复位的骨折再移位也应如此，以免出现更严重的并发症——前臂缺血性肌挛缩，使病情不可逆转，并及时报告医生进一步处理。

（2）腕关节强直：向患者解释功能锻炼的意义，参照本节功能锻炼方法，指导患者进行正确的功能锻炼。

5. 出院指导

（1）保持好患肢体位和固定，确保骨伤顺利康复。

（2）强调功能锻炼的意义：前臂具有旋转功能，骨折后会造成手的协调性及灵活性丧失，给生活带来不便，患者易产生焦虑和烦躁情绪。应向患者解释，强调功能锻炼对功能恢复的重大影响，以调动患者的主观能动性，主动参与治疗和护理的活动。

（3）按本节上述锻炼计划进行功能锻炼，最大限度地恢复患肢功能，重点防止腕关节强直的发生。功能锻炼的时间要比骨折愈合的时间长，使患者有充分的思想准备，做到持之以恒。

（蒋晓旭）

第二节 肘部损伤

肘关节是仅有一个关节腔的关节，具有2种不同的功能，旋前、旋后运动发生在上尺桡关节；屈曲和伸直发生在肱桡和肱尺关节。肘关节有3个显而易见的标志，它们是尺骨的鹰嘴突、肱骨内上髁和外上髁。肘关节周围有肱动脉、肱静脉及正中神经、桡神经、尺神经通过，故骨折时易于受到损伤。常见的肘部损伤有肱骨髁上骨折、肱骨外髁骨折、肱骨内上髁骨折、肱骨髁间骨折、尺骨鹰嘴骨折、肘关节脱位等。肘部损伤后临床表现为疼痛，肿胀明显，皮下青紫瘀斑，肘关节呈畸形、活动受限，轻微活动肘部即有明显骨擦感，严重者可出现多处张力性水疱，如合并血管神经损伤可出现相应临床表现。

肘部损伤的主要治疗方法包括保守疗法即手法整复外固定、骨牵引；手术疗法即切开复位或微创复位内固定。

专科护理：

1. 病情观察

（1）警惕血管神经损伤

①受伤后，注意观察患肢远端桡动脉搏动、腕和手指的感觉、活动、温度、颜色。如出现皮肤发绀，甚至苍白、温度变低、肢体发凉、桡动脉搏动减弱或消失，此时应立即报告医生及时处理。

②肢体发生剧烈疼痛，皮肤感觉很快减退或消失时，肌肉易发生瘫痪，应特别注意。有时需注意，虽在远端可触及动脉搏动但并不能排除动脉损伤，一定要与健侧对比。如发现异常情况，应及时处理。

③注意手部及手指的皮肤感觉和运动情况：如出现手背桡侧或尺侧皮肤感觉减退、麻木，手指活动受限等异常情况，请及时告知医生，以免延误治疗。

（2）警惕前臂缺血性肌挛缩：当患肢出现以下症状或异常感觉时，一定及时妥善处理，避免造成不可逆转的严重后果。①疼痛呈进行性加重，常较剧烈。②前臂皮肤红肿，压痛严重，张力大，手指苍白、发绀和发凉。③感觉异常。④桡动脉搏动细弱或消失。⑤手指常处于半屈曲状，有被动牵拉痛，即被动伸指时前臂疼痛加重。

2. 体位护理　行长臂石膏托固定后，平卧时患肢垫枕与躯干平行，离床活动时，用吊带或三角巾悬吊前臂于胸前。行尺骨鹰嘴持续骨牵引治疗时，应取平卧位，患侧上臂稍离床面，以保持牵引的有效性。

（1）肱骨髁上骨折：①无移位骨折：站立位时，患肢屈肘90°位，颈腕带悬吊。②有移位骨折：手法复位外固定后，伸直型骨折肘关节屈曲约90°位，屈曲型骨折肘关节屈曲约40°～60°位，悬吊前臂于胸前；经皮穿针内固定术后，石膏托固定，屈肘90°位，颈腕带悬吊。

（2）肱骨外髁及尺骨鹰嘴骨折体位应保持在屈肘90°位前臂旋后位（掌心向上）。

（3）肱骨内上髁骨折、肱骨髁间骨折等体位保持在90°位，前臂中立位或旋前位（掌心向下）。

（4）脱位：①肘关节后脱位：复位后用长臂石膏托固定肘关节屈曲90°位，三角巾悬吊2～3周。②肘关节前脱位：复位后肘关节屈曲45°位，石膏托固定，三角巾悬吊2～3周。③陈旧性肘关节脱位：牵引加手法复位后，石膏托固定肘关节屈曲90°位，三角巾悬吊。

3. 功能锻炼

（1）第一阶段：损伤复位外固定期内。初期骨折及整复固定或手术当天麻醉消失后即可进行肩关节旋转、耸肩、腕关节屈伸及手部的抓空握拳等增力活动，同时，用力做关节不动的静力肌收缩，静力肌收缩每次需坚持到15秒以上或感觉疲劳，然后放松，如此反复练习，每小时锻炼3～5分钟。进行肩关节旋转运动时，先用健肢手托扶患肢肘部，顺应患肢肩关节做旋转活动。进行耸肩、腕关节屈伸及手部的功能锻炼时，健肢可与患肢同时进行锻炼。可根据个人承受能力每个动作重复10～20次，每天练习3～4次。

（2）第二阶段：外固定去除以后，开始做肘关节主动屈伸练习，可用健手托扶患肘，鼓励患者主动尽力屈伸肘关节，活动度由小到大，感觉疲劳可适当休息后继续练习。如患者主动锻炼困难，应帮助或指导陪护者协助患者进行被动锻炼：一手妥善托扶固定患肘，一手握住患肢腕部，缓和用力屈伸患肘，尽量屈伸到患者所能承受的最大角度，禁止暴力被动屈伸活动，避免骨化性肌炎的发生。每次活动20次，每日3～4次，以患者能够承受为度。

（3）10 岁以下小儿，功能锻炼时应有家人陪同，家人需了解功能锻炼的意义及方法，以协助和指导患儿在出院后进行功能锻炼。

（4）各种类型的骨折锻炼方法有不同的要求，应遵从医嘱。

4. 常见护理问题

（1）骨化性肌炎：肘关节周围是骨化性肌炎的好发部位，是肘部损伤的严重并发症之一，在肘部损伤中发生率约为 3%。因此功能锻炼过程中应注意严格按医嘱进行功能锻炼，避免粗暴的被动屈伸、牵拉及按摩组织损伤部位。骨化性肌炎发生后，在初期要适当制动，在无痛情况下主动练习关节活动，必要时行手术和放射治疗。

（2）肘内翻畸形：肱骨髁上骨折是该并发症常见的原因，其临床表现为儿童时期肘关节无明显症状，外观较差；青少年时期亦很少发生疼痛，当关节逐渐发生退行性改变，疼痛逐渐加重。其预防措施主要是维持好整复或手术后固定位置，即石膏夹或铁丝托外固定，屈肘 90°，前臂中立位。

（3）迟发性尺神经炎：当感觉手的尺侧麻木不适、疼痛，手指做精细动作不灵便时，应及时就诊，以便得到及时治疗，治疗越早，恢复的也越快越完全。

5. 出院指导

（1）保持休息与活动时的体位要求，注意维持外固定位置，未经医生允许切勿私自松动去除外固定物，避免并发症及不利于骨折愈合的情况发生。

（2）继续加强功能锻炼，具体办法可参照住院期间功能锻炼指导。患儿应由家长督促按锻炼计划进行功能锻炼，最大限度地恢复患肢功能。

（蒋晓旭）

第三节　肱骨干骨折

肱骨干骨折一般系指肱骨外科颈以下 1~2cm 至肱骨髁上 2cm 之间的骨折。根据骨折部位不同，可分为上 1/3 骨折、中 1/3 骨折和下 1/3 骨折。肱骨干骨折后出现局部疼痛，肿胀明显，上臂有短缩或成角畸形，活动功能丧失。查体：局部压痛，移动患肢和手法检查时可闻及骨擦音。肱骨中、下 1/3 骨折常易合并桡神经损伤，出现垂腕畸形，掌指关节不能伸直，拇指不能外展，手背一、二掌骨间（虎口区）皮肤感觉减退或消失。此外肱骨干骨折有时也伤及由上臂经过的肱动脉、肱静脉、正中神经和尺神经。

肱骨干骨折主要治疗方法包括保守疗法即手法整复外固定；手术疗法即切开复位或微创复位内固定。

1. 病情观察

（1）警惕神经损伤：如患肢出现垂腕畸形，伸拇及伸掌指关节功能障碍，手背桡侧感觉减退或消失，则提示伴有桡神经损伤，应及时报告医生给予处理。

（2）警惕血管损伤：严密观察骨折局部情况及患肢桡动脉搏动、手指活动、毛细血管反应、皮肤感觉等情况，特别是肱骨中、下 1/3 骨折尤应注意。使用夹板或石膏固定后，外固定松紧度应适宜，如出现肢体末端高度肿胀、指端发绀发凉、疼痛剧烈等，应及时报告医生给予处理，防止血液循环障碍导致局部坏死。

（3）警惕感染：术后注意观察伤口渗血情况，针孔或刀口保持清洁干燥，除严格无菌操作和及时合理应用抗生素外还应保持床单位及个人卫生。合理饮食调配以增强机体抵抗力，预防针孔或刀口感染。

（4）警惕压迫性溃疡：如石膏或夹板内出现剧烈疼痛或跳痛、针刺样痛，应考虑局部受压过度，及时报告医生早期处理，防止发生压迫性溃疡。

2. 体位护理 "U"形石膏托或夹板固定后平卧位时，患侧肢体用枕垫起与躯干同高，保持患肢曲肘90°，前臂中立位，掌心贴腹放置，以保证复位后的骨折断端不移位。内固定术后使用外展架固定者，以半卧位为宜；平卧位时，可于患肢下垫一软枕，使之与躯体平行，以减轻肿胀；坐位或站立、行走时将前臂用颈腕带或三角巾悬吊于胸前；严重肿胀者卧床时用垫枕抬高患肢高于心脏水平，以利于肿胀消退。

3. 功能锻炼

（1）第一阶段：1～2周。复位固定后及手术麻醉消退即开始练习耸肩、握拳及腕关节活动，握拳时要用力伸握，并做上臂肌肉的主动舒缩练习，保持正常肌肉紧张，每小时练习3～5分钟，练习强度和频率以不感到疼痛和疲劳为度，禁止做上臂旋转活动。

（2）第二阶段：3～4周后。开始练习肩、肘关节活动：健侧手握住患侧腕部，使患肢向前伸展再屈肘后伸上臂及耸肩等动作，每日3～4次，每次5～10下，活动范围、频率应逐渐增大。

（3）第三阶段：5～6周。①继续中期的功能锻炼。②局部软组织已恢复正常，肌肉坚强有力，骨痂接近成熟，骨折断端已相当稳定。此期可根据骨折愈合情况，因人而异，扩大活动范围由小到大，次数由少到多。③双臂上举：两手置于胸前，十指相扣，掌心向外，先屈肘90°，用健肢带动患肢伸直肘关节，双上臂同时上举，再慢慢放回原处，如此反复，每天3～4次，每次10下。④旋转肩关节：身体向患侧倾斜，屈肘90°，使上臂与地面垂直，以健侧手握患侧腕部做肩关节旋转动作（即划圆圈动作）。

（4）第四阶段：6～8周。在前期锻炼的基础上进行以下锻炼：①举臂摸头（肩外展外旋运动）：上臂外展、外旋，用手摸自己的头枕部。②反臂摸腰：患肢上臂外展、内旋、屈肘、后伸，用手指背侧触摸腰部。③大小云手：左上肢屈肘，前臂置于胸前，掌心向下；右侧上肢伸直，外展于体侧，掌心向下，双上肢向外上方经外下方再向内划弧圈，还至原处，如此循环往复。此方可使肩、肘、腰、腿、颈部均得到锻炼，并配合药物熏洗、按摩、使肩、肘关节活动功能早日恢复。每日早晚各1次，每次5～10分钟。

4. 出院指导

（1）保持休息与活动时的体位要求。

（2）继续进行功能锻炼，骨折4周内，严禁做上臂旋转活动，外固定解除后，逐步达到生活自理。

（3）伴有桡神经损伤者，遵医嘱口服营养神经药物并配合理疗1～2个月。

（蒋晓旭）

第四节　肩部损伤

肩部周围损伤包括肩胛骨骨折、锁骨骨折、肱骨上端骨骺分离、肱骨外科颈及大结节撕脱骨折等。肩部损伤后局部疼痛、肿胀，肩关节活动障碍，患肩不能抬举，活动时疼痛加重，患者常用健手扶托患肢前臂，头倾向患侧以缓解疼痛症状。严重肩胛骨骨折时，深呼吸会引起肩背部疼痛，因血肿的血液渗入肩袖旋转肌群的肌腹，可引起肌肉痉挛和疼痛，待出血吸收后疼痛减轻，肩部运动逐渐恢复。其中，肱骨上端骨骺分离的表现，取决于患儿伤后骨折严重程度，肩关节避痛性活动受限，一些大龄儿童的稳定型骨骺分离或青枝骨折可能仅有疼痛和轻压痛，甚至可有一定范围的主动活动；肱骨外科颈及大结节撕脱骨折上臂内侧可见瘀斑，合并肩关节脱位者，会同时出现方肩畸形，有时合并血管、神经损伤。

肩部损伤的主要治疗方法包括保守疗法即手法整复外固定；手术疗法即切开复位或微创复位内固定。

专科护理：

1. 病情观察

（1）警惕血管神经损伤：严密观察损伤局部情况及患肢桡动脉搏动、手指活动、远端毛细血管反应、皮肤颜色及感觉等情况。应注意观察腋窝肿胀是否明显，如出现肢体肿胀非常明显、皮温下降、肤色苍白、桡动脉搏动弱，必须立即报告医生，以便及时处理。开放性骨折应注意观察伤口渗血情况，如有大量持续渗血应及时报告医生。

（2）警惕骨折合并其他并发症：肩部骨折除导致肩部一处或多处骨折外，还可能伴有脊柱骨折脱位、肋骨骨折。在患者入院初期应严密观察是否有胸闷、憋气等异常情况出现，如发现有上述异常情况出现，应立即报告医生，以利早期诊断治疗。

2. 体位护理

（1）肩部损伤在行手法整复或术后（包括切开复位内固定术和手法复位经皮穿针内固定术）：卧硬垫床，取半卧位或平卧位，禁忌患侧侧卧，以防外固定松动。卧位时可将肩部或患肢上臂适当垫高，屈肘90°，掌心贴腹放置或用三角巾悬吊置于胸前；站立位时，可将上臂略前屈、外展，腋下垫大棉垫，悬吊于胸前。

（2）锁骨骨折"8"字绷带或锁骨带固定后，平卧时不用枕头，应在两肩胛间垫窄枕，保持两肩后伸外展。

（3）肱骨外科颈骨折患者卧床时可抬高床头30°~45°或取平卧位，在患侧上肢下垫一软枕使之与躯干平行放置，避免前屈或后伸。

（4）注意维持患肢固定的位置：外展型骨折固定于内收位，内收型骨折固定于外展位，防止已复位的骨折再移位。外展架固定的正确位置是肩关节外展70°，前屈30°，屈肘90°，随时予以保持。

3. 功能锻炼

（1）全身锻炼：肩部损伤患者除特殊病情需要卧床治疗者，需要进行全身锻炼时，能下地活动者，均以局部锻炼为主。

（2）局部锻炼

①第一阶段：初期骨折整复固定以及术后复位固定的次日，即可开始练习用力握拳和放开的"抓空增力"活动。接近关节端的骨折，可在健手扶持下做一定范围的肘、腕及手部关节屈伸活动。此期主要动作是：肌肉紧张收缩锻炼，每次每个动作需坚持到15秒以上或感觉疲劳，然后放松，如此反复练习，每小时锻炼3~5分钟。锁骨骨折、肩锁关节脱位及肩胛骨骨折患者，术后3天可做肩关节屈伸运动，以健侧手扶持患侧前臂，逐步行肩关节活动，根据患者耐受程度，前屈可达90°，后伸20°。1周后，可逐步从事一般性以患手为主的

自理活动，如书写、拿取食物、翻书阅读等，注意避免其他负重活动。肱骨大结节、肱骨上端骨骺分离及肱骨外科颈骨折，此期应禁止肩关节外展和外旋活动。

②第二阶段：一般 X 线检查骨折端有骨小梁通过或有外骨痂形成时，逐步增加三角肌及肩袖肌力。方法为从等长收缩到抗阻力锻炼，循序渐进。方法有：站立位前屈上举、增加内外旋范围锻炼、上肢外展、外旋锻炼。

③第三阶段：解除外固定后，全面练习肩关节的活动，徒手练习以下动作：肩关节的环转运动（划圆圈）：患者弯腰90°，患肢自然下垂，以肩为顶点做圆锥体旋转运动，顺时针和逆时针在水平面上划圆圈，开始范围小，逐渐扩大划圈范围。肩内旋运动：将患侧手置于背后，用健侧手托扶患侧手去触摸健侧肩胛骨。肩关节的内旋活动较难恢复，锻炼时难度大，应克服困难坚持锻炼。肩内收运动：患侧手横过面部去触摸健侧耳朵。做手指爬墙动作练习肩外展、上举运动：患者面对或侧身对墙而立，患手摸墙交替上爬直到肩关节上举完全正常。用健肢扶托患肩做上举、外展运动。

（3）主动锻炼前先热敷肩关节20分钟，可促进局部血液循环，减轻锻炼时疼痛。每次的活动范围，以僵硬终点为起始处，而非终点。第一、第二阶段每个锻炼动作应重复10次以上，每天练习3~4次。

（4）各种类型的骨折不同治疗方法有不同的功能锻炼要求，应结合医生的要求具体指导患者做好功能锻炼。

4. 常见护理问题与并发症

（1）潜在并发症：臂丛神经和腋部血管损伤。

①行"8"字绷带外固定时，腋窝部所垫的棉花或其他柔软衬物必须足够多，并有良好的弹性。

②绷带固定松紧适宜，固定后注意观察双手感觉、肌力和肢端血运。观察内容包括：注意腋窝肿胀情况，如发现肿胀明显，必须及时处理。注意肢体皮温、肤色、桡动脉搏动情况，如有异常应及时报告医生，以利早期处理。

（2）潜在并发症：肩关节功能障碍。

多发生于肱骨外科颈骨折后，早期合理的功能锻炼是避免肩关节功能障碍的有效途径。具体方法除参照本节局部功能锻炼之相关部分外，还应注意如下几点：

①老年患者更要积极进行适当的练功活动。

②初期先松握拳，屈伸肘、腕关节、舒缩上肢肌肉等活动。

③在2~3周内，外展型骨折应限制肩关节的外展活动，内收型骨折及骨折合并肩关节脱位的患者则应限制肩关节做内收活动。3周后则应练习肩关节做各方向活动，但活动范围应循序渐进，每日练习十余次。

④解除夹板固定后，配合中药熏洗，可促进肩关节功能恢复。

5. 出院指导

（1）除必要的休息外，不提倡卧床，应尽可能离床活动。

（2）注意维护患肢固定的位置，观察患肢手指的血运。如外固定松动、手的颜色改变，应及时到医院检查，以便予以调整和处理。绝不能在拆除固定后将患肢长期下垂和用前臂吊带悬挂于胸前，否则将导致肩关节外展、上举活动障碍，并且长时间难以恢复。

（3）继续坚持功能锻炼：指导并督促患者在日常生活中多尽可能使用患肢，发挥患肢功能，要求患者用患肢端碗、夹菜、刷牙、系腰带等，逐步达到生活自理。

（蒋晓旭）

第五节 股骨粗隆间骨折

股骨粗隆间骨折是指股骨颈基底以下至粗隆水平以上部位发生的骨折。根据损伤机制、骨折线的走行方向和骨折的局部情况，可分为顺粗隆间型、反粗隆间型和粗隆下型骨折。其中以顺粗隆间型骨折最常见。股骨粗隆间骨折后患肢明显短缩、外旋畸形，大粗隆部有明显肿胀及压痛，皮下淤血，患肢纵轴叩击痛阳性，主动活动障碍。

常用治疗方法是采用保守牵引疗法或手术疗法，手术疗法多采用切开复位内固定术。

专科护理：

1. 病情观察

（1）警惕休克：由于粗隆部是骨松质，且该部有许多肌肉附着，血液循环丰富，因此损伤局部出血量大，易出现休克现象，故早期应严密观察生命体征的变化，如有异常及时报告医生予以处理。

（2）警惕血管神经损伤：严密观察骨折局部情况及患肢足背动脉搏动、足趾活动、毛细血管反应、皮肤颜色、皮肤感觉等情况。如出现患肢远端足背动脉搏动减弱或消失、足趾皮温降低、颜色暗紫或苍白、毛细血管反应异常，或皮肤感觉异常等情况，必须立即报告医生给予处理。

（3）警惕脂肪栓塞：创伤后 1~3 天如发现患者体温突然升至 38℃ 以上，脉搏 120~200 次/分钟，又无其他感染迹象；或有烦躁不安、呼吸困难、神志障碍、皮下淤血点、血压下降、进行性低氧血症等，均提示有脂肪栓塞的可能，应立即报告医生，以利早期诊断治疗。

2. 体位护理

（1）骨折或术后 1 周内宜取平卧位，卧硬垫床，可根据患者需要取半坐卧位，患肢抬高 15°~30°并保持外展中立位。

（2）牵引肢体位：牵引期间，应保持患肢于 45°外展中立位，患肢避免内收，防止发生髋内翻畸形，健肢及其他重物不可压迫患肢。

（3）护理人员应掌握患者的病情和治疗情况，注意观察患者体位、角度的变化，如发现异常及时纠正，防止发生髋内翻畸形，患者应遵从医嘱，不能因卧床时间长而疏忽或私自改变体位。

3. 功能锻炼

（1）第一阶段：2 周以内。自伤后、术后第 2 日或牵引之日起，即可指导患者作足踝背伸跖屈和股四头肌的等长收缩运动，每次屈曲或收缩需坚持到 15 秒以上或感觉疲劳然后放松，做股四头肌的等长收缩运动必须使肌肉绷紧，方能达到效果。如此反复练习，每小时锻炼 3~5 分钟。并对膝部进行推拿按摩，每天用手向两侧推动髌骨，方法是患者本人或他人拇指、食指卡捏髌骨向上、下、左、右四个方向各推动 3~5 下。目的是解除局部肌紧张，防止关节面粘连造成膝关节僵硬。股四头肌收缩活动也可以促进髌骨的上下活动。第 2 周开始练习抬臀运动，方法：以健足蹬床，双手撑床，轻轻抬起臀部。

（2）第二阶段：3~6 周。此期肿痛消失，骨折部位已较稳定，锻炼幅度可适当增加。4

周后牵引重量减轻，膝关节可适当屈伸活动。

（3）第三阶段：6～10周。无移位骨折共需牵引6周左右，有移位的骨折牵引时间不应少于8～10周。去除牵引后重点加强膝、髋关节的运动强度，可采取被动运动与主动运动相结合的办法。

牵引期间可逐步坐起，锻炼髋关节屈伸功能。手术后第2天，即可适度坐起。如果固定牢固，可早期下地扶拐不负重行走和行下肢关节功能锻炼。

4. 出院指导

（1）继续加强功能锻炼

①股骨粗隆间骨折患者需较长时间扶拐锻炼，因此扶拐是下床活动的必要条件，扶拐方法的正确与否与发生继发性畸形、再损伤或引起臂丛神经损伤等有密切关系，因此出院前应教会患者正确使用双拐。

②注意加强患肢膝关节的伸屈功能锻炼。

③下床活动时始终应注意保持患肢的外展中立位，以免因负重和内收肌的作用而发生髋内翻畸形。

（2）2～3个月拍片复查或遵从医嘱按时复诊：若骨折已骨性愈合，可在医生指导下酌情使用双拐而后单拐、弃拐行走。

（蒋晓旭）

第六节　股骨颈骨折

股骨颈骨折系指股骨头下至粗隆间的一段较细部的骨折。根据骨折线部位不同，可分为头下骨折、经颈骨折、基底骨折。头下骨折时，旋股内、外侧动脉的分支损伤最重，股骨头血供损失最大，骨折最不易愈合，故股骨头缺血性坏死的发生率最高，基底部骨折与其相反。按移位程度分为不完全骨折、无移位的完全骨折、部分移位的完全骨折、完全移位的完全骨折。股骨颈骨折后，患肢呈短缩、内收、外旋、屈曲畸形，腹股沟韧带下或大粗隆部有肿块、瘀斑。体检局部压痛，腹股沟中点部压痛明显，纵轴叩击痛阳性，被动活动患髋关节疼痛加重。

常用的治疗方法有闭合复位内固定术、人工股骨头置换术、人工全髋关节置换术等。

专科护理：

1. 病情观察

（1）警惕血管神经损伤：严密观察骨折局部情况及患肢足背动脉搏动、足趾活动、毛细血管反应、皮肤颜色、皮肤感觉等情况。如出现远端足背动脉搏动减弱、足趾皮温降低、颜色暗紫或苍白、毛细血管反应异常，或皮肤感觉异常等情况，必须立即报告医生给予处理。

（2）警惕脂肪栓塞：创伤后1～3天如发现患者体温突然升至38℃以上，脉搏120～200次/分钟，又无其他感染迹象；或有烦躁不安、呼吸困难、神志障碍、皮下淤血点、血压下降、进行性低氧血症等，均提示有脂肪栓塞的可能，应立即报告医生，以利早期诊断治疗。

2. 体位护理

（1）骨折后1周内宜取平卧位，卧硬垫床，牵引期间可根据患者需要取半坐卧位或坐位，患肢抬高 15°～30°并保持中立位。切忌侧卧，患肢避免内收、外旋，健肢及其他重物不可压迫患肢。

（2）术后患肢应保持外展 30°中立位，患侧穿中立位鞋，两大腿之间可放置软枕以防患肢内收。

（3）护理人员应掌握患者的病情和治疗情况，注意观察患者体位、角度的变化，如发现异常及时纠正，以免影响治疗效果，患者应遵从医嘱，不能因卧床时间长而疏忽或私自改变体位。

3. 功能锻炼

（1）闭合复位及牵引：①自伤后、闭合复位内固定术后第 2 日或牵引之日起，即可指导患者做足踝背伸跖屈和股四头肌的等长收缩运动，每次屈曲或收缩必须使肌肉绷紧 15 秒以上，方能达到效果，如此反复，每小时锻炼 3～5 分钟。②对膝部进行推拿按摩，每天用手向两侧推动髌骨，方法：患者本人或他人拇指、食指卡捏髌骨向上、下、左、右四个方向推动各 3～5 下。目的是解除局部肌紧张，防止关节粘连造成膝关节僵硬。

（2）人工股骨头置换：①术后 3 天拔除导尿管、引流管等，准备起床。起床的过程特别容易引起脱位，患者第 1 次起床需护士协助，起床时患肢不能越过中线或屈曲超过 45°，通常使用健侧髋部完成起床的动作，使用患侧髋部先完成上床的动作。下床时坐高的带扶手椅子，遵循 90°原则，即髋关节屈曲不超过 90°。下床时间上下午各 1 次，每次不超过 15 分钟，以防静脉血滞留。②下地行走的时间根据病情，术后第 5 天，如患者坐起时无头晕、心慌等，允许患者站立和行走。开始时，可在助行器协助下进行原地踏步练习，然后在病房内练习行走，当患者的身体状况允许时可改用手臂拐杖替代助行器。③术后第 6 天，进行卧 – 坐 – 立转移训练。患者坐高椅，保持膝关节低于髋关节；用加高的自制坐便器如厕；要确保座椅牢固，最好有扶手，可适当加垫以增加高度；不要交叉两腿及踝；不要向前弯身超过 90°，要学会坐时背部尽量贴近椅背，保持患肢膝关节伸直。④术后第 7 天，进行上下楼练习。上楼时健腿先上，患腿后上，拐杖随后或同行。下楼时拐杖先下，患腿随后，健腿最后。⑤术后第 2 周，巩固和提高第 1 周的训练成果，至伤口拆线出院：对于准备出院回家的患者，应当教会患者如何习惯从走路有人协助到无人协助的改变。⑥人工股骨头置换术后除做好以上锻炼外，同时进行上肢肌力练习，以恢复上肢的力量，便于术后能较好地使用拐杖。

4. 出院指导

（1）闭合复位内固定术患者，术后必须卧床 3 个月，卧床期间做到 3 不，即不侧卧、不盘腿、不负重。3 个月后拍片复查或遵从医嘱按时复诊。若骨折已骨性愈合，可在医生指导下使用双拐负重。

（2）人工股骨头置换患者术后 6～10 周内不要弯身捡地上的东西，不要突然转身或伸手去取身后的物品。

（蒋晓旭）

第七节　股骨干骨折

股骨干骨折是指股骨小转子下 2～5cm 起至股骨髁上 2～4cm 之间的股骨骨折。根据骨折部位不同，可分为上 1/3 骨折、中 1/3 骨折和下 1/3 骨折。由于股骨干周围有强大的肌群包绕，常导致骨折后两断端发生严重移位，临床以中下 1/3 骨折最为多见，其中下 1/3 骨折时，近骨折端因受内收肌的牵拉而易向后倾斜成角突起移位，并有损伤腘窝部动、静脉及神经的危险。股骨干骨折后出现较严重的局部肿胀、明显疼痛及下肢主要功能完全丧失，可伴有程度不等的短缩和成角、旋转畸形。体检局部压痛，纵向推顶、叩击痛等，均十分明显，移动患肢和手法检查时可感觉或听到骨擦音（不可随意测试）。如伴有腘窝部动、静脉及神经损伤时有相应症状，成人股骨骨折如内出血超过 500 ~ 1 000mL 还可发生失血性休克。

股骨干骨折的主要治疗方法有保守治疗和手术治疗。保守治疗方法是骨牵引与夹板、石膏外固定结合进行治疗；手术治疗采用切开复位或微创复位内固定治疗。

专科护理：

1. 病情观察

（1）警惕休克：损伤局部出血量大者，在骨折数小时后即可能出现休克现象，故早期应严密观察生命体征的变化，如有异常及时报告医生予以处理。

（2）警惕血管神经损伤：严密观察骨折局部情况及患肢足背动脉搏动、足趾活动、毛细血管反应、皮肤颜色、皮肤感觉等情况，股骨下 1/3 骨折尤应注意。如出现患肢剧烈疼痛、持续高度肿胀、远端足背动脉搏动减弱或消失、足趾皮温降低、颜色暗紫或苍白、毛细血管反应异常，或皮肤感觉异常等情况，必须立即报告医生给予处理。如为开放性骨折应注意观察伤口渗血情况，如有大量、持续新鲜渗血应及时报告医生。胫骨结节牵引和股骨髁上牵引患者应注意患肢感觉和活动情况，如肢体感觉麻木、足背伸无力，应及时报告医生予以处理。

（3）警惕脂肪栓塞：创伤、整复或手术后 1 ~ 3 天如发现患者体温突然升至 38℃ 以上，脉搏 120 ~ 200 次/分钟，又无其他感染迹象；或有烦躁不安、呼吸困难、神志障碍、皮下淤血点、血压下降、进行性低氧血症等，均提示有脂肪栓塞的可能，应立即报告医生，以利早期诊断治疗。

2. 体位护理

（1）骨折或术后 1 周内宜取平卧位，卧硬垫床，除牵引患者外，肿胀消退后可根据患者需要取半坐卧位或坐位，患肢抬高 15° ~ 30° 并保持中立位，指导患者穿中立位鞋或使用足踝功能位固定支具防止足下垂。

（2）牵引体位：股骨干骨折部位不同，要求的牵引体位、角度亦不同，一般下段骨折屈膝 70° ~ 80°，屈髋 30° ~ 40°；中段骨折屈膝 60° ~ 70°，屈髋 40° 左右，并将患肢置于 30° 外展位；上段骨折屈膝屈髋 70° 左右，并保持外展位 65° 左右。患肢避免内旋、外旋，健肢及其他重物不可压迫患肢。

（3）护理人员应掌握患者的病情和治疗情况，注意观察患者体位、角度的变化，如发现异常及时纠正，防止患肢畸形愈合，患者应遵从医嘱，不能因卧床时间长而疏忽或私自改变体位。

3. 功能锻炼　股骨干骨折后因局部广泛出血，骨折时骨膜撕脱及长时间固定，股四头肌易失去活力而影响膝关节功能，因此应早期加强股四头肌功能锻炼和膝关节的屈伸锻炼。

（1）手术治疗患者的功能锻炼

①第一阶段：术后当日。下肢多功能支架将患膝置于 90° 位，麻醉消退后调整为患者所能耐受的最大角度，一般为 50° ~ 70°，夜间伸直膝关节，抬高患肢 15° ~ 30°，以促进静脉

回流，减轻肿胀，缓解疼痛，增加舒适感，确保患者安静休息。

②第二阶段：术后 1 ~ 3 天。该期使用下肢多功能支架的原则是：保持屈膝位，防止伸膝障碍，更需确保手术切口的顺利愈合。白日患者清醒治疗期间，将患膝置于患者所能耐受的最大角度，一般在 70° ~ 90°，指导患者进行股四头肌的静力收缩练习，尽力持续收缩，然后放松，根据患者情况逐渐增加锻炼强度和次数，一般每 30 分钟锻炼 5 分钟。午休或夜间休息可放平支架，抬高患肢，让患者充分休息，以保证持续锻炼的精力和状态。

③第三阶段：术后 4 ~ 10 天。继续进行股四头肌等长收缩练习，增加强度和频率，一般每 30 分钟锻炼 10 分钟；指导患者进行直腿抬高练习，患肢抬高至 45° 时维持数秒钟，然后放平休息，随着锻炼的进展患者的耐力会越来越好，每日 2 次，每次 5 ~ 10 下，具体可根据患者情况而决定，不可让患者过度疲劳和疼痛；被动伸屈患膝关节，每日 2 次，每次均被动屈曲膝关节至患者所能耐受的最大角度，方法是一手扶托患膝关节下部向上用力，一手把握患肢踝部向下用力，一般可达到 90°，持续 15 ~ 20 分钟后放松肢体，屈伸膝过程均需缓慢进行，切勿操之过急，以免造成新的损伤。运动前辅以骨伤电脑治疗仪，用电流刺激局部软组织、松弛肌肉、肌腱等关节周围组织，以利屈膝运动；运动后辅以冷疗 30 分钟，以减少关节周围组织或关节内腔渗血渗液，将肿胀降低到最低限度。

④第四阶段：术后 11 ~ 21 天。使用 CPM 支架持续被动运动，此时切口基本愈合，肿胀基本消退，出血停止，疼痛减轻，CPM 支架被动运动不会影响切口愈合，开始时屈曲度数以患者主动屈曲度数增加 5° 为宜，以后每天递增，增加幅度根据患者耐受力和关节局部状况而决定，每次 1 小时，每天 4 次，保持一定的活动范围，直至患者主动伸屈活动达到被动伸屈的范围。在被动锻炼间隙鼓励患者主动运动患膝关节，可在运动前后辅以中药赤木洗剂进行膝关节周围熏蒸烫洗，以达舒筋通络，软坚散结，松弛肌肉的目的，进一步增加膝关节的活动范围，本期患膝屈曲常可达到 90° ~ 130°。

（2）牵引治疗患者的功能锻炼

①第一阶段：骨折 1 周内。自牵引之日起，即可指导患者作足踝背伸、跖屈和股四头肌的等长收缩运动，每次屈曲或收缩需坚持到感觉疲劳然后放松，做股四头肌的等长收缩运动必须使肌肉绷紧，方能达到效果，如此反复练习，每小时锻炼 3 ~ 5 分钟。并对膝部进行推拿按摩，每天用手向两侧推动髌骨，方法：患者本人或他人拇指、食指卡捏髌骨向上、下、左、右四个方向活动，目的是解除局部肌紧张，防止关节面粘连造成膝关节僵直，股四头肌收缩活动也可以促进髌骨的上下活动。

②第二阶段：骨折后 2 ~ 3 周。在第一阶段的基础上，逐渐加大锻炼强度；第 2 周开始练习抬臀运动，方法：以健足蹬床，双手撑床，轻轻抬起臀部，本阶段以患者臀部能抬高离床 5 ~ 10cm 为好，股四头肌的等长收缩运动以每次能坚持到 15 秒以上为好。可鼓励患者自己进行躯体移动，具体方法是以健足蹬床，双手或双肘撑床，收腹、抬臀，使健肢连同患肢带动牵引锤一起上下活动，躯干及大、小腿应成一直线，以增进肌力和髋膝活动范围。

③第三阶段：骨折后 4 ~ 6 周。此期肿痛消失，骨折部位已较稳定，锻炼幅度可适当增加。除第一、第二阶段的锻炼项目外，重点锻炼屈膝功能，可予以患肢多功能支撑器，自 5° ~ 10° 开始逐渐加大锻炼角度，注意每次锻炼前均应注意检查外固定的可靠性，并在有效的骨牵引作用下进行。

4. 出院指导

（1）继续加强功能锻炼

①下地活动或负重时间、去除外固定时间必须严格遵从医嘱，不可私自行事。股骨干骨折患者需较长时间扶拐锻炼，因此扶拐是下床活动的必要条件，扶拐方法的正确与否与发生继发性畸形、再损伤或引起臂丛神经损伤等有密切关系，因此出院前应教会患者正确使用双拐。

②扶拐下床不负重活动者，必须使用双拐；下地负重活动者，可使用单拐。股骨中段以上骨折，下床活动时始终应注意保持患肢的外展体位，以免因负重和内收肌的作用而发生继发性向外成角突起畸形。严禁患肢内外旋活动，以免影响骨折的稳定和愈合。

③注意加强患肢膝关节的伸屈功能锻炼，每天至少 20 次。锻炼用力应适度，活动范围应由小到大，循序渐进，且不可操之过急，每次应以不感到疲劳为度，以免给骨折愈合带来不良影响。严禁对患膝施以暴力的锻炼方法。

④在下床活动的同时，可指导患者用中药熏洗膝、踝关节，以利舒筋、活血、消肿，使关节在短时间内恢复到正常活动度。

（2）2~3 个月后拍片复查或遵从医嘱按时复诊。

（项师博）

第八节　膝部损伤

膝部损伤包括膝关节半月板损伤、韧带损伤、髌骨骨折等，直接暴力或间接暴力均可致伤。近几年，由于膝关节镜的临床应用，使膝部损伤的治疗向微创化发展，极大地减轻了患者的痛苦。但膝部损伤由于症状不严重，早期易被患者忽视，就医后也易存在轻病心理，影响遵医行为，加之关节固定后极易出现活动障碍、强直等并发症，故护理过程中应注意强化患者的遵医行为，指导患者做好功能锻炼，早日恢复关节功能。

一、膝关节半月板损伤

当膝关节半屈曲受到旋转力作用时，半月板被夹在股骨与胫骨之间而易发生损伤。半月板损伤的主要症状为伤后膝关节疼痛，逐渐肿胀，有弹响，关节可突然出现绞锁，发生伸直障碍，但常可屈曲。上下楼时腿乏力，打软腿，过伸或过屈疼痛，股内侧肌可出现萎缩。查体关节间隙有明显压痛，麦氏征阳性，Apley 试验阳性，半月板加压试验阳性。

膝关节半月板损伤的主要治疗方法包括保守疗法即加压包扎（可选用弹性绷带或棉垫）及石膏托固定制动；手术疗法包括关节镜下施行半月板修补术、切除术、移植术。

专科护理：

1. 病情观察

（1）警惕血管损伤：一般来说创伤、扭伤引起的疼痛多在整复固定或手术后 1~3 天，随着肿胀消退而日趋缓解，如肢体远端出现剧烈疼痛并逐渐加重，同时伴有皮肤苍白、麻木等情况，应立即报告医生进行处理。

（2）警惕神经损伤：术后肢体位置摆放正确，取中立位，如出现患肢感觉麻木、肿胀不适，运动异常等情况时，应警惕固定局部有腓总神经受压的危险，及时报告医生给予适当处理。

（3）警惕血栓性静脉炎：血栓性静脉炎关键在于术后早期诊断，早期处理。多发生在术后3~4天，早期症状轻微，不易引起注意，病情发展时，牵拉腓肠肌可有明显疼痛，小腿三头肌可有压痛。术后应嘱患者主动及被动进行踝关节的伸屈活动，充分发挥踝泵作用，这对预防静脉炎的发生有着重要作用。

2. 体位护理　半月板损伤早期或术后早期宜取平卧位，待肿胀消退后可根据患者需要取半坐卧位或坐位，患肢抬高15°~30°并保持中立位，以利静脉回流，减轻肿胀，注意避免健肢及其他重物的压迫。

3. 功能锻炼　术后早期正确的功能锻炼可增强肌力，促进血液循环，防止血栓形成。

（1）术前股四头肌锻炼方法：患者取仰卧位，两腿伸直平放于床上，抬腿时要伸直膝关节抬离床面，足跟稍离床即可，根据肌力大小在腿上施加重量。抬腿时要缓缓抬起，然后慢慢放下。当腿抬到适当高度时（<45°）停3~5秒钟后缓慢放下，然后再次抬高，每次屈曲或收缩需坚持15秒以上或感觉疲劳后放松，这样反复练习，每2小时练习1次，每次5~10分钟。

（2）术后股四头肌锻炼方法

①第一阶段：术后1~3天。24小时内指导患者进行股四头肌肌肉等长收缩锻炼，可先练习健肢，再练习患肢。24小时后，患肢进行股四头肌及腓肠肌的锻炼，也可以先进行股四头肌练习后再试着抬腿锻炼腓肠肌（方法是患者仰卧，两腿平放，伸直膝关节后慢慢抬离床面至足跟稍离床面即可）。每天练4~5次，每次5分钟，以不感到疲劳为原则，且抬腿不宜超过45°。护士应经常检查患者的锻炼效果，以确实看到股四头肌收缩和完全舒张为标准，防止患者用臀大肌的收缩代替股四头肌的收缩锻炼。

②第二阶段：术后4~9天。膝部制动固定期的锻炼：护士协助患者取仰卧位或坐位，将手置于膝后，嘱患者用力将膝部压向手，再放松，反复"压紧→放松"，每小时1次，每次5分钟。直腿抬高锻炼：首先抗重力抬高，伸直膝关节，抬离床面70°为宜；然后进行抗阻力抬高，如足部绑缚沙袋。增加锻炼强度，改变体位，减慢抬腿速度和延长滞空时间。术前若有股四头肌萎缩，应强化锻炼，术后一旦恢复感觉，就开始锻炼。

③第三阶段：术后10~14天。此期患肢关节积液消退后，可在床上做伸屈关节的活动。患膝下垫一软枕，屈膝30°，使足跟抬离床面，逐渐增加伸屈角度，直至患膝伸直，每次15分钟，每天2次。待肌力完全恢复2周后，开始不负重行走。患者下地行走的时间应根据以下4个条件考虑：A. 股四头肌有能力抬腿。B. 膝关节无肿胀，无积液。C. 伤口已拆线，全身情况良好，下地后无头晕不适。D. 已学会正确用拐。具备以上4个条件，就可以扶拐，患肢不负重下地活动。

④第四阶段：术后3~6周。A. 手术后3~4周：半蹲练习：双足分开与肩同宽，双膝轻轻弯曲约呈30°，身体重心尽量向后（要有坐下的感觉），每日1次，每次10~15分钟，要求每天增加30~60秒。B. 术后4~6周：半蹲位练习每日2次，每次除30°外，增加40°~80°靠墙站立1次，时间尽可能长，并每日增加30~60秒，此期患者可增加行走距离，如感觉良好，则可开始慢跑，时间约10分钟，不要求速度。C. 6周以后：如果股四头肌力量恢复良好，则可开始进行患肢单腿半蹲锻炼，方法同上，还可以进行综合训练器的抗阻伸膝练习，大重量慢起慢落。

（3）术后宜早下地、晚负重：半月板成形术后 1 周扶拐下地行走；半月板切除术后 2 周扶拐下地行走。术后 1 个月可以使患肢逐渐负重。避免过早负重加重关节内的创伤反应，导致慢性滑膜炎，引起膝部持续疼痛。

4. 常见护理问题膝关节绞锁

（1）向患者及家属讲解本病的有关知识及特点，消除其紧张、恐惧心理，使肌肉放松以利治疗。

（2）半月板绞锁后要及时解锁，手法要适当，严禁粗暴强迫性的手法，以免使半月板边缘附着的组织撕破处向中心部延伸，加重损伤。手法解锁后，要将患侧膝部制动休息 10 天，避免剧烈运动，防止再次发生绞锁。

（3）对于慢性期绞锁者，应教会患者自行解锁法：患者采用坐位，小腿自然下垂，轻轻摆动膝关节，以求自动解锁。

（4）陈旧性半月板损伤，反复发生疼痛、绞锁者，一经确诊损伤无法自行修复者，应尽早采取手术方法治疗。

5. 出院指导

（1）继续加强功能锻炼

①局部按摩，指导患者每天坚持用双手掌按摩膝关节 2~3 次，每次来回按摩膝关节 50 次，促进膝关节的血液循环，使局部的新陈代谢旺盛。

②术后第 7~8 周，指导患者在床边训练下蹲运动，即先将两足分开与两肩等宽，上身挺直，两手抓紧床栏下蹲，每次 5~10 分钟，每天 3~4 次。

③功能锻炼用力应适度，活动范围应由小到大，循序渐进，切不可操之过急，每次应以不感到疲劳为度，以免给膝关节的康复带来不良影响。

（2）下地行走锻炼时要求跟－趾式走路，不能跛行，每一步都必须伸直膝关节，以免造成膝关节僵直。下肢锻炼的方法有：①上下台阶法。②蹬车运动法。③抗阻力伸膝法。④负重下蹲起立法。⑤划船运动法。

（3）告知患者下地行走时应克服急躁心理，不能长时间行走，不能急走、急转，以防意外损伤。

（4）2~3 个月后拍片复查或遵从医嘱按时复诊。

二、膝关节韧带损伤

韧带是连接关节相邻两骨之间或软骨之间的致密纤维结缔组织或膜，由弹力纤维及胶原纤维编织而成，是膝关节重要的静力性稳定因素，其主要功能是限制作用和制导作用。当韧带承受的应力超过其屈服点，即完全断裂的标志后，常为撕裂伤，仍能保持大体形态的连续性，但其维持关节稳定的张力明显丧失，出现直向不稳定。若暴力较严重，膝关节有极度的移位发生时，可发生韧带形态连续性的丧失，完全断裂，多表现为复合不稳定。

膝关节内、外侧副韧带损伤后主要表现为：膝关节内侧或外侧疼痛、肿胀，断裂部位压痛，皮下淤血，关节侧向活动受限；膝关节前、后交叉韧带损伤后主要表现为：患者自觉有撕裂感，关节部位显著肿胀、疼痛，不稳定，肌肉紧张，行走时易打软腿。

膝关节韧带损伤的主要治疗方法包括保守疗法即石膏夹板外固定；手术疗法即关节镜下修补术或重建术。

专科护理：

1. 病情观察

（1）警惕血管损伤：一般来说创伤、扭伤引起的疼痛多在整复固定或手术后 1～3 天，随着肿胀消退而日趋缓解，如肢体远端出现剧烈疼痛并逐渐加重，同时伴有皮肤苍白、麻木等情况，应立即报告医生进行处理。

（2）警惕神经损伤：术后肢体位置摆放正确，取中立位，如出现患肢感觉麻木、肿胀不适，运动异常等情况时，应警惕固定局部有腓总神经受压的危险，及时报告医生给予适当处理。

（3）警惕骨筋膜室综合征：术后 1～2 天应着重观察小腿肿胀情况，关节镜手术中需大量的关节冲洗液冲洗，有时关节冲洗液会外渗造成小腿严重肿胀，导致小腿骨筋膜室综合征，故应密切观察患者小腿肿胀和疼痛情况，包扎不应过紧，抬高患肢，有助于水肿消退。如观察到足背动脉搏动减弱，足趾肤色灰白，皮温降低，患肢感觉异常或迟钝，小腿肌张力明显升高等室间隔综合征表现，应及时报告医生处理。

2. 体位护理

（1）新鲜韧带损伤早期患侧下肢制动、休息，禁止牵拉受伤韧带，可抬高患肢 15°～30°。

（2）石膏固定膝关节于功能位，不固定踝关节，时间为 4～6 周。

（3）石膏固定期间可以扶拐下地活动，注意正确使用拐杖，掌握好平衡，严防跌倒以免引起新的损伤。

3. 功能锻炼　术后早期正确的功能锻炼可增强肌力，促进血液循环，防止血栓的形成。

（1）石膏固定期

①韧带损伤初期石膏固定次日，护士即指导患者开始锻炼踝、趾关节的背伸、屈曲和小腿的三头肌、股四头肌的等长舒缩锻炼。每次踝、趾关节的背伸、屈曲或小腿的三头肌、股四头肌的收缩锻炼都需要坚持 15 秒以上或感觉疲劳后放松。如此反复锻炼，每小时锻炼 3～5 分钟，每天 4～5 次。

②指导患者股四头肌的正确锻炼方法：护士协助患者取仰卧位，患膝伸直，嘱患者绷紧股四头肌，此时髌骨上移，股四头肌处于绷紧状态，使其持续 15 秒后放松。如此反复锻炼，每小时锻炼 3～5 分钟，每天 4～5 次。进行锻炼时应告知患者尽量伸直膝关节，以利于股四头肌的锻炼，防止石膏拆除后出现关节僵硬的情况。

③膝内侧副韧带损伤应指导患者强化夹紧大腿的动作（双膝间夹枕），以锻炼股内收肌。手术后 1 周，扶拐带石膏下地活动，可以负重。6 周拆除石膏，做膝关节屈伸锻炼。

④膝外侧副韧带损伤应指导患者强化分开大腿的动作（双膝用弹力绷带捆缚在一起），以锻炼阔筋膜张肌。石膏固定 6 周，拆除石膏后，逐渐做关节屈伸运动。

⑤膝交叉韧带损伤，应指导患者强化主动抬起和下压膝关节动作，以锻炼股四头肌、腘绳肌和腓肠肌，石膏固定 6 周，拆除石膏后，逐渐做关节屈伸运动。

（2）石膏拆除后

①屈曲的练习方法：以下方法任选其一，每日 1 次，力求角度略有增长即可。练习过程中或练习后如有特殊不适，应及时告知医生。练习过程中不得伸直休息，反复屈伸，否则将影响效果，且极易造成肿胀。坐（或仰卧）位垂腿：坐（或仰卧）于床边，膝以下悬于床

外。保护下放松大腿肌肉，使小腿自然下垂，至极限处保护 10 分钟。必要时可于踝关节处加负荷。仰卧垂腿：仰卧于床上，大腿垂直于床面（双手抱腿以固定），放松大腿肌肉，使小腿自然下垂，必要时可于踝关节处加负荷（负荷不应过大，否则肌肉不能放松，即无效果）。坐位"顶墙"：坐椅上，患侧足尖顶墙或固定，缓慢向前移动身体以增大屈膝角度，感疼痛后保持不动，数分钟后疼痛消失或降低，再向前移动，至极限。全过程控制在 30 分钟以内。俯卧屈膝：俯卧位（脸向下趴于床上），双腿自然伸展，自行握患腿踝关节，使膝关节屈曲（可用长毛巾或宽带子系于脚腕处，以便于牵拉）。或由他人帮助，但绝对禁止暴力推拿。

②主动屈伸练习（被动屈曲后进行）：坐位屈膝：坐位，足不离开床面，缓慢、用力、最大限度屈膝，保持 10 秒后缓慢伸直。2 ~ 4 分钟/次，1 ~ 2 次/d。坐位伸膝：坐位，足垫高，于膝关节以上处加重物。完全放松肌肉，保持 30 分钟。30 分/次，1 ~ 2 次/d。伸屈的练习法：伸展练习中肌肉及后关节的牵拉感及轻微疼痛为正常，不可收缩肌肉对抗，应完全放松，否则将会无效。练习中采用负荷的重量不宜过大，应使患膝敢于放松，持续至 30 分钟，有明显牵拉感为宜。练习过程中不得中途休息，否则将影响效果。俯卧悬吊：俯卧，膝以下悬于床外，踝关节处加重物。完全放松肌肉，保持 30 分钟。30 分/次，1 ~ 2 次/d。

（3）支具固定期：①手术后第 3 天即开始指导患者进行膝关节屈曲锻炼，锻炼屈度从 15°开始，逐渐增加，1 个月之内增加至 120°即可。每小时锻炼 3 ~ 5 分钟，每天 4 ~ 5 次。下肢支具 12 个月后即可拆除。②固定期及拆除固定后其他的锻炼方法详见石膏固定期及拆除期的锻炼方法。

4. 常见护理问题 膝关节不稳定：膝关节韧带损伤后，无法限制膝关节的侧向分离或前后滑移，使得膝关节屈伸运动时又掺杂多个方向的移动，加上肌肉无力导致膝关节不稳定。

（1）保持有效的固定，用护膝或弹性绷带保护和约束膝关节的活动，提醒患者避免再次牵拉受伤韧带。

（2）合理科学地进行膝周肌肉锻炼来增强膝关节的动力性稳定：如膝内侧副韧带损伤应指导患者强化夹紧大腿的动作（双膝间夹枕），以锻炼股内收肌；膝外侧副韧带损伤应指导患者强化分开大腿的动作（双膝用弹力绷带捆缚在一起），以锻炼阔筋膜张肌。做上述内收和外展动作时，应使小腿和足处于自由摆动状态，可用悬吊牵拉法满足，避免因膝远端的肢体重力牵拉受伤韧带。若膝交叉韧带损伤应强化主动抬起和下压膝关节的动作，以锻炼股四头肌、腘绳肌和腓肠肌。

（3）拆除外固定后，立即开始主动和被动屈伸膝关节，也可依靠下肢康复机，辅助热洗，凡士林涂擦皮肤后按摩及理疗，尽快恢复膝关节的生理活动度。

5. 出院指导

（1）继续加强功能锻炼

①局部按摩，告知患者每天坚持用双手掌环形按摩膝关节 2 ~ 3 次，每次来回按摩膝关节 50 次，促进膝关节的血液循环，使局部的新陈代谢旺盛。

②术后第 7 ~ 8 周，指导患者在床边训练下蹲运动，即先将两足分开与两肩等宽，上身挺直，两手抓紧床栏下蹲，每次 5 ~ 10 分钟，每天 3 ~ 4 次。

③指导患者加强腿部肌肉和膝关节的屈伸活动锻炼，坚持徒步行走以及马步站桩等，股四头肌力量的增强，可提高膝关节的稳定性。

（2）2~3个月后拍片复查或遵从医嘱按时复诊。

三、髌骨骨折

髌骨是全身最大的籽骨，呈扁平三角形，是伸膝装置的中间结构，起到保护膝关节稳定、增强股四头肌肌力等作用。髌骨骨折发生移位时，易导致髌前韧带及两侧扩张部的撕裂。同时在诊断为髌骨骨折时，一定要注意是否同时存在同侧的股骨干骨折、股骨髁或胫骨髁骨折、同侧髋关节后脱位等，避免漏诊或误诊。临床表现主要有膝部疼痛，膝关节不能伸屈活动，不能负重，局部压痛，关节内大量积血，髌前皮下淤血、肿胀，严重者皮肤可发生水疱。有移位的骨折，可触及骨折线间隙。

髌骨骨折的主要治疗方法包括保守疗法即手法整复外固定；手术疗法即切开复位内固定。

专科护理：

1. 病情观察

（1）警惕血管损伤：一般来说创伤、骨折引起的疼痛多在整复固定或手术后1~3天，随着肿胀消退而趋缓解，如肢体远端出现剧烈疼痛并逐渐加重，同时伴有皮肤苍白、麻木、皮温下降等情况，应立即报告医生进行处理。

（2）警惕神经损伤：骨折复位后外固定松紧适宜，需要保护的部位加衬垫，肢体位置摆放正确，取中立位，如出现患肢感觉麻木、肿胀不适，运动异常等情况时，应警惕固定不当导致腓总神经受压的危险，及时报告医生给予适当处理。

2. 体位护理

（1）骨折或术后早期取平卧位，肿胀消退后可根据患者的需要取半坐卧位或坐位，患肢抬高15°~30°并保持中立位，以利静脉回流，减轻肿胀，注意避免健肢及其他重物的压迫。

（2）护理人员应掌握患者的病情和治疗情况，注意观察患者体位的变化，如发现异常及时纠正，防止患肢畸形愈合，患者应遵从医嘱，不能因卧床时间过长而私自改变体位。

3. 功能锻炼　术后早期正确的功能锻炼可增强肌力，促进血液循环，防止静脉血栓的形成。

（1）手法整复外固定治疗患者的功能锻炼

①第一阶段：骨折1~3天。骨折后即开始指导患者做患侧股四头肌等长收缩，踝关节的屈曲背伸锻炼，锻炼的次数应因人而异，循序渐进，以防止股四头肌粘连、萎缩、伸膝无力。

②第二阶段：骨折后1周以内。肿胀消退即可指导患者下床不负重活动，使膝关节有小范围的伸屈活动，以防膝关节强直。

③第三阶段：骨折后2~3周。有托板固定者应解除，有限度地增大膝关节的活动范围。

④第四阶段：骨折后6周。骨折愈合去固定后，可用指推活髌法解除髌骨粘连，以后逐步进行床缘屈膝法、搓滚舒筋法锻炼，使膝关节伸屈功能早日恢复。指推活髌法：护士或患者本人拇指、食指卡捏髌骨向上下、左右四个方向推动各3~5下。目的是解除局部肌紧张，防止关节面粘连造成膝关节僵直。床缘屈膝法：患者坐于床边，两手把持按压膝关节上部，用力屈曲膝关节后放松、复原，反复进行。目的是锻炼膝关节周围肌力，恢复膝关节功能活

动，补气活血，强筋壮骨。搓滚舒筋法：患者坐于凳上，将竹管或圆棒放在地上，患足踏在管上，膝关节屈伸蹬动竹管或圆棒前后滚动：目的是恢复膝关节的伸屈功能和肌力。

（2）手术治疗患者的功能锻炼

①第一阶段：术后 3 天内。术毕回病房后即可将患肢用垫枕抬高 15°~30°，保持中立位，膝关节屈曲 10°~15°，待麻醉消失后即可进行踝趾关节的趾屈、背伸锻炼，每小时 1 次，每次做 5 分钟。股四头肌的收缩锻炼从术后第 2 天开始，先教会患者健肢的股四头肌收缩锻炼，然后再进行患肢练习，每 2 小时 1 次，每次 6~8 下，以后逐渐增加活动量。其中活动量及活动时间增加时一般采用增量不增时或增时不增量的方法，避免引起患肢疲乏、疼痛。

②第二阶段：术后 4~28 天。通过早期的锻炼，患肢肿胀减轻或逐渐消失，术后 1 周左右，关节内外软组织尚未形成粘连或有粘连尚未完全肌化，有利于膝关节早期活动，故术后中期是恢复膝关节功能的最佳时期。髌骨骨折行张力带钢丝内固定的患者，护士应经常指导患者上下推移患肢髌骨，防止髌股关节面粘连，避免髌骨关节炎的发生。正确指导患者进行患肢膝关节的主动伸屈锻炼，保证脚在床上滑动，尽量屈曲膝关节，可以从 10°~20°开始，在最大屈曲位停留 5~10 秒，每天 5~6 次，以后逐渐增加活动范围。指导患者在屈曲锻炼时应缓慢进行，切勿操之过急，以免造成新的损伤。运动前辅以骨伤电脑治疗仪，用电流刺激局部软组织，松弛肌肉、肌腱等关节周围组织，以利屈膝运动；运动后辅以冷疗 30 分钟，以减少关节周围组织或关节内腔渗血渗液，将肿胀降低到最低限度。石膏外固定的患者每天 2~3 次髋、踝和足趾关节的活动，每次 10~20 下，患肢股四头肌等长收缩，每日训练 3 次，每次 50~100 下。锻炼过程中注意逐渐增加髋、踝、足趾关节的活动。

③第三阶段：术后 4 周以后。此期已解除外固定，髌骨稳定性进一步增强，膝关节活动范围已有不同程度改善，锻炼的自信心增强。患者可使用 CPM 支架持续被动运动，开始时屈曲度数以患者主动屈曲度数增加 5°为宜，以后每天递增，增加幅度根据患者耐受力和关节局部状况而决定，每次 1 小时，每天 4 次，保持一定的活动范围，直至患者主动伸屈活动达到被动伸屈的范围。在被动锻炼间隙鼓励患者主动运动患膝关节，可在运动前后辅以中药赤木洗剂进行膝关节周围熏蒸烫洗，以达舒筋通络、软坚散结、松弛肌肉的目的，进一步增加膝关节的活动范围。本期患膝屈曲常可达到 90°~130°。也可指导患者在膝关节周围采用揉、推、按等手法以舒筋活络。

（3）手术治疗患者功能锻炼的注意事项：①髌骨横行骨折使用张力带钢丝内固定在术后 3~5 天，下极骨折及粉碎骨折在术后 4 周开始进行屈膝锻炼，以后逐步增加膝关节的伸屈活动度，锻炼的幅度次数以患者能忍受疼痛为度。②对于髌骨部分切除的患者术后第 2 天练习股四头肌等长收缩，去石膏后不负重练习关节活动，6 周后扶拐逐渐负重行走，并加强关节活动度及股四头肌肌力锻炼，对初下地的患者，护士应在旁边保护。③对于髌骨全切除的患者，因髌骨全切破坏了伸膝装置，将出现股四头肌肌力下降、短缩、膝部疼痛、关节活动受限，术后应尽早进行股四头肌收缩锻炼，外固定解除后加强膝关节的伸屈活动和自主性运动，行走时可用石膏托固定，6 周内的负重可扶双拐或单拐进行。

4. 常见护理问题

（1）膝关节强直：长期外固定、功能锻炼不及时或锻炼强度不够均可导致膝关节强直。

①向患者说明锻炼的意义和方法，使患者充分认识功能锻炼的重要性，消除思想顾虑，主

动锻炼。

②指导患者坚持进行功能锻炼，具体的锻炼方法见本节局部功能锻炼方法。

③去除固定后，膝关节僵硬疼痛者，可使用中药赤木洗剂进行膝关节周围熏蒸烫洗，以达到舒筋通络、软坚散结、松弛肌肉、减轻疼痛的目的。

（2）膝关节创伤性关节炎：骨折愈合后，关节面不平整或关节面压力状况改变，长期磨损使关节软骨损伤、退变而产生创伤性关节炎。

①复位后肢体摆放稳定，妥善搬运，保持复位良好，关节面平滑，是预防创伤性关节炎的可靠保证。

②正确进行功能锻炼，使髌骨关节面得以在股骨滑车的模造中愈合，有利于关节面的修复。

③症状严重者应适当休息，待症状缓解后，不负重进行股四头肌的收缩锻炼和膝关节的伸屈锻炼。

④可内服消炎镇痛剂，外贴活血止痛膏治疗。

⑤必要时可选择手术治疗。

（3）疼痛：髌骨骨折术后为防止关节腔积液积血，一般会予以伸膝位加压包扎，膝部可能会有较重胀痛感，可及早抬高患肢，预防性使用镇痛药物。如有剧烈疼痛难以忍受者应及早打开敷料查看，以免局部压迫导致皮肤坏死。

5. 出院指导

（1）练习膝关节伸屈活动，患者可用指推活髌法解除髌骨粘连，以后逐步使用床缘屈膝法、搓滚舒筋法锻炼，恢复膝关节的伸屈功能。

（2）2～3个月后拍片复查或遵从医嘱按时复诊。

（项师博）

第九节　胫腓骨骨折

胫腓骨是长管状骨中最常发生骨折的部位，约占全身骨折的13.7%，其中以胫腓骨双骨骨折最多，胫骨骨折次之，单纯腓骨骨折少见。小腿骨折伤后患肢肿胀、疼痛和功能丧失，可有骨擦音、骨擦感和骨异常活动。有移位的骨折，肢体短缩、成角及足外旋。由于小腿创伤的外力一般来自前外侧，以及骨折后肌肉牵拉二者共同作用，其绝大部分的移位方向是向内、向前成角，极少有反向者。损伤严重者应注意骨筋膜室综合征的表现。胫骨上1/3骨折，应注意腘动、静脉的损伤。腓骨上端骨折应注意腓总神经损伤。严重挤压伤、开放骨折，应注意早期创伤性休克的发生。

胫腓骨骨折的主要治疗方法有保守治疗和手术治疗，保守治疗方法是骨牵引与夹板、石膏外固定结合进行治疗；手术治疗采用切开复位或微创复位内固定治疗。

专科护理：

1. 病情观察

（1）警惕休克：损伤局部出血量大者，在骨折数小时后即可能出现休克现象，故早期应严密观察生命体征的变化，如有异常及时报告医生予以处理。

（2）警惕骨筋膜室综合征：严密观察骨折局部情况及患肢足背动脉搏动、足趾活动、毛细血管反应、皮肤颜色、皮肤感觉等情况，如出现患肢剧烈疼痛、持续高度肿胀、远端足背动脉搏动减弱或消失、足趾皮温降低、颜色暗紫或苍白、毛细血管反应异常，或皮肤感觉异常等情况，必须立即报告医生给予处理。

（3）警惕血管神经损伤：如为开放性骨折应注意观察伤口渗血情况，如有大量、持续新鲜渗血或出现血液循环障碍应及时报告医生。如有石膏及夹板外固定患者应注意患肢感觉和活动情况，如肢体感觉麻木、足背伸无力，应及时报告医生予以处理。

2. 体位护理 骨折或术后 1 周内宜取平卧位，肿胀消退后可根据患者需要取半坐卧位或坐位，患肢抬高 15°~30°，并保持中立位，避免患肢内旋、外旋，健肢及其他重物不可压迫患肢。注意观察患者体位、角度的变化，如发现异常及时纠正，防止患肢畸形愈合，患者应遵从医嘱，不能因卧床时间长而疏忽或私自改变体位。

3. 功能锻炼 术后或牵引当日即应开始练习踝、趾关节的背伸屈曲和小腿三头肌、股四头肌的等长舒缩，每次屈曲或收缩需坚持到 15 秒以上或感觉疲劳然后放松，如此反复练习，每小时锻炼 3~5 分钟；以后可逐步增加强度和频率；术后 1 周根据骨折类型及病情遵医嘱渐行直腿抬高及膝、踝、趾关节的屈伸运动，一屈一伸为一次，患肢抬高后至 45°时维持数秒钟然后放平休息，每日 2 次，每次 5~10 下。其他如屈膝锻炼或使用骨创伤电脑治疗仪等可参照股骨干骨折之功能锻炼。

4. 出院指导

（1）继续加强功能锻炼

①各种类型的骨折及不同治疗方法下地活动时间有不同的要求，应遵从医嘱。

②扶拐下床不负重活动者，必须使用双拐，行走期间患肢必须悬空，可于站立位稍用力踩地，每日 10~20 次，上下午各 5~10 次，以达到纵向挤压骨折断端，刺激骨痂形成的目的。

③下地负重活动者，应教会患者正确使用单拐，行走时全足着地，利用膝髋屈曲带动小腿、足，放平移步，严禁小腿跷足不着地状的移步和内外旋活动，以免影响骨折的稳定和愈合。

④骨折愈合后踝关节功能障碍者，可做踝部旋转、斜坡练步等功能锻炼，踝关节僵硬者可做踝关节的下蹲背伸和站立位膝背伸等，加强踝关节的自我功能锻炼，并可配合手法摇摆松筋、推足背伸、按压趾屈、牵拉旋转等活筋动作，促使踝关节伸屈功能的恢复。

（2）骨折愈合内固定取出术后仍需保护患肢 2 个月，2 个月内应避免患肢劳累及长时间单独负重，避免剧烈运动如突然的下蹲、扭转、跳跃等。

（项师博）

第十节 颈椎及颈髓损伤

上颈椎损伤主要是由自上而下的暴力所致，当由高处落下的物体撞击头顶部，或由高处坠落头顶触地时，暴力自上而下传达作用于枕骨髁，分别向下到达寰椎两侧块，造成寰椎前后弓与其侧块连接处的最薄弱部位发生骨折。

下颈椎损伤多见于高处坠落伤、高台跳水、高处坠落物砸伤、跌伤、车祸伤等。表现颈部疼痛，颈部僵硬、侧屈，双手抱头等固定体位、不能抬头或坐起，颈部肌肉痉挛。合并脊髓、神经根损伤后，肢体或躯干皮肤感觉、肌力减退或消失，腱反射减弱或消失。

当颈脊髓遭到创伤和急性病理损害时即出现脊髓休克。脊髓休克期内，表现出运动、感觉、反射和自主神经系统一系列变化。在损伤平面以下出现运动障碍和感觉障碍。上位颈椎损伤有四肢瘫痪，下位颈脊髓损伤可表现为双下肢瘫痪。损伤节段以下深浅感觉完全丧失，瘫痪为弛缓性，肌张力低下或完全无张力状态，腱反射消失。

治疗方法主要有非手术治疗和手术治疗，非手术治疗方法有枕颌牵引、颅骨牵引、Halovest 支架外固定；手术治疗主要有颈椎前路手术和颈椎后路手术。

专科护理：

1. 病情观察

（1）警惕心搏骤停：通常情况下颈髓损伤时因交感神经被阻断而副交感神经处于相对优势而出现心动过缓。在此状态下，如吸引刺激喉头、气管或压迫腹部，会刺激膈肌而诱发血管迷走神经性反射，加重心动过缓或心搏骤停，故早期应严密观察生命体征的变化，如有异常及时报告医生予以处理。

（2）警惕呼吸肌麻痹及呼吸衰竭：高位截瘫患者其肋间肌、腹肌麻痹，易造成呼吸困难或呼吸停止、痰液阻塞引起肺不张及肺部感染，应严密观察呼吸的频率、节律、深浅度，判断有无呼吸困难，必要时应用心电监护仪；观察口唇、指甲有无发绀，及时发现缺氧情况并予以纠正；备好急救药品和器材，必要时应用呼吸机协助呼吸或行气管切开，同时做好气管切开术后护理；腹胀促使患者呼吸困难加重，可行腹部按摩，并采用促进肠蠕动的药物，如新斯的明等。

（3）警惕颈前路减压植骨术后并发症：颈前路减压植骨术后并发症包括喉头水肿、痰液阻塞呼吸道、血肿压迫气管等，喉头水肿与手术中牵拉、刺激气管，或术前训练不佳有关，多见于术后当日，36～48 小时达高峰，此时极易发生喉痉挛；痰液阻塞呼吸道多发生于术后 24 小时内，多见于嗜烟者；血肿压迫气管也多发生于术后 24 小时内，如患者出现口唇发绀及鼻翼扇动等极度呼吸困难者，及时报告医生予以处理。

2. 体位护理 绝对卧床休息，去枕平卧或根据骨折类型遵医嘱头下或肩下垫薄枕，颈部制动，头两侧用沙袋固定，翻身时采用轴线翻身法，保持脊柱成一直线防止脊柱扭曲加重损伤。注意保持瘫痪肢体功能位，如踝关节应保持 90°中立位，为防止形成足下垂，平时应利用木板、沙袋等物品抵住足底。

3. 饮食护理 颈前路手术后 3 天内应进食冷流质、半流质，防止术后出血。

4. 功能锻炼

（1）全身锻炼：颈椎及颈髓损伤患者可根据病情有选择地进行床上锻炼，以增强体质，促进康复。如患者为截瘫或不全瘫，必须进行瘫痪肢体被动锻炼。每小时锻炼 1 次，每次 3～5 分钟，防止肌肉萎缩和关节僵硬。

（2）局部锻炼

①呼吸功能的锻炼：通过呼吸肌的有效活动、胸廓运动的有效改善、呼吸道的通畅、维持残存的呼吸功能，防止呼吸能力下降，进而提高全身能力，提高日常生活能力，如深呼吸、进行有效咳嗽、大声说话、吹气球、吹瓶等，每小时 1 次，每次 3～5 分钟。

②排尿功能的训练：对于尿闭或尿失禁患者，最初可留置尿管，但随着排尿状况的改善应进行膀胱反射训练，膀胱反射训练即通过对膀胱的各种刺激诱发排尿反射，使膀胱功能恢

复。持续导尿中的膀胱训练：对于留置尿管持续导尿的患者，用控制夹夹闭尿管，间隔一定时间后放开控制夹排尿，放开控制夹一定要询问患者有无尿意，重要的是在于培养患者的排尿意识，最初间隔1~2小时1次，以后逐渐延长间隔时间，间隔3小时仍可控制，则可拔除尿管，改行间歇导尿或自然排尿。间歇导尿法：为了早期建立自主排尿反射，应尽可能避免持续导尿，而行间歇导尿，一日可行数次间歇导尿，使膀胱尿量增多刺激膀胱壁促使建立自主排尿反射，一次排尿量以400mL的间隔为宜，应留意患者水分的摄入量，每小时饮水量以不超过125mL为宜，以防膀胱内尿量过多造成膀胱壁过度伸展。刺激小腹的膀胱训练：是通过对小腹的各种体外刺激诱发排尿反射的训练，如采取叩打小腹，按摩、按压或抓捏腹股沟、阴茎、阴唇、肛门周围等方法诱发排尿，可间隔3~4小时进行1次。但叩打小腹时有时会引起膀胱内的尿液逆流于输尿管而形成危险状态，应充分注意。手压排尿训练：手压小腹加压促使排尿的方法，低位的神经障碍患者，难以期待膀胱的自律收缩，每隔一定时间按压小腹可促使排尿。外膀胱括约肌的强化：长期的持续导尿导致外括约肌功能下降，可造成尿失禁，排尿困难，残尿增加，应锻炼外膀胱括约肌收缩力。外括约肌的强化锻炼方法有：排尿中断尿训练、在膀胱不充盈之前多次排尿、强化骨盆底肌群锻炼等。

5. 常见护理问题

（1）喉上神经、喉返神经损伤：①术前5天必须向患者反复交代气管推移的重要性，并明确指出如牵拉不合要求，不仅术中出血多，损伤大，且可能无法暴露手术野而被迫中止手术。气管推移的方法：用一手的2~4指在皮外插入切口一侧的内脏鞘与神经鞘间隙处，持续地向非手术侧推移，或用另一只手牵拉，开始时每次持续10~30分钟，此后逐渐增加至30~60分钟，而且必须将气管牵拉过中线，如此训练3~5天，体胖颈短者则需延长训练时间。此种训练动作易刺激气管引起反射性干咳等症状，需要提醒患者明确其属于正常反应，应坚持训练。②术后认真观察患者说话有无声音嘶哑，喝水有无呛咳、误咽现象，如发现异常及时向医生汇报。如出现喉上神经、喉返神经损伤应认真做好解释安慰工作，适当应用促进神经恢复的药物，并嘱患者避免过多说话，进食时以少量且缓慢吞咽。

（2）脑脊液漏：①认真观察引流液的色、量并记录，引流管拔除后注意观察伤口渗液情况，如渗液清亮，经化验确定为脑脊液时，应抬高床头侧20°~30°，并停用脱水剂。②观察有无脑脊液流出过多后颅内压降低所致头痛、血压下降等，并做相应处理。③换药时严格无菌操作，防止逆行感染，加大抗生素用量，选用易透过血－脑脊液屏障的抗生素，并注意观察神志、瞳孔、生命体征及是否有颈项强直。④渗出持续量多时嘱患者绝对平卧以压迫伤口，必要时考虑硬脊膜修补术。

（3）下肢深静脉血栓形成：认真观察患者下肢的温度、肿胀、疼痛活动情况，发现异常及时向医生汇报，并协助处理。向患者解释更换卧位及活动肢体的重要性，嘱患者主动或被动活动下肢。

（4）体温调节障碍：正常状态下，身体受热后，通过温热中枢的作用，反射地引起血管扩张，发汗防止体温升高。相反身体受凉后，反射地引起血管收缩，防止体温发散的同时肌肉收缩，减少散热，增加产热。这些体温调节作用，由位于下丘脑的体温调节中枢和交感神经来进行。因脊髓损伤该机构被破坏，则不能进行相应环境的体温调节。因此，夏季应注意通风散热，冬季应注意保暖。

6. 出院指导

（1）注意饮食起居和个人卫生，颈脊髓损伤患者冬季易感冒、夏季易发热，应注意衣物增减，居住环境保持温度适宜。

（2）经常更换卧位，防止受压皮肤发生褥疮。

（3）下床活动时佩戴领围，佩戴时间遵从医嘱。

（4）有外固定患者不可私自松解拆卸，如有异常及时复诊或电话咨询。

（5）截瘫患者应加强安全护理，防止摔伤。洗脚时水温较正常人低，睡热炕的患者注意炕温，防烫伤。注意勿随意使用热水袋和冰袋，如必须使用时应严防烫伤、冻伤及热水袋渗漏。

（6）加强主动和被动功能锻炼，为防止肌肉萎缩和关节僵硬，应坚持每天进行全身各关节的被动或主动活动。还要进行以增强全身体力和移动动作、自动抵抗为目的的运动锻炼。

（7）做好大小便的护理，养成定时排便的习惯，保持会阴部清洁、干燥，每日饮水量不少于2 500mL，防止便秘和泌尿系感染。

（8）教会家属间歇导尿的方法及注意事项，注意使用一次性尿包，严格无菌操作，定时查尿常规，发现尿液异常及时复查尿常规。

（9）自理能力训练：告知患者和家属患者自己能干的事情一定自己干，如日常饮食、洗漱、上下肢的被动锻炼等，培养患者回归社会、回归家庭的自信心。

（项师博）

第十一节　胸腰椎损伤

胸腰椎骨折脱位很常见，占脊柱骨折脱位的首位。胸腰椎损伤后局部疼痛，多较剧烈，翻身困难；伤处压痛明显，有叩击痛，可触及后突成角畸形；腰背肌肉痉挛，活动受限，重者不能站立或坐起；伴腹膜后血肿时，可因刺激自主神经而引起肠蠕动减慢，常出现腹痛、腹胀及便秘等症状；神经损伤时，损伤平面以下可查及感觉过敏、迟钝甚至消失；肌力减弱或消失。伤后早期损伤平面以下腱反射减弱或消失。恢复期，如系上运动神经元损伤，则损伤平面以下肌张力增高，腱反射活跃或亢进，出现病理征；如系下运动神经元损伤，则损伤平面以下肌张力减弱，腱反射减弱或消失，并可能出现大小便功能的失常。

稳定性骨折常采用非手术方法治疗，非稳定性骨折治疗方法尚有争议，目前切开复位内固定治疗不稳定性骨折已被大多数骨科医师认为是合理的有效方法。

专科护理：

1. 病情观察

（1）警惕脊髓损伤：由于脊柱骨折、脱位等原因使椎管变形容积缩小，椎管内的脊髓也受到不同程度的损伤，可出现不同的临床体征。观察脊髓受损平面以下单侧或双侧同一水平的感觉（温、痛、触、位置、震荡感）、运动、反射及括约肌等功能减弱或消失的情况。如功能出现异常及时报告医生，采取有效措施。

（2）警惕休克：胸腰椎损伤合并胸腹脏器损伤时，由于脏器出血量大易发生休克。伤后应严密观察生命体征和尿量的变化，发现异常立即报告医生，及时配合抢救。

（3）警惕呼吸困难：高位胸椎损伤者，由于肋间肌部分瘫痪、呼吸道分泌物不易咳出、腹胀影响腹式呼吸等原因，患者易出现呼吸困难，须查找原因采取有效措施缓解呼吸困难。

2. 体位护理

（1）搬运与翻身：搬运伤员所用的工具，最好是硬担架或木板，不宜用软担架或毯子，禁止背送或抬送，否则会加重损伤。搬运时先将双下肢理直靠拢，两上肢贴于体侧，特别注意保持脊柱中立位，担架或木板靠近患者一侧，由三人站于患者一侧，一人托肩颈和胸部，一人托腰和臀部，一人托大腿和小腿，齐用力搬至担架或病床上；或采用滚动法，即一人扶肩及腰，一人扶臀及下肢，将患者滚到担架上，并使其恢复仰卧位。翻身时使用轴线翻身法，注意保持脊柱中立位，协助者站于患者一侧，一手扶肩，一手扶腰臀部，患者一手搭于协助者的肩上，下肢屈曲蹬床，二人一齐用力翻身。

（2）卧位与活动：骨折后患者平卧于硬垫床上，病床铺橡胶单和中单，非手术者腰部垫气囊托板，托板放于床褥下，充气高约10cm，24小时持续使用。各种类型的骨折及不同治疗方法下地活动时间有不同的要求，应遵从医嘱。一般非手术治疗患者，卧床治疗4~6周后佩戴文登整骨医院自行研制的充气式脊柱弹性固定支架下床活动，使用时患者应在床上戴好支架，然后下地活动，禁忌先下地后戴支架；手术后的患者一般术后3个月左右佩戴腰围下地活动。

3. 功能锻炼　此锻炼方法简便安全，效果可靠，对非手术治疗患者可达到复位、稳定脊柱、改善全身血液循环、减少后遗症的作用。

（1）仰卧位腰背肌锻炼法：向患者讲明练功的必要性及要领，充分调动患者的积极因素，开始可从数下或数十下练起，以后逐渐增加到每日300下左右，可分3~5次练习。

锻炼内容包括如下几点。

①五点支撑法：患者用头部、双肘及双足作为承重点，抬高臀、腰部，使腰背部呈弓形挺起。一般伤后1~2天疼痛减轻后，即要指导患者进行功能锻炼，在伤后1周内要达到此练功要求。

②三点支撑法：用头和双足承重，全身呈弓形挺起，腰背尽力后伸。一般要求在伤后2~3周内达到此练功要求。

③四点支撑法：用双手和双足承重，全身弓形挺起如拱桥。此练功方法难度较大，青壮年患者经过努力，在伤后5~6周内可达到此练功要求。

（2）俯卧位腰背肌锻炼法：此锻炼方法难度较大，对患者不做特别要求。

①第一步：患者俯卧，两上肢置于体侧，抬头挺胸，两臂后伸，使头、胸及两上肢离开床面。

②第二步：在双膝关节伸直的同时后伸下肢，并使其尽量向上翘起，两下肢可先交替后伸翘起，然后再一同后伸。

③第三步：头、颈、胸及两下肢同时抬高，两臂后伸，仅使腹部着床，整个身体呈反弓形，如飞燕点水姿势。

（3）截瘫患者功能锻炼

①被动功能锻炼：胸腰椎骨折伴有截瘫或不全瘫的患者，应进行被动功能锻炼。操作时护士或陪护人可由足趾开始，依次做踝、膝、髋关节的屈伸动作，其次为髋关节的内收、外展并举高，并使其一侧足跟置于对侧膝部，然后沿小腿下滑至踝部，同时对下肢的肌肉给予

按摩，每日 2 ~ 3 次，每次 30 ~ 60 分钟，防止关节僵硬、肌肉萎缩。对痉挛性肢体做被动活动时，要有耐心，缓慢进行，切忌粗暴。被动锻炼后保持肢体功能位，如膝下垫软枕，踝关节屈曲 90°，防止足下垂。

②躯体能力训练：起坐：长期卧床患者初次起坐可能出现直立性低血压，感觉头晕、恶心，甚至虚脱。一般应进行卧位→靠坐→扶坐→自坐→床边垂足坐训练，注意每个动作的更替要循序渐进，患者适应一个动作后再进行下一个动作训练。站立：在瘫痪肢体恢复随意运动之前，患者要依靠辅助工具，穿戴下肢支架才能站立。练站的程序是扒床边站→扶双杠站→扶双拐站→扶人站→直站→扶墙站立，两足之间的距离要与肩相等，肩、髋、踝三点应成一直线，重心落于髋关节之后，踝关节之前，注意保护膝部防关节后弓。行走：骨折伴神经损伤者练行走的程序是扶双杠走→扶拐护膝走→扶双拐走→扶双棍走→扶单棍走→自己行走，截瘫患者要穿下肢支具，练行走时应有保护措施如提腰、扶腰、推膝和护行等。

③排尿功能的训练：详见"颈椎及颈髓损伤"。

4. 常用治疗方法的护理

（1）非手术治疗的护理

①患者绝对卧床休息，腰部垫充气的气囊托板，翻身时采用轴线翻身法，防止脊柱再损伤。

②做好沟通解释，解除患者的恐惧、焦虑，放松心情，帮助患者强化遵医行为，做好不遵医嘱随意下地行走者的心理护理。

③为患者备齐骨盆牵引所需的物品：骨盆下拉带、牵引弓、牵引绳、牵引重锤。

④骨盆牵引者为维护牵引效能，在牵引时重点观察以下几点：牵引的位置：牵引带上缘位于髂前上棘稍上方。牵引的时间：每日 5 ~ 8 次，每次 1 小时，避开饭前、饭后半小时。牵引的重量：成人一般 10 ~ 15kg，遵医嘱，不可随意增减。牵引带的松紧：松紧以牵引后不下滑，不影响患者呼吸，患者感到舒适为宜，牵引带内可垫海绵、毛巾，避免擦伤皮肤或压伤大腿两侧皮神经。

（2）手术治疗的护理

①术前准备：术前留置尿管，避免术中尿潴留引起腹胀影响手术，同时便于术中观察尿量。备皮范围：胸椎手术上自颈部以下，下至尾骨，两侧至腋中线。腰椎手术上齐腋窝，下至臀横纹，两侧至腋中线。

②术后护理：采用三人搬运法平移患者于麻醉床，患者取仰卧位。做好各种导管的护理：手术归来后带有氧气、静脉留置针、刀口引流管、尿管，搬运至病床后，及时固定、衔接好各种导管，并保证管道通畅，观察引流液、尿液的性质、量有异常时要告知医生。各种导管的拔除时间：全麻后如无异常不适可吸氧 24 小时；刀口引流管术后 48 ~ 72 小时拔除；导尿管根据患者的具体情况，经夹管训练，如果尿液能从尿管四周渗出，可拔除。观察四肢或双下肢的活动、感觉与术前有无变化，如有异常及时告知医生；观察患者有无腹胀，采取措施减轻腹胀。术后切口的观察：观察切口渗血的量和性质，术后 1 ~ 3 日切口少量渗血，陈旧骨折渗血较多、持续时间较长均属正常现象。如果渗血色淡，或渗出淡黄色渗液并持续时间较长，应警惕脑脊液漏，如有脑脊液漏者应采取头低足高位。皮肤护理重点在于骶尾部、足跟部、肩胛部，按时翻身防压疮发生。

5. 常见护理问题

（1）排便障碍：包括便秘与大便失禁。

①便秘：大便时间：最好每日 1 次规律排便，应指导患者每天在较固定的时间段排便，训练排便习惯。摄取水分：适度的水分摄取可软化粪便，特别是在早饭前冷饮，有助于促进胃肠蠕动。饮食内容：食物的种类是决定大便形状的要因之一，排便调节训练时不可忽视。香蕉、橘子、苹果等的果汁及蔬菜等可软化大便，促进蠕动。身体锻炼：身体活动量减少也会影响胃肠活动，应指导患者进行日常生活动作，对于不能进行上述动作者至少也应要求每日进行一次站立活动。灌肠：对于肠胃运动障碍，宿便拖长者不得已而进行灌肠，切不可频繁进行。

②大便失禁：截瘫患者肛门括约肌不受意识控制，故不自主地排便产生大便失禁。注意观察患者排便的时间，掌握排便的规律，定时给予便器以训练患者排便反射。每次便后用温水洗净肛门周围及臀部皮肤，保持皮肤清洁干燥，必要时，肛门周围涂擦氧化锌或红霉素软膏以保护皮肤，避免破损感染。及时更换污湿的衣裤、被单，定时开窗通风，除去不良气味。教会患者进行肛门括约肌及盆底肌的收缩锻炼。

（2）腹胀：患者因胸腰椎损伤及腹膜后血肿的刺激，造成肠麻痹或自主神经功能紊乱而导致腹胀。①采用有效方法保持大小便通畅。②腹胀轻者可用棉签蘸松节油点擦神阙穴，配合腹部热敷。③腹部按摩，每日以脐部为中心顺时针环形按摩 3～4 次，每次 15～30 分钟，以促进肠蠕动，注意按摩力度要深达肠壁。④顽固性腹胀伴恶心上逆者，可暂禁食，行肛管排气、胃肠减压或者遵医嘱肌内注射新斯的明以减轻肠胀气，逐步恢复胃肠功能。

6. 出院指导

（1）骨折愈合内固定取出术后仍需卧床 4 周，3 个月内避免劳累、剧烈活动及扭腰动作。

（2）继续加强功能锻炼

①非手术治疗患者每日坚持做五点式腰背肌锻炼，每日约 300 个，最少坚持 3 个月以上。

②手术治疗患者一般需卧床 3 个月，具体时间遵医嘱。卧床期间每日坚持全身功能锻炼早晚各 1 次，每次约 30 分钟。下地前注意体位的变化应由卧位→半坐位→坐位→床边垂足坐，然后再下地，防止直立性低血压。下地行走注意佩戴腰围，佩戴时间不可过长，一般 3 个月左右，同时加强腰背肌的锻炼。

（3）截瘫患者重点出院指导

①截瘫患者应加强皮肤护理，定时翻身按摩，防压疮。

②截瘫患者应加强安全护理，慎用冷热敷法。用热水袋水温不超过 50℃，洗脚时水温较正常人低，睡热炕的患者注意炕温，防烫伤。

③加强主动和被动功能锻炼，上肢在自主活动时加强肌肉力量的锻炼，如举哑铃等，为日后坐轮椅或戴支具下地做准备。下肢做被动锻炼，防肌肉萎缩和关节僵硬。

④做好大小便的护理，保持会阴部清洁、干燥，每日饮水量不少于 2 500mL，防止泌尿系感染。

⑤自理能力训练：告知患者和家属患者自己能干的事情一定自己干，如日常饮食、洗漱、下肢的被动锻炼等，培养患者回归社会的自信心。

（项师博）

第十二节 骨盆骨折

骨盆骨折多由强大的外力所致，也可通过骨盆环传达暴力而发生他处骨折。由于暴力的性质、大小和方向的不同可引起各种形式的骨折或骨折脱位。骨盆骨折后伤处疼痛、肿胀、瘀斑，翻身及肢体活动均比较困难，骨折部位压痛明显；撕脱骨折常可触及骨擦音及活动的骨块；如骨盆环有移位，骨盆畸形明显，两侧有时不对称，伤侧髂嵴升高，下肢短缩，骨盆挤压、分离试验阳性。骨盆骨折可合并膀胱、尿道和直肠损伤及髂内外动静脉损伤造成大量内出血，因此易发生不同程度的休克；严重骨盆骨折还需注意有无胸、腹、颅脑损伤及其他部位的多发骨折，防止漏诊。

骨盆骨折非手术治疗包括卧床制动、手法复位、下肢骨牵引和骨盆悬吊牵引等。手术治疗多采用切开复位内固定术。

专科护理：

1. 病情观察

（1）警惕休克：骨盆骨折后，骨折断端可大量渗血，与骨折严重程度成正比，渗血不易止住，易发生休克。骨盆壁及邻近软组织撕裂出血，盆腔内静脉丛损伤、脏器损伤及骨盆内血管损伤出血等，均是引起休克的主要原因。故早期应严密观察生命体征的变化，如有异常及时报告医生予以处理。

（2）警惕直肠、肛管及女性生殖道损伤：检查时可发现肛门有血迹，阴道有流血，肛指检查可触及到骨折端，指套上有新鲜血迹。

（3）警惕膀胱破裂和尿道损伤：轻度损伤可出现尿后滴血或血尿，并有尿痛、小腹痛症状。重度损伤时，患者排尿困难，因尿液不能排出而致尿潴留。若导尿时发现膀胱空虚，仅有极少血性尿液，应想到膀胱破裂并有尿外渗的可能，应及时告知医生。如尿潴留伴导尿插入障碍，则应考虑尿道损伤，不宜勉强插入，应及时报告医师处理。

（4）警惕神经损伤：严密观察患肢足趾活动、足背动脉搏动、毛细血管反应、皮肤颜色、皮肤感觉等情况，如果臀肌、腘绳肌和小腿腓肠肌肌群的肌力减弱、足下垂、小腿后方及足外侧感觉丧失，必须立即报告医生。

2. 体位护理

（1）不影响骨盆环完整的骨折，伤后1周内宜取平卧位，卧硬垫床。1周后可指导患者进行半坐位练习，影响骨盆环完整的骨折伤后2周开始练习半卧位，患肢抬高15°～30°，并保持中立位。

（2）牵引肢体位：牵引治疗期间，要求躯干要放直，骨盆要摆正，脊柱与骨盆要垂直。双下肢外展中立位，避免内收。

（3）护理人员应掌握患者的病情和治疗情况，注意观察患者的体位、牵引重量、肢体外展角度，发现异常及时纠正，防止骨盆倾斜，造成下肢内收畸形，影响走路的功能。患者应遵从医嘱，不能因卧床时间长而疏忽或私自改变体位。

3. 饮食护理　患者若有并发症，早期先禁食，待并发症确诊治疗后再给予骨伤患者饮食指导。

4. 功能锻炼

（1）不影响骨盆环完整的骨折：①单纯一处骨折无合并伤，又不需复位者，伤后仅需卧床休息，可取仰卧位，早期严禁坐立，可在床上做上肢伸展运动和下肢肌肉静态收缩及足踝活动。②1周后指导患者进行半卧位练习，同时做双下肢髋关节、膝关节的伸屈运动。③伤后3周，根据全身情况指导患者下床站立、缓慢行走，逐渐加大活动量。④伤后4周，经X线摄片证明临床愈合者，可练习正常行走及下蹲。

（2）影响骨盆环完整的骨折：①伤后无并发症者应卧硬垫床休息，同时进行上肢活动及下肢肌肉的静力性收缩。②伤后2周开始练习半卧位，并加强下肢肌肉的收缩锻炼，如股四头肌收缩、踝关节背伸和跖屈、足趾的伸屈等活动，以保持肌力，预防关节僵硬。③伤后3周患者可在床上进行髋关节、膝关节的活动，先为被动活动，逐渐过渡到主动活动。④伤后6~8周（即骨折临床愈合），拆除牵引固定，可扶拐行走。⑤伤后8~12周可由部分负重逐渐过渡到完全负重，并弃拐负重步行。

5. 会阴部或直肠损伤护理

（1）禁饮食，静脉输液，预防性应用抗生素，做好手术准备。

（2）对行结肠造口术患者应注意：①保持造瘘口周围皮肤清洁干燥，及时更换污染的敷料，每天用温开水擦洗后外涂氧化锌软膏保护造瘘口周围皮肤。②经常观察造瘘口周围皮肤和组织有无感染的征象，密切观察体温的变化。③嘱患者进食高营养饮食，增强抵抗力，促进伤口愈合。

（3）肛管周围感染的患者，密切观察伤口的引流情况并及时更换敷料。

（4）会阴部及肛门创面每次换药用过氧化氢冲洗。

6. 常见护理问题

（1）尽量减少搬动患者，必须搬动时，需将患者放置于平板担架上移动，以免增加出血。

（2）潜在并发症：膀胱、尿道的损伤。

①评估膀胱尿道有无损伤，护士导尿时应小心放入较细软的导尿管，以免加重尿道损伤。

②尿道不完全断裂时，放置导尿管持续2周，注意妥善固定，严防脱出。

③留置尿管期间应鼓励患者多饮水，每日2 000~2 500mL；做好防感染措施，每日用碘附棉球消毒尿道口2次，并更换引流袋，当患者的尿管发生阻塞或引流尿液有混浊，出现沉淀或结晶可在严格无菌操作下进行膀胱冲洗。

④密切观察尿液的颜色、性质和量，并记录，发现异常情况及时报告医生。

⑤对于耻骨上膀胱造口的患者，注意以下几点：A. 引流管长短要合适，不可扭转或折叠，保持引流管通畅。B. 保护造瘘口周围的皮肤，每天更换敷料后外涂氧化锌软膏。保持切口敷料清洁干燥，如有浸湿应及时更换。C. 造口管一般留至1~2周，拔管前先夹管，观察能否自行排尿。如果排尿困难或切口处有漏尿则延期拔管。

（3）神经损伤

①观察有无神经损伤症状，以便采取相应措施。

②指导患者及时、正确做肌肉锻炼，定时按摩、理疗、针灸，促进局部血液循环，防止废用性肌萎缩。

③神经损伤伴有足下垂的患者可被动活动踝关节，可应用软枕衬垫支撑，保持踝关节功能位，防止跟腱挛缩畸形。同时，辅以神经营养药物以促进神经恢复。

7. 出院指导

（1）继续加强功能锻炼

①骨盆骨折扶拐是下床活动的必要条件，扶拐的方法对骨折的愈合很重要，拐杖的高度应根据患者的身高调适，一般高度是患者双手扶拐，与肩同宽，拐杖软垫距离腋窝 2~3cm，扶拐的力应在双手而不应靠腋窝支撑身体，否则容易造成臂丛神经麻痹，一旦发生虽经休息可以恢复，但会影响患者的情绪及功能锻炼的过程，因此出院前应教会患者正确使用双拐。

②注意加强患肢膝关节的伸屈功能锻炼。

（2）在 1 年内不能负重劳动及运动，如赛跑、踢球等剧烈运动。

（3）尿道损伤的患者，由于断裂处瘢痕形成，易引起尿道狭窄，应遵医嘱定期进行尿道扩张。

（4）女性骨盆骨折应避免妊娠，待骨折对位良好完全愈合后再考虑。孕妇待产时必须向妇产科医护人员说明。

（项师博）

第十五章

妇产科疾病的护理

第一节 概述

生殖系统炎症是女性常见病，可发生于生殖器官任何部位。主要包括下生殖道的外阴炎、阴道炎、宫颈炎和上生殖道的子宫内膜炎、输卵管炎、输卵管卵巢炎、盆腔腹膜炎及盆腔结缔组织炎。

女性生殖器外口直接与外界相通，并邻近尿道和肛门，病原体易于侵入。健康女性的生殖系统具备较完善的自然防御功能，当机体内外环境发生变化干扰了正常的防御功能时，就会发生炎症。护理人员应能帮助患者应用正确的治疗方法，在最短的时间内恢复健康，并指导患者积极预防，养成良好的卫生习惯避免复发，同时进行心理护理解除患者心理负担。

一、健康妇女生殖道的自然防御功能

1. 两侧大阴唇自然合拢，遮掩尿道口、阴道口，防止外界微生物污染。

2. 在盆底肌的作用下阴道口闭合，阴道前、后壁紧贴，可以防止外界的污染。经产妇阴道松弛，此种防御功能相对较差。

3. 阴道具有自净作用 阴道上皮在雌激素的作用下增生变厚，增加了对病原体的抵抗力；阴道上皮内含有丰富的糖原，在阴道杆菌的作用下糖原分解为乳酸，维持正常的阴道酸性环境使 pH≤4.5（pH 值 3.8~4.4），使适应弱碱环境中繁殖的病原体受到抑制。

4. 宫颈黏膜为柱状上皮细胞，黏膜层中的腺体分泌的碱性黏液形成黏液栓，将宫颈管与外界隔开。

5. 宫颈阴道表面覆以复层鳞状上皮，具有较强的抗感染能力。

6. 输卵管的蠕动以及输卵管黏膜上皮细胞的纤毛向子宫腔方向摆动，对阻止病原体的侵入有一定的作用。

7. 育龄期妇女子宫内膜周期性脱落，可及时消除子宫腔内的感染。此外，子宫内膜分泌液也含有乳铁蛋白、溶菌酶，可抑制细菌侵入子宫内膜。

二、生殖系统菌群

（一）阴道正常菌群

正常阴道内有多种病原体寄居形成阴道正常菌群，如乳酸杆菌、棒状杆菌、非溶血性链

球菌、肠球菌及表面葡萄球菌、加德纳菌、大肠杆菌、摩根菌及消化球菌等。此外，还有支原体及假丝酵母菌。

（二）引起生殖系统炎症的病原体

虽然正常阴道内有多种细菌存在，但正常情况下，阴道与这些菌群之间形成生态平衡并不致病。但当某些因素一旦打破了此种平衡或外源性病原体侵入，即可导致炎症发生。引起外阴阴道炎症的病原体主要有以下几种。

1. 需氧菌　大肠杆菌、金黄色葡萄球菌、乙型溶血性链球菌、淋病奈瑟菌（简称淋菌）、阴道加德纳菌等。

2. 厌氧菌　脆弱类杆菌、消化链球菌、消化球菌、放线菌属等。

3. 原虫　主要是阴道毛滴虫最多见，其次为阿米巴原虫。

4. 真菌　主要是假丝酵母菌。

5. 病毒　以疱疹病毒、人乳头瘤病毒为多见。

6. 螺旋体　主要是苍白密螺旋体。

7. 衣原体　常见为沙眼衣原体，感染症状不明显，但常导致严重的输卵管黏膜结构及功能破坏，并可引起盆腔广泛粘连。

8. 支原体　为条件致病菌，是阴道正常菌群的一种。

三、传播途径

1. 上行蔓延　病原体侵入外阴阴道后，沿黏膜上行经宫颈、子宫内膜、输卵管至卵巢及腹腔。淋病奈瑟菌、沙眼衣原体及葡萄球菌沿此途径扩散。

2. 血液循环蔓延　病原体先侵入人体其他系统，再经血液循环感染生殖器。生殖器结核杆菌主要以此种方式感染。

3. 经淋巴系统蔓延　细菌经外阴阴道、宫颈及宫体创伤处的淋巴管进入盆腔结缔组织及内生殖器其他部位。常见的有产褥感染、人工流产术后感染、放置宫内节育器后感染。感染的细菌主要有链球菌、大肠杆菌及厌氧菌等。

4. 直接蔓延　腹腔其他脏器感染后，直接蔓延到内生殖器。如阑尾炎可引起右侧输卵管炎。

四、阴道分泌物检查

正常妇女的阴道分泌物为清亮、透明、无味，量适中，不引起外阴刺激症状。当阴道分泌物增多，呈脓性并有异味时，多可能出现外阴阴道炎症。此时应对阴道分泌物进行检查及全面的妇科检查。

外阴阴道炎症的共同特点是阴道分泌物增加及外阴瘙痒，但由于病因不同，引起感染的病原体不同，其分泌物的特点、性质及瘙痒程度也不尽相同。在进行妇科检查时，应认真观察阴道分泌物的颜色、气味，并进行分泌物 pH 值测定及病原体检查。

五、炎症的发展与转归

1. 痊愈　绝大部分生殖系统炎症经治疗后均能痊愈。痊愈后组织结构、功能都可恢复正常。但如果坏死组织、炎性渗出物机化形成瘢痕或粘连，则组织结构和功能不能完全恢复，只能是炎症消失。

2. 转为慢性炎症　炎症治疗不及时、不彻底或病原体对抗生素不敏感，患者身体防御功能与病原体的破坏作用处于相持状态，使炎症长期存在。当机体抵抗力强时，炎症可以暂时被控制并逐渐好转，但当机体抵抗力下降时，慢性炎症可急性发作。

3. 扩散与蔓延　当病原体作用强大，而患者的抵抗力低下时，炎症可经血液、淋巴或直接蔓延到邻近器官。严重时可形成败血症，危及患者生命。由于医疗水平不断提高，此种情况在临床极为少见，只有当患者全身状况极差或伴有其他疾病（如肿瘤等）才可能出现。

（毛　妮）

第二节　外阴炎

一、外阴炎

（一）概述

外阴部皮肤或前庭部黏膜发炎，称为外阴炎。由于外阴部位暴露于外，又与尿道、肛门、阴道邻近，因此外阴较易发生炎症。外阴炎可发生于任何年龄的女性，多发生于大、小阴唇。外阴炎以非特异性外阴炎多见。

（二）病因

1. 外阴与尿道、肛门临近，经常受到经血、阴道分泌物、尿液、粪便的刺激，若不注意皮肤清洁易引起外阴炎。

2. 糖尿病患者糖尿的刺激、粪瘘患者粪便的刺激以及尿瘘患者尿液的长期浸渍等。

3. 穿紧身化纤内裤，导致局部通透性差，局部潮湿以及经期使用卫生巾的刺激，均可引起非特异性外阴炎。

4. 营养不良可使皮肤抵抗力低下，易受细菌的侵袭，也可发生本病。

（三）护理评估

1. 健康史　重点评估患者年龄；平时卫生习惯；内裤材质及松紧度；是否应用抗生素及雌激素治疗；是否患有糖尿病、老年性疾病或慢性病等；育龄妇女应了解其采用的避孕措施及此次疾病症状等。

2. 临床表现　外阴皮肤瘙痒、疼痛、烧灼感，于活动、性交、排尿、排便时加重。检查见局部充血、肿胀、糜烂，常有抓痕，严重者形成溃疡或湿疹。慢性炎症可使皮肤增厚、粗糙、皲裂，甚至苔藓样变。严重时腹股沟淋巴结肿大且有压痛，体温升高，白细胞数量增多。糖尿病性外阴炎常表现为皮肤变厚，色红或呈棕色，有抓痕，因为尿糖是良好的培养基而常并发假丝酵母菌感染。幼儿性外阴炎还可发生两侧小阴唇粘连，覆盖阴道口甚至尿道口。

3. 辅助检查　取外阴处分泌物做细菌培养，寻找致病菌。

4. 心理－社会评估　评估出现外阴瘙痒症状后对患者生活有无影响，以及影响程度；患者就医的情况及是否为此产生心理负担。

5. 治疗原则

（1）病因治疗：积极寻找病因，若发现糖尿病应积极治疗糖尿病，若有尿瘘、粪瘘，应及时行修补术。

（2）局部治疗：可用 1 : 5 000 高锰酸钾液坐浴，每日 2 次，每次 15～20 分钟。若有破溃涂抗生素软膏或局部涂擦 40% 紫草油。此外，可选用中药苦参、蛇床子、白鲜皮、土茯苓、黄柏各 15g，川椒 6g，水煎熏洗外阴部，每日 1～2 次。急性期可选用微波或红外线局部物理治疗。

（四）护理问题

1. 皮肤黏膜完整性受损 与炎症引起的外阴皮肤黏膜充血，破损有关。
2. 舒适的改变 与皮肤瘙痒、烧灼感有关。
3. 知识缺乏 缺乏疾病及其防护知识。

（五）计划与实施

1. 预期目标 ①患者能正确使用药物，避免皮肤抓伤，皮损范围不增大。②患者症状在最短时间内解除或减轻，舒适感增强。③患者了解疾病有关的知识及防护措施。

2. 护理措施 ①告知患者坐浴的方法：取高锰酸钾放入清洁容器内加温开水配成 1 : 5 000 的溶液，配制好的溶液呈淡玫瑰红色。每次坐浴 20 分钟，每日 2 次。坐浴时，整个会阴部应全部浸入溶液中，月经期间停止坐浴。②应积极协助医生寻找病因，进行外阴处分泌物检查，必要时进行血糖或尿糖检查。③指导患者遵医嘱正确使用药物，将剂量、使用方法向患者解释清楚。④告知患者按医生要求进行复诊，治疗期间如出现新的症状或症状加重应及时就诊。

3. 健康指导 ①保持外阴部清洁干燥，严禁穿化纤及过紧内裤，穿纯棉内裤并每日更换。②做好经期、孕期、分娩期及产褥期卫生护理。发现过敏性用物后立即停止使用。③饮食注意勿饮酒或辛辣食物，增加新鲜蔬菜和水果的摄入。④严禁搔抓局部，勿热水烫洗和用刺激性药物或肥皂擦洗外阴。⑤配制高锰酸钾溶液时，浓度不可过高，防止灼伤局部皮肤。

（六）护理评价

患者在治疗期间能够按医嘱使用药物，症状减轻。患者了解与外阴炎相关知识及防护措施。

二、前庭大腺炎

（一）概述

前庭大腺炎是病原体侵入前庭大腺引起的炎症。包括前庭大腺脓肿和前庭大腺囊肿。前庭大腺位于两侧大阴唇后 1/3 深部，腺管开口于处女膜与小阴唇之间。因解剖部位的特点，在性交、分娩等其他情况污染外阴部时，病原体容易侵入而引起前庭大腺炎。此病多见于育龄妇女，幼女及绝经后妇女较少见。

（二）病因

主要病原体为内源性及性传播疾病的病原体。内源性病原体有葡萄球菌、大肠杆菌、链球菌、肠球菌等。性传播疾病的病原体常见的是淋病奈瑟菌及沙眼衣原体。

急性炎症发作时，病原体首先侵犯腺管，腺管呈急性化脓性炎症，腺管开口往往因肿胀或渗出物凝聚而阻塞，脓液不能外流、积存而形成脓肿，称前庭大腺脓肿。在急性炎症消退后腺管堵塞，分泌物不能排出，脓液逐渐转为清液而形成囊肿，或由于慢性炎症使腺管堵塞或狭窄，分泌物不能排出或排出不畅，也可形成囊肿。

（三）护理评估

1. 健康史　重点评估患者年龄，平时卫生习惯，近期是否有流产、分娩等特殊情况，育龄妇女应了解其性生活情况，有无不洁性生活史。

2. 临床表现　炎症多发生于一侧，初起时局部肿胀、疼痛、灼热感，行走不便，有时会致大小便困难。检查见局部皮肤红肿、发热、压痛明显。若为淋病奈瑟菌感染，挤压局部可流出稀薄、淡黄色脓汁。当脓肿形成时，可触及波动感，脓肿直径可达 5~6cm，患者出现发热等全身症状。当脓肿内压力增大时，表面皮肤变薄，脓肿自行破溃，若破孔大，可自行引流，炎症较快消退而痊愈，若破孔小，引流不畅，则炎症持续不消退，并可反复急性发作。慢性期囊肿形成时，患者有外阴部坠胀感，偶有性交不适，检查时局部可触及囊性肿物，常为单侧，大小不等，无压痛。囊肿可存在数年而无症状，有时可反复急性发作。

3. 辅助检查　可取前庭大腺开口处分泌物做细菌培养，确定病原体。

4. 心理－社会评估　评估症状出现后对患者生活影响的程度；评估患者就医的情况及有无因害怕疼痛和害羞的心理而使自己的疾病未能得到及时治疗及对疾病的治愈是否有信心等。对性传播疾病的病原体感染的患者，应通过与其交谈、接触了解其心理状态，帮助患者积极就医并采取正确的治疗措施。

5. 治疗原则　根据病原体选用口服或肌内注射抗生素。在获得培养结果前应使用广谱抗生素治疗。此外，可选用清热、解毒的中药，如蒲公英、紫花地丁、金银花、连翘等，局部热敷或坐浴。脓肿形成后可切开引流并作造口术。单纯切开引流只能暂时缓解症状，切口闭合后，仍可形成囊肿或反复感染，故应行造口术。

（四）护理问题

1. 舒适的改变　与局部皮肤肿胀、疼痛有关。
2. 焦虑　与疾病反复发作有关。
3. 体温升高　与脓肿形成有关。
4. 知识缺乏　缺乏前庭大腺炎的相关知识及预防措施。

（五）计划与实施

1. 预期目标　①患者在最短时间内解除或减轻症状，舒适感增强。②患者紧张焦虑的心情恢复平静。③患者及时接受治疗，体温恢复正常。④患者了解前庭大腺炎的相关知识并掌握预防措施。

2. 护理措施　①急性炎症发作时，患者需卧床休息，保持外阴部清洁。②局部热敷或用 1∶5 000 高锰酸钾溶液坐浴，每日 2 次。③遵医嘱正确使用抗生素。④引流造口的护理：术前护理人员应备好引流条。术后应局部保持清洁，患者最好取半卧位，以利于引流。每日用 1∶40 络合碘棉球擦洗外阴 2 次，并更换引流条，直至伤口愈合。以后继续用 1∶5 000 高锰酸钾溶液坐浴，每日 2 次。

3. 健康指导　注意个人卫生，尤其是经期卫生；勤洗澡勤换内裤，外阴处出现局部红、肿、热、痛时及时就诊，以免延误病情。

（六）护理评价

患者接受治疗后，舒适感增加，症状减轻。患者能够了解前庭大腺炎的相关知识并掌握了预防措施，焦虑感减轻，并能保持良好的卫生习惯，主动实施促进健康的行为。

（毛 妮）

第三节 阴道炎

一、滴虫阴道炎

（一）概述

滴虫阴道炎是由阴道毛滴虫感染而引起的阴道炎症，是临床上常见的阴道炎。

（二）病因

阴道毛滴虫适宜在温度为 25~40℃、pH 值为 5.2~6.6 的潮湿环境中生长，在 pH 5 以下或 7.5 以上的环境中不能生长。滴虫的生活史简单，只有滋养体而无包囊期，滋养体活力较强，能在 3~5℃ 的环境中生存 21 日；在 46℃ 时生存 20~60 分钟；在半干燥环境中约生存 10 小时；在普通肥皂水中也能生存 45~120 分钟。阴道毛滴虫呈梨形，后端尖，大小为多核白细胞的 2~3 倍。虫体顶端有 4 根鞭毛，体部有波动膜，后端有轴柱凸出。活的滴虫透明无色，呈水滴状，诸鞭毛随波动膜的波动而摆动。

滴虫有嗜血及耐碱的特性。隐藏在腺体及阴道皱襞中的滴虫，在月经前、后，阴道 pH 发生变化时得以繁殖，引起炎症的发作。阴道毛滴虫能消耗或吞噬阴道上皮细胞内的糖原，阻碍乳酸生成，使阴道内 pH 值升高。滴虫不仅寄生于阴道，还常侵入尿道或尿道旁腺，甚至膀胱、肾盂以及男性的包皮皱褶、尿道或前列腺中。

临床上，滴虫阴道炎往往与其他阴道炎并存，多合并细菌性阴道病。

（三）发病机制与传染方式

1. 发病机制 滴虫主要是通过其表面的凝集素及半胱氨酸蛋白酶黏附于阴道上皮细胞，进而经阿米巴样运动的机械损伤以及分泌物的蛋白水解酶、蛋白溶解酶的细胞毒作用，共同损伤上皮细胞，并诱导炎症介质的产生，最后导致上皮细胞溶解、脱落，局部炎症发生。

2. 传染方式 ①经性交直接传播：与女性患者有一次非保护性交后，约 70% 男性发生感染，通过性交男性传给女性的概率更高。由于男性感染后常无症状，因此易成为感染源。②经公共浴池、浴盆、浴巾、游泳池、坐式便器、衣物等间接传播。③医源性传播：通过污染的器械及敷料传播。

（四）护理评估

1. 健康史 询问患者的年龄，可能的发病原因。了解患者个人卫生及月经期卫生保健情况，以及症状与月经的关系。了解其性伙伴有无滴虫感染，发病前是否到公共浴池或游泳池等。

2. 临床表现

（1）潜伏期：4~28 日。

（2）症状：有 25%~50% 患者在感染初期无症状，其中 1/3 在感染 6 个月内出现症状，症状的轻重取决于局部免疫因素、滴虫数量多少及毒力强弱。滴虫阴道炎的主要症状是阴道分泌物增加及外阴瘙痒，分泌物为稀薄的泡沫状，黄绿色有臭味。瘙痒部位主要为阴道口及外阴，间或有灼热、疼痛、性交痛等。若尿道口有感染，可有尿频、尿痛，有时可见血尿。阴道毛滴虫能吞噬精子，并能阻碍乳酸生成，影响精子在阴道内存活，可致不孕。

（3）体征：检查时见阴道黏膜充血，严重者有散在出血斑点，甚至宫颈有出血点，形成"草莓样"宫颈。后穹隆有大量白带，呈灰黄色、黄白色稀薄液体或黄绿色脓性分泌物，常呈泡沫状。带虫者阴道黏膜常无异常改变。

3. 辅助检查　在阴道分泌物中找到滴虫即可确诊。生理盐水悬滴法是进行阴道毛滴虫检查最简便的方法。具体方法是：在载玻片上加温生理盐水 1 小滴，于阴道后穹隆处取少许分泌物混于生理盐水中，立即在低倍光镜下寻找滴虫。显微镜下可见到波状运动的滴虫及增多的白细胞被推移。此方法敏感性为 60% ～70%。对可疑但多次未能发现滴虫的患者，可取阴道分泌物进行培养，其准确率可达 98%。取阴道分泌物送检时应注意及时和保暖，并且在取分泌物前 24～48 小时避免性交、阴道灌洗及局部用药，取分泌物时应注意不要使用润滑剂等。

目前，检查阴道毛滴虫还可用聚合酶链反应，其敏感性为 90%，特异性为 99.8%。

4. 社会－心理评估　评估患者的心理状况，了解患者是否会因害羞不愿到医院就诊。同时评估影响治疗效果的心理压力和反复发作造成的苦恼，以及家属对患者的理解和配合。

5. 治疗原则　由于阴道毛滴虫可同时感染尿道、尿道旁腺、前庭大腺，因此，滴虫阴道炎患者需要全身用药，主要治疗的药物为甲硝唑和替硝唑。

（1）全身用药方法：初次治疗可单次口服甲硝唑 2g 或替硝唑 2g。也可选用甲硝唑 400mg，每日 2 次，7 日为一个疗程；或用替硝唑 500mg，每日 2 次，7 日为一个疗程。女性患者口服药物治疗治愈率为 82%～89%，若性伴侣同时治疗，治愈率可达 95%。患者服药后偶见胃肠道反应，如食欲减退、恶心、呕吐。此外，偶见头痛、皮疹、白细胞数量减少等，一旦发现应停药。

（2）局部用药：不能耐受口服药物治疗的患者可以选用阴道局部用药。但单独阴道用药的效果不如全身用药好。局部可选用甲硝唑阴道泡腾片 200mg，每晚 1 次，连用 7 日。局部用药的有效率低于 50%。局部用药前，可先用 1% 乳酸液或 0.1%～0.5% 醋酸液冲洗阴道，改善阴道内环境，以提高疗效。

（五）护理问题

1. 舒适的改变　与阴部瘙痒及白带增多有关。

2. 自我形象紊乱　与阴道分泌物异味有关。

3. 排尿异常　与尿道口感染有关。

4. 性生活形态改变　与炎症引起性交痛，治疗期间禁性生活有关。

（六）计划与实施

1. 预期目标

（1）患者在最短时间内解除或减轻症状，舒适感增强。

（2）经过积极治疗和护理，患者阴道分泌物增多及有异味的症状减轻。

（3）患者能积极配合治疗，相应症状得到缓解。

（4）患者了解治疗期间禁性生活的重要性。

2. 护理措施

（1）指导患者注意个人卫生，保持外阴部清洁、干燥，尽量避免搔抓外阴部，以免局部皮肤损伤加重症状。

（2）向患者讲解易感因素和传播途径，特别是要到正规的浴池和游泳池等场所活动。

（3）治疗期间禁止性生活：服用甲硝唑或替硝唑期间及停药 24 小时内要禁酒，因药物与乙醇结合可出现皮肤潮红、呕吐、腹痛、腹泻等反应。甲硝唑能通过乳汁排泄，因此，哺乳期妇女用药期间及用药后 24 小时内不能哺乳。

（4）性伴侣治疗：滴虫阴道炎主要是由性交传播，性伴侣应同时治疗，治疗期间禁止性生活。

（5）观察用药反应：患者口服甲硝唑后如出现食欲减退、恶心、呕吐，以及头痛、皮疹、白细胞数量减少等，应及时告知医生并停药。

（6）留取阴道分泌物送检时，应注意及时和保暖。告知患者在取分泌物前 24～48 小时避免性交、阴道灌洗及局部用药，取分泌物时应注意不要使用润滑剂等。

3. 健康指导

（1）预防措施：做好卫生宣传，积极开展普查普治工作，消灭传染源。严格管理制度，应禁止滴虫患者或带虫者进入游泳池。浴盆、浴巾等用具应消毒。医疗单位必须作好消毒隔离，防止交叉感染。

（2）治疗中注意事项：患病期间应每日更换内裤，内裤及洗涤用毛巾应用开水煮沸消毒 5～10 分钟，以消灭病原体。洗浴用具应注意专人使用，以免交叉感染。

（3）随访：部分滴虫阴道炎治疗后可发生再次感染或与月经后复发，治疗后应随访到症状消失。告知患者如治疗 7 日后症状仍持续存在应及时复诊。

（4）治愈标准：滴虫阴道炎常于月经后复发，应向患者解释检查治疗的重要性，防止复发。复查阴道分泌物时，应选择在月经干净后来院复诊。若经 3 次检查阴道分泌物为阴性时，为治愈。

（七）护理评价

患者了解滴虫阴道炎的相关知识及预防措施。治疗期间能够按医生的方案坚持用药，并按时复诊，使疾病得到彻底治愈。

二、外阴阴道假丝酵母菌病

（一）概述

外阴阴道假丝酵母菌病（VVC）由假丝酵母菌引起的一种常见的外阴阴道炎，曾被称为外阴阴道念珠菌病。外阴阴道假丝酵母菌病发病率较高，据资料显示，约 75% 的妇女一生中至少患过一次 VVC，其中 40%～50% 的妇女经历过一次复发。

（二）病因

引起外阴阴道假丝酵母菌病的病原体 80%～90% 为白假丝酵母菌，10%～20% 为光滑假丝酵母菌、近平滑假丝酵母菌及热带假丝酵母菌等。该菌对热的抵抗力不强，加热至 60℃1 小时即可死亡，但对干燥、日光、紫外线及化学制剂有较强的抵抗力。酸性环境适宜假丝酵母菌的生长，有假丝酵母菌感染的阴道 pH 值多在 4.0～4.7 之间，通常 <4.5。

白假丝酵母菌为条件致病菌，约10%~20%的非孕妇女及30%孕妇阴道中有此菌寄生，但菌量很少，并不引起症状。但当全身及阴道局部免疫力下降，尤其是局部免疫力下降时，病原体大量繁殖而引发阴道炎。常见的诱发因素有妊娠、糖尿病、大量应用免疫抑制剂及广谱抗生素。妊娠时机体免疫力下降，雌激素水平高，阴道组织内糖原增加，酸度增高，有利于假丝酵母菌生长。此外，雌激素可与假丝酵母菌表面的激素受体结合，促进阴道黏附及假菌丝形成。糖尿病患者机体免疫力下降，阴道内糖原增加，适合假丝酵母菌繁殖。大量应用免疫抑制剂使机体抵抗力降低。长期应用广谱抗生素，改变了阴道内病原体的平衡，尤其是抑制了乳杆菌的生长。其他诱因有胃肠道假丝酵母菌、含高剂量雌激素的避孕药，另外，穿紧身化纤内裤及肥胖会使会阴局部温度及湿度增加，假丝酵母菌易于繁殖而引起感染发生。

（三）发病机制与传染方式

1. **发病机制**　假丝酵母菌在阴道内寄居以致形成炎症，要经过黏附、形成菌丝、释放侵袭性酶类等过程。假丝酵母菌通过菌体表面的糖蛋白与阴道宿主细胞的糖蛋白受体结合，黏附宿主细胞，然后菌体出芽形成芽管和假菌丝，菌丝可穿透阴道鳞状上皮吸收营养，假丝酵母菌进而大量繁殖。假丝酵母菌生长过程中，分泌多种蛋白水解酶并可激活补体旁路途径，产生补体趋化因子和过敏毒素，导致局部血管扩张、通透性增强和炎性反应。

2. **传染方式**　①内源性传染：假丝酵母菌除寄生阴道外，还可寄生于人的口腔、肠道，这三个部位的念珠菌可互相传染，当局部环境条件适合时易发病。②性交传染：少部分患者可通过性交直接传染。③间接传染：极少数患者是接触感染的衣物间接传染。

（四）护理评估

1. **健康史**　评估患者有无诱发因素存在，如妊娠、糖尿病、长期应用激素或抗生素或免疫抑制剂等情况，以及发病后的治疗情况，是否为初次发病。

2. **临床表现**　主要表现为外阴瘙痒、灼痛，严重时坐卧不宁，异常痛苦，还可伴有尿频、尿痛及性交痛。急性期白带增多，白带特征是白色稠厚呈凝乳或豆渣样。检查见外阴抓痕，小阴唇内侧及阴道黏膜附有白色膜状物，擦除后露出红肿黏膜面，急性期还可能见到糜烂及浅表溃疡。

由于患者的流行情况、临床表现轻重不一，感染的假丝酵母菌菌株、宿主情况不同，对治疗的反应有差别。为利于治疗及比较治疗效果，目前将外阴阴道假丝酵母菌病根据宿主情况、发生频率、临床表现及真菌种类不同分为单纯性外阴阴道假丝酵母菌病和复杂性外阴阴道假丝酵母菌病。具体分类方法如表15-1。

表15-1　外阴阴道假丝酵母菌病的临床分类

	单纯性VVC	复杂性VVC
发生频率	散发或非经常发生	复发性
临床表现	轻到中度	重度
真菌种类	白假丝酵母菌	非白假丝酵母菌
宿主情况	免疫功能正常	免疫力低下或应用免疫抑制剂或糖尿病、妊娠

3. **辅助检查**

（1）悬滴法检查：将10%氢氧化钾或生理盐水1滴滴于玻片上，取少许阴道分泌物混于其中，混匀后在显微镜下寻找孢子和假菌丝。由于10%氢氧化钾可溶解其他细胞成分，假丝酵母菌检出率高于生理盐水，阳性率为 70% ~ 80%。

（2）培养法检查：若有症状而多次悬滴法检查均为阴性，可用培养法。将阴道分泌物少许放入培养管内培养，结果（＋）确诊。

（3）pH 值测定：若 pH < 4.5，可能为单纯性假丝酵母菌感染，若 pH > 4.5，并且涂片中有大量白细胞，可能存在混合感染。

4. 心理 - 社会评估　外阴阴道假丝酵母菌病患者由于自觉症状较重，严重影响其日常生活和学习，特别是影响患者入睡，多会出现焦虑和烦躁情绪，因此，护理人员应着重评估患者的心理反应，了解其对于疾病和治疗有无顾虑，特别是需停用激素和抗生素的患者要做好解释工作，以便积极配合治疗。

5. 治疗原则

（1）消除诱因：若有糖尿病应积极治疗；及时停用广谱抗生素、雌激素、类固醇激素。

（2）局部用药：单纯性 VVC 可选用以下药物进行局部治疗。①咪康唑栓剂，每晚 1 粒（200mg），连用 7 日，或每晚 1 粒（400mg），连用 3 日。②克霉唑栓剂或片剂，每晚 1 粒（150mg）或 1 片（250mg），连用 7 日或每日早晚各 1 粒（150mg），连用 3 日，或 1 粒（500mg），单次用药。③制霉菌素栓剂，每晚 1 粒（10 万 U），连用 10 ~ 14 日。复杂性 VVC 局部用药选择与单纯性 VVC 基本相同，均可适当延长治疗时间。

（3）全身用药：单纯性 VVC 也可选用口服药物。①伊曲康唑每次 200mg，每日 1 次口服，连用 3 ~ 5 日，或用 1 日疗法，口服 400mg，分两次服用。②氟康唑 150mg，顿服。复杂性 VVC 全身用药选择与单纯性 VVC 基本相同，均可适当延长治疗时间。

（4）复发性 VVC 的治疗：外阴阴道假丝酵母菌病治疗后容易在月经前复发，故治疗后应在月经前复查白带。VVC 治疗后约 5% ~ 10% 复发。对复发病例应检查原因，如是否有糖尿病、应用抗生素、雌激素或类固醇激素、穿紧身化纤内裤、局部药物的刺激等，消除诱因。性伴侣应进行假丝酵母菌的检查及治疗。由于肠道及阴道深层假丝酵母菌是重复感染的重要来源，抗真菌剂以全身用药为主，可适当加大抗真菌剂的剂量及延长用药时间。

（五）护理问题

1. 睡眠型态改变　与阴部奇痒、烧灼痛有关。

2. 焦虑　与疾病反复发作有关。

3. 知识缺乏　缺乏疾病及防护知识。

4. 皮肤黏膜完整性受损　与炎症引起的阴道黏膜充血、破损有关。

（六）计划与实施

1. 护理目标

（1）患者在最短时间内解除或减轻症状，睡眠恢复正常。

（2）患者紧张焦虑的心情恢复平静。

（3）患者能够掌握有关外阴阴道假丝酵母菌病的防护措施。

（4）患者能正确使用药物，皮肤破损范围不增大。

2. 护理措施

（1）心理护理：VVC 患者多数有焦虑及烦躁心理，护理人员应耐心倾听其主诉，并安慰患者，向其讲清该病的治疗效果及效果显现时间，使其焦虑、烦躁情绪得到缓解和释放。

还应告知患者按医生的用药和方案坚持治疗和按时复诊，不要随意中断，以免影响疗效。

（2）局部用药指导：局部用药前可用2%～4%碳酸氢钠液冲洗阴道，改变阴道酸碱度，不利于假丝酵母菌生长，可提高疗效。阴道上药时要尽量将药物放入阴道深处。

（3）保持外阴清洁和干燥，分泌物多时应勤换内裤，用过的内裤、盆及毛巾应用开水烫洗或煮沸消毒5～10分钟。

3. 健康指导

（1）注意个人卫生，勤换内裤，用过的内裤、盆及毛巾均应用开水烫洗，尽量不穿紧身及化纤材质内衣裤。

（2）讲解外阴阴道假丝酵母菌病的易感因素，强调外阴清洁的重要性，洗浴卫生用品专人使用，避免交叉感染，特别注意妊娠期和月经期卫生，出现外阴瘙痒等症状及时就医。

（3）尽量避免长时间应用广谱抗生素，如有糖尿病应及时、积极治疗。

（4）患病及治疗期间应注意休息，避免过度劳累。饮食上增加新鲜蔬菜和水果的摄入，禁食辛辣食物及饮酒。

（七）护理评价

患者了解外阴阴道假丝酵母菌病的相关知识及预防措施。治疗期间能够遵医嘱坚持用药，并按时复诊，使疾病得到彻底治愈。随着病情的恢复，患者焦虑及烦躁心理得到缓解。

三、细菌性阴道病

（一）概述

细菌性阴道病是阴道内正常菌群失调所致的一种混合感染。曾被命名为嗜血杆菌阴道炎、加德纳菌阴道炎、非特异性阴道炎、棒状杆菌阴道炎，目前被命名为细菌性阴道病。细菌性阴道病是临床及病理特征无炎症改变的阴道炎。

（二）病因

细菌性阴道病非单一致病菌所引起，而是多种致病菌共同作用的结果。

（三）病理生理

生理情况下，阴道内有各种厌氧菌及需氧菌，其中以产生过氧化氢的乳杆菌占优势。细菌性阴道病时，阴道内乳杆菌减少而其他细菌大量繁殖，主要有加德纳尔菌、动弯杆菌、类杆菌、消化链球菌等及其他厌氧菌，部分患者合并人型支原体，其中以厌氧菌居多。厌氧菌的浓度可以是正常妇女的100～1 000倍。厌氧菌繁殖的代谢产物使阴道分泌物的生化成分发生相应改变，pH值升高，胺类物质、有机酸和一些酶类增加。胺类物质可使阴道分泌物增多并有臭味。酶和有机酸可破坏宿主的防御机制而引起炎症。

（四）护理评估

1. 健康史　了解患者阴道分泌物的形状，分泌物量是否增多和有臭味。

2. 临床表现　细菌性阴道病多发生在性活跃期妇女。10%～40%患者无临床症状，有症状者主要表现为阴道分泌物增多，有鱼腥臭味，于性交后加重。可伴有轻度外阴瘙痒或烧灼感。分泌物呈灰白色、均匀一致、稀薄，常黏附在阴道壁，其黏稠度低，容易将分泌物从阴道壁拭去。阴道黏膜无充血等炎症表现。

3. 辅助检查　细菌性阴道病临床诊断标准为下列检查中有 3 项阳性即可明确诊断。

（1）阴道分泌物为匀质、稀薄白色。

（2）阴道 pH＞4.5 阴道分泌物 pH 值通常在 4.7～5.7 之间，多为 5.0～5.5。

（3）胺臭味试验阳性：取阴道分泌物少许放在玻片上，加入 10% 氢氧化钾 1～2 滴，产生一种烂鱼肉样腥臭气味即为阳性。

（4）线索细胞阳性：取少许分泌物放在玻片上，加一滴生理盐水混合，置于高倍显微镜下寻找线索细胞。线索细胞即阴道脱落的表层细胞，于细胞边缘黏附大量颗粒状物即各种厌氧菌，尤其是加德纳菌，细胞边缘不清。严重病例，线索细胞可达 20% 以上，但几乎无白细胞。

（5）可参考革兰染色的诊断标准，其标准为每个高倍光镜下，形态典型的乳杆菌≤5，两种或两种以上其他形态细菌（小的革兰阴性杆菌、弧形杆菌或阳性球菌）≥6。

4. 心理－社会评估　了解患者对自身疾病的心理反应。一般情况下，患者会因为阴道分泌物的异味而难为情，有一定的心理负担。

5. 治疗原则　细菌性阴道病多选用抗厌氧菌药物，主要有甲硝唑、克林霉素。甲硝唑抑制厌氧菌生长，而不影响乳杆菌生长，是较理想的治疗药物，但对支原体效果差。

（1）全身用药：口服甲硝唑 400mg，每日 2～3 次，共 7 日或单次口服甲硝唑 2g，必要时 24～48 小时重复给药 1 次。甲硝唑单次口服效果不如连服 7 日效果好。也可选用口服克林霉素 300mg，每日 2 次，连服 7 日。

（2）局部用药：阴道用甲硝唑泡腾片 200mg，每晚 1 次，连用 7～14 日。2% 克林霉素软膏涂阴道，每晚 1 次，每次 5g，连用 7 日。局部用药与全身用药效果相似，治愈率可达 80%。

（五）护理问题

1. 自我形象紊乱　与阴道分泌物异味有关。

2. 知识缺乏　缺乏疾病及防护知识。

（六）计划与实施

1. 护理目标

（1）帮助患者建立治疗信心，积极接受治疗，使症状及早缓解。

（2）患者能够掌握有关生殖系统炎症的防护措施。

2. 护理措施

（1）心理护理：向患者解释异味产生的原因，告知患者坚持用药和治疗，症状会缓解，使患者心理负担减轻。

（2）用药指导：向患者讲清口服药的用法、用量，阴道用药的方法及注意事项。

（3）协助医生进行阴道分泌物取材，注意取材时应取阴道侧壁的分泌物，不应取宫颈管或后穹隆处分泌物。

（4）阴道局部可用 1% 乳酸溶液或 0.5% 醋酸溶液冲洗阴道，改善阴道内环境以提高疗效。

3. 健康指导

（1）注意个人卫生，勤换内裤。平时尽量不穿紧身及化纤材质内衣裤。清洁会阴部用品要专人专用，避免交叉感染。

（2）阴道用药方法：阴道用药最好选在晚上睡前，先清洗会阴部，然后按医嘱放置药物，药物最好放置在阴道深部，可保证疗效。

（七）护理评价

患者阴道分泌物减少，异味消除，并了解细菌性阴道病的相关知识，掌握全身及局部用药方法。

四、萎缩性阴道炎

（一）概述

萎缩性阴道炎常见于自然绝经及卵巢去势后妇女，也可见于产后闭经或药物假绝经治疗的妇女。因卵巢功能衰退，雌激素水平降低，阴道壁萎缩，黏膜变薄，上皮细胞内糖原含量减少，阴道内 pH 值增高，局部抵抗力降低，致病菌容易入侵繁殖引起炎症。

（二）病因

由于卵巢功能衰退、雌激素水平降低、阴道壁萎缩、黏膜变薄，上皮细胞内糖原含量减少、阴道内 pH 值增高、局部抵抗力下降，致病菌容易侵入并繁殖，而引起炎症。

（三）护理评估

1. 健康史　了解患者的年龄、是否已经绝经、是否有卵巢手术史、盆腔放射治疗史或药物性闭经史、近期身体状况、有无其他慢性疾病等。

2. 临床表现　主要症状为阴道分泌物增多及外阴瘙痒、灼热感。阴道分泌物稀薄，呈淡黄色，严重者呈血样脓性白带，患者有性交痛。

阴道检查见阴道呈萎缩性改变，上皮萎缩、菲薄、皱襞消失，阴道黏膜充血，有小出血点，有时见浅表溃疡。若溃疡面与对侧粘连，阴道检查时粘连可被分开而引起出血，粘连严重时可造成阴道狭窄甚至闭锁，炎症分泌物引流不畅可形成阴道积脓或宫腔积脓。

3. 辅助检查

（1）阴道分泌物检查：取阴道分泌物在显微镜下可见大量基底层细胞及白细胞而无滴虫及假丝酵母菌。

（2）宫颈细胞学检查：有血性白带的患者应行宫颈细胞学检查，首先应排除子宫颈癌的可能。

（3）分段诊刮：有血性分泌物的患者，应根据其情况进行分段诊刮，以排除子宫恶性肿瘤。

4. 心理 - 社会评估　萎缩性阴道炎患者多数为绝经期妇女，由于绝经期症状已经给患者带来严重的心理负担，患者多表现出严重的负性心理情绪，如烦躁、焦虑、紧张等。护理人员应对患者各种情绪反应做出准确评估，同时了解家属是否存在不耐烦等不良情绪。

5. 治疗原则　萎缩性阴道炎的治疗原则是抑制细菌生长及增加阴道抵抗力，常用药物有以下几种。

（1）抑制细菌生长：用1%乳酸液或0.5%醋酸液冲洗阴道，每日1次，可增加阴道酸度，抑制细菌生长繁殖。阴道冲洗后，用甲硝唑200mg或氧氟沙星100mg，放于阴道深部，每日1次，7～10日为1疗程。

（2）增加阴道抵抗力：针对病因给雌激素治疗，可局部用药，也可全身用药。己烯雌酚 0.125～0.25mg，每晚放入阴道深部 1 次，7 日为一疗程或用 0.5% 己烯雌酚软膏涂局部涂抹。全身用药，可口服尼尔雌醇，首次 4mg，以后每 2～4 周服 1 次，每次 2mg，维持 2～3 个月。尼尔雌醇是雌三醇的衍生物，剂量小、作用时间长、对子宫内膜影响小，较安全。对应用性激素替代治疗的患者，可口服结合雌激素 0.625mg 或戊酸雌二醇 1mg 和甲羟孕酮 2mg，每日 1 次。乳癌或子宫内膜癌患者慎用雌激素制剂。

（四）护理问题

1. 皮肤黏膜完整性受损　与炎症引起的阴道黏膜充血、破损有关。

2. 舒适的改变　与皮肤瘙痒、烧灼感有关。

3. 知识缺乏　缺乏疾病及其防护知识。

4. 焦虑　与外阴瘙痒等症状有关。

（五）计划与实施

1. 预期目标

（1）患者能正确使用药物，避免皮肤抓伤，皮损范围不增大。

（2）患者在最短时间内解除或减轻症状，舒适感增强。

（3）患者了解疾病有关的知识及防护措施。

（4）患者焦虑感减轻，能够积极主动配合治疗。

2. 护理措施

（1）心理护理：认真倾听患者对疾病的主诉及其内心感受；耐心向患者讲解有关萎缩性阴道炎的相关知识、治疗方法及效果，帮助其树立治疗信心。同时，与其家属沟通，了解家属的态度与反应，积极做好家属工作，使其能够劝导患者，减轻焦虑及烦躁情绪。

（2）用药指导：嘱患者遵医嘱用药，年龄较大的患者，应教会家属用药，使家属能够监督或协助使用。

3. 健康指导

（1）注意个人卫生，勤换内裤。平时尽量不穿紧身及化纤材质内衣裤。

（2）阴道用药方法：阴道用药最好选在晚上睡前，先清洗会阴部，然后按医嘱放置药物，药物最好放置在阴道深部，以保证疗效。

（六）护理评价

患者阴道分泌物减少，外阴瘙痒症状减轻或消失。患者焦虑紧张情绪好转，其家属能够理解并帮助患者缓解情绪及治疗疾病。

（毛　妮）

第四节　子宫颈炎

宫颈炎症是妇科最常见的疾病之一，包括宫颈阴道部炎症及宫颈管黏膜炎症。临床上多见的宫颈炎是宫颈管黏膜炎。子宫颈炎又分为急性子宫颈炎和慢性子宫颈炎，临床上以慢性子宫颈炎多见。

一、急性子宫颈炎

(一) 概述

急性子宫颈炎是病原体感染宫颈引起的急性炎症，其常与急性子宫内膜炎或急性阴道炎同时发生。

(二) 病因

急性宫颈炎主要见于感染性流产、产褥期感染、宫颈损伤或阴道异物并发感染。常见的病原体为葡萄球菌、链球菌、肠球菌等。近年来随着性传播疾病的增加，急性宫颈炎病例也不断增多。病原体主要是淋病奈瑟菌、沙眼衣原体。淋病奈瑟菌及沙眼衣原体均感染宫颈管柱状上皮，沿黏膜面扩散引起浅层感染，病变以宫颈管明显，引起黏液脓性宫颈黏膜炎。除宫颈管柱状上皮外，淋病奈瑟菌还常侵袭尿道移行上皮、尿道旁腺及前庭大腺。沙眼衣原体感染只发生在宫颈管柱状上皮，不感染鳞状上皮，故不引起阴道炎，仅形成急性宫颈炎症。葡萄球菌、链球菌更易累及宫颈淋巴管，侵入宫颈间质深部。

(三) 病理

肉眼见宫颈红肿，宫颈管黏膜充血、水肿，脓性分泌物可经宫颈外口流出。镜下见血管充血，宫颈黏膜及黏膜下组织、腺体周围大量中性粒细胞浸润，腺体内口可见脓性分泌物。

(四) 护理评估

1. 健康史　了解患者近期有无妇科手术史、孕产史及性生活情况，评估患者的身体状况。

2. 临床表现　主要症状为阴道分泌物增多，呈黏液脓性，阴道分泌物的刺激可引起外阴瘙痒和灼热感，伴有腰酸及下腹部坠痛。此外，常有下泌尿道症状，如尿急、尿频、尿痛。沙眼衣原体感染还可出现经量增多、经间期出血、性交后出血等症状。

妇科检查见宫颈充血、水肿、黏膜外翻，有黏液脓性分泌物从宫颈管流出。衣原体宫颈炎可见宫颈红肿、黏膜外翻、宫颈触痛，且常有接触性出血。淋病奈瑟菌感染还可见到尿道口、阴道口黏膜充血、水肿以及多量脓性分泌物。

3. 辅助检查　宫颈分泌物涂片作革兰染色：先擦去宫颈表面分泌物后，用小棉拭子插入宫颈管内取出，肉眼看到拭子上有黄色或黄绿色黏液脓性分泌物，然后作革兰染色，若光镜下平均每个油镜视野有 10 个以上或每个高倍视野有 30 个以上中性粒细胞为阳性。

急性宫颈炎患者还应进行衣原体及淋病奈瑟菌的检查，包括宫颈分泌物涂片作革兰染色、分泌物培养、酶联免疫吸附试验及核酸检测。

4. 心理－社会评估　急性宫颈炎一般起病急，症状重，患者多会表现出紧张及焦虑的情绪，特别是有不洁性生活史的患者，担心自己患有性传播疾病，严重者可出现恐惧心理。护理人员应仔细评估患者患病后的内心感受，发现其不良情绪并进行合理的心理疏导。

5. 治疗原则　主要针对病原体治疗，应做到及时、足量、规范、彻底治疗，如急性淋病奈瑟菌性宫颈炎，性伴侣需同时治疗。

(1) 单纯急性淋菌性宫颈炎应大剂量、单次给药，常用第三代头孢菌素及大观霉素。

(2) 衣原体性宫颈炎治疗常用的药物有四环素类、红霉素类及喹诺酮类。

（五）护理问题

1. 舒适的改变 与阴道分泌物增多、腰骶部疼痛及下腹部坠痛有关。

2. 焦虑 与对疾病诊断的担心有关。

3. 排尿形态改变 与炎症刺激产生尿频、尿急、尿痛症状有关。

4. 知识缺乏 缺乏急性宫颈炎病因、治疗及预防等相关知识。

（六）计划与实施

1. 预期目标

（1）经治疗后患者在最短时间内解除或减轻症状，舒适感增强。

（2）患者紧张焦虑的心情得到缓解。

（3）患者治疗后排尿形态恢复正常。

（4）患者了解急性宫颈炎的病因及治疗方法，掌握了预防措施。

2. 护理措施

（1）患者出现症状后及时到医院急诊，使疾病能够得到及时诊断、正确治疗，并指导患者按医嘱使用抗生素。

（2）对症处理：急性期应卧床休息。出现高热患者在遵医嘱用药的同时可给予物理降温、酒精或温水擦浴，也可用冰袋降温，并定时监测体温、脉搏、血压。有严重腰骶部疼痛的患者可遵医嘱服用镇痛药。有尿道刺激症状者应多饮水，以减轻症状。

（3）心理护理：耐心倾听患者的主诉，了解和评估患者的心理状态。向患者介绍急性宫颈炎的发病原因及引起感染的病原菌，特别是要强调急性宫颈炎的治疗效果和意义，增强患者治疗疾病的信心，鼓励其坚持并严格按医嘱服药。

3. 健康指导

（1）指导患者做好经期、孕期及产褥期的卫生；指导患者保持性生活卫生，以减少和避免性传播疾病。

（2）指导患者定期进行妇科检查，发现宫颈炎症积极予以治疗。

（七）护理评价

患者症状减轻或消失，焦虑紧张的情绪有所缓解，并随着症状的消失进一步好转并恢复正常。患者了解急性宫颈炎的相关知识，并掌握了预防措施。

二、慢性宫颈炎

（一）概述

慢性宫颈炎多由急性宫颈炎转变而来，常因急性宫颈炎未治疗或治疗不彻底，病原体隐藏于宫颈黏膜内形成慢性炎症。

（二）病因

慢性宫颈炎多由于分娩、流产或手术损伤宫颈后，病原体侵入而引起感染。也有的患者无急性宫颈炎症状，直接发生慢性宫颈炎。慢性宫颈炎的病原体主要为葡萄球菌、链球菌、大肠杆菌及厌氧菌，其次为性传播疾病的病原体，如淋病奈瑟菌及沙眼衣原体。

目前沙眼衣原体及淋病奈瑟菌感染引起的慢性宫颈炎亦日益增多。此外，单纯疱疹病毒也可能与慢性宫颈炎有关。病原体侵入宫颈黏膜,并在此处潜藏,由于宫颈黏膜皱襞多,感染不易彻底清除,往往形成慢性宫颈炎。

(三)病理

慢性宫颈炎根据病理组织形态临床上分为以下几种。

1. 宫颈糜烂样改变　以往称为"宫颈糜烂",并认为是慢性宫颈炎常见的一种病理改变。随着阴道镜的发展以及对宫颈病理生理认识的提高,"宫颈糜烂"这一术语在西方国家的妇产科教材中已被废弃。宫颈外口处的宫颈阴道部外观呈细颗粒状的红色区,称宫颈糜烂样改变。糜烂面边界与正常宫颈上皮界限清楚、糜烂面为完整的单层宫颈管柱状上皮所覆盖,由于宫颈管柱状上皮抵抗力低,病原体易侵入发生炎症。在炎症初期,糜烂面仅为单层柱状上皮所覆盖,表面平坦,称单纯性糜烂,随后由于腺上皮过度增生并伴有间质增生,糜烂面凹凸不平呈颗粒状,称颗粒型糜烂。当间质增生显著,表面不平现象更加明显呈乳突状,称乳突型糜烂。幼女或未婚妇女,有时见宫颈呈红色,细颗粒状,形似糜烂,但事实上并无明显炎症,是宫颈管柱状上皮外移所致,不属于病理性宫颈糜烂。

2. 宫颈肥大　由于慢性炎症的长期刺激,宫颈组织充血、水肿,腺体和间质增生,还可能在腺体深部有黏液潴留形成囊肿,使宫颈呈不同程度的肥大,但表面多光滑,有时可见到宫颈腺囊肿突起。由于纤维结缔组织增生,使宫颈硬度增加。

3. 宫颈息肉　宫颈管黏膜增生,局部形成突起病灶称为宫颈息肉。慢性炎症长期刺激使宫颈管局部黏膜增生,子宫有排除异物的倾向,使增生的黏膜逐渐自基底部向宫颈外口突出而形成息肉(图15-1),一个或多个不等,直径一般约1cm,色红、呈舌形、质软而脆,易出血,蒂细长,根部多附着于宫颈管外口,少数在宫颈管壁。光镜下见息肉中心为结缔组织伴有充血、水肿及炎性细胞浸润,表面覆盖单层高柱状上皮,与宫颈管上皮相同。宫颈息肉极少恶变,恶变率<1%,但临床上应注意子宫恶性肿瘤可呈息肉样突出于宫颈口,应予以鉴别。

4. 宫颈腺囊肿　在宫颈转化区中,鳞状上皮取代柱状上皮过程中,新生的鳞状上皮覆盖宫颈腺管口或伸入腺管,将腺管口阻塞。腺管周围的结缔组织增生或瘢痕形成,压迫腺管,使腺管变窄甚至阻塞,腺体分泌物引流受阻,潴留形成囊肿(图15-2)。检查时见宫颈表面突出多个青白色小囊泡,内含无色黏液。若囊肿感染,则外观呈白色或无组织,宫颈阴道部外观很光滑,仅见宫颈外口有脓性分泌物堵塞,有时宫颈管黏膜增生向外口突出,可见宫颈口充血发红。

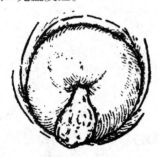

图15-1　宫颈息肉

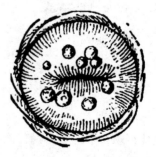

图15-2　宫颈腺囊肿

5. 宫颈黏膜炎　病变局限于宫颈管黏膜及黏膜下组织,宫颈阴道部外观光滑,宫颈外口可见有脓性分泌物，有时宫颈管黏膜增生向外突出，可见宫颈口充血、发红。由于宫颈管黏膜及黏膜下组织充血、水肿、炎性细胞浸润和结缔组织增生，可使宫颈肥大。

（四）护理评估

1. 健康史　了解和评估患者的一般情况、现身体状况、婚姻状况及孕产史。

2. 临床表现

（1）症状及体征：慢性宫颈炎的主要症状是阴道分泌物增多。由于病原体、炎症的范围及程度不同，分泌物的量、性质、颜色及气味也不同。阴道分泌物多呈乳白色黏液状，有时呈淡黄色脓性，伴有息肉形成时易有血性白带或性交后出血。当炎症沿宫骶韧带扩散到盆腔时，可有腰骶部疼痛、盆腔部下坠痛等。当炎症涉及膀胱下结缔组织时，可出现尿急、尿频等症状。宫颈黏稠脓性分泌物不利于精子穿过，可造成不孕。

妇科检查时可见宫颈有不同程度糜烂、肥大，有时质较硬，有时可见息肉、裂伤、外翻及宫颈腺囊肿。

（2）宫颈糜烂的分度：根据糜烂面积大小将宫颈糜烂分为3度（图15-3）。轻度指糜烂面小于整个宫颈面积的1/3；中度指糜烂面占整个宫颈面积的1/3~2/3；重度指糜烂面占整个宫颈面积的2/3以上。根据糜烂的深浅程度可分为单纯型、颗粒型和乳突型3型。诊断宫颈糜烂应同时表示糜烂的面积和深浅。

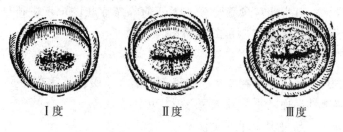

Ⅰ度　　　　Ⅱ度　　　　Ⅲ度

图15-3　宫颈糜烂分度

3. 辅助检查

（1）淋病奈瑟菌及衣原体检查：用于有性传播疾病的高危患者。

（2）宫颈刮片、宫颈管吸片检查：主要用于鉴别宫颈糜烂与宫颈上皮内瘤样病变或早期宫颈癌。

（3）阴道镜检查及活体组织检查：当高度怀疑宫颈上皮内瘤样病变或早期宫颈癌时，进行该项检查以明确诊断。

4. 心理-社会评估　慢性宫颈炎一般药物治疗效果欠佳，且临床症状出现时间较长，症状虽不重但影响其日常生活和工作，另外慢性宫颈炎还有可能癌变，上述因素使患者思想压力大，易产生烦躁和不安。家属也会因为患者的情绪及病情而产生焦虑和紧张的负性情绪。

5. 治疗原则　慢性宫颈炎以局部治疗为主，可采用物理治疗、药物治疗及手术治疗，其中以物理治疗最常用。

（1）宫颈糜烂的治疗

①物理治疗：物理治疗是最常用的有效治疗方法，其原理是以各种物理方法将宫颈糜烂面单层柱状上皮破坏，使其坏死脱落后，为新生的复层鳞状上皮覆盖。创面愈合需3~4周，

病变较深者需 6~8 周。常用方法有激光治疗、冷冻治疗、红外线凝结疗法及微波法等。宫颈物理治疗有出血、宫颈管狭窄、不孕、感染的可能。

②药物治疗：局部药物治疗适用于糜烂面积小和炎症浸润较浅的病例，过去局部涂硝酸银或铬酸腐蚀，现已少用。中药有许多验方、配方，临床应用有一定疗效。如子宫颈粉，内含黄矾、金银花各 9 克，五倍子 30 克，甘草 6 克。将药粉洒在棉球上，敷塞于子宫颈，24 小时后取出。月经后上药，每周 2 次，4 次为一疗程。已知宫颈糜烂与若干病毒及沙眼衣原体感染有关，也是诱发宫颈癌因素。干扰素是细胞受病毒感染后释放出的免疫物质，为病毒诱导白细胞产生的干扰素。重组人 α2a 干扰素具有抗病毒、抗肿瘤及免疫调节活性，睡前 1 粒塞入阴道深部，贴近宫颈部位，隔日 1 次，7 次为一疗程，可以重复应用。若为宫颈管炎，其宫颈外观光滑，宫颈管内有脓性排液，此处炎症局部用药疗效差，需行全身治疗。取宫颈管分泌物做培养及药敏试验，同时查找淋病奈瑟菌及沙眼衣原体，根据检测结果采用相应的抗感染药物。

（2）宫颈息肉治疗：宫颈息肉一般行息肉摘除术，术后将切除的组织送病理组织学检查。

（3）宫颈管黏膜炎治疗：宫颈管黏膜炎需进行全身治疗，局部治疗效果差。根据宫颈管分泌物培养及药敏试验结果，选用相应的抗生素进行全身抗感染治疗。

（4）宫颈腺囊肿：对小的宫颈腺囊肿，无任何临床症状的可不进行处理，若囊肿较大或合并感染者，可选用微波治疗或用激光治疗。

（五）护理问题

1. 舒适的改变　与阴道分泌物增多、腰骶部疼痛及下腹部坠痛有关。

2. 焦虑　与接触性出血、不孕及该病有癌变可能有关。

3. 有感染的可能　与物理治疗创面有关。

4. 知识缺乏　缺乏慢性宫颈炎治疗、治疗前后注意事项及预防措施等相关知识。

（六）计划与实施

1. 预期目标

（1）患者在最短时间内解除或减轻症状，舒适感增强。

（2）患者紧张焦虑的心情恢复平静。

（3）物理治疗期间未发生感染。

（4）患者能够了解治疗方法并掌握慢性宫颈炎治疗前后注意事项及预防措施。

2. 护理措施

（1）心理护理：了解患者的心理状态及负性情绪表现程度，并进行心理疏导。帮助患者建立治疗的信心，并能够坚持治疗。同时应与家属沟通，评估家属对患者疾病的态度及看法，帮助其了解该病相关知识，使其能够主动关心和照顾患者。

（2）物理治疗的护理

①治疗前护理：治疗前应配合医生做好宫颈刮片检查，有急性生殖器炎症的患者应暂缓此项检查先进行急性炎症的治疗，物理治疗应选择在月经干净后 3~7 日内进行。

②治疗后护理：宫颈物理治疗后均有阴道分泌物增加，甚至有大量水样排液，此时患者应保持外阴部清洁，必要时垫会阴垫并及时更换，以防感染发生。一般术后 1~2 周脱痂时

有少许出血属正常现象，如患者阴道流血量多于月经量应及时到医院就诊。在创面尚未完全愈合期间（4~8周）禁盆浴、性交和阴道冲洗，以免发生大出血和感染。治疗后须定期检查，第一次检查时间是术后2个月月经干净后，复查内容有观察创面愈合情况及有无颈管狭窄等。

（3）用药指导：向患者解释药物的用法及使用注意事项。

3. 健康指导

（1）预防措施：积极治疗急性宫颈炎；定期作妇科检查，发现宫颈炎症予积极治疗；避免分娩时或器械损伤宫颈；产后发现宫颈裂伤应及时缝合。

（2）物理治疗后，患者应禁性生活和盆浴2个月。保持外阴的清洁和干燥，每日用温开水清洗会阴并更换内裤及会阴垫。

（3）患者应遵医嘱定期进行随诊。

（七）护理评价

患者接受护理人员的指导后焦虑紧张的情绪有所缓解，其家属能够主动关心和帮助患者治疗疾病。物理治疗期间未发生感染，了解了慢性宫颈炎的相关知识，并掌握了物理治疗的注意事项及预防措施。

（毛　妮）

第五节　盆腔炎性疾病

一、盆腔炎性疾病

（一）概述

盆腔炎性疾病是指女性上生殖道的一组感染性疾病，主要包括子宫内膜炎、输卵管炎、输卵管卵巢脓肿、盆腔腹膜炎。炎症可局限于一个部位，也可同时累及几个部位，最常见的是输卵管炎及输卵管卵巢炎，单纯的子宫内膜炎或卵巢炎较少见。盆腔炎性疾病大多发生在性活跃期有月经的妇女。初潮前、绝经后或未婚者很少发生盆腔炎性疾病，若发生盆腔炎性疾病也往往是由于邻近器官炎症的扩散。

（二）病因

引起盆腔炎性疾病的病原体有两个来源，即内源性和外源性，两种病原体可单独存在，也可混合感染，临床上通常为混合感染。

1. 内源性病原体　来自原寄居于阴道内的菌群，包括厌氧菌和需氧菌。厌氧菌及需氧菌都可单独感染，但通常是混合感染。常见的为大肠杆菌、溶血性链球菌、金黄色葡萄球菌、脆弱类杆菌、消化球菌、消化链球菌。

2. 外源性病原体　主要为性传播疾病的病原体，如沙眼衣原体、淋病奈瑟菌、支原体等。

（三）感染途径

1. 经淋巴系统蔓延　细菌经外阴、阴道、宫颈及宫体创伤处的淋巴管侵入盆腔结缔组织及内生殖器其他部分，是产褥感染、流产后感染及放置宫内节育器后感染的主要传播途径，多见于链球菌、大肠杆菌、厌氧菌引起的感染。

2. 沿生殖器黏膜上行蔓延　病原体侵入外阴、阴道后或阴道内的菌群沿黏膜面经宫颈、子宫内膜、输卵管黏膜蔓延至卵巢及腹腔，是非妊娠期、非产褥期盆腔炎性疾病的主要感染途径。淋病奈瑟菌、沙眼衣原体及葡萄球菌等常沿此途径扩散。

3. 经血循环传播　病原体先侵入人体的其他系统，再经血循环感染生殖器，为结核菌感染的主要途径。

4. 直接蔓延　腹腔其他脏器感染后，直接蔓延到内生殖器，如阑尾炎可引起右侧输卵管炎。

（四）病理

1. 急性子宫内膜炎及子宫肌炎　子宫内膜充血、水肿，有炎性渗出物，严重者内膜坏死、脱落形成溃疡。镜下见大量白细胞浸润，炎症向深部侵入形成子宫肌炎。

2. 急性输卵管炎、输卵管积脓、输卵管卵巢脓肿　急性输卵管炎主要由化脓菌引起，根据不同的传播途径而有不同的病变特点。病变以输卵管间质炎为主。轻者输卵管仅有轻度充血、肿胀、略增粗；重者输卵管明显增粗、弯曲，纤维素性脓性渗出物多或与周围组织粘连。

若炎症经子宫内膜向上蔓延，首先引起输卵管黏膜炎，输卵管黏膜肿胀、间质水肿、充血及大量中性粒细胞浸润，引起输卵管黏膜粘连，导致输卵管管腔及伞端闭锁，若有脓液积聚于管腔内则形成输卵管积脓。

卵巢很少单独发生炎症，白膜是良好的防御屏障。卵巢常与发生炎症的输卵管伞粘连而发生卵巢周围炎，称输卵管卵巢炎，习称附件炎。炎症可通过卵巢排卵的破孔侵入卵巢实质形成卵巢脓肿，脓肿壁与输卵管积脓粘连并穿通，形成输卵管卵巢脓肿。脓肿多位于子宫后方或子宫、阔韧带后叶及肠管间粘连处，可破入直肠或阴道，若破入腹腔则引起弥漫性腹膜炎。

3. 急性盆腔结缔组织炎　内生殖器急性炎症时或阴道、宫颈有创伤时，病原体经淋巴管进入盆腔结缔组织而引起结缔组织充血、水肿及中性粒细胞浸润，以宫旁结缔组织炎最常见，首先表现为局部增厚、质地较软、边界不清，然后向两侧盆壁呈扇形浸润，若组织化脓则形成盆腔腹膜外脓肿，可自发破入直肠或阴道。

4. 急性盆腔腹膜炎　盆腔内器官发生严重感染时，往往蔓延到盆腔腹膜，发生炎症的腹膜充血、水肿，并有少量含纤维素的渗出液，形成盆腔脏器粘连。当有大量脓性渗出液积聚于粘连的间隙内，可形成散在小脓肿；积聚于直肠子宫陷凹处则形成盆腔脓肿，较多见。脓肿的前方为子宫，后方为直肠，顶部为粘连的肠管及大网膜，脓肿可破入直肠而使症状突然减轻，也可破入腹腔引起弥漫性腹膜炎。

5. 败血症及脓毒血症　当病原体毒性强，数量多，患者抵抗力降低时，常发生败血症。多见于严重的产褥感染、感染流产，近年也有报道放置宫内节育器、输卵管结扎手术损伤器官引起的败血症，若不及时控制，往往很快出现感染性休克，甚至死亡。发生感染后，若身体其他部位发现多处炎症病灶或脓肿，应考虑有脓毒血症存在，但需经血培养证实。

6. Fitz - Hugh - Curtis 综合征　指肝包膜炎症而无肝实质损害的肝周围炎，淋病奈瑟菌及衣原体感染均可引起，5% ~10% 输卵管炎可出现此综合征。

（五）护理评估

1. 健康史 评估和了解患者的年龄、职业、近期身体状况等，特别要了解患者有无不洁性生活史，及目前表现出的各种症状。

2. 临床表现 可因炎症轻重及范围大小而有不同的临床表现，轻者无症状或症状轻微。

（1）症状

①常见症状：盆腔炎性疾病常见症状包括下腹痛、发热、阴道分泌物增加。月经期发病可出现月经量增加，经期延长。

②下腹痛：腹痛为持续性，活动后或性交后加重。

③重症症状：病情严重的可有寒战、高热、头痛、食欲缺乏。

④其他：若出现腹膜炎，可有消化系统症状如恶心、呕吐、腹胀、腹泻等。若有脓肿形成，可有下腹包块及局部压迫刺激症状；包块位于子宫前方可出现膀胱刺激症状；包块位于子宫后方可有直肠刺激症状；若在腹膜外可致腹泻、里急后重感和排便困难。

（2）体征

①盆腔炎性疾病的患者体征差异较大，轻者无明显异常表现或妇科检查仅发现宫颈举痛或宫体压痛或附件区压痛。

②严重患者全身检查时，表现为急性病容，体温升高、心率加快，下腹部有压痛、反跳痛及肌紧张，叩诊鼓音明显，肠鸣音减弱或消失。

③盆腔检查：a. 阴道可见大量脓性分泌物，并有臭味。b. 宫颈充血、水肿、宫颈举痛，当宫颈管黏膜或宫腔有急性炎症时，将宫颈表面分泌物拭净，可见脓性分泌物从宫颈口流出。c. 宫体稍大，有压痛，活动受限。d. 子宫两侧压痛明显，若为单纯输卵管炎，可触及增粗的输卵管，有压痛。e. 若为输卵管积脓或输卵管卵巢脓肿，可触及包块且压痛明显，不活动。f. 宫旁结缔组织炎时，可扪到宫旁一侧或两侧有片状增厚或两侧宫骶韧带高度水肿、增粗，压痛明显。g. 若有盆腔脓肿形成且位置较低时，可扪及后穹隆或侧穹隆有肿块且有波动感，三合诊常能协助进一步了解盆腔情况。

3. 辅助检查 临床诊断盆腔炎性疾病需同时具备下列 3 项：①下腹压痛伴或不伴反跳痛。②宫颈或宫体举痛或摇摆痛。③附件区压痛。以下标准可增加诊断的特异性。

（1）宫颈分泌物培养或革兰染色涂片：淋病奈瑟菌阳性或沙眼衣原体阳性。

（2）血常规检查：WBC 计数 $> 10 \times 10^9/L$。

（3）后穹隆穿刺：抽出脓性液体。

（4）双合诊、B 超或腹腔镜检查检查：发现盆腔脓肿或炎性包块。腹腔镜检查能提高确诊率。其肉眼诊断标准有：①输卵管表面明显充血。②输卵管壁水肿。③输卵管伞端或浆膜面有脓性渗出物。

（5）分泌物做细菌培养及药物敏感试验：在做出急性盆腔炎的诊断后，要明确感染的病原体，通过剖腹探查或腹腔镜直接采取感染部位的分泌物做细菌培养及药物敏感试验结果最准确，但临床应用有一定的局限性。宫颈管分泌物及后穹隆穿刺液的涂片、培养及免疫荧光检测虽不如直接采取感染部位的分泌物做培养及药物敏感试验准确，但对明确病原体有帮助，涂片可作革兰染色，若找到淋病奈瑟菌可确诊，除查找淋病奈瑟菌外，可以根据细菌形态及革兰染色，为选用抗生素及时提供线索，培养阳性率高，可明确病原体。

（6）免疫荧光：主要用于衣原体检查。

4. 心理-社会评估　盆腔炎性疾病症状明显且较严重,特别是治疗不及时或未能使用恰当的抗生素时,患者往往会出现焦虑、甚至是恐惧心理。此时护理人员应重点了解患者的心理状态,评估因症状而造成的焦虑、恐惧的程度。同时,了解家属的态度。

5. 治疗原则　主要为抗生素药物治疗,必要时手术治疗。

(1) 药物治疗:应用抗生素的原则,经验性、广谱、及时及个体化。根据细菌培养及药物敏感试验合理选用抗生素治疗。盆腔炎性疾病经抗生素积极治疗,绝大多数能彻底治愈。

由于急性盆腔炎的病原体多为需氧菌、厌氧菌及衣原体的,混合感染,需氧菌及厌氧菌又有革兰阴性及革兰阳性之分,因此,在抗生素的选择上多采用联合用药。常用的抗生素有第二代头孢菌素、第三代头孢菌素、氨基糖苷类、喹诺酮类及甲硝唑等。

(2) 手术治疗:可根据情况选择开腹手术或腹腔镜手术。手术范围原则上以切除病灶为主,下列情况为手术指征。

①药物治疗无效:盆腔脓肿形成,经药物治疗 48～72 小时,体温持续不降,患者中毒症状加重或包块增大者,应及时手术,以免发生脓肿破裂。

②输卵管积脓或输卵管卵巢脓肿:经药物治疗病情有好转,继续控制炎症数日,肿块仍未消失但已局限化,应行手术切除,以免日后再次急性发作。

③脓肿破裂:突然腹痛加剧、寒战、高热、恶心、呕吐、腹胀,检查腹部拒按或有中毒性休克表现,均应怀疑为脓肿破裂,需立即剖腹探查。

(3) 支持疗法:患者应卧床休息。取半卧位,此卧位利用脓液积聚于直肠子宫陷凹而使炎症局限。高热量、高蛋白、高维生素流食或半流食饮食,注意补充水分,保持水电解质平衡,高热时可给予物理降温。

(4) 中药治疗:主要为活血化瘀、清热解毒药物,如银翘解毒汤、安宫牛黄丸及紫血丹等。

(六) 护理问题

1. 高热　与盆腔感染引起体温升高有关。

2. 下腹痛　与盆腔感染引起生殖器脓肿形成有关。

3. 营养失调:低于机体需要量　与高热、食欲缺乏、恶心、呕吐等症状有关。

4. 潜在的并发症:感染性休克　与未能及时应用有效抗生素致病情加重有关。

5. 知识缺乏　缺乏盆腔炎性疾病的相关知识及预防措施。

6. 恐惧　与盆腔炎性疾病症状重、持续时间长有关。

(七) 计划与实施

1. 预期目标

(1) 患者体温升高时得到及时处理。

(2) 经治疗患者下腹痛症状减轻甚至消失。

(3) 患者体液平衡,未发生水、电解质紊乱。

(4) 经积极抗感染治疗,患者未出现感染性休克等并发症。

(5) 患者了解盆腔炎性疾病的相关知识,并掌握该病的预防措施。

(6) 患者恐惧感消失,能够积极配合治疗。

2. 护理措施

（1）一般护理：卧床休息，半卧位有利于脓液积聚于直肠子宫陷凹而使炎症局限。给予高热量、高蛋白、高维生素流食或半流食，补充液体，注意纠正电解质紊乱及酸碱失衡，必要时少量输血，以增加身体抵抗力。尽量避免不必要的妇科检查，禁用阴道灌洗，以免引起炎症扩散，若有腹胀应行胃肠减压或肛管排气。腹痛时遵医嘱使用镇痛药。

（2）高热的护理：应每4小时测体温、脉搏、呼吸1次，体温超过39℃时应首先采用物理降温。根据患者全身状况，给予酒精或温水擦浴，也可用冰袋降温，若体温下降不明显，可按医嘱给药降温，如吲哚美辛（消炎痛）等。在降温过程中，患者大量出汗，可出现血压下降、脉快、四肢厥冷等虚脱症状，故应密切观察体温、脉搏、呼吸、血压，每0.5～1小时监测1次，同时应及时配合医生给予静脉输液或加快液体速度，必要时吸氧。应及时为患者更换被褥及衣物，鼓励其多饮水。

（3）使用抗生素期间，注意观察患者有无过敏反应或药物毒性反应，严格执行药物输入时间，以确保体内的药物浓度，维持药效。

（4）严格掌握产科、妇科手术指征，做好术前准备。进行妇科手术时严格无菌操作，术后做好护理，预防感染。

3. 健康宣教

（1）治疗盆腔炎性疾病时，患者应积极配合医生，按时按量应用抗生素药物，并注意用药后的反应，观察症状是否有减轻。

（2）治疗期间应停止工作和学习，卧床休息，并取半坐卧位，这样有利于健康的恢复。

（3）饮食上应高热量、高蛋白、高维生素流食或半流食，注意多喝水，特别是高热的患者应用退热药后，需及时补充水分和盐分，可口服淡盐水，以保持水电解质平衡。

（4）教会患者或家属进行物理降温的方法和注意事项。

（5）平时注意性生活卫生，减少性传播疾病，经期禁止性交。做好经期、孕期及产褥期的卫生。

（6）保持良好的心态，树立战胜疾病的信心，以积极的态度坚持治疗。

（八）护理评价

患者全身、局部症状及阳性体征消失，身体康复，并了解盆腔炎性疾病的相关知识，并掌握防护措施，有良好的卫生习惯。在治疗期间，患者能够按时按量服用药物，未发生水电解质平衡紊乱及感染性休克等并发症。患者的心情恢复平静，能积极配合治疗，其家属在精神上能主动关心患者，生活上仔细照顾患者。

二、盆腔炎性疾病后遗症

（一）概述

盆腔炎性后遗症是指盆腔炎性疾病的遗留病变，主要改变为组织破坏、广泛粘连、增生及瘢痕形成。

（二）病理

输卵管卵巢炎及输卵管炎的遗留改变可造成输卵管阻塞及增粗；输卵管卵巢粘连形成输卵管卵巢肿块；输卵管伞端闭锁、浆液性渗出物聚集形成输卵管积水；输卵管积脓或输卵管卵巢脓肿的脓液吸收，被浆液性渗出物代替形成输卵管积水或输卵管卵巢囊肿。积水输卵管表面光滑，管壁甚薄，由于输卵管系膜不能随积水输卵管囊壁的增长扩大而相应延长，故积水输卵管向系膜侧弯曲，形似腊肠或呈曲颈的蒸馏瓶状，卷曲向后，可游离或与周围组织有膜样粘连。

盆腔结缔组织炎的改变为主韧带、骶韧带增生、变厚，若病变广泛，可使子宫固定。

（三）护理评估

1. 健康史　了解患者患盆腔炎性疾病的时间、过程、治疗情况，以及近期的身体状况。

2. 临床表现

（1）慢性盆腔痛：盆腔炎性疾病后慢性炎症形成的粘连、瘢痕以及盆腔充血，常引起下腹部坠胀、疼痛及腰骶部酸痛，常在疲劳、性交后及月经前后加重。

（2）盆腔炎反复发作：由于盆腔炎性疾病后遗症造成的输卵管组织结构的破坏，局部防御功能减退，若患者仍有高危因素，可造成盆腔炎性疾病再次感染导致反复发作。

（3）不孕：输卵管粘连阻塞可致患者不孕。盆腔炎性疾病后出现不孕发生率为20%～30%。不孕的发生率与发作的次数有关，随着发作次数的增加，不孕的可能性增大。

（4）异位妊娠：盆腔炎后异位妊娠的发生率是正常女性的8～10倍，发生率随盆腔炎发作次数的增加而增大。

（5）体征：若为盆腔结缔组织病变，子宫常呈后倾后屈，活动受限或粘连固定，子宫一侧或两侧有片状增厚、压痛，宫骶韧带常增粗、变硬，有触痛。若为输卵管炎，则在子宫一侧或两侧触到呈索条状的增粗输卵管，并有轻度压痛。若为输卵管积水或输卵管卵巢囊肿，则在盆腔一侧或两侧触及囊性肿物，活动多受限。

3. 辅助检查　盆腔炎性疾病后遗症可进行腹腔镜及B超检查协助诊断。

4. 心理－社会评估　盆腔炎性疾病后遗症的患者往往精神负担较重，护理人员应重点关注患者对疾病的认识及态度，是否有消极情绪，特别是有无悲观失望的表现。还应了解家属和亲友对患者的态度，以帮助患者寻求支持。

5. 治疗原则　对盆腔炎性疾病后遗症尚无有效的治疗方法，重在预防。一般采用综合治疗，可缓解症状，增加受孕机会。

（1）物理疗法：温热能促进盆腔局部血液循环，改善组织营养状态，提高新陈代谢，以利炎症吸收和消退。常用的有短波、超短波、微波、激光、离子透入（可加入各种药物如青霉素、链霉素）等。

（2）中药治疗：慢性盆腔炎以湿热型居多，治疗以清热利湿，活血化瘀为主，方剂为丹参18g、赤芍15g、木香12g、桃仁9g、金银花30g、蒲公英30g、茯苓12g、丹皮9g、生地9g，剧痛时加延胡索9g。有些患者为寒凝气滞型，治则为温经散寒、行气活血，常用桂枝茯苓汤加减，气虚者加党参15g、白术9g、黄芪15g，中药可口服或灌肠。

（3）其他药物治疗：应用抗炎药物的同时，也可采用糜蛋白酶5mg或透明质酸酶1 500U肌内注射，隔日1次，7～10次为一疗程，以利粘连分解和炎症的吸收。个别患者局部或全身出现过敏反应时应停药。在某些情况下，抗生素与地塞米松同时应用，口服地塞米松0.75mg，每日3次，停药前注意地塞米松应逐渐减量。

（4）手术治疗：有肿块如输卵管积水或输卵管卵巢囊肿应行手术治疗；存在小感染灶，反复引起炎症急性发作者也应手术治疗。手术以彻底治愈为原则，避免遗留病灶有再复发的机会,行单侧附件切除术或全子宫切除术加双侧附件切除术。对年轻妇女应尽量保留卵巢功能。

(四) 护理问题

1. 舒适的改变 与腰骶部疼痛及下坠感有关。
2. 焦虑 与病程长,治疗效果不明显有关。
3. 知识缺乏 缺乏盆腔炎性疾病后遗症的相关知识。

(五) 计划与实施

1. 预期目标

(1) 经治疗护理患者症状解除或减轻,舒适感增强。

(2) 患者紧张焦虑的情绪得到缓解,树立了治疗疾病的信心。

(3) 患者能够掌握有关治疗及防护措施。

2. 护理措施

(1) 心理护理:对患者的心理问题进行疏导,解除患者思想顾虑,增强治疗的信心。

(2) 指导患者适当加强锻炼,注意劳逸结合,提高机体抗病能力。

(3) 指导患者按医嘱正确服药。

3. 健康指导 注意加强营养及饮食搭配,增加蛋白质及维生素的摄入,增加体力。

(毛 妮)

第六节 自然流产

妊娠不足 28 周,胎儿体重不足 1 000g 而终止者称为流产。妊娠 12 周末前终止者称为早期流产,妊娠 13 周至不足 28 周终止者称为晚期流产。流产分为自然流产和人工流产。自然因素所致的流产称为自然流产,应用药物或手术等人为因素终止妊娠者称为人工流产。自然流产的发生率占全部妊娠的 31%,其中早期流产占 80% 以上。本节仅阐述自然流产。

一、病因

导致流产的原因很多,主要有以下几个方面。

1. 胚胎因素 胚胎染色体异常是自然流产的最常见原因。在早期自然流产中有 50% ~ 60% 的妊娠产物存在染色体异常。夫妇任何一方有染色体异常均可传至子代,导致流产或反复流产。染色体异常包括数目异常和结构异常。

(1) 染色体数目异常:如三体、X 单体、三倍体、四倍体等,其中以三体最常见,其次是 X 单体。

(2) 染色体结构异常:如染色体易位、断裂、缺失等。染色体异常的胚胎多发生流产,很少继续发育成胎儿。若发生流产,排出物多为空囊或为已经退化的胚胎。即使少数存活,生后可能为畸形胎儿或有代谢及功能缺陷。

2. 母体因素

(1) 全身性疾病:严重感染、高热可刺激子宫收缩引发流产;某些细菌和病毒毒素经胎盘进入胎儿血液循环,导致胎儿感染、死亡而发生流产;孕妇患心衰、严重贫血、高血压、慢性肾炎等疾病，均可影响胎盘循环而致胎儿缺氧，发生流产。

（2）生殖器官异常：先天性子宫畸形如双子宫、单角子宫、子宫纵隔等，子宫黏膜下肌瘤、较大的壁间肌瘤及宫腔粘连均可影响胚胎组织着床发育而导致流产。宫颈裂伤、宫颈内口松弛等机能不全也可导致胎膜破裂发生晚期自然流产。

（3）免疫功能异常：母体对胚胎的免疫耐受是胎儿在母体内生存的基础。母体妊娠后母儿双方免疫不适应，可胚胎或胎儿受到排斥而发生流产。此外，母儿血型不合、胎儿抗原、母体抗磷脂抗体过多、抗精子抗体等因素，也常导致早期流产。

（4）创伤刺激与不良习惯：妊娠期腹部或子宫受到撞击、挤压或尖锐物刺伤，以及过度的恐惧、忧伤、焦虑等情感创伤均可导致流产；过量吸烟、酗酒等不健康生活方式也与流产相关。

3. 胎盘因素　滋养细胞发育和功能异常是胚胎早期死亡的重要原因，此外，前置胎盘、胎盘早剥等可致胎盘血液循环障碍、胎儿死亡，从而发生流产。

4. 环境因素　砷、铅、甲醛、苯、氧化乙烯等化学物质的过多接触，高温、噪音以及放射线的过量暴露，均可直接或间接对胚胎或胎儿造成损害，导致流产。

二、病理

流产过程是妊娠产物逐渐与子宫壁剥离，直至排出子宫的过程。早期妊娠时，胎盘绒毛发育尚不成熟，与子宫蜕膜联系还不牢固，故妊娠 8 周前的流产，妊娠产物多数可以完全从子宫壁剥离而排出，出血不多。妊娠 8～12 周时，胎盘绒毛发育茂盛，与底蜕膜联系较牢固，若此时发生流产，妊娠产物往往不易完全剥离排出，常有部分组织残留宫腔内影响子宫收缩，出血较多。妊娠 12 周后，胎盘已完全形成，流产时往往先有腹痛，然后排出胎儿、胎盘。有时由于底蜕膜反复出血，凝固血块包绕胎块，形成血样胎块稽留于宫腔内，血红蛋白因逐渐被吸收，形成肉样胎块，或纤维化与子宫壁粘连。偶有胎儿被挤压，形成纸样胎儿，或钙化形成石胎。

三、临床表现

主要表现为停经及停经后阴道流血和腹痛。

1. 停经　大部分自然流产患者都有明显的停经史、早孕反应。但是，早期流产时发生的阴道流血有时候难以与月经异常鉴别，因此常无明显的停经史，要结合其他病史及 hCG、超声等做出明确诊断。

2. 阴道流血和腹痛　早期流产时常先出现阴道流血，后又腹痛，而且全程均有阴道流血。晚期流产的临床过程与早产及足月产相似，表现为先出现腹痛，经过阵发性子宫收缩，排出胎儿及胎盘，后出现阴道流血。

四、临床类型及治疗原则

自然流产的临床过程简示如下（图 15－4）。

1. 先兆流产

（1）临床表现：停经后先出现少量阴道流血，少于月经量，继之常出现阵发性下腹痛或腰坠痛。妇科检查：宫颈口未开，胎膜未破，妊娠产物未排出，子宫大小与停经周数相符。经休息及治疗后，若阴道流血停止或腹痛消失，可继续妊娠；若阴道流血量增多或下腹痛加剧，则可发展为难免流产。

（2）治疗原则：卧床休息，禁忌性生活。对精神紧张者，可给予少量对胎儿无害的镇静剂。对黄体功能不足的患者，可遵医嘱给予黄体酮保胎治疗。甲状腺功能低下者可口服小剂量甲状腺片。治疗期间，需要观察患者症状及检验结果变化，必要时进行超声检查明确胎儿发育情况，避免盲目保胎。

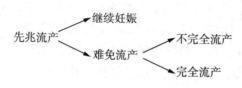

图 15-4　自然流产的临床过程

2. 难免流产

（1）临床表现：由先兆流产发展而来，指流产已不可避免。表现为阴道流血量增多，阵发性下腹痛加重或出现阴道流液（胎膜破裂）。妇科检查：宫颈口已扩张，有时可见胚胎组织或胎囊堵塞于宫颈口内，子宫大小与停经周数相符或略小。此时宫缩逐渐加剧，继续进展妊娠组织可能部分或完全排出，发展为不完全或完全流产。

（2）治疗原则：一旦确诊，应尽早使胚胎及胎盘组织完全排出，以防止出血和感染。阴道流血过多者，完善化验检查，必要时输血、输液、抗休克治疗，出血时间较长者，应给予抗生素预防感染。

3. 不全流产

（1）临床表现：由难免流产发展而来，指妊娠产物已部分排出体外，尚有部分残留于宫腔内。由于宫腔内残留部分妊娠产物，影响子宫收缩，致使子宫出血持续不止，甚至因流血过多而发生失血性休克。妇科检查：宫颈口已扩张，不断有血液自宫颈口流出，有时尚可见胎盘组织堵塞于宫颈口或部分妊娠产物已排出于阴道内，部分仍留在宫腔内，子宫小于停经周数。

（2）治疗原则：一经确诊，应在输液、输血条件下尽快行刮宫术或钳刮术，使宫腔内残留的胚胎或胎盘组织完全排出。

4. 完全流产

（1）临床表现：指妊娠产物已全部排出，阴道流血逐渐停止，腹痛逐渐消失。妇科检查：宫颈口已经关闭，子宫接近正常大小。

（2）治疗原则：如没有感染征象，一般不需要处理。可行超声检查，明确宫腔内有无残留。

5. 稽留流产

（1）指胚胎或胎儿已死亡滞留在宫腔内尚未自然排出者，又称过期流产，胚胎或胎儿死亡后子宫不再增大反而缩小，早孕反应消失。若已至中期妊娠，孕妇腹部不见增大，胎动消失。妇科检查：宫颈口未开，子宫较停经周数小，质地不软，未闻及胎心。

（2）治疗原则：及时促使胎儿及胎盘排出，以防止死亡的胎儿及胎盘组织在宫腔内稽留过久，而导致严重凝血功能障碍及 DIC，引发严重出血。处理前应检查血常规、出凝血时间、血小板计数等，并做好输血准备。

6. 复发性流产

（1）指同一性伴侣连续发生 3 次及 3 次以上的自然流产。近年来有学者认为连续 2 次自然流产称为复发性自然流产。患者每次流产多发生在同一妊娠月份，临床经过与一般流产相同。早期流产的常见原因为胚胎染色体异常、黄体功能不足、甲状腺功能低下等。晚期流的常见原因为子宫肌瘤、子宫畸形、宫腔粘连、宫颈内口松弛等。

（2）治疗原则：以预防为主，男女双方在受孕前应进行详细检查。

7. 感染性流产　流产过程中，若阴道流血时间过长、有组织残留于宫腔内或非法堕胎等，有可能引起宫腔内感染，严重时感染可扩展到盆腔、腹腔乃至全身，并发盆腔炎、腹膜炎、败血症及感染性休克等，常为厌氧菌及需氧菌混合感染。

五、护理评估

1. 健康史　停经、阴道流血和腹痛是自然流产孕妇的主要症状。护士需要详细询问孕妇的停经史以及早孕反应情况；阴道流血的持续时间与阴道流血量；有无腹痛及腹痛的部位、性质和程度。此外，还需要了解有无阴道水样排液，排液的量、色、有无臭味，以及有无妊娠产物排出等。对于既往史，需要全面了解孕妇在妊娠期间有无全身性疾病、生殖器官疾病、内分泌功能失调以及有无接触有害物质等，以识别发生自然流产的诱因。

2. 身心状况　流产孕妇可因出血过多而出现失血性休克，或因出血时间过长、宫腔内有组织残留而发生感染，因此，护士需要全面评估孕妇的各项生命体征，以判断流产的不同类型，尤其注意与贫血和感染相关的征象。

流产孕妇的心理状况常表现为焦虑和恐惧。孕妇对阴道流血常常会不知所措，甚至将其过度严重化。同时胚胎和胎儿的健康也直接影响孕妇的情绪，孕妇可能表现为伤心、郁闷、烦躁不安等。

3. 相关检查

（1）妇科检查：需要在消毒条件下进行妇科检查，以进一步了解宫颈口是否扩张，羊膜是否破裂，有无妊娠产物堵塞于宫颈口；子宫大小与停经周数是否相符，有无压痛等，同时需要检查双侧附件有无肿块、增厚以及压痛等。

（2）实验室检查：连续动态检测血 $\beta-hCG$、孕激素以及 hPL 的变化，以利于妊娠诊断和预后判断。

（3）B 型超声检查：超声显像可显示有无胎囊、胎动、胎心音等，利于诊断和鉴别流产及其类型，指导正确处理。

六、护理问题

1. 焦虑　与担心胎儿健康等因素相关。

2. 有感染的危险　与阴道流血时间过长、宫腔内有组织残留等因素相关。

七、护理目标

1. 先兆流产的孕妇能积极配合保胎措施，继续妊娠。

2. 出院时，护理对象无感染征象。

八、护理措施

对于不同类型的流产孕妇，治疗原则不同，其护理措施亦有差异。护士在全面评估孕妇身心状况的基础上，综合孕妇的病史、检查及诊断，明确治疗原则，认真执行医嘱，积极配合医师为流产孕妇进行诊治，并提供相应的护理措施。

1. 先兆流产孕妇的护理　先兆流产的孕妇需要卧床休息、禁止性生活、禁忌灌肠等，以减少各种刺激。护士除了为其提供生活护理外，常需要遵医嘱给予孕妇适量的镇静剂、孕激素等，随时评估孕妇的病情变化，如是否腹痛加重、阴道流血量增多等。同时，孕妇的情绪状态常会影响保胎效果，护士要注意观察孕妇的情绪变化，加强心理护理，稳定孕妇情绪，增强保胎信心。此外，护士需要向孕妇及家属讲明上述保胎措施的必要性，以取得孕妇及家属的理解和配合。

2. 妊娠不能再继续者的护理　护士要积极采取措施，及时做好终止妊娠的准备，积极协助医师完成手术过程，使妊娠产物完全排出子宫，同时要打开静脉通路，做好输液、输血准备。并严密监测孕妇的血压、脉搏、体温，观察面色、腹痛、阴道流血以及与休克有关的征象。有凝血功能异常者应予以及时纠正，然后再行引产或手术。

3. 预防感染　护士需监测患者的体温、血常规以及阴道流血，阴道分泌物的性质、颜色、气味等，严格执行无菌操作，加强会阴部护理。指导孕妇使用消毒会阴垫，保持会阴清洁，维持良好的卫生习惯。当护士发现感染征象后应及时报告医师，并按医嘱进行抗感染处理。此外，护士还应嘱患者流产后 1 个月返院复查，确定无禁忌证后，方可开始性生活。

4. 健康指导　患者常因失去胎儿，表现出伤心、悲哀等情绪反应。护士应给予同情和理解，帮助患者和家属接受现实，顺利度过悲伤期。同时，护士还应与孕妇及家属共同讨论此次流产的原因，并向他们讲解流产的相关知识，帮助他们为再次妊娠做好准备。有复发性流产史的孕妇在下一次妊娠确诊后应卧床休息，加强营养，禁止性生活，补充维生素 C、B、E 等，治疗期必须超过以往发生流产的妊娠月份。病因明确者，应积极接受对因治疗，如黄体功能不足者，按医嘱正确使用黄体酮治疗以预防流产；子宫畸形者需在妊娠前先行矫治手术，例如，宫颈内口松弛者应在未妊娠前做宫颈内口松弛修补术，如已妊娠，可在妊娠 14~16 周时行子宫内口缝扎术。

九、护理评价

1. 先兆流产孕妇配合保胎治疗，可继续妊娠。
2. 出院时，护理对象体温正常，血红蛋白及白细胞数正常，无出血、感染征象。

（刘朝辉）

第七节　异位妊娠

正常妊娠时，受精卵着床于子宫体腔内膜。受精卵在子宫体腔以外着床发育称为异位妊娠，习称宫外孕，异位妊娠和宫外孕的含义稍有不同，异位妊娠包括输卵管妊娠、卵巢妊娠、宫颈妊娠、腹腔妊娠、阔韧带妊娠等；宫外孕则仅指子宫以外的妊娠，不包括宫颈妊娠。因此，异位妊娠的含义更为确切而科学。异位妊娠中最常见的是输卵管妊娠（占90%

~95%）。本节主要阐述输卵管妊娠。

输卵管妊娠是妇产科常见的急腹症之一，当输卵管妊娠流产或破裂时，可出现严重的腹腔内出血，若不及时诊断和积极抢救，可危及患者生命。输卵管妊娠按其发生部位不同，分为间质部、峡部、壶腹部和伞部妊娠（图15-5）。其中，以壶腹部妊娠最常见，约占75%~80%，其次为峡部，伞部及间部妊娠较少见。

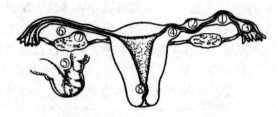

图15-5 异位妊娠的发生部位

①输卵管壶腹部妊娠。②输卵管峡部妊娠。③输卵管伞部妊娠。④输卵管间质部妊娠。⑤腹腔妊娠。⑥阔韧带妊娠。⑦卵巢妊娠。⑧宫颈妊娠

一、病因

1. 输卵管异常

（1）输卵管炎症：是输卵管妊娠的主要病因。包括输卵管黏膜炎和输卵管周围炎。慢性炎症可使输卵管腔黏膜皱襞粘连，管腔变窄；或输卵管与周围组织粘连，输卵管扭曲，管腔狭窄，管壁蠕动减弱，从而妨碍受精卵的顺利通过和运行。

（2）输卵管发育不良或功能异常：输卵管过长、肌层发育差、黏膜纤毛缺乏、双输卵管、憩室或有副伞等发育不良，可成为输卵管妊娠的原因。输卵管功能包括蠕动、纤毛活动以及上皮细胞的分泌，受女性雌、孕激素的调节，若调节失败，可干扰受精卵的正常运行。此外，精神因素可引起输卵管痉挛、蠕动异常，影响受精卵的正常运送。

（3）输卵管手术：曾患过输卵管妊娠的妇女，再次发生输卵管妊娠的可能性较大。由于原有的输卵管病变或手术操作的影响，不论何种手术（输卵管切除或保守性手术）后再次输卵管妊娠的发生率约为10%~20%。

2. 受精卵游走　卵子在一侧输卵管受精，受精卵经宫腔（内游走）或腹腔（外游走）进入对侧输卵管，称为受精卵游走。受精卵由于移行时间过长，发育增大，即可在对侧输卵管内着床发育形成输卵管妊娠。

3. 辅助生殖技术　近年来，由于辅助生殖技术的应用，在使大多数的不孕女性受益的同时，输卵管妊娠的发生率也相应增加，如宫颈妊娠、卵巢妊娠以及腹腔妊娠的发生率增加。

4. 放置宫内节育器（IUD）　放置宫内节育器与输卵管妊娠发生的关系已引起国内外重视。随着IUD的广泛应用，输卵管妊娠的发生率增高，其原因可能是由于使用IUD后的输卵管炎症所致。但最近研究表明：IUD本身并不增加输卵管妊娠的发生率，但若IUD避孕失败而受孕时，则发生输卵管妊娠的机会较大。

5. 其他　子宫内膜异位症、内分泌失调、神经精神功能紊乱以及吸烟等可增加受精卵着床于输卵管的可能性。

二、病理

1. 输卵管妊娠结局 受精卵着床于输卵管时,由于输卵管管腔狭窄,管壁薄,蜕膜形成差,受精卵植入后,输卵管不能适应胚胎或胎儿的生长发育,因此,当输卵管妊娠发展到一定程度,即可发生以下结局。

(1)输卵管妊娠流产:多见于妊娠8~12周的输卵管壶腹部妊娠。受精卵着床、种植在输卵管黏膜皱襞内,由于输卵管妊娠时管壁蜕膜形成不完整,发育中的囊胚常向管腔突出,终于突破包膜而出血,囊胚与管壁分离(图15-6),若整个囊胚剥离掉入管腔并经输卵管逆蠕动经伞端排出到腹腔,形成输卵管完全流产,出血一般不多。若囊胚剥离不完整,妊娠产物部分排出到腹腔,部分尚附着于输卵管壁,则形成输卵管不全流产,滋养细胞继续生长侵蚀输卵管壁,导致反复出血,形成输卵管血肿或输卵管周围血肿。由于输卵管肌壁薄,收缩力差,不易止血,血液不断流出,积聚在直肠子宫陷窝形成盆腔血肿,量多时甚至流入腹腔,出现腹膜刺激症状,甚至引起休克。

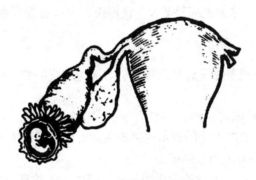

图15-6 输卵管妊娠流产

(2)输卵管妊娠破裂:多见于妊娠6周左右的输卵管峡部妊娠。受精卵着床于输卵管黏膜皱襞间,随着囊胚生长发育,绒毛向管壁方向侵蚀肌层及浆膜,最后穿透浆膜,形成输卵管妊娠破裂(图15-7)。由于输卵管肌层血管丰富,输卵管妊娠破裂所致的出血较输卵管妊娠流产严重,短期内可出现大量腹腔内出血,也可表现为反复出血,在盆腔或腹腔内形成血肿甚至发生休克,处理不及时可危及生命。

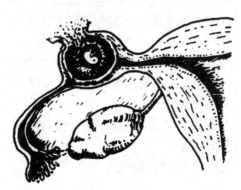

图15-7 输卵管妊娠破裂

输卵管间质部是自子宫角部延续而来,肌层较厚,血供丰富。输卵管间质部妊娠时,受精卵在此着床并发育，妊娠往往可持续至 3~4 个月破裂，一旦破裂，出血凶猛，症状极为严重。

（3）陈旧性异位妊娠：输卵管妊娠流产或破裂后，未及时治疗，或者出血逐渐停止，病情稳定，时间过久，胚胎死亡或被吸收。长期反复出血形成的盆腔血肿机化变硬，并与周围组织粘连，临床上称为"陈旧性宫外孕"。

（4）继发性腹腔妊娠：输卵管妊娠流产或破裂后，胚胎从输卵管排到腹腔或阔韧带内，由于失去营养，多数死亡，偶尔存活者，绒毛组织重新种植而获得营养，胚胎继续发育形成继发性腹腔妊娠。若破口在阔韧带内，可发展为阔韧带妊娠。

2. 子宫的变化　输卵管妊娠和正常妊娠一样，由滋养细胞产生 hCG 维持黄体生长，月经停止来潮，子宫血供增加，增大变软，但子宫增大与停经月份不相符。子宫内膜亦受滋养细胞产生的 hCG 影响而发生蜕膜反应，但蜕膜下海绵层及血管系统发育较差，当胚胎受损或死亡，滋养细胞活力下降或消失，蜕膜自宫壁剥离，组织学检查未见绒毛、无滋养细胞，此时 hCG 下降。输卵管妊娠时，子宫内膜有时可见高度分泌反应或 Arias Stella（A‑S）反应。镜下可见 A‑S 反应：腺上皮细胞增大，核深染，突入腺腔，胞质富含空泡。

三、临床表现

输卵管妊娠的临床表现与受精卵着床部位、有无流产或破裂、出血量多少以及出血时间长短等有关。

1. 停经　月经周期规律的女性，一般有 6~8 周的停经史，间质部妊娠停经时间可更长。部分患者月经延迟几日即出现阴道不规则流血时，常被误认为月经来潮，而无停经史主诉。约有 20%~25% 的患者无明显停经史。

2. 腹痛　是输卵管妊娠患者就诊的主要症状，95% 以上输卵管妊娠患者以腹痛为主诉。输卵管妊娠流产或破裂前，患者多表现为一侧下腹部隐痛或酸胀感。当发生流产或破裂时，患者突感一侧下腹部撕裂样疼痛，常伴有恶心、呕吐。若血液积聚在直肠子宫陷凹，可出现肛门坠胀感（里急后重）；出血多时可流向全腹而引起全腹疼痛，刺激膈肌可引起肩胛放射性疼痛。腹痛可出现于阴道流血前或后，也可与阴道流血同时发生。

3. 阴道流血　胚胎死亡后，常有不规则阴道流血，暗红色，量少或淋漓不尽。部分患者阴道流血量较多，似月经量，约 50% 患者为大量阴道流血。阴道流血提示胚胎受损或已死亡，hCG 下降，卵巢黄体分泌的激素难以维持蜕膜生长而发生剥离出血，并伴有蜕膜碎片或管型排出。当输卵管妊娠病灶去除后，阴道流血方能停止。

4. 晕厥与休克　其严重程度与腹腔内出血速度及出血量成正比，与阴道出血量不成正比。由于腹腔内急性出血及剧烈腹痛，轻者出现晕厥，重者发生失血性休克。间质部妊娠一旦破裂，常因出血量多而发生严重休克。

5. 腹部包块　当输卵管妊娠流产或破裂所形成的血肿时间较久者，因血液凝固，逐渐机化变硬，并与周围组织或器官（如子宫、输卵管、卵巢、肠管或大网膜等）发生粘连形成包块，包块较大或位置较高者，可于腹部扪及。

四、治疗

治疗原则以手术治疗为主，其次为药物治疗。

1. 手术治疗 可行腹腔镜手术或开腹手术。根据患者情况，行患侧输卵管切除术或者保留患侧输卵管功能的保守性手术。严重内出血并发休克者，应在积极纠正休克、补充血容量的同时，迅速手术抢救。

2. 药物治疗 近年来用化疗药物氨甲蝶呤等方法治疗输卵管妊娠，已有成功的报道。治疗机制是抑制滋养细胞增生、破坏绒毛，使胚胎组织坏死、脱落、吸收。但在治疗中若有严重内出血征象，或疑有输卵管间质部妊娠，或胚胎继续生长时应及时进行手术治疗。根据中医辨证论治方法，合理运用中药，或用中西医结合的方法，对输卵管妊娠进行保守治疗也已取得显著成果。

五、护理评估

1. 健康史 仔细询问月经史，准确推断停经时间。注意不要因为月经仅过期几天而误认为不是停经；不要将不规则阴道流血而误认为末次月经。此外，对于不孕、盆腔炎、放置宫内节育器、绝育术、输卵管复通术等与发病相关的高危因素应予以高度重视。

2. 身心状况 输卵管妊娠流产或破裂前，症状和体征不明显。当患者腹腔内出血较多时可表现为贫血貌，重者可出现面色苍白，四肢湿冷，脉快、弱、细，血压下降等休克症状。下腹有明显压痛、反跳痛，尤以患侧为重，肌紧张不明显，叩诊有移动性浊音。血凝后下腹部可触及包块。体温多正常，出现休克时体温略低，腹腔内血液吸收时体温略升高，但一般不超过38℃。

输卵管妊娠流产或破裂后，腹腔内急性大量出血、剧烈腹痛以及妊娠终止的现实都将使孕妇出现较为激烈的情绪反应，表现出哭泣、自责、无助、抑郁以及恐惧等行为。

3. 相关检查

（1）腹部检查：输卵管妊娠流产或破裂者，下腹部有明显压痛和反跳痛，尤以患侧为重，轻度肌紧张；出血多时，叩诊有移动性浊音；出血时间较长时，形成凝血块，可在下腹部触及软性肿块。

（2）盆腔检查：输卵管妊娠流产或破裂者，除子宫略大较软外，仔细检查仅可能触及增粗的输卵管伴轻度压痛。输卵管妊娠流产或破裂者，阴道后穹隆饱满，明显触痛。将宫颈轻轻上抬或者左右摇动时引起下腹剧烈疼痛，称为宫颈举摆痛，是输卵管妊娠的重要体征之一。腹腔内出血多时检查子宫呈漂浮感。

（3）阴道后穹隆穿刺：是一种简单可靠的诊断方法，适用于疑有腹腔内出血的患者。由于腹腔内血液最易积聚于子宫直肠陷凹，即使血量不多，也能经阴道后穹隆穿刺抽出。用长针头自阴道后穹隆刺入子宫直肠陷凹，抽出暗红色不凝血为阳性，如抽出血液较红，放置10分钟内凝固，表明误入血管。若无内出血、内出血量少、血肿位置较高或者子宫直肠陷凹有粘连时，可能抽不出血液，因此，后穹隆穿刺阴性不能排除输卵管妊娠存在。如有移动性浊音，可做腹腔穿刺。

（4）妊娠试验：放射免疫法检测血中 β – hCG，尤其是动态观察血 β – hCG 的变化对异位妊娠的诊断极为重要。此方法灵敏度高，测出异位妊娠的阳性率一般可达 80% ~ 90%，但 β – hCG 阴性者仍不能完全排除异位妊娠。

（5）超声检查：B 型超声显像有助于异位妊娠的诊断。阴道 B 型超声检查较腹部 B 型超声检查准确性高。早期输卵管妊娠的诊断，仅凭 B 型超声显像有时可能误诊。若能结合

临床表现和 β－hCG 测定等，对诊断的帮助很大。

（6）腹腔镜检查：适用于输卵管妊娠尚未流产或破裂的早期患者及诊断困难的患者。腹腔内大量出血或伴有休克者，禁做腹腔镜检查。早期异位妊娠患者，腹腔镜可见一侧输卵管肿大，表面紫蓝色，腹腔内无出血或仅有少量出血。

（7）子宫内膜病理检查：目前此方法的临床应用明显减少，主要适用于阴道流血量较多的患者，目的在于排除同时合并宫内妊娠流产。将宫腔排出物或刮出物送检病理检查，切片中见到绒毛，可诊断为宫内妊娠，仅见蜕膜未见绒毛者有助于异位妊娠诊断。

六、护理问题

1. 恐惧　与担心手术失败有关。
2. 潜在并发症　出血性休克。

七、护理目标

1. 患者休克症状得以及时发现并缓解。
2. 患者能以正常心态接受此次妊娠失败的现实。

八、护理措施

1. 接受手术治疗患者的护理　对于接受手术治疗的患者要做到以下几点。

（1）积极做好术前准备：腹腔镜手术是近年来治疗输卵管妊娠的主要方法，多数输卵管妊娠可在腹腔镜直视下，穿刺输卵管的妊娠囊吸出部分囊液或者切开输卵管吸出胚胎，并注入药物；也可以行输卵管切除术。护士在严密监测患者生命体征的同时，积极配合医师纠正患者休克症状，做好术前准备。对于严重内出血并出现休克的患者，护士应立即开放静脉，交叉配血，做好输血、输液准备，以便配合医师积极纠正休克、补充血容量，并按急诊手术要求迅速做好术前准备。

（2）提供心理支持：术前，护士需简洁明了地向患者和家属讲明手术的必要性，并以亲切的态度和切实的行动获得患者及家属的信任，同时，保持周围环境安静、有序，减少和消除患者的紧张、恐惧心理，协助患者接受手术治疗方案。术后，护士应帮助患者以正常的心态接受此次妊娠失败的现实，并向患者讲述输卵管妊娠的相关知识，既可以减少因害怕输卵管妊娠再次发生而抵触妊娠的不良情绪，也可以增加和提高患者的自我保健意识。

2. 接受非手术治疗患者的护理　对于接受非手术治疗方案的患者，护士应从以下几个方面加强护理。

（1）严密观察病情：护士应密切观察患者的一般情况、生命体征，重视患者的主诉，尤应注意阴道流血量与腹腔内出血量不成比例，当阴道流血量少时，不要误认为腹腔内出血量亦很少。护士应告诉患者病情发展的一些指征，如出血增多、腹痛加剧、肛门坠胀感明显等，以便当患者病情发展时，医患均能及时发现，并给予相应的处理。

（2）加强化学药物治疗的护理：化疗一般采用全身用药，也可采用局部用药。用药期间，需要 β－hCG 测定和 B 型超声进行严密监护，并注意观察患者的病情变化及药物的毒副反应。常用药物有氨甲蝶呤。其治疗机制是抑制滋养细胞增生、破坏绒毛，从而使胚胎组织坏死、脱落、吸收。不良反应小，可表现为消化道反应，骨髓抑制以白细胞下降为主，有时可出现轻微肝功能异常、药物性皮疹、脱发等，但大部分反应是可逆的。

（3）指导患者休息与饮食：患者需卧床休息，避免增加腹压，从而减少输卵管妊娠破裂的机会。在患者卧床期间，护士需要提供相应的生活护理。此外，护士还需要指导患者摄取足够的营养物质，尤其是富含铁蛋白的食物，如鱼肉、动物肝脏、豆类、绿叶蔬菜及黑木耳等，可促进血红蛋白的增加，增强患者的抵抗力。

（4）监测治疗效果：护士应协助患者正确留取血液标本，以监测治疗效果。

3. 出院指导　输卵管妊娠的预后在于防止输卵管的损伤和感染，因此护士需做好妇女的健康指导工作，以防止盆腔感染的发生。教育患者保持良好的卫生习惯，勤洗浴、勤换衣，稳定性伴侣。发生盆腔炎后须立即彻底治疗，以免延误病情。此外，由于输卵管妊娠约有10%的再发生率和50%~60%的不孕率。因此，护士需要告诫患者下次妊娠时要及时就医，同时不要轻易终止妊娠。

九、护理评价

1. 患者的休克症状得以及时发现并纠正。
2. 患者消除了恐惧心理，愿意接受手术治疗。

（刘朝辉）

第八节　早产

早产（PTL）是指妊娠满28周至不足37周（196~258日）间分娩者。此时娩出的新生儿叫早产儿，体重多小于2 500g，各器官发育尚不成熟。据统计，约70%的围产儿死亡是由于早产，而且，早产儿中约有15%于新生儿期死亡。因此，防止早产是降低围生儿死亡率的重要措施之一。

一、病因

1. 孕妇因素

（1）孕妇合并急性或慢性疾病：如病毒性肝炎、急性肾盂肾炎、急性阑尾炎、严重贫血、慢性肾炎、妊娠高血压综合征、心脏病、性传播疾病等。

（2）子宫畸形：包括双子宫、双角子宫及纵隔子宫等；宫颈内口松弛与子宫肌瘤也易发生早产。

（3）其他：孕妇吸烟、酗酒或者精神受到刺激以及承受巨大压力时可引发早产。

2. 胎儿、胎盘因素　双胎妊娠、羊水过多、胎膜早破、宫内感染、胎盘功能不全、母儿血型不合、前置胎盘及胎盘早剥等均可致早产。其中，胎膜早破、绒毛膜羊膜炎最常见，约占早产的30%~40%。

二、临床表现

早产的临床表现主要是妊娠28周后37周前出现子宫收缩。最初为不规律宫缩，并常伴有少许阴道血性分泌物或阴道流血，以后逐渐发展为规律宫缩，与足月临产相似，宫颈管消失，宫口扩张。

三、治疗

若胎儿存活，无胎儿窘迫、胎膜未破，应设法通过休息和药物治疗，抑制宫缩，尽可能使妊娠继续维持至足月。若胎膜已破，早产已不可避免时，应尽可能地预防新生儿并发症，以尽力提高早产儿的存活率。

四、护理评估

1. 健康史　详细评估可致早产的高危因素，如孕妇既往有流产、早产史或者本次妊娠有阴道流血，则发生早产的可能性大。同时，应详细询问并记录患者既往出现的症状以及接受治疗的情况。

2. 身心状况　妊娠满 28 周后至不足 37 周前，出现明显的规律宫缩（至少每 10 分钟一次），且伴有宫颈管缩短，即可诊断为先兆早产。如果妊娠 28 ~ 37 周间，出现 20 分钟 ≥4 次且每次持续 ≥30 秒的规律宫缩，且伴随宫颈管缩短 ≥75%，宫颈进行性扩张 2cm 以上者，即可诊断为早产临产。

早产已不可避免时，孕妇常会不自觉地把一些相关的事情与早产联系起来而产生自责感；同时，由于怀孕结果的不可预知，恐惧、焦虑、猜疑也是早产孕妇常见的情绪反应。

3. 相关检查　通过全身检查及产科检查，结合阴道分泌物检测，核实孕周，评估胎儿成熟度和胎方位等；密切观察产程进展，确定早产进程。

五、护理问题

1. 有新生儿受伤的危险　与产儿发育不成熟有关。
2. 焦虑　与担心早产儿预后有关。

六、护理目标

1. 患者能平静地面对事实，接受治疗及护理。
2. 新生儿不存在因护理不当而发生的并发症。

七、护理措施

1. 预防早产　孕妇良好的身心状况可降低早产的发生，突然的精神创伤也可引发早产，因此，需做好孕期保健工作、指导孕妇增加营养，保持平静的心情。避免诱发宫缩的活动，如性生活、抬举重物等。高危孕妇需多卧床休息，以左侧卧位为宜，以增加子宫血液循环，改善胎儿供氧，且慎做肛查和阴道检查等。同时，积极治疗并发症，宫颈内口松弛者应于孕 14 ~ 16 周作子宫内口缝合术，以防止早产的发生。

2. 药物治疗的护理　先兆早产的主要治疗措施是抑制宫缩，与此同时，还需要积极控制感染、治疗并发症。护理人员应能明确具体药物的作用和用法，并且能够识别药物的不良反应，以避免毒性作用的发生，同时，还应对患者做相应的健康教育。

常用抑制宫缩的药物有以下几类。

（1）β - 肾上腺素受体激动剂：其作用为激动子宫平滑肌中的 β 受体，从而抑制子宫收缩，减少子宫活动而延长孕期。不良反应为母儿双方心率加快，孕妇血压下降、血糖升高、血钾降低、恶心、出汗、头痛等。目前常用药物有：利托君、沙丁胺醇等。

（2）硫酸镁：其作用为镁离子直接作用于子宫肌细胞，拮抗钙离子对子宫收缩的活性，从而抑制子宫收缩。常用方法：首次剂量为5g，加入25%葡萄糖液20mL中，在5～10分钟内缓慢注入静脉（或稀释后半小时内静脉滴入），以后以每小时2g的速度静脉滴注，宫缩抑制后继续维持4～6小时后改为每小时1g，直到宫缩停止后12小时。使用硫酸镁时，应密切观察患者有无中毒迹象。

（3）钙通道阻滞剂：其作用为阻滞钙离子进入肌细胞，从而抑制子宫收缩。常用药物为硝苯地平10mg，舌下含服，每6～8小时一次。也可以首次负荷量给予30mg口服，根据宫缩情况再以10～20mg口服。用药时必须密切观察孕妇心率和血压变化，对已用硫酸镁者需慎用，以防血压急剧下降。

（4）前列腺素合成酶抑制剂：前列腺素有刺激子宫收缩和软化宫颈的作用，其抑制剂可减少前列腺素合成，从而抑制子宫收缩。常用药物有：吲哚美辛、阿司匹林等。同时，此类药物可通过胎盘抑制胎儿前列腺素的合成与释放，使胎儿体内前列腺素减少，而前列腺素有维持胎儿动脉导管开放的作用，缺乏时导管可能过早关闭而导致胎儿血液循环障碍，因此，临床较少应用。必要时仅在孕34周前短期（1周内）选用。

3. 预防新生儿并发症的发生　在保胎过程中，应每日行胎心监护，并教会患者自数胎动，有异常情况时及时采取应对措施。对妊娠35周前的早产者，应在分娩前按医嘱给予孕妇糖皮质激素，如地塞米松、倍他米松等，以促进胎肺成熟，明显降低新生儿呼吸窘迫综合征的发病率。

4. 为分娩做准备　如早产已不可避免，应尽早决定合理的分娩方式，如臀位、横位，估计胎儿成熟度低，且产程又需较长时间者，可选用剖宫产术结束分娩；经阴道分娩者，应考虑使用产钳和会阴切开术以缩短产程，从而减少分娩过程中对胎头的压迫。同时，要充分做好早产儿保暖和复苏的准备，临产后慎用镇静剂，避免发生新生儿呼吸抑制的情况；产程中应给予孕妇吸氧；新生儿出生后，须立即结扎脐带，以防止过多母血进入胎儿血液循环造成循环系统负荷过重。

5. 为孕妇提供心理支持　护士可安排时间与孕妇进行开放式的讨论，让患者充分了解早产的发生并非她的过错，有时甚至是无缘由的。同时，也要避免为减轻孕妇的负疚感而给予过于乐观的保证。由于早产是出乎意料的，孕妇多没有精神和物质准备，对产程中的孤独感、无助感尤为敏感，此时，丈夫、家人和护士在身旁提供支持较足月分娩更显重要，并能帮助孕妇重建自尊，以良好的心态承担早产儿母亲的角色。

八、护理评价

1. 患者能积极配合医护措施。
2. 母婴顺利经历全过程。

（刘朝辉）

第九节 过期妊娠

平时月经周期规律，妊娠达到或超过 42 周（≥294 日）尚未分娩者，称为过期妊娠。其发生率约为 3%~15%。过期妊娠的胎儿围产病率和死亡率增高，并随妊娠过期时间的延长而增加。

一、病因

1. 雌孕激素比例失调 如内源性前列腺素和雌二醇分泌不足而黄体酮水平增高可抑制前列腺素和缩宫素，使子宫不收缩，延迟分娩发动。

2. 子宫收缩刺激反射减弱 头盆不称或胎位异常时，由于胎先露部对宫颈内口及子宫下段的刺激不强，反射性子宫收缩减少，易发生过期妊娠。

3. 胎儿畸形 无脑儿畸胎不合并羊水过多时，由于垂体缺如，不能产生足够促肾上腺皮质激素，使雌激素前身物质 16a - 羟基硫酸脱氢表雄酮分泌不足，雌激素形成减少，致使过期妊娠发生。

4. 遗传因素 缺乏胎盘硫酸酯酶，是一种罕见的伴性隐性遗传病，均见于怀男胎病例，胎儿胎盘单位无法将活性较弱的脱氢表雄酮转变为雌二醇及雌三醇，使分娩难以启动。

二、病理和临床表现

1. 胎盘、胎儿变化

（1）胎盘功能正常型：胎儿继续发育，体重增加成为巨大儿，颅骨钙化明显，胎头不易变形，从而导致经阴道分娩困难。

（2）胎盘功能减退型：胎盘外观有钙化和梗死，镜下见胎盘老化现象，使胎盘的物质交换与转运能力均下降，供给胎儿营养以及氧气不足，胎儿不再继续生长发育，导致胎儿成熟障碍、胎儿窘迫。

2. 羊水变化 随着妊娠周数的延长，羊水会越来越少，羊水粪染率也明显增高。

过期妊娠常因胎盘病理改变而发生胎儿窘迫或者巨大儿造成难产，导致围生儿死亡率以及新生儿窒息发生率增高，同时手术产率也增高。

三、治疗

尽量避免过期妊娠的发生。一旦确诊过期妊娠，应根据胎儿大小、胎盘功能、胎儿宫内安危、宫颈成熟情况等综合判断，选择恰当的分娩方式。

四、护理评估

1. 健康史 仔细核实妊娠周数，确定胎盘功能是否正常是关键。

2. 身心状况

（1）身体评估：胎盘功能正常型多无特殊表现；胎盘功能减退型可表现为胎动频繁或者减少、消失，孕妇体重不再增加或者减轻，宫高和腹围与妊娠周数不相符，胎心率异常。

（2）心理 - 社会状况：当超过预产期数日后仍无分娩先兆，孕妇和家属都会焦急，担心过期妊娠对胎儿不利，而表现出紧张情绪。

3. 相关检查

（1）B超检查：监测胎儿双顶径、股骨长度估计妊娠周数；观察胎动、胎儿肌张力、胎儿呼吸运动以及羊水量等。羊水暗区直径小于3cm，提示胎盘功能减退，小于2cm则提示胎儿危险。

（2）胎盘功能测定：雌三醇（E_3）含量小于10毫克/24小时，E/C比值小于10或者下降50%，血清游离雌三醇含量持续缓慢下降等，均应考虑为胎儿胎盘单位功能低下。

（3）胎儿电子监护仪检测：无刺激胎心率监护每周2次，多为无反应型；催产素激惹试验若出现晚期减速，提示胎儿缺氧。

五、护理问题

1. 知识缺乏　缺乏过期妊娠危害性的相关知识。
2. 焦虑　与担心围生儿的安全有关。
3. 潜在并发症　胎儿窘迫、胎儿生长受限、巨大儿。

六、护理目标

1. 孕妇和家属了解过期妊娠对胎儿的影响。
2. 住院期间不发生胎儿和新生儿损伤。
3. 孕妇的焦虑程度减轻。

七、护理措施

1. 一般护理

（1）休息：嘱孕妇取左侧卧位，吸氧。

（2）帮助复核孕周：仔细询问孕妇末次月经时间，引导其回忆本次妊娠的有关情况，协助医生重新认真复核孕周。

2. 加强监测胎儿情况　勤听胎心音，教会孕妇自测胎动，注意观察羊水的颜色、性状，必要时行胎儿电子监护，以便及时发现胎儿窘迫。

3. 检查的护理　告知孕妇及家属行各种胎盘功能检查的目的、方法、结果，协助孕妇完成各项胎盘功能检查，如按时抽血或留尿，护送患者做B超检查等。

4. 终止妊娠的护理

（1）剖宫产：引产失败者，胎盘功能减退，胎儿有宫内窘迫，羊水过少或者有产科指征，均应行剖宫产。

①做好剖宫产的术前准备、术中配合及术后护理。

②做好新生儿窒息的抢救准备。

（2）阴道分娩：胎盘功能及胎儿情况良好，无其他产科指征者，可在严密监护下经阴道分娩。

①宫颈条件未成熟者，需遵医嘱给予促宫颈成熟的措施。如乳头按摩、宫缩剂静滴、前列腺素制剂宫颈或者阴道给药等。

②宫颈条件成熟者，可行人工破膜或者静滴缩宫素引产。破膜后应立即听胎心音、观察

羊水颜色、性状、记录破膜时间；嘱产妇卧床休息，保持外阴清洁，必要时遵医嘱用抗生素预防感染。

③产程中的护理：常规吸氧；严密观察胎心及产程进展，适时行胎心监护；如出现胎儿窘迫情况，若宫口已开全，行阴道手术助产；若宫口未开全，短时间内不能从阴道分娩者，需立即改行剖宫产；产后常规应用宫缩剂，预防产后出血；在新生儿出现第一次呼吸前及时彻底清除呼吸道分泌物及羊水，特别是粪染的羊水应尽力清除；新生儿按高危儿加强护理，密切观察，遵医嘱给予药物治疗。

5. 心理护理　妊娠过期后，孕妇或者家属有的担心胎儿安危，急于要求人工终止妊娠；有的认为"瓜熟才蒂落"而不愿接受人工终止妊娠。护士应仔细倾听她们的诉说，了解孕妇的心理活动，耐心向患者及家属介绍过期妊娠对母儿的不良影响，详细说明终止妊娠的必要性和方法，对她们提出的问题给予积极、明确、有效的答复，解除其思想顾虑，鼓励患者极配合治疗，适时终止妊娠，加强过期儿（高危儿）的护理。

八、护理评价

1. 患者能积极配合医护措施。
2. 母婴顺利经历全过程。
3. 产妇产后未出现焦虑。

（刘朝辉）

第十节　双胎妊娠

一、概述

一次妊娠有两个胎儿时称为双胎妊娠。其发生率具有国家、地域以及种族差异性。我国统计双胎与单胎比为 1 ∶ 890。近年来，随着促排卵药物的应用和辅助生育技术的开展，双胎妊娠的发生率有增高趋势。双胎妊娠有家族史，胎次多、年龄大者发生的概率高，近年来有医源性原因，应用氯米酚与尿促性素（HMG）诱发排卵，双胎与多胎妊娠可高达 20% ~ 40%。另有学者报道在停止服用避孕药后 1 个月妊娠时，双胎比例增高，是由于此月人体分泌 FSH 增高的原因。

二、病因

1. 遗传　孕妇或其丈夫家族中有多胎妊娠史者，多胎的发生率增加。
2. 年龄和胎次　双胎发生率随着孕妇年龄增大而增加，尤其是 35 ~ 39 岁者最多。孕妇胎次越多，发生双胎妊娠的机会越多。
3. 药物　因不孕症而使用了促排卵药物，导致双胎妊娠的发生率增加。

三、病理生理

双胎胎盘中，脐带帆状附着发生率较普通胎盘高 9 倍，并并发前置血管，单脐动脉在双胎胎盘中发生率也较高，多发于单卵双胎的胎儿之一。另外，双胎胎盘之一可变成水泡状胎块。在胎盘变化上是供血胎儿胎盘体积大，苍白，镜下可见绒毛粗大、水肿，绒毛毛细血管小而不明显；但受血胎儿胎盘呈暗红色，多血，质较韧，镜下则见绒毛毛细血管普遍扩张充血。

四、护理评估

（一）健康史

询问家族中有无多胎史，孕妇的年龄、胎次，孕前是否使用促排卵药。

（二）临床表现及分型

1. 症状　妊娠早孕反应较重，子宫大于妊娠孕周，尤其是 24 周后尤为明显。因子宫增大明显，使横膈抬高，引起呼吸困难；胃部受压，孕妇自觉胀满、食欲缺乏，孕妇会感到极度疲劳和腰背部疼痛。孕妇自觉多处胎动，而非固定于某一处。

2. 体征　有下列情况应考虑双胎妊娠：①子宫比孕周大，羊水量也较多。②孕晚期触及多个小肢体，两胎头。③胎头较小，与子宫大小不成比例。④在不同部位听到两个频率不同的胎心，同时计数 1 分钟，胎心率相差 10 次以上，或两胎心音之间隔有无音区。⑤孕中晚期体重增加过快，不能用水肿及肥胖解释者。过度增大的子宫压迫下腔静脉，常引起下肢水肿、静脉曲张等。

3. 分型　包括以下几型。

（1）二卵双胎：二卵双胎可以是同一卵巢也可是两个卵巢同时排卵，此时的排卵可以是单卵泡排出两个成熟卵子，或者两个卵泡同时排出两个卵子，即由两个卵子分别同时受精而形成的双胎妊娠，约占双胎妊娠的 2/3。由于二卵双胎的基因不同，故胎儿的性别、血型、容貌等可以相同也可不同，两个受精卵可以形成各自独立的胎盘、胎囊，它们的发育可以紧靠与融合在一起，但两者间的血液循环并不相通，胎囊之间的中隔由两层羊膜及两层绒毛膜组成，有时两层绒毛膜可融合成一层。

（2）单卵双胎：单卵双胎即由一个卵子受精后经过细胞分裂而形成的双胎妊娠，约占双胎妊娠的 1/3。该方式所形成的受精卵其基因相同，胎儿性别、血型一致，且容貌相似。单卵双胎的每个胎儿均有 1 根脐带，其胎盘和胎囊则根据受精卵分裂时间不同而有所差异；两个胎儿常常共用同一胎盘，两个胎囊的间隔有两层羊膜，两者血液循环相通。约有 1/3 的单卵双胎的胎盘胎膜与双卵双胎相同，但血液循环仍相通。由于单卵双胎的胎盘循环是两个胎儿共用，故有时会出现一个胎儿发育良好，而另外一个发育欠佳，两者差异很大。

（三）辅助检查

1. B 超检查　可以早期诊断双胎、畸胎，能提高双胎妊娠的孕期监护质量。B 超在孕 7 ~8 周时见到两个妊娠囊，孕 13 周后清楚显示两个胎头光环及各自拥有的脊柱、躯干、肢体等，B 超对中晚期的双胎诊断率几乎达 100%。

2. 多普勒胎心仪　孕 12 周后听到两个频率不同的胎心音。

（四）心理 - 社会评估

双胎妊娠的孕妇在孕期必须适应两次角色转变，首先是接受妊娠，其次当被告知是双胎妊娠时，必须适应第二次角色转变，即成为两个孩子的母亲。双胎妊娠属于高危妊娠，孕妇既兴奋又常常担心母儿的安危，尤其是担心胎儿的存活率。

（五）治疗原则

1. 妊娠期 及早对双胎妊娠做出诊断，并增加其产前评估次数，加强营养，注意休息，补充足够的营养物质以预防贫血和妊娠期高血压，防止早产、羊水过多等并发症的发生。必要时行引产术结束妊娠。

双胎妊娠引产指征：并发急性羊水过多，有压迫症状，孕妇腹部过度膨胀，呼吸困难，严重不适者；胎儿畸形，母亲有严重并发症，如子痫前期或子痫，不允许继续妊娠者；预产期已到尚未临产，胎盘功能减退者。

2. 分娩期 多数能经阴道分娩。产妇需有良好的体力，才能成功分娩，故保证产妇足够的食物摄入量及充足的睡眠十分重要。分娩过程中严密观察产程和胎心变化，如有宫缩乏力或产程延长时，应及时处理。当第一胎娩出后，立即断脐，助手扶正第二胎的胎位，使其保持纵产式，通常在15～20分钟完成第二胎的分娩。如第一胎娩出后15分钟仍无宫缩，则可行人工破膜加缩宫素静脉滴注以促进宫缩。若发现有脐带脱垂或怀疑胎盘早剥时，及时手术助产。如第一胎为臀位，第二胎为头位，要注意防止胎头交锁导致难产。

剖宫产指征：①异常胎先露，如第一胎儿为肩先露、臀先露或易发生胎头交锁和碰撞的胎位及单羊膜囊双胎、联体儿等。②脐带脱垂、胎盘早剥、前置胎盘、先兆子痫、子痫、胎膜早破、继发性宫缩乏力，经处理无效者。③第一个胎儿娩出后发现先兆子宫破裂，或宫颈痉挛，为抢救母婴生命。④胎儿窘迫，短时间内不能经阴道结束分娩者。

3. 产褥期 为防止产后出血，在第二胎娩出前肩时静脉推注麦角新碱及缩宫素10U，同时腹部压沙袋，防止由于腹压骤减所致休克。

五、护理问题

1. 舒适改变 与双胎或多胎引起的食欲下降、下肢水肿、静脉曲张、腰背痛有关。
2. 有受伤的危险 与双胎妊娠引起的早产有关。
3. 焦虑 与担心母儿的安危有关。
4. 潜在并发症 早产、脐带脱垂或胎盘早剥。

六、计划与实施

（一）预期目标

1. 孕妇摄入足够的营养，保证母婴需要。
2. 孕妇及胎儿、新生儿的并发症被及时发现，保证母婴安全。

（二）护理措施

1. 一般护理
（1）增加产前检查次数，每次监测宫高、腹围和体重。
（2）注意多休息，尤其是妊娠最后2～3个月，要求卧床休息，防止跌伤意外。最好采取左侧卧位，增加子宫、胎盘的血供，减少早产的机会。
（3）加强营养，尤其是注意补充铁、钙、叶酸等，以满足妊娠的需要。
2. 心理护理 帮助双胎妊娠孕妇完成两次角色转变，接受成为两个孩子母亲的事实。告之双胎妊娠虽属于高危妊娠，但孕妇不必过分担心母儿的安危，请孕妇保持心情愉快，积极配合治疗。指导家属准备双份新生儿用物。

3. 病情观察 双胎妊娠孕妇易并发妊娠期高血压、羊水过多、前置胎盘、贫血等并发症，因此，应加强病情观察，及时发现并处理。

4. 症状护理 双胎妊娠孕妇胃区受压致食欲缺乏，因此应鼓励孕妇少食多餐，满足孕期需要，必要时给予饮食指导，如增加铁、叶酸、维生素的供给。双胎妊娠孕妇腰背部疼痛比较明显，应注意休息，指导孕妇做骨盆倾斜运动，局部热敷等。采取措施预防静脉曲张的发生。

5. 治疗配合

（1）严密观察产程和胎心率变化，发现宫缩乏力或产程延长应及时处理。

（2）第一个胎儿娩出后立即断脐，协助扶正第二个胎儿的胎位，使保持纵产式，等待通常在 20 分钟左右，第二个胎儿自然娩出。如等待 15 分钟仍无宫缩，则可协助人工破膜或遵医嘱静脉滴注缩宫素促进宫缩。严密观察，及时发现脐带脱垂或胎盘早剥等并发症。

（3）为预防产后出血的发生，临产时应备血；胎儿娩出前需建立静脉通路；第二个胎儿娩出后应立即肌内注射或静脉滴注缩宫素；腹部放置沙袋，并以腹带裹紧腹部，防止腹压骤降引起休克。

（4）如系早产，产后应加强对早产儿的观察和护理。

（三）健康指导

护士应指导孕妇注意休息，加强营养，注意阴道流血量和子宫复旧情况，防止产后出血。并指导产妇正确进行母乳喂养，选择有效的避孕措施。

七、护理评价

孕妇能主动与他人讨论两个孩子的将来并做好分娩的准备。孕产妇、胎儿或新生儿安全。

（刘朝辉）

第十六章

新生儿科疾病的护理

第一节 新生儿窒息

新生儿窒息指胎儿因宫内缺氧或娩出过程中缺氧引起的呼吸、循环障碍，以致新生儿出生后无自主呼吸或呼吸不规律而导致低氧血症、高碳酸血症和代谢性酸中毒，是新生儿死亡和儿童伤残的重要原因之一。

一、病因

窒息的本质是缺氧，凡能使血氧浓度下降的任何因素均可引起窒息。

1. 孕母因素　①母亲患严重贫血、心脏病、高血压等。②母亲吸烟或被动吸烟、吸毒等。③母亲年龄≥35岁或<16岁以及多胎妊娠等。

2. 分娩因素　①如胎头过大或母亲骨盆过小、胎位不正等。②高位产钳助产、胎头吸引不顺利等。③产程中麻醉药、镇痛剂和催产药使用不当等。

3. 胎儿因素　①早产儿或巨大儿。②宫内感染。③羊水或胎粪吸入致使呼吸道阻塞。④先天性畸形，如呼吸道梗阻畸形、先天性心脏病等。

4. 胎盘和脐带因素　胎盘因素如前置胎盘、胎盘早剥或胎盘老化等；脐带因素主要包括脱垂、绕颈、打结以及过短或牵拉等。

二、病理生理

1. 窒息时胎儿向新生儿呼吸、循环转变受阻　窒息时新生儿未能建立正常的呼吸，致使肺泡不能扩张，肺液不能有效清除；缺氧、酸中毒引起肺表面活性物质产生减少、活性降低，以及肺血管阻力增加，胎儿血液循环重新开放，同时出现持续性肺动脉高压。后者进一步加重组织严重缺氧、缺血、酸中毒，最终导致不可逆器官损伤。

2. 窒息时各器官缺血缺氧改变　窒息开始时，缺氧和酸中毒引起体内血液重新分布，即：肺、肠、肾、肌肉和皮肤等非生命器官血管收缩，血流量减少，以保证脑、心和肾上腺等生命器官的血流量。同时血浆中促肾上腺皮质激素、糖皮质激素、儿茶酚胺等分泌增加，使心率增快、心肌收缩力增强、心排出量增加以及外周血压轻度上升，以使心、脑血流灌注得以维持。如低氧血症持续存在，无氧代谢进一步加重了代谢性酸中毒，体内储存的糖原消耗殆尽，导致脑、心和肾上腺的血流量减少，心肌功能受损，心率和动脉血压下降，脑、心和肾上腺等生命器官供血减少，发生脑损伤。肺、肠、肾、肌肉和皮肤等非生命器官血流量则进一步减少，导致各脏器受损。

3. 呼吸改变　缺氧初期，呼吸代偿性加深加快，如缺氧未及时纠正，随即转为呼吸停止、心率减慢，即原发性呼吸暂停。此时患儿肌张力存在，血压稍升高，伴有发绀。若在本阶段缺氧缺血病因解除，经清理呼吸道分泌物和物理刺激即可恢复自主呼吸。若缺氧持续存在，则出现几次深度喘息样呼吸后，随即出现呼吸停止，即继发性呼吸暂停。患儿表现为肌张力消失，苍白，心率和血压持续下降，此阶段必须正压通气才能使自主呼吸得以恢复，否则即将死亡。

4. 血液生化和代谢改变　缺氧导致 $PaCO_2$ 升高，PaO_2 及 pH 降低。在窒息早期，儿茶酚胺及胰高血糖素释放增加，使血糖正常或增高，继之糖原耗竭而出现低血糖。此外，酸中毒抑制胆红素代谢及与白蛋白结合而致高胆红素血症。还可因心钠素、抗利尿激素分泌异常以及钙通道开放、钙泵失灵等造成低钠、低钙血症。

三、临床表现

1. 胎儿宫内窒息　早期有胎动增加，胎心率≥160 次/分；晚期则胎动减少，甚至消失，胎心率<100 次/分；羊水被胎粪污染呈黄绿色或墨绿色。

2. 阿氏评分评估　阿氏评分简捷、实用，是国际上公认的评价新生儿窒息的方法（表16-1）。内容包括皮肤颜色、心率、对刺激的反应、肌张力和呼吸五项指标，每项 0~2 分，总共 10 分。评分 8~10 分为正常，4~7 分为轻度窒息，0~3 分为重度窒息。分别于生后 1分钟、5 分钟和 10 分钟进行评分，如婴儿需复苏，15 分钟、20 分钟仍需评分。1 分钟评分反映新生儿窒息严重程度，5 分钟评分有助于判断复苏的效果及有助于判断预后。

表16-1　新生儿阿氏评分法

体征	评分标准			评分	
	0	1	2	1分钟	5分钟
皮肤颜色	青紫或苍白	躯干红，四肢青紫	全身红		
心率（次/分）	无	<100	>100		
弹足底或插鼻管反应	无反应	有些动作，如皱眉	哭、喷嚏		
肌张力	松弛	四肢略屈曲	四肢活动		
呼吸	无	慢，不规则	正常，哭声响		

目前认为单独的阿氏评分不应作为评估低氧或产时窒息以及神经系统预后的唯一指标，特别是早产儿、存在其他严重疾病者或母亲分娩前应用镇静剂者。脐动脉血血气分析有助于理解胎儿在宫内是否存在缺氧、酸中毒的状况。

3. 多脏器受损症状　缺氧缺血可造成多器官受损，不同组织对缺氧的易感性不同，因而各器官损伤发生的频率和程度有差异。①中枢神经系统：缺氧缺血性脑病和颅内出血。②呼吸系统：羊水或胎粪吸入综合征，肺透明膜病和肺出血。③心血管系统：持续性肺动脉高压、缺氧缺血性心肌损害、心力衰竭、心源性休克、DIC 等。④泌尿系统：肾功能不全、衰竭及肾静脉血栓形成等。⑤消化系统：应激性溃疡、坏死性小肠结肠炎及黄疸加重或时间延长等。⑥代谢方面：高血糖或低血糖、低钙及低钠血症等。

四、辅助检查

出生前可通过羊膜镜了解羊水被胎粪污染程度，或取头皮血进行血气分析，以评估宫内缺氧程度；生后应检测动脉血气、血糖、电解质、血尿素氮和肌酐等生化指标。

五、治疗

1. 预防和治疗孕母疾病　若预测胎儿存在宫内缺氧，酌情根据孕母情况辅助分娩，加快产程，分娩前应做好充分复苏准备，包括人员、技术和仪器物品。

2. 生后立即进行复苏及评估　采用国际公认的 ABCDE 复苏方案：A（airway）清理呼吸道；B（breathing）建立呼吸；C（circulation）恢复循环；D（drugs）药物治疗；E（evaluation）评价。其中 A 是根本，B 是关键，E 则贯穿于整个复苏过程中。呼吸、心率和皮肤颜色是窒息复苏评价的三大指标。应遵循评估→决策→措施程序，严格按照 A→B→C→D 步骤进行复苏，其步骤不能颠倒。有时临床上难以区分原发性和继发性呼吸暂停，为不延误抢救，应按继发性呼吸暂停处理。

3. 复苏完成后根据机体代谢紊乱及器官功能损害情况给予相应治疗。

六、护理评估

1. 健康史　了解母亲孕期健康史，有无影响胎盘血流灌注的疾病，分娩过程中用药情况等，评估窒息程度。

2. 身体状况　按阿氏评分评估心率、呼吸、肌张力、皮肤颜色和对刺激的反应情况，复苏完成后根据临床表现及实验室检查结果评估器官损害及代谢紊乱情况。

3. 心理 - 社会状况　评估家长对本病及对患儿病情的了解程度，对治疗和预后的担心及焦虑程度。

七、护理诊断及合作性问题

1. 自主呼吸障碍　与吸入羊水、气道分泌物导致低氧血症和高碳酸血症有关。

2. 体温过低　与缺氧有关。

3. 潜在并发症　肺出血、心力衰竭等。

4. 焦虑（家长）　与病情危重及预后不良有关。

八、护理措施

1. 复苏　必须争分夺秒，由产科医生、儿科医生、护士、助产师及麻醉师共同合作进行。根据 ABCDE 复苏原则，具体复苏步骤和程序如下。

（1）最初评估：婴儿出生后立即快速评估 4 项指标。①是足月儿吗？②羊水清吗？③有呼吸或哭声吗？④肌张力好吗？如以上任何一项为"否"，则需进行以下初步复苏。

（2）复苏步骤

A. 清理呼吸道：①保暖，娩出后立即置于预热的辐射抢救台。②减少散热，用温热干毛巾快速擦干全身。③摆好体位，肩垫高，头略后伸。④清理呼吸道，娩出后立即吸净口、鼻、咽黏液，先吸口腔，再吸鼻腔黏液。以上步骤要求在 20 秒内完成。

B. 建立呼吸：触觉刺激，拍打足底 2 次或摩擦背部以诱发自主呼吸。触觉刺激后无规律呼吸建立或心率 <100 次/分，应立即给予正压通气。可选用复苏气囊面罩正压通气或 T - 组合复苏器。T - 组合复苏器是一种由气流控制和压力限制的机械装置。对早产儿的复苏更能提高效率和安全性。最初的几次正压人工呼吸需要 30～40cmH$_2$O，以后维持在 20～30cmH$_2$O，频率为 40～60 次/分，吸呼比 1：2，以可见胸廓起伏、听诊呼吸音均正常为宜。15～30 秒后，如无规律呼吸或心率 <100 次/分，则需进行气管插管正压通气。

C. 恢复循环：气管插管正压通气 30 秒后，心率 <60 次/分或心率在 60～80 次/分不再增加，应同时进行胸外心脏按压。用双蹬指或中、示指按压胸骨体下 1/3 处，频率为 90 次/分（每按压 3 次，正压通气 1 次），按压深度为胸廓前后径的 1/3。

D. 药物治疗：迅速建立静脉通道，遵医嘱给予 1：10 000 肾上腺素、扩容剂、碳酸氢钠、纳洛酮等药物。

2. 复苏后的监护　复苏完成后患儿需绝对安卧、延迟开奶，注意保暖。监测生命体征、神志、肤色、哭声、瞳孔、前囟、肌张力、神经反射、抽搐、尿量等。观察药物反应，认真做好护理记录。

3. 预防感染　复苏过程应严格无菌操作，有羊水、胎粪污染或羊水吸入者应给予抗生素治疗。

4. 心理支持和健康教育　向家长介绍新生儿窒息的相关知识，及时告知家长患儿的病情、抢救情况及可能出现的并发症，对即将出院的患儿，根据患儿病情介绍随诊及康复治疗的情况，指导家长对患儿护理。

（杨　赫）

第二节　新生儿缺氧缺血性脑病

新生儿缺氧缺血性脑病（HIE）是指各种围生期因素引起的部分或完全缺氧、脑血流减少或暂停，进而导致胎儿或新生儿的脑损伤。HIE 是引起新生儿急性死亡和慢性神经系统损伤的主要原因之一，发病率约为活产儿的 6/1 000。

一、病因

缺氧是发病的核心。其中，围生期窒息是最主要的病因。此外，出生后心脏病变、肺部疾患及严重贫血也可引起 HIE。

二、发病机制

1. 脑血流改变　窒息早期，体内血液重新分配（全身血液分流），以保证心、脑的血液供应；失代偿后，在大脑的选择性易损区引起脑细胞的损伤。脑组织对损害的高危性称为选择性易损区，足月儿的易损区在大脑矢状旁区；早产儿的易损区位于脑室周围白质区。缺氧和酸中毒还可使脑血管的自主调节功能发生障碍，形成"压力被动性脑血流"，可因血压过低或过高引起缺血性脑损伤或颅内血管破裂出血。

2. 脑组织代谢改变　缺氧时，由于脑组织无氧酵解增加，组织中乳酸堆积，能量急剧减少甚至衰竭，出现一系列使脑组织出现脑细胞死亡的"瀑布样"反应，如细胞膜上钠 -

钾泵及钙泵功能异常、氧自由基生成增多等，最终导致细胞水肿、凋亡和坏死。

3. 神经病理学改变　病变的范围、分布和类型主要取决于损伤时脑成熟度、严重程度及持续时间。足月儿主要病变在脑灰质，后期表现为软化、多囊性变或瘢痕形成；早产儿主要表现为脑室周围白质软化和脑室周围 – 脑室内出血。

三、临床表现

主要表现为意识障碍、肌张力低下和原始反射的改变，严重者可伴有脑干功能障碍。临床上根据病情分为轻、中、重三度（表 16 – 2）。

表 16 – 2　HIE 临床分度

临床表现	分度		
	轻度	中度	重度
意识	过度兴奋	嗜睡、迟钝	昏迷
肌张力	正常	减低	松软
原始反射			
拥抱反射	稍活跃	减弱	消失
吸吮反射	正常	减弱	消失
惊厥	无	常有	多见
中枢性呼吸衰竭	无	有	明显
瞳孔改变	无	缩小	不对称或扩大
前囟张力	正常	稍饱满	饱满、紧张
脑电图	正常	低电压，可有痫样放电	爆发抑制，等电位
病程及预后	症状在 72 小时内消失，预后好	症状在 14 天内消失，可能有后遗症	症状可持续数周，病死率高，存活者多有后遗症

四、辅助检查

1. 影像学检查　对确定病变部位与范围、有无颅内出血和出血类型具有诊断价值，包括头颅 B 超、CT、MRI。

2. 脑电图　应在生后 1 周内检查，有助于确定脑损害程度、判断预后和对惊厥的鉴别诊断。

3. 其他　血清磷酸肌酸激酶脑型同工酶（CPK – BB）、神经元特异性烯醇化酶（NSE）等测定。

五、治疗

1. 支持疗法　①维持良好通气功能：是支持治疗的核心，保持 $PaO_2 > 60 \sim 80mmHg$，$PaCO_2 < 40mmHg$。②维持脑和全身脏器的血液灌注：是支持治疗的关键。低血压可用多巴胺，也可加用多巴酚丁胺。③维持血糖在正常高值（$4.16 \sim 5.55mmol/L$）。

2. 控制惊厥　首选苯巴比妥钠，负荷量为 20mg/kg，于 15 ~ 30 分钟静脉滴入，若不能控制惊厥，1 小时后可加 10mg/kg。12 ~ 24 小时后给维持量，每日 3 ~ 5mg/kg。

3. 治疗脑水肿 避免输液过量，降低颅内压，首选利尿剂。

4. 亚低温治疗 采用人工诱导方法将体温下降2~4℃，可采用全身性或选择性头部降温。应于发病6小时内治疗，持续48~72小时。

5. 新生儿期后治疗 病情稳定后尽早给予体能和智能的康复训练，促进脑功能恢复，减少后遗症。

六、护理评估

1. 健康史 包括出生前有无胎动增加、胎心率增快等病史。了解分娩史及产程中用药史、出生时有无产程延长及羊水污染史、阿氏评分等；评估出生后有无心、肺、脑等严重疾病。

2. 身体状况 评估患儿有无意识障碍及肌张力低下，原始反射能否引出，活跃还是减弱；出生后是否有惊厥发作、自主呼吸如何、瞳孔对光反射如何等。

3. 心理–社会状况 评估家长对该病的认知程度及心理状态，有无焦虑、恐惧或其他不良情绪反应。

七、护理诊断及合作性问题

1. 自主呼吸受损 与缺氧缺血致呼吸中枢损害有关。
2. 潜在并发症 颅内压升高。
3. 有废用综合征的危险 与缺氧缺血导致的神经系统后遗症有关。

八、护理措施

1. 给氧 保持呼吸道通畅，根据患儿病情选择合适的给氧方式。

2. 监护 严密监测患儿的呼吸、血压、心率、血氧饱和度等，注意观察患儿的神志、肌张力、瞳孔、前囟张力等的变化。

3. 亚低温治疗的护理 亚低温治疗时采用循环水冷却法进行选择性头部降温，头颅温度下降至34℃时间应控制在30~90分钟。由于头部降温，体温也会相应地下降。因此，在亚低温治疗的同时必须注意保暖，例如远红外或热水袋保暖，维持患儿体温在35.5℃左右。亚低温治疗结束后，必须给予复温。复温宜缓慢，以防快速复温引起患儿低血压。

4. 早期康复干预 0~2岁是大脑正处于快速发育、可塑性极强的时期。因此，及早康复训练可促进HIE患儿脑结构和功能代偿，有利于促进其脑功能恢复和减少后遗症发生。

5. 健康教育 耐心细致的解答病情，取得家长的理解和配合，指导家长掌握康复干预的措施，坚持定期随访。

（杨 赫）

第三节 新生儿颅内出血

新生儿颅内出血是新生儿期最严重的脑损伤，主要由缺氧或产伤引起，病死率高，存活者常留有神经系统后遗症。

一、病因和发病机制

1. 早产　尤其是胎龄 32 周以下的早产儿，由于脑室管膜发育不成熟，易引起毛细血管破裂而出血。

2. 缺氧缺血　由于低氧、高碳酸血症，导致毛细血管扩张破裂而出血，或因静脉血栓形成、脑静脉血管破裂而出血。

3. 产伤　如胎位不正、胎儿过大等导致胎儿头部过分受压，或使用胎头吸引器、急产等机械性损伤均可使脑表面浅静脉破裂出血。

4. 其他　新生儿肝功能不成熟、凝血因子不足，或患其他出血性疾病如同族免疫性血小板减少性紫癜；频繁的头部操作、不适当的输入高渗溶液等，使脑血流动力学突然改变和脑血流自主调节受损，引起毛细血管破裂而出血。

二、临床表现

与出血部位和出血量有关，轻者可无症状，大量出血者可在短期内死亡。

1. 常见的症状与体征　①颅内压增高：前囟隆起、血压增高、抽搐、角弓反张、脑性尖叫等。②呼吸改变：增快、减慢、不规则或呼吸暂停。③神志改变：激惹、嗜睡，严重者昏迷。④眼征：凝视、斜视、眼球上转困难、眼球震颤等。⑤瞳孔：不等大和对光反射消失。⑥肌张力：增高、减弱或消失。⑦其他：不明原因的苍白、黄疸和贫血。

2. 出血的临床类型及表现

（1）脑室周围-脑室内出血：是新生儿颅内出血中的常见类型，是引起早产儿死亡和伤残的主要原因之一。多见于胎龄 <32 周、体重 <1 500g 的早产儿。大多发生在出生后 72 小时内，常表现为呼吸暂停、嗜睡和拥抱反射消失。

（2）硬膜下出血：是产伤性颅内出血中最常见的类型，多见于足月巨大儿。出血量少者可无症状；出血量多者一般在出生 24 小时后出现惊厥、偏瘫和斜视等神经系统症状。大量出血者可在短时间内死亡。

（3）原发性蛛网膜下腔出血：与缺氧、酸中毒、产伤有关，多见于早产儿。大多数出血量少，无临床症状，预后良好。典型表现是生后第 2 天抽搐，但发作间歇表现正常；极少数大量出血患儿可在短期内死亡。脑脊液呈血性。

（4）脑实质出血：多因小静脉栓塞后使毛细血管压力增高、破裂而出血。如出血部位在脑干，早期可发生瞳孔变化、呼吸不规则和心动过缓等。主要后遗症为脑性瘫痪、癫痫和精神发育迟缓。

（5）小脑出血：多见于胎龄 <32 周、体重 <1 500g 的早产儿。神经系统症状主要为脑干压迫症状，如频繁呼吸暂停、心动过缓、角弓反张等，可在短时间内死亡，预后较差。

三、辅助检查

1. 脑脊液检查　脑脊液检查结果可作为本病与其他引起中枢神经系统症状相关疾病的重要鉴别依据，但病情危重时不宜进行。脑脊液检查镜下可见皱缩红细胞，蛋白含量明显升高。

2. 头颅影像学检查　可提示出血部位和范围，有助于确诊及判断预后。头颅 B 超对颅脑中心部位病变分辨率高，因此成为脑室周围－脑室内出血的特异性诊断手段，应为首选，并在生后尽早进行，1 周后动态监测。但蛛网膜下腔、颅后窝和硬膜外等部位出血 B 超不易发现，需 CT、MRI 确诊。

四、治疗

1. 止血　可使用新鲜冰冻血浆、维生素 K_1、酚磺乙胺、巴曲酶等。

2. 控制惊厥　选用苯巴比妥、地西泮等。

3. 降低颅内压　有颅内压增高者可用呋塞米静脉注射；有中枢性呼吸衰竭者可用小剂量甘露醇静脉注射。

4. 脑积水的治疗　乙酰唑胺可减少脑脊液的产生；梗阻性脑积水可行脑室－腹腔分流术。

五、护理评估

1. 健康史　评估母亲孕期的健康状况、胎动情况，患儿出生时是否难产、有无窒息等。

2. 身体状况　评估患儿的一般状态，包括体温、神志、精神反应情况等，注意有无呕吐、尖叫、双目凝视、呼吸节律改变、发绀；检查瞳孔改变、肌张力及前囟饱满程度等。

3. 心理－社会状况　评估家长对本病严重性及预后的认识、家长是否能接受患儿可能致残的结果、家长是否出现悲伤等心理反应。

六、护理诊断及合作性问题

1. 潜在并发症　颅内压增高。

2. 自主呼吸受损　与颅内出血致呼吸中枢损害有关。

3. 有窒息的危险　与惊厥、昏迷有关。

4. 体温调节无效　与体温调节中枢受损有关。

七、护理措施

1. 密切观察病情　观察患儿的意识状态、呼吸、肌张力、瞳孔、前囟张力、头围的变化。注意有无易激惹或惊厥发生。

2. 预防颅内出血加重　保持绝对静卧，抬高头部，减少噪声，尽可能避免移动和刺激，将治疗和护理操作集中进行，动作轻柔。

3. 合理用氧　及时清除呼吸道分泌物，保持呼吸道通畅。根据患儿病情选择合适的给氧方式，维持血氧饱和度在 85% ~ 95%。呼吸衰竭或频繁发作呼吸暂停者需采取人工辅助呼吸。

4. 维持体温稳定　体温过高时给予物理降温，体温过低时用远红外辐射床、暖箱或热水袋保暖，注意防止烫伤。

5. 合理喂养　根据病情选择适当的喂养方式。病情较重者延迟喂奶至生后 72 小时，禁食期间遵医嘱静脉补充营养，液体量应控制在每日 60 ~ 80mL/kg，输液速度宜慢。

6. 健康教育　向家长解释患儿病情及其预后，给予必要的心理支持及安慰。鼓励家长坚持治疗和定期随访，例如，有吸氧史的早产儿出院后应定期检查眼底，尽早去有条件的医院进行新生儿行为神经测评；对已出现后遗症的患儿，鼓励并指导家长尽早对患儿进行肢体功能训练和智力开发，以促进各项功能的恢复。

（吴丽娟）

第四节　新生儿呼吸窘迫综合征

新生儿呼吸窘迫综合征（NRDS），又称为新生儿肺透明膜病（HMD）。由于缺乏肺表面活性物质（PS）引起，表现为生后不久出现进行性加重的呼吸困难和呼吸衰竭，多见于早产儿。胎龄越小，发病率越高。

一、病因

1. 早产　是肺表面活性物质缺乏的最主要因素。肺表面活性物质于孕 18～20 周开始产生，缓慢增加，35～36 周达肺成熟水平。早产儿胎龄愈小，发病率愈高。其中，胎龄 36 周者为 5%，32 周者为 25%，28 周者达 70%，24 周者 >80%。

2. 糖尿病母亲娩出的婴儿　由于血中高水平胰岛素能拮抗肾上腺皮质激素对肺表面活性物质合成的促进作用，故糖尿病母亲娩出新生儿的肺透明膜病的发生率比正常母亲增加 5～6 倍。

3. 体液 pH、体温和肺血流量的影响　肺表面活性物质的合成受新生儿体液 pH、体温和肺血流量的影响。因此，围生期窒息、低体温、前置胎盘、胎盘早剥和母亲低血压等都会诱发新生儿肺透明膜病。

4. 剖宫产婴儿　剖宫产因减除了正常分娩时子宫收缩使肾上腺皮质激素分泌增加而促进肺成熟的作用，所以新生儿肺透明膜病的发生率也较高。

二、发病机制

PS 是由 Ⅱ 型肺泡上皮细胞合成并分泌的一种磷脂蛋白复合物，覆盖在肺泡表面，降低其表面张力，防止呼气末肺泡萎陷，以保持功能残气量（FRC），稳定肺泡内压，减少液体自毛细血管向肺泡渗出。

PS 于孕 18～20 周开始产生，继之缓慢上升，35～36 周迅速增加达肺成熟水平。由于各种原因导致 PS 缺乏，肺泡表面张力增加，呼气末 FRC 明显减少，肺泡逐渐趋于萎陷，肺顺应性降低，吸气时做功增加也难以使肺泡充分扩张，潮气量和肺泡通气量减少，导致缺氧和 CO_2 潴留，从而引起代谢性酸中毒和呼吸性酸中毒。缺氧及混合性酸中毒使肺毛细血管通透性增加，液体漏出，肺间质水肿和纤维蛋白沉着于肺泡表面形成嗜伊红透明膜，加重气体弥散障碍，加重缺氧和酸中毒，而缺氧和酸中毒会引起肺血管痉挛，阻力增加，导致动脉导管、卵圆孔开放而发生右向左分流，青紫加重，缺氧更明显，同时缺氧和酸中毒又会进一步抑制肺表面活性物质的合成，形成恶性循环，使病情恶化，进展迅速。

三、临床表现

出生时多正常。生后不久，多在 6 小时内出现呼吸窘迫，主要表现为：①呼吸急促，为增加肺泡通气量，代偿潮气量的减少，呼吸频率 >60 次/分。②鼻翼扇动，是为增加气道横截面积，减少气流阻力。③呼气性呻吟，是由于呼气时声门不完全开放，使肺内气体潴留产生正压，防止肺泡萎陷。④吸气性三凹征，是呼吸辅助肌参与的结果，以满足增加的肺扩张压。⑤发绀，反映氧合不足，常提示动脉血中还原血红蛋白 >50g/L。呼吸窘迫呈进行性加重是新生儿肺透明膜病的特点。严重时表现为呼吸浅表，呼吸节律不整，呼吸暂停及四肢松弛。由于呼气时肺泡萎陷，体格检查可见胸廓扁平；因潮气量小，听诊呼吸音减低，肺泡有渗出时可闻及细湿啰音。

随着病情的逐渐好转，由于肺的顺应性改善，肺动脉压力降低，易出现动脉导管重新开放。表现为喂养困难、呼吸暂停、水冲脉、心率增快或减慢、心前区搏动增强、胸骨左缘第2肋间可听到收缩期或连续性杂音。

新生儿肺透明膜病通常于生后第 24~48 小时病情最重，72 小时后明显好转。并发颅内出血及肺炎者病程较长。

四、辅助检查

1. 血气分析 PaO_2 和 pH 下降、$PaCO_2$ 升高、HCO_3^- 减低是新生儿肺透明膜病的常见改变。

2. 肺表面活性物质测定 肺表面活性物质的主要成分为磷脂。其中，磷脂酰胆碱即卵磷脂（L）是起表面活性作用的重要物质。此外还含有鞘磷脂（S），其含量较恒定，所以羊水或气管吸引物中的 L/S 值可作为判断胎儿或新生儿肺成熟度的重要指标。L/S 值 ≥2 提示"肺成熟"，1.5~2 为"可疑"，<1.5 为"肺未成熟"。

3. 泡沫试验 将出生 6 小时以内患儿胃液或气道吸引物 1mL 加 95% 乙醇 1mL，振荡 15秒，静置 15 分钟后沿管壁有多层泡沫，表明肺表面活性物质多，可除外新生儿肺透明膜病；无泡沫表明肺表面活性物质少，可考虑为新生儿肺透明膜病；两者之间为可疑。

4. X 线检查 胸片表现较特异，是目前确诊新生儿肺透明膜病的最佳手段。早期两肺野呈普遍透明度降低，可见均匀细小颗粒的斑点状阴影（肺泡萎陷与肺不张）和网状阴影（过度充气的细支气管和肺泡管）。晚期由于肺泡内无空气、萎陷的肺泡互相融合形成实变，气管及支气管仍有空气充盈，故可见清晰透明的"支气管充气征"。重者呈白肺，双肺野均呈白色，肺肝界及肺心界均消失。

五、治疗

治疗目的是改善肺的通气、换气功能，待自身肺表面活性物质产生增加，使 NRDS 得以恢复。机械通气和应用 PS 是治疗的重要手段。

1. 氧疗和辅助通气 根据患儿病情可予头罩吸氧、持续气道正压（CPAP）通气、常频机械通气。

2. 支持治疗 包括保温、保证液体和营养的供应、纠正酸中毒等。

3. PS 替代疗法 应用 PS 以迅速提高肺内该物质的含量，一旦确诊，力争生后 24 小时内经气管插管注入肺内（取仰卧位、左侧位、右侧位、仰卧位各 1/4 量）。PS 剂量及重复给药的间隔时间（6 小时或 12 小时）依药物种类及病情轻重而定。

4. 关闭动脉导管 减少液体摄入，静脉应用吲哚美辛有助于动脉导管关闭。

六、护理评估

1. 健康史　评估患儿出现呼吸窘迫的时间，生产史及生产方式，出生时有无窒息，是否早产，胎龄评估情况；评估孕母有无糖尿病、胎盘有无异常以及母亲孕期有无低血压等。

2. 身体状况　评估患儿的呼吸，是否有进行性呼吸困难、呼吸不规则、呼吸暂停、发绀等。

3. 辅助检查　了解血气分析、X 线检查、羊水 L/S 值及泡沫试验结果。

4. 心理－社会状况　评估家长对本病及其预后的认知程度及心理状态等。

七、护理诊断及合作性问题

1. 低效性呼吸型态　与肺表面活性物质缺乏导致的肺不张有关。

2. 气体交换障碍　与肺表面活性物质缺乏导致的肺透明膜形成有关。

3. 有感染的危险　与患儿抵抗力低下有关。

4. 营养失调（低于机体需要量）　与摄入量不足有关。

5. 潜在并发症　动脉导管未闭。

八、护理措施

1. 氧疗和辅助通气护理　维持 PaO_2 6.7 ~ 9.3kPa（50 ~ 70mmHg）和 $TcSO_2$ 85% ~ 93% 为宜。保持呼吸道通畅，及时清除患儿口、鼻、咽部分泌物，根据患儿病情选择合适的给氧方式：①头罩给氧，应选择大小适宜的头罩型号，头罩过小不利于 CO_2 排出，头罩过大，易引起氧气外溢。头罩给氧氧流量必须 >5L/min，以免呼出气体在头罩内被重复吸入，导致 CO_2 蓄积。②CPAP，目的是使有自主呼吸的患儿在整个呼吸周期中都接受高于大气压的气体，能使肺泡在呼气末保持正压，由于呼气末增加了气体存留，因此 FRC 增加，防止了呼气时肺泡萎陷，改善了肺氧合，并能减少肺内分流；CPAP 多适用于轻、中度新生儿肺透明膜病患儿，若其 $TcSO_2$ 或 PaO_2 已符合上呼吸机指征者，应尽早给予机械通气治疗。③气管插管用氧，若使用 CPAP 后病情仍无好转，应采用间歇正压通气（IPPV）及呼气末正压呼吸（PEEP）。

2. 维持体温稳定　将患儿放置在自控式暖箱内或辐射式抢救台上，保持皮肤温度在 36 ~ 36.5℃，肛温在 37℃。环境温度维持在 22 ~ 24℃，相对湿度在 55% ~ 65%。

3. PS 替代疗法的护理　给药前用布卷垫高患儿肩部以开放气道，吸净呼吸道分泌物。协助医生行气管插管术，并采用正确的体位将 PS 注入患儿气管插管内，使其在患儿肺内均匀分布。PS 注入肺内需一定时间吸收。因此，患儿给药后 6 小时禁止拍背、翻身、从气管内吸痰。

4. 预防并发症　新生儿肺透明膜病的患儿多为早产儿，住院时间较长，抵抗力较差，长时间机械通气可引发呼吸机相关肺炎、肺气漏、支气管肺发育不良等。因此，做好消毒隔离与机械通气护理至关重要。

5. 保证营养供给　吸吮无力、不能吞咽者可用鼻饲法或静脉补充营养。

6. 健康教育　使家长了解该病的发病机制及预后，向家长解释病情的转归，为其提供心理支持，以减轻焦虑情绪并使其理解和配合治疗。

（吴丽娟）

第五节　新生儿感染性疾病

感染性疾病是引起我国新生儿死亡和致残的重要原因，尤其是早产儿、极低出生体重儿。本节重点介绍新生儿感染性肺炎、败血症。

一、新生儿感染性肺炎

新生儿肺炎是新生儿时期的常见病，病因主要为羊水和（或）胎粪的吸入及感染，上述病因可单独出现，也可先后或同时并存。本节重点讲述感染引起的新生儿肺炎。

感染性肺炎可发生在宫内、分娩过程中或出生后，称为宫内感染性肺炎、分娩过程中感染性肺炎、出生后感染性肺炎，细菌、病毒、支原体、衣原体、真菌等各种病原微生物均可引起，病死率可达5%～20%。

（一）病因和发病机制

1. 宫内感染性肺炎　常由母亲妊娠期间原发感染或潜伏感染复燃、病原体经血行通过胎盘屏障感染胎儿。病原体一般以病毒为主，如风疹病毒、巨细胞病毒、单纯疱疹病毒等。孕母细菌或支原体等感染也可经胎盘感染胎儿。

2. 分娩过程中感染性肺炎　①胎膜早破、产程延长、分娩时消毒不严等情况下，产道内细菌可上行污染羊水后再感染胎儿。②胎儿吸入了产道中污染的血性分泌物而发生肺炎。病原体有：细菌、沙眼衣原体、巨细胞病毒、单纯疱疹病毒。早产、滞产、产道检查易诱发感染。

3. 出生后感染性肺炎　①呼吸道感染：病原体经飞沫传播由上呼吸道向下至肺，亦可鼻腔内原来带有金黄色葡萄球菌在抵抗力降低时（如受凉、上呼吸道感染后）下行引起感染。②血行感染：病原体经血循环至肺组织，常为败血症的一部分。③医源性感染：由于医用器械，如吸痰器、雾化器、气管插管、供氧面罩等消毒不严，或呼吸机使用时间过长，或通过医务人员的手传播病原体等引起感染性肺炎。病原体以金黄色葡萄球菌、大肠埃希菌多见。近年来机会致病菌，如克雷白杆菌、表皮葡萄球菌、假单胞菌、枸橼酸杆菌等感染增多。病毒则以呼吸道合胞病毒、腺病毒多见，广谱抗生素使用过久易发生念珠菌性肺炎。

（二）临床表现

1. 宫内感染性肺炎　发病早，多在生后24小时发病，出生时常有窒息史，复苏后可有气促、呻吟、口吐白沫、呼吸困难，体温不稳定，反应差。肺部听诊呼吸音粗糙、减低或可闻及湿啰音；严重者可出现呼吸衰竭、心力衰竭、弥散性血管内凝血（DIC）、休克或持续肺动脉高压，血行感染者多为间质性肺炎，缺乏肺部体征，而表现为黄疸、肝脾大和脑膜炎等多系统受累。

2. 分娩过程中感染性肺炎　发病需经过潜伏期再发病，一般在出生后数日至数周发病，如衣原体感染在生后3～12周发病，细菌感染在生后3～5天发病，Ⅱ型疱疹病毒感染多在生后5～10天发病。表现为体温不稳定、呛奶、发绀、吐沫、三凹征等。

3. 出生后感染性肺炎　表现为发热或体温不升（早产儿或重症者多见）、精神萎靡、呛奶、气促、鼻翼扇动、发绀、吐沫、三凹征等。肺部体征早期常不明显，胸式呼吸增强是新生儿肺炎的体征之一，病程中双肺亦可出现细湿啰音。呼吸道合胞病毒性肺炎可表现为喘息，肺部听诊可闻及哮鸣音。病情严重者可表现为明显的呼吸困难、呼吸暂停；亦可表现为反应低下、面色青灰、呼吸不规则、腹胀等。

（三）辅助

1. 外周血象　细菌感染者白细胞总数多增高，以中性粒细胞增高为主；病毒感染患儿、早产儿、体弱儿白细胞总数升高不明显。

2. 影像学检查　胸片可显示肺纹理增粗，可见点片状阴影或融合成片。可有肺不张、肺气肿改变。金黄色葡萄球菌肺炎 X 线检查可见肺大泡。

3. 病原学检查　取血液、气管分泌物、鼻咽部分泌物等进行细菌培养、病毒分离和血清特异性抗体检查有助于病原学诊断。

（四）治疗要点

1. 呼吸道管理　及时清除口鼻分泌物，保持呼吸道通畅。体位引流、定期翻身、拍背。有低氧血症时给予氧疗。

2. 控制感染　细菌性肺炎者早期合理应用抗生素；衣原体肺炎者首选红霉素；单纯疱疹病毒性肺炎者可选用阿昔洛韦；巨细胞病毒性肺炎者可选用更昔洛韦。

3. 对症和支持治疗　纠正酸中毒，有心力衰竭者使用洋地黄类药物。

（五）护理评估

1. 健康史　了解母亲孕期有无呼吸、生殖及其他系统感染史，有无胎膜早破，羊水是否浑浊；询问新生儿有无宫内窘迫，出生时有无窒息史，有无吸入胎粪、羊水或乳汁史，生后有无感染史。患儿有无反应差、吃奶减少、呛奶、发热、口吐白沫、发绀、呼吸暂停等情况。

2. 身体状况　注意评估患儿呼吸频率及节律、心率、体温，观察患儿精神反应情况、有无鼻翼扇动、发绀、呼吸困难等。听诊患儿呼吸音有否改变，肺部可否听到细湿啰音。

3. 心理－社会状况　了解患儿家长心理－社会状况，尤其当患儿病情较重甚至出现严重的并发症需要住院治疗时，常使其家长陷入恐惧和焦虑中，应给予心理支持。重点评估患儿家长有无焦虑及其程度，以及对治疗的态度和承受能力。

（六）护理诊断及合作性问题

1. 清理呼吸道无效　与患儿吸入羊水、胎粪，咳嗽反射功能不良及无力排痰有关。

2. 气体交换受损　与患儿肺部炎症有关。

3. 有体温失调的危险　与患儿感染和环境温度变化有关。

4. 潜在并发症　心力衰竭、呼吸衰竭、DIC、休克等。

（七）护理措施

1. 保持呼吸道通畅　及时有效清除呼吸道分泌物，分泌物黏稠者应采用雾化吸入，以湿化气道，促进分泌物排出。加强呼吸道管理，定时翻身、叩背、体位引流。

2. 合理用氧，改善呼吸功能　根据患儿病情和血氧监测情况选择鼻导管、面罩或头罩等不同方式给氧；重症并发呼吸衰竭者，给予正压通气。

3. 维持体温稳定　体温过高时给予开包散热、温水浴等降温措施；体温过低者给予保暖。

4. 密切观察病情　当患儿心率突然加快，呼吸急促，肝脏在短期内增大时，提示合并心力衰竭，应及时与医生取得联系，并给予吸氧、控制输液量和速度，遵医嘱给予强心、利尿药等。当患儿突然出现呼吸困难、青紫明显加重时，可能合并气胸或纵隔气肿，应做好胸腔闭式引流的准备，配合医生穿刺及术后护理。

5. 健康教育　向家长讲解本病的知识及护理要点。宣传孕期保健知识，防止感染。新生儿出生后及时清理呼吸道，避免吸入羊水。出生后加强护理，避免交叉感染。

二、新生儿败血症

新生儿败血症是指新生儿期病原菌侵入血循环并在血液中生长繁殖、产生毒素而造成的全身性炎症反应，是新生儿时期常见严重疾病，病死率相对较高。常见的病原体为细菌，也可为真菌、病毒或原虫等。本部分主要阐述细菌性败血症。

（一）病因和发病机制

1. 自身因素

（1）屏障功能差：主要因为皮肤黏膜柔嫩易损伤；脐残端未完全闭合，细菌易进入血液，引起感染；呼吸道纤毛运动差，胃液酸度低，胆酸少，杀菌力弱，消化道黏膜通透性高，均有利于细菌侵入血循环。同时，新生儿尤其是早产儿血 - 脑屏障不完善，感染后易患细菌性脑膜炎。

（2）机体免疫能力低：新生儿血清中 IgA、IgM 含量低；血清补体少；备解素、纤维结合蛋白、溶菌酶含量低；单核吞噬细胞系统的吞噬作用弱；中性粒细胞的调理、趋化及吞噬等功能差；T 淋巴细胞处于初始状态，产生细胞因子的能力低下，不能有效辅助 B 淋巴细胞、巨噬细胞、自然杀伤细胞等参与免疫反应。另外，胎儿出生后生活环境发生剧烈变化，机体经常处于应激状态，由此导致免疫功能低下。

2. 病原菌　引起新生儿败血症的主要病原菌随不同地区和年代而异，我国大部分地区以金黄色葡萄球菌及大肠埃希菌等 G⁻ 杆菌为主要致病菌。近年来，随着早产儿存活率的提高和各种侵入性医疗技术的广泛应用，表皮葡萄球菌、铜绿假单胞菌、克雷白杆菌、肠杆菌等机会致病菌，产气荚膜梭菌、厌氧菌以及耐药菌株所致的感染有增多趋势。

3. 感染途径

（1）出生前感染：与孕妇感染有关，母亲孕期有感染灶（如子宫内膜炎），细菌可通过胎盘血行感染胎儿；胎膜早破使羊水污染，细菌可经过血行或直接感染胎儿。

（2）出生时感染：与胎儿通过产道时被细菌感染有关，常见原因有婴儿吸入或吞咽了产道中被污染的羊水；胎膜早破、产程延长造成细菌上行；产钳助产致皮肤破损时，细菌侵入血液循环引起感染；分娩过程中消毒不严引起的感染。

（3）出生后感染：是新生儿感染的主要途径。细菌从脐部、呼吸道、破损的皮肤黏膜、消化道侵入血液，其中以脐部最多见。各种导管插管破坏皮肤黏膜后，细菌侵入血液循环而导致医源性感染。

（二）临床表现

出生后 7 天内出现症状者称为早发型败血症，感染发生在出生前或出生时，病原菌以大肠埃希菌等 G⁻杆菌为主，常累及多器官，以呼吸系统症状最多见，病死率高；7 天以后出现者称为晚发型败血症，感染发生在出生时或出生后，病原菌以葡萄球菌、机会致病菌为主，常有脐炎、肺炎、脑膜炎等感染性疾病。

多数患儿感染灶不明显，早期症状不典型，易被忽略。早期表现为精神反应低下，食欲不佳，哭声减弱，低热或中等度热，病理性黄疸。重症患儿病情发展较快，可表现为体温不升，迅速出现精神萎靡、嗜睡，面色欠佳及病理性黄疸加重。消化系统表现为腹胀、腹泻、呕吐，肝脾大，严重者表现为中毒性肠麻痹；皮肤黏膜可见出血点，甚至有弥散性血管内凝血。呼吸系统，尤其是原发病为肺炎或其他部位感染波及肺部时，往往表现为呼吸急促或憋气、反应低下、面色苍白、呛奶、口吐白沫；并发化脓性脑膜炎时表现为精神萎靡、嗜睡、烦躁不安、哭声高尖，前囟膨出甚至惊厥发作。早产儿缺乏体征，常表现为"五不"，即不吃、不哭、不动、体重不增、体温不升；面色青灰，常伴有皮肤硬肿、休克及出血倾向。

少数患儿随病情进展，全身情况急骤恶化，很快发展为循环衰竭或呼吸衰竭，酸碱平衡紊乱，弥散性血管内凝血，抢救不及时危及生命。

（三）辅助检查

1. 外周血象　正常新生儿白细胞计数波动范围较大，计数增高诊断意义不大，计数降低往往提示严重感染尤其是 G⁻细菌感染。若白细胞总数 $< 5.0 \times 10^9/L$，中性粒细胞中杆状核细胞所占比例 ≥ 0.2，粒细胞内出现中毒颗粒或空泡，血小板计数 $< 100 \times 10^9/L$ 有诊断价值。

2. 病原学检查

（1）细菌培养

①血培养：应争取在用抗菌药物前做血培养，同时做药敏试验。抽血时必须严格消毒，同时做 L 型细菌和厌氧菌培养可提高阳性率。血培养阳性可确诊败血症，阴性结果不能排除败血症。

②感染灶的细菌培养：根据临床可能感染部位选择脑脊液、尿、咽拭子、呼吸道分泌物、脐残端、皮肤感染等部位采集标本行细菌培养。若上述感染灶部位培养出与血培养一致的结果，则临床诊断意义更大。

（2）病原菌抗原及 DNA 检测：采用对流免疫电泳（CIE）、酶联免疫吸附试验（ELISA）、乳胶颗粒凝集（LA）等方法检测血、脑脊液、尿中致病菌抗原；应用基因诊断方法，如质粒分析、核酸杂交、聚合酶链反应等方法用于鉴别病原菌的生物型和血清型，有利于寻找感染源。

3. C 反应蛋白　细菌感染时可增高，有助于早期诊断，治疗有效后则迅速下降。

4. 血清降钙素原　细菌感染后血清降钙素原较 C 反应蛋白出现早。因此，其特异性和敏感性更高。

5. 其他　疑有脑膜炎时做脑脊液常规检查；疑有泌尿系统感染时可做尿常规检查；疑有肺部感染时做胸片检查。

（四）治疗

1. 抗感染　选择合适的抗生素，并早期、足量、全程、静脉、联合给药。未明确病原菌以前，可结合当地菌种流行病学特点和耐药菌株情况选择两种抗生素联合使用；病原菌明确后可根据药敏试验选择用药。药敏试验提示不敏感但临床有效者暂不换药，一般疗程至少10～14日，有并发症者应治疗3周以上。治疗同时注意及时清除局部感染灶，例如，脐炎、鹅口疮、脓疱疮、皮肤破损等，防止感染继续扩散。

2. 支持、对症治疗　保暖、给氧、纠正酸中毒，保持水电解质平衡。

3. 免疫疗法　输新鲜血浆或全血以增强机体抵抗力，重症患儿也可考虑交换输血。交换输血不仅可使血循环内的细菌或内毒素稀释或部分释放，还可输入抗体。中性粒细胞绝对数减少者，可输注粒细胞及应用粒细胞集落刺激因子（G－CSF）。重症患儿也可静脉应用人免疫球蛋白，一方面增加抗体，另一方面封闭抗体的Fc受体以减轻免疫反应及其造成的组织损伤。

（五）护理评估

1. 健康史　了解孕母有无生殖系统、呼吸系统感染史，有无宫内窘迫、产时窒息、胎膜早破等，新生儿生后有无羊水吸入史，羊水有无胎粪污染，新生儿有无感染接触史，有无少吃、少哭、少动等异常表现。

2. 身体状况　评估患儿生命体征、面色、反应，有无感染灶，特别是脐部和皮肤有无破损或化脓；有无黄疸、肝脾大、腹胀、休克和出血倾向等。早产儿有无皮肤硬肿。

3. 心理－社会状况　评估家长对本病的了解程度、护理新生儿知识的掌握程度，评估家长担心、焦虑或恐惧的程度。

（六）护理诊断及合作性问题

1. 体温调节无效　与患儿感染有关。

2. 皮肤完整性受损　与患儿脐炎、皮肤感染有关。

3. 营养失调（低于机体需要量）　与患儿拒奶、吸吮无力、摄入量不足有关。

4. 潜在并发症　化脓性脑膜炎。

（七）护理措施

1. 维持体温稳定

（1）降温：当体温过高时，可降低环境温度，或应用温水浴等物理方法降温。新生儿不宜用退热剂、乙醇擦浴等方式降温。体温波动较大时，每1～2小时测体温一次，物理降温后30分钟复测。

（2）保暖：将体温过低或体温不升的早产儿置入中性温度下的暖箱中。重症患儿宜置入远红外辐射抢救台以便监护和抢救。

2. 备好氧气、吸痰器　新生儿败血症患儿常拒食或呕吐，部分患儿可因肺部感染、电解质紊乱、血液黏滞度增加等原因产生组织缺氧，应及时吸氧，并根据患儿缺氧程度调节氧流量，及时清除口腔或鼻腔分泌物，保持呼吸道通畅。

3. 保证营养供给　因患儿感染，消化吸收能力减弱，加之代谢消耗过多，易发生蛋白质代谢紊乱；同时由于母乳中含有丰富的免疫球蛋白；含有巨噬细胞、淋巴细胞和中性粒细胞等免疫活性细胞及补体等免疫活性物质，对婴儿感染有支持治疗的作用，所以应该坚持母乳喂养，按需哺乳，少量多次喂养。不能进食者用鼻饲喂养（可鼻饲收集的新鲜母乳），也可配合部分静脉高营养。每日称体重，观察喂养及体重增长情况。

4. 有效控制感染使　用抗生素时，一定要新鲜配制，保持静脉输液通畅，确保疗效，同时注意观察药物的不良反应。败血症患儿抗生素应用时间长，故应有计划地选择血管，用静脉留置针以减少穿刺次数，保护血管。

5. 标本采集和病灶护理　根据患儿可能感染部位，在抗生素使用之前做病灶部位及血液细菌培养。血培养标本应在体温上升时采集，以提高阳性率。取血量应 >2mL，并严格执行无菌技术操作，尽量避免选择股静脉，因污染的概率较其他部位大。清除局部感染灶，如脐炎、脓疱疮、皮肤破损等，促进病灶早日愈合，防止感染蔓延扩散。脐炎可先用3%过氧化氢清洗，再用75%的乙醇棉签擦拭；皮肤脓疱疹时先用75%的乙醇消毒，再用无菌针头刺破，拭去脓液后涂抗生素软膏。

6. 预防交叉感染　严格执行无菌操作及消毒隔离制度，患儿均应注意隔离，接触患儿前后要洗手，预防交叉感染。

7. 密切观察病情　注意观察患儿精神、面色、食欲、体温、呼吸、循环、前囟张力、皮肤出血点等，及时发现化脓性脑膜炎、肺炎、中毒性肠麻痹的早期征象。

8. 健康教育　指导家长正确喂养和护理新生儿，保持皮肤、黏膜的清洁卫生。注意保护皮肤、黏膜、脐部免受感染或损伤。嘱咐家长细心观察新生儿吃、睡、动等方面有无异常表现，尽可能及早发现轻微的感染征兆。当患儿有感染灶，如脐炎、口腔炎、皮肤脓肿或呼吸道感染时应及时就诊，妥善处理，以防感染扩散。做好住院患儿家长的心理护理，讲解与新生儿败血症有关的病因、治疗、预后、预防的知识，解释使用抗生素治疗需要较长时间，取得家长的理解。叮嘱出院患儿家长按时复查病情，若患儿出现精神、食欲、体温改变等症状应及时就诊。

（甘宗妮）

第六节　新生儿黄疸

一、概述

新生儿黄疸是新生儿期由于血中胆红素在体内积聚引起的皮肤、巩膜及其他器官黄染的现象。其原因复杂，可分为生理性黄疸及病理性黄疸两大类。病理性黄疸严重者可导致胆红素脑病，部分患儿留有神经系统后遗症，甚至引起死亡。

（一）新生儿胆红素代谢特点

1. 胆红素生成过多　胆红素是血红素的分解产物，新生儿每日生成的胆红素约为成人的2倍以上，原因主要为以下几项。

（1）红细胞数量过多：胎儿在宫内处于低氧环境，红细胞代偿性增多，出生后建立了自主呼吸，氧分压提高，过多的红细胞破坏，产生较多胆红素。

（2）红细胞寿命短：新生儿红细胞寿命短（早产儿低于70天，足月儿约80天，成人为120天），且血红蛋白的分解速度是成人2倍，形成胆红素的周期短。

（3）旁路和其他组织来源的胆红素增加：主要指来源于非衰老红细胞分解产生的胆红素，如骨髓中的无效造血、肌红蛋白、过氧化物酶、细胞色素等的破坏分解。

2. 胆红素代谢不利于清除

（1）刚娩出的新生儿可有不同程度的酸中毒，导致白蛋白与胆红素联结的数量减少；

早产儿血中白蛋白的量偏低，均影响胆红素的转运。加之新生儿肝脏缺乏 Y 和 Z 蛋白，肝细胞对间接胆红素的摄取能力受限制。另外，肝酶系统发育不完善，肝内葡萄糖醛酸基转移酶等酶的量和活性不足，使胆红素的结合能力受限。

（2）新生儿出生 2 小时内肠道内无菌，开奶后逐渐建立正常菌群，故不能将胆红素还原成粪胆原、尿胆原排出体外；同时由于新生儿肠腔内 β－葡萄糖醛酸酶活性较高，能很快使进入肠道内的结合胆红素水解成非结合胆红素而被肠黏膜重吸收，经门静脉达肝脏，构成特殊的新生儿肠肝循环。

上述特点决定新生儿摄取、结合、排泄胆红素的能力仅为成人的 $1\% \sim 2\%$，因此，很容易出现黄疸。尤其当新生儿处于饥饿、缺氧、脱水、酸中毒、胎粪排出延迟、出血、感染等状态时黄疸加重。

（二）新生儿黄疸的分类

1. 生理性黄疸　大部分新生儿在出生后 2～3 日出现黄疸，4～5 日达高峰，足月儿在 2 周内消退，早产儿可延迟到 3～4 周消退。黄疸期间患儿一般情况好，实验室检查，肝功能正常，仅表现为血清非结合胆红素增多。生理性黄疸以排外性诊断为主，尚无统一标准，受个体差异、种族、地区、遗传及喂养方式等影响。通常认为足月儿不超过 $221\mu mol/L$（12.9mg/dl），早产儿不超过 $256\mu mol/L$（15mg/dl）是生理性黄疸。但早产儿血脑屏障不完善，低于此值也可发生胆红素脑病。因此，采用日龄或小时龄胆红素值进行评估，同时结合新生儿的胎龄以及是否存在高危因素综合判断并给予相应治疗的方案目前已被多数学者接受。

2. 病理性黄疸

（1）病理性黄疸的特点

①出现早：出生后 24 小时内出现黄疸。

②黄疸程度重：血清总胆红素值已达到相应日龄及相应危险因素下的光疗干预标准，或每日上升超过 $85\mu mol/L$（5mg/dl），或每小时上升超过 $0.85\mu mol/L$（0.05mg/dl）。

③黄疸持续时间长：黄疸消退延迟，足月儿超过 2 周未消退，早产儿超过 4 周未消退。

④黄疸退而复现：新生儿生理性黄疸消退后在新生儿后期或出生 1 个月后又再次出现，部分呈进行性加重趋势。

⑤血清结合胆红素 $>34\mu mol/L$（2mg/dl）。

凡具有以上特点之一时，则应考虑病理性黄疸。

（2）病理性黄疸的病因：病因较多，分为感染性和非感染性两大类。

①感染性：a. 新生儿肝炎，大多因病原体通过胎盘传给胎儿或通过产道时被感染，以病毒感染为主，巨细胞病毒最常见，其他还有风疹病毒、单纯疱疹病毒、乙型肝炎病毒，弓形虫等。常在生后 1～3 周缓慢起病。表现为生理性黄疸持续不退甚至进行性加重，部分病例表现为黄疸退而复现，同时伴有厌食、呕吐、尿色深黄、体重不增、肝大。b. 新生儿败血症及其他感染，主要由于细菌毒素加快红细胞破坏及损坏肝细胞所致，除黄疸外临床表现还可见反应低下、体温不升，往往可见感染灶。

②非感染性：a. 新生儿溶血病，参见相关内容。b. 母乳性黄疸，原因尚不明确，目前认为可能与母乳中 β－葡萄糖醛酸苷酶活性过高，使胆红素在肠腔内重吸收增加有关。其特点为：血清中非结合胆红素超过生理性黄疸峰值，婴儿一般状况良好，未发现其他引起黄疸

的原因。停母乳喂养 3 日，黄疸消退或胆红素下降 50% 以上即可确定诊断。c. 胆道闭锁，可发生在肝外（胆总管、肝胆管）或肝内胆管闭锁。目前认为与宫内病毒感染有关，部分可能是胎儿肝炎的结果，是引起新生儿期阻塞性黄疸的重要原因。多于生后 2 周出现黄疸且进行性加重，尿色深，粪便呈灰色或淡黄色，逐渐变为白色，肝脏进行性增大，血清中结合胆红素升高。d. 胎粪排出延迟，使胆红素肠肝循环增加而加重黄疸。e. 代谢性和遗传性疾病，红细胞葡萄糖 – 6 – 磷酸脱氢酶（G – 6 – PD）缺陷症、红细胞丙酮酸激酶缺陷症、遗传性球形红细胞增多症、α_1 – 抗胰蛋白酶缺乏症、半乳糖血症等。f. 药物性黄疸，例如，磺胺、水杨酸盐、维生素 K 等可影响胆红素代谢，使生理性黄疸加重或延迟消退。g. 其他，如头颅血肿、甲状腺功能低下等。

（三）治疗

1. 找出引起黄疸的病因并给予相应的治疗。

2. 给予蓝光治疗，降低血清胆红素。

3. 有胎粪延迟排出的给予通便治疗；尽可能早开奶以促进肠道菌群的建立，刺激肠蠕动以利于排便，亦可给予口服肠道微生态调节剂，减少胆红素的肠肝循环。

4. 保护肝脏，避免使用对肝脏有损害，可能引起溶血及黄疸的药物。

5. 早期应用肝酶诱导剂如苯巴比妥和尼可刹米，必要时输血浆和白蛋白，防止胆红素脑病的发生。

6. 控制感染，保暖，纠正缺氧、低血糖、脱水，维持水、电解质酸碱平衡。

二、新生儿溶血病

新生儿溶血病是指母、婴血型不合而引起的新生儿同族免疫性溶血。人类的血型系统有 26 种，虽然有多种系统可发生新生儿溶血病，但临床以 Rh、ABO 血型系统的血型不合引起的溶血病常见。

（一）病因和发病机制

胎儿从父亲方遗传获得母体所不具有的血型抗原，当胎儿红细胞通过胎盘进入母体循环时，该血型抗原即刺激母体产生相应的血型抗体，此抗体又经胎盘进入胎儿循环，并且与其红细胞上的相应抗原结合（致敏红细胞），上述致敏红细胞在单核吞噬细胞系统内被破坏，引起溶血。

ABO 溶血病主要发生在母亲为 O 型血而胎儿为 A 型或 B 型时，40% ~50% 的 ABO 溶血病可发生在第一胎。这是因为自然界中某些食物、革兰阴性细菌、肠道寄生虫、疫苗等也具有 A 或 B 血型物质，持续的免疫刺激可使机体产生 IgG 抗 A 或抗 B 抗体，因而 O 型血的母亲多数在第一胎妊娠前体内已存在抗 A、抗 B 抗体，故怀孕后这类抗体通过胎盘进入胎儿体内可引起溶血。

Rh 血型系统共有 6 种抗原，即 C、c、D、d、E、e，其中 D 抗原最早被发现且抗原性最强，故临床上把具有 D 抗原者统称为 Rh 阳性，缺乏 D 抗原者统称为 Rh 阴性。迄今为止尚未发现 d 抗原的存在，只是理论上的推测，以 d 表示 D 的缺乏。Rh 阴性血型在人群中所占比例少，我国汉族人仅 0.34% 为 Rh 阳性，我国有些少数民族（如维吾尔族、乌孜别克族、塔塔尔族等）人群中 Rh 阴性占 5% 以上。

Rh 溶血病主要发生在母亲 Rh 阴性、胎儿 Rh 阳性情况下。血型不合时，Rh 阳性胎儿的红细胞进入母体，引起初次的免疫反应，产生 IgG、IgM 抗体，因这种初发的免疫反应发展缓慢，且所产生的抗体较弱并以 IgM 抗体为主，又因胎儿红细胞进入母体较多发生在妊娠末期或临产时，故第一胎胎儿发生 Rh 溶血病的发病率很低。当再次怀孕时，即使经胎盘失血的量很少，亦能很快地发生次发免疫反应，IgG 抗体迅速上升可通过胎盘进入胎儿体内，使胎儿的红细胞致敏导致溶血。若 Rh 阴性孕妇在受孕前曾接受过 Rh 阳性血型的输血，则第一次怀孕即可使 Rh 阳性的胎儿受累而发病。

（二）临床表现

本病的临床表现是由溶血所致，症状的轻重和母亲产生的 IgG 抗体量、抗体与胎儿红细胞结合程度和胎儿代偿能力有关。

1. 胎儿水肿 患儿全身水肿、苍白、皮肤瘀斑、胸腹腔积液、心音低钝、心率快、呼吸困难、肝脾大，严重者为死胎。部分胎儿出现早产，如不及时治疗常于生后不久即死亡。此种类型一般见于 Rh 溶血病。

2. 黄疸 胎儿胆红素主要通过母体代谢，因而出生时常无黄疸，脐血胆红素很少 > 119μmol/L（7mg/dl），出生后 24 小时内出现黄疸并迅速加深，黄疸出现早、上升快是 Rh 溶血病的特点。血清胆红素以非结合胆红素为主，于出生后第 3 ~ 4 日血清胆红素可超过 20mg/dl。

3. 贫血 贫血程度与红细胞破坏的程度一致，严重者可出现心力衰竭。部分未进行换血治疗的 Rh 溶血患儿在生后 2 ~ 6 周时发生明显贫血，称为晚发性贫血。与 Rh 血型抗体在体内持久存在、继续发生溶血有关。

4. 肝脾肿大 与髓外造血有关，增大程度不一，胎儿水肿者较明显。

5. 胆红素脑病 新生儿尤其是早产儿血 - 脑脊液屏障不完善，通透性较大，血清胆红素尤其是非结合胆红素（脂溶性）升高时易通过血 - 脑脊液屏障引起中枢神经系统损伤。临床表现分为 4 期：警告期、痉挛期、恢复期和后遗症期。警告期常表现为嗜睡、吸吮力减弱、肌张力减低、拥抱反射减弱等。如不及时治疗很快出现尖叫、双眼凝视、惊厥、肌张力增高等痉挛期表现。继之，恢复期表现为吃奶及反应好转、抽搐次数减少、肌张力逐渐恢复。严重者可出现死亡，存活者常遗留有手足徐动症、眼球运动障碍、听觉障碍、牙釉质发育不良、智力落后等后遗症。

（三）辅助检查

1. 外周血象及血清胆红素测定 红细胞计数、血红蛋白降低，网织红细胞显著增高，有核红细胞增多。血清胆红素增高，以非结合胆红素为主。

2. 血型 检测母婴 ABO 和 Rh 血型，证实存在血型不合，是诊断该病的基础。

3. 血清学检查 在母子体内检测到血型特异性免疫抗体，是确诊本病的依据。目前临床主要采用检测患儿红细胞直接抗人球蛋白试验，红细胞抗体释放试验及血清游离抗体（抗 A 或抗 B 的 IgG 抗体）等检测手段。

（四）治疗

极少数重症 Rh 溶血病胎儿需在宫内开始接受治疗，以减轻病情、防止死胎。绝大多数溶血病患儿的治疗在出生后进行。

1. 出生前的治疗　可采用孕妇血浆置换术、宫内输血和提前分娩。

2. 出生后的治疗

（1）光照疗法：若其母既往曾产下溶血病需要换血的患儿、胎儿水肿型或出生前接受过产前溶血病治疗的新生儿，出生后应立即接受光疗。也可作为换血前或换血后降低胆红素的治疗措施。

（2）换血疗法：适用于出生后胆红素上升速度快的严重溶血病患儿。该疗法是用胆红素浓度正常的成人血替换患儿血液，借以除去患儿体内的大量胆红素、致敏的红细胞及溶血相关的抗体成分。

（3）药物治疗：输注血浆、白蛋白，以减少游离胆红素，预防胆红素脑病；静脉输注大剂量人免疫球蛋白以达到免疫封闭减少溶血的作用；纠正酸中毒等。

（4）其他治疗：主要是预防低血糖、低血钙的发生，注意保暖预防低体温的发生，纠正缺氧、贫血、水肿、电解质紊乱和心力衰竭等。

三、新生儿黄疸的护理

（一）护理评估

1. 健康史　了解其母孕期有无感染病史，了解母亲血型、有无输血、流产史；询问患儿胎次、血型、黄疸出现时间、进展情况；询问其兄弟、姊妹有无新生儿期黄疸及胆红素脑病病史，是否接受过换血治疗等。了解患儿出生后有无感染史，喂养情况，胎粪排出早晚，有无家族遗传性、代谢性疾病，有无应用磺胺、水杨酸盐、维生素 K 等药物病史。

2. 身体状况　观察患儿有无黄疸、黄疸程度，分析患儿胆红素增高的原因，观察患儿胆红素上升及下降的动态变化过程。检查患儿有无贫血、水肿、肝脾大，评估患儿精神、反应及心功能情况，早期发现心功能衰竭的症状和体征。分析母婴血型、血清抗体、胆红素升高值及血红蛋白下降程度。

3. 心理 - 社会状况　了解患儿家长对黄疸的病因、性质及预后的认识程度。

（二）护理诊断及合作性问题

1. 潜在并发症　胆红素脑病、心力衰竭。

2. 知识缺乏　患儿家长缺乏新生儿溶血病的治疗及护理知识。

（三）护理措施

1. 一般护理

（1）保暖及输液：因地制宜应用不同方式保暖，遵照医嘱输注葡萄糖及碱性液体，避免低体温、低血糖、酸中毒、脱水等因素影响胆红素与白蛋白结合度，而使游离状态胆红素浓度增高。

（2）喂养：及早喂养可加快肠蠕动，促进胎粪排出，同时有利于肠道正常菌群建立。黄疸期间患儿常表现为吸吮无力、食欲缺乏，应耐心喂养，按需调整喂养方式，如少量多次、间歇喂养等，以保证奶量摄入。

2. 病情观察

（1）评估黄疸程度：根据患儿经皮胆红素监测、皮肤黄染的部位和范围，判断黄疸程度及进展速度。一般来说，溶血性黄疸为阳黄，色鲜亮，呈杏黄、橙黄色等。根据自然光线下肉眼观察，黄疸程度可分为轻、中、重三度。

①轻度：患儿只表现为颜面部皮肤黄染，躯干部及四肢皮肤黄染不明显。

②中度：除颜面部皮肤黄染外，躯干部、四肢皮肤亦黄染，但肘膝关节以下皮肤黄染不明显。

③重度：全身皮肤黏膜黄染明显，颜面部、躯干部、四肢皮肤均黄染，且患儿肘膝关节以下，包括手、足心皮肤亦出现黄染。

（2）密切观察病情：监测患儿体温、脉搏、呼吸，尤其在蓝光照射时，及时发现心力衰竭表现。观察患儿精神、反应、皮肤黄染范围和程度、神经系统症状和体征，及时发现胆红素脑病。观察患儿胎粪排泄情况，如无胎粪排出或延迟，应予灌肠处理，促进大便及胆红素排出，减少胆红素的肠肝循环。

3. 预防胆红素脑病的护理

（1）加强支持：遵医嘱输入白蛋白。注意调整输液速度，切忌快速输入高渗性药物，以免血－脑脊液屏障暂时开放，使已与白蛋白连接的胆红素进入脑组织。纠正酸中毒，输注5%的碳酸氢钠应予以稀释。

（2）蓝光疗法的护理：非结合胆红素在蓝光、白光等光线照射下可水解为水溶性的结合胆红素排出体外，如果为蓝光单面光疗，应注意翻身、变换体位，以利于不同部位皮肤均得到蓝光照射。蓝光还可分解体内核黄素，故光疗时注意适当补充维生素 B_2；同时，光疗可使机体不显性失水增加，故需注意水分的补充。

（3）换血疗法：该手术危险性大，护士应在换血前协助医生做好物品、环境、药物准备，以及术中操作及换血后的护理。

（4）观察病情：如患儿出现拒食、嗜睡、肌张力减退等胆红素脑病的早期表现，应立即通知医生，并做好抢救准备。

4. 健康教育

（1）指导孕母预防和治疗感染性疾病，减少新生儿肝炎、胆道闭锁、败血症的发生。若可能存在母子血型不合，应做好产前检查及孕妇预防性服药。向患儿家长讲解黄疸的病因、严重性、预后及可能出现的后遗症，并给予心理上的安慰。

（2）若临床考虑母乳性黄疸，嘱停母乳三天，待黄疸消退后继续母乳喂养。若怀疑 G－6－PD 缺陷者，母亲哺乳期间注意不吃蚕豆及其制品，也尽量不服用具有氧化作用的药物（如磺胺药、阿司匹林等），以防急性溶血的发生。

（3）住院期间黄疸较重尤其发生胆红素脑病者，建议家长尽早带孩子到有条件的医院进行新生儿行为神经测定。对可能留有后遗症者，建议家长早期对患儿进行康复治疗和训练。

（甘宗妮）

第七节　新生儿寒冷损伤综合征

新生儿寒冷损伤综合征，简称新生儿冷伤，系新生儿期由于寒冷或（和）多种原因引起的皮肤和皮下组织水肿、变硬，同时伴有低体温及多器官功能受损，也称为新生儿硬肿症，严重患儿常并发肺出血而死亡。

一、病因和病理生理

寒冷、早产、感染和窒息为主要原因，某些疾病可造成和加剧硬肿症的发生，低体温及皮肤硬肿可进一步引起多器官功能损害。

1. 新生儿体温调节及皮下脂肪组成特点　新生儿尤其是早产儿的生理特点是发生低体温和皮肤硬肿的重要原因。①体温调节中枢不成熟。环境温度低时，其增加产热和减少散热的调节功能差，使体温降低。②体表面积相对大，皮下脂肪层薄，血管丰富，易于失热。③由于新生儿缺乏寒战反应，寒冷时主要靠棕色脂肪代偿产热，体内储存热量少，代偿能力有限，对失热的耐受能力亦差。④棕色脂肪储存少，尤其是早产儿。主要分布在颈、肩胛部、腋下、中心动脉、肾和肾上腺周围。⑤皮下脂肪中饱和脂肪酸含量高，其熔点高，低体温时易于凝固出现皮肤硬肿。

2. 疾病　肺炎、败血症、新生儿肺透明膜病、先天性心脏病、坏死性小肠结肠炎等使能源物质消耗增加、热量摄入不足，加之缺氧又使能源物质的氧化产能发生障碍，故产热能力不足，即使在正常散热的条件下，也可出现低体温和皮肤硬肿。严重的颅脑疾病也可抑制尚未成熟的体温调节中枢，使其调节功能进一步下降，造成机体散热大于产热，出现低体温，甚至皮肤硬肿。

3. 多器官功能损害　低体温及皮肤硬肿、可使局部血液循环淤滞，引起缺氧和代谢性酸中毒，导致皮肤毛细血管壁通透性增加，出现水肿。如低体温持续存在和（或）硬肿面积扩大，缺氧和代谢性酸中毒加重，进一步可引起多器官功能损害。

二、临床表现

多发生在寒冷季节，但因严重感染、重度窒息等因素引起者非冬季亦可发生。出生后1周内发生的较多，早产儿、低出生体重儿，发病率相对较高。发病早期表现为患儿进食差甚至拒乳，肢体发凉，反应差，哭声低。逐渐出现皮肤硬肿及各器官功能损害的表现。

1. 全身表现　轻症患儿全身表现不明显。重症患儿反应低下，吮乳无力或拒乳，哭声低弱，活动量减少，部分患儿出现呼吸暂停现象。严重者出现"三不"，即不吃、不哭、不动。

2. 低体温　体核温度（肛门内5cm处温度）常降至35℃以下，重症<30℃，低体温时常伴有心率减慢。新生儿腋窝下含有较多棕色脂肪，寒冷时产热使局部温度升高。临床上可以根据腋窝与肛温差值（腋–肛温差，TA－B）作为棕色脂肪产热状态的指标。

3. 皮肤硬肿　凡有皮下脂肪积聚的部位均可发生硬肿，其特点是受累部位的皮肤紧贴于皮下组织，不能移动，部分颜色紫红，有水肿者压之有轻度凹陷。硬肿发生的顺序依次为：小腿→大腿外侧→整个下肢→臀部→面颊→上肢→全身。硬肿范围可按：头颈部20%，双上肢18%，前胸及腹部14%，背及腰骶部14%，臀部8%，双下肢26%计算。严重硬肿可妨碍关节活动，胸部受累可致呼吸困难。

4. 多器官功能损害　呼吸和心率缓慢、心音低钝、少尿。严重时可呈现休克、弥散性血管内凝血（DIC）、急性肾衰竭和肺出血等多器官功能衰竭（MOF）的表现。

5. 病情分度　根据临床表现，病情可分为轻、中、重度（表16-3）。

表16-3　新生儿寒冷损伤综合征的病情分度

分度	肛温	腋-肛温差	硬肿范围	全身情况及器官功能改变
轻度	≥35℃	>0	<20%	一般情况尚好
中度	<35℃	≤0	25%~50%	精神反应差、器官功能低下
重度	<30℃	<0	>50%	休克、DIC、肺出血、急性肾衰竭

三、治疗

1. 复温　是低体温患儿治疗的关键，其目的是在体内产热不足的情况下，通过提高环境温度（减少失热或外加热），以恢复和保持正常体温。复温原则是逐步复温、循序渐进。

2. 热量和液体补充　供给充足的热量有助于复温。根据患儿情况选择喂养方式，如吸吮、鼻饲或部分或完全静脉营养，应严格控制输液量及输液速度。

3. 合理用药　合理应用抗生素，预防和治疗感染；及时纠正酸中毒和代谢紊乱，休克时扩容纠酸及应用血管活性药物（多巴胺、酚妥拉明或山莨菪碱）；DIC高凝状态时考虑用肝素。

4. 肺出血的处理　一旦发生肺出血，应及早行气管插管正压通气、应用止血药等。

四、护理评估

1. 健康史　了解患儿胎龄、分娩史及阿氏评分情况、出生体重、感染史、喂养及保暖等情况。

2. 身体状况　观察患儿反应是否低下，监测体温、脉搏、呼吸、心率、尿量变化，观察皮肤颜色，评估硬肿面积及程度，分析血气、血生化、胸部X线检查等结果。根据临床及辅助检查评估各脏器功能有无损害，有无DIC及肺出血发生的可能性。

3. 心理-社会状况　了解家长对本病病因、性质、护理、预后知识的了解程度，评估家长对患儿疾病的认识情况，经济承受能力以及焦虑情绪。

五、护理诊断及合作性问题

1. 体温过低　与新生儿体温调节功能低下、寒冷、早产、感染窒息等有关。

2. 营养失调（低于机体需要量）　与吸吮无力、热量摄入不足等有关。

3. 有感染的危险　与皮肤黏膜屏障功能减弱及免疫功能低下有关。

4. 皮肤完整性受损　与皮肤硬肿、水肿有关。

5. 潜在并发症　肺出血、DIC。

6. 知识缺乏　家长缺乏新生儿护理的相关知识。

六、护理措施

1. 积极复温　若肛温>30℃，TA-R≥0℃，提示患儿棕色脂肪产热较好，足月儿一般可用包裹及热水袋保暖，置于25~26℃的室温环境下，使体温升至正常；早产儿置于已预热至中性温度的温箱中，一般在6~12小时内恢复正常体温。对于肛温<30℃，TA-R<

0℃的重度患儿，提示棕色脂肪已耗尽，自身产热不足，需依靠外加热来恢复体温。应将患儿置于比体温高 1 ~ 2℃的温箱中开始复温，监测肛温、腋温，并每小时提高箱温 1℃，亦可酌情采用辐射式新生儿抢救台或恒温水浴法复温，使患儿体温在 12 ~ 24 小时内恢复正常。

2. 合理喂养　轻症能吸吮者可经口喂养，吸吮无力者用滴管、鼻饲或静脉营养。

3. 预防感染　严格消毒隔离，做好环境、医疗用品的消毒。加强皮肤护理，定时更换体位，预防体位性水肿和坠积性肺炎。尽量减少肌内注射，预防皮肤破损而致感染。

4. 观察病情　监测体温、呼吸、心率、血压、尿量、血气、硬肿程度及有无出血征象，详细记录护理单，备好抢救药品和设备。对于重症患儿，如面色突然发青、发灰，鼻腔流出或喷出粉红色泡沫样液体，提示患儿可能发生肺出血，应立即将患儿头偏向一侧，及时吸出呼吸道分泌物，保持呼吸道通畅，同时报告医生及时抢救，在抢救过程中避免挤压患儿胸部，以免加重出血。

5. 健康教育　向家长介绍硬肿症相关知识，及时反馈患儿病情变化，教会家长为患儿做好保暖、喂养、预防感染等护理。

（牛苗玲）

第八节　新生儿代谢紊乱

一、新生儿糖代谢紊乱

糖代谢紊乱是新生儿常见的代谢紊乱之一，无论低血糖或高血糖，严重时均可造成新生儿脑损伤。

（一）新生儿低血糖

新生儿低血糖在新生儿期极为常见，多发生于早产儿、足月小样儿、围生期窒息儿及糖尿病母亲所生新生儿。目前的诊断标准是全血血糖 <2.2mmol/L（40mg/dl），而不考虑出生体重、胎龄和生后日龄。

1. 病因和发病机制

（1）暂时性低血糖指低血糖持续时间较短、不超过新生儿期

①糖原储备不足、葡萄糖消耗增加：a. 早产儿，糖原储备主要发生在妊娠的最后 4 ~ 8 周，是新生儿出生后 1 小时内能量的主要来源，早产儿糖原储备不足，且胎龄越小，糖原储存越少。b. 围生期窒息，低氧、酸中毒时儿茶酚胺分泌增多，刺激肝糖原分解增加，加之无氧酵解使葡萄糖利用增多。c. 小于胎龄儿，除糖原储存少外，糖异生途径中的酶活力也低。d. 其他，如低体温、败血症、先天性心脏病等，常由于热量摄入不足，而葡萄糖利用增加所致。

②高胰岛素血症：a. 糖尿病母亲娩出的婴儿，由于胎儿在宫内高胰岛素血症，而出生后母亲血糖供给突然中断所致。b. Rh 溶血病，红细胞破坏致谷胱甘肽释放，刺激胰岛素浓度增加。

（2）持续性低血糖指低血糖持续至婴儿或儿童期

①遗传代谢性疾病：某些糖、脂肪酸、氨基酸代谢异常，如半乳糖血症、糖原累积病、中链酰基辅酶 A 脱氢酶缺乏、支链氨基酸代谢障碍、亮氨酸代谢缺陷等。

②内分泌疾病：如先天性垂体功能不全、皮质醇缺乏、胰高血糖素和（或）生长激素缺乏等。

③高胰岛素血症：主要见于胰岛细胞增生症、Beckwith综合征、胰岛细胞腺瘤等。

2. 临床表现　大多数低血糖患儿无临床症状；少数可出现喂养困难、嗜睡、青紫、颤抖、震颤、惊厥、呼吸暂停等非特异性症状，经静脉注射葡萄糖后上述症状消失，血糖恢复正常，称"症状性低血糖"。

3. 辅助检查

（1）血糖测定：高危儿应用纸片法筛查或动态监测血糖，确诊需依据化学法（如葡萄糖氧化酶）测定血清葡萄糖值。取标本后应及时测定以免红细胞糖酵解增加影响检测结果。

（2）持续性低血糖者：应进一步测定血胰岛素、胰高血糖素、T_4、TSH、生长激素、皮质醇，血、尿氨基酸及有机酸等。

（3）高胰岛素血症：可作胰腺B超或CT检查；疑有糖原累积病时可行肝活体组织检查测定肝糖原和酶活力。

4. 治疗　由于不能确定引起脑损伤的低血糖阈值。因此，不管患儿有无症状，凡有低血糖者均应及时治疗。

对无症状低血糖患儿，可先喂10%葡萄糖水，再喂乳汁，如无效可静脉输注葡萄糖；对有症状患儿均应静脉输注葡萄糖，持续时间较长者可加用氢化可的松或泼尼松，诱导糖异生酶活性增高；对持续性低血糖患儿可静脉注射胰高血糖素；胰岛细胞增生症则须作胰腺次全切除，先天性代谢缺陷患儿应给予特殊饮食疗法。

5. 护理评估

（1）健康史：询问母孕期是否患有糖尿病、妊娠高血压综合征等。家族中有无内分泌疾病、遗传代谢性疾病患者。评估患儿是否为早产儿，有无窒息、感染、体温不升、摄入不足等情况。了解有无多汗、拒乳、抽搐等情况。

（2）身体状况：注意评估患儿神志、呼吸，有无青紫、颤抖、震颤等。

（3）心理–社会状况：评估家长对本病的认知程度和心理状态。

6. 护理诊断

（1）营养失调（低于机体需要量）：与摄入不足、消耗增加有关。

（2）潜在并发症：呼吸暂停。

7. 护理措施

（1）积极纠正低血糖：生后能进食者宜尽早喂养；对不能经胃肠道喂养者应尽快建立静脉通路，给予10%葡萄糖静脉滴注。

（2）病情监测：密切监测血糖，做好病情观察，若出现喂养困难、烦躁不安，多汗、惊厥、呼吸暂停等低血糖症状，应立即通知医生，遵医嘱给药，静脉滴注时应根据血糖控制滴速。

（3）健康教育：向家长介绍本病的基本知识以及紧急处理措施，部分需要门诊随诊。

（二）新生儿高血糖

新生儿高血糖指全血血糖 > 7.0mmol/L（125mg/dl），或血清葡萄糖 > 8.4mmol/L（150mg/dl）。

1. 病因和发病机制

（1）血糖调节功能不成熟：是新生儿尤其是极低出生体重儿高血糖的最常见原因。

（2）应激：窒息、寒冷损伤、严重感染等时，血中儿茶酚胺、皮质醇、酸碱状况等发生改变，而使糖异生、胰高血糖素及胰岛素反应改变导致高血糖。

（3）医源性：主要见于早产儿和极低体重儿。由于输注的葡萄糖或脂肪乳浓度过高、过快；应用某些药物如肾上腺素、糖皮质激素等均可引起高血糖。氨茶碱能引起 cAMP 浓度升高，而激活肝葡萄糖输出，引起高血糖。

2. 临床表现　轻者可无症状；血糖增高显著者表现为脱水、多尿、体重下降，严重者可因高渗血症致脑室内出血。新生儿糖尿病可出现尿糖阳性，部分尿酮体阳性。

3. 治疗　控制葡萄糖输注速度 ［<5～6mg/（kg·min）］，并监测血糖水平，据此调节输糖速度，积极治疗原发病，极低体重儿用 5% 的葡萄糖；纠正脱水及电解质紊乱；高血糖不易控制者可给予胰岛素，但应密切监测血糖，以防低血糖发生，血糖正常后停用。

4. 护理评估

（1）健康史：评估有无早产、窒息、感染、寒冷损伤综合征等病史。询问患儿输液史、用药史等。

（2）身体状况：注意患儿意识状态、体重、尿量的变化。动态评估血糖水平。

（3）心理–社会状况：评估家长对本病的了解程度、心理状态、对治疗护理的需求等。

5. 护理诊断

（1）有体液不足的危险：与多尿有关。

（2）有皮肤完整性受损的危险：与多尿、糖尿有关。

（3）潜在并发症：颅内出血。

6. 护理措施

（1）维持血糖稳定：严格控制输注葡萄糖的量及速度，动态监测血糖水平。

（2）密切监测病情变化：注意患儿体重和尿量的变化，注意观察有无脱水体征及神经系统改变。

（3）健康教育：向家长解释患儿的病情并提供心理支持，使其理解和配合治疗。

二、新生儿低钙血症

新生儿低钙血症是新生儿惊厥的常见原因之一，指血清总钙 <1.75mmol/L（7mg/dl），血清游离钙 <1mmol/L（4mg/dl）。

1. 病因和发病机制　胎儿的钙来自胎盘的主动转运，通常血钙不低。妊娠晚期母血甲状旁腺激素（PTH）水平较高，分娩时脐血总钙和游离钙均高于母血水平（早产儿血钙水平低），使新生儿甲状旁腺功能暂时受到抑制（即 PTH 水平较低）。出生后源于母亲钙的供应中断，而外源性钙的摄入又不足，加之新生儿 PTH 水平较低，骨质中的钙不能动员入血，故导致低血钙症。

临床可见以下 3 种情况：①早期低血钙，发生于生后 72 小时内，常见于早产儿、小于胎龄儿及患糖尿病、妊娠高血压母亲所生的新生儿；有难产、窒息、感染及产伤史者也易发生。②晚期低血钙，发生于出生 72 小时后，常见于牛乳喂养的足月儿。③其他，因呼吸机使用不当致过度换气引起呼气性碱中毒；补充碱性药物或换血以及输库存血因应用抗凝剂枸橡酸钠均可使血中游离钙降低。④母亲甲状旁腺功能亢进、患儿甲状旁腺功能不全等可导致低血钙持续时间长或反复发作。

2. 临床表现 症状多出现于生后 5 ~ 10 天，主要症状有易激惹、烦躁不安、肌肉抽动及震颤，惊跳甚至惊厥，手足搐搦和喉痉挛少见。惊厥发作时常伴有呼吸暂停和发绀；发作间期一般情况良好，但肌张力稍高，腱反射亢进，踝阵挛可呈阳性。早产儿出生后 3 天内易出现血钙降低，其降低程度与胎龄成反比。一般早产儿症状、体征不明显，推测与其血浆蛋白低、存在不同程度酸中毒而致血清游离钙相对较高有关。

3. 辅助检查 血清总钙 < 1.75mmol/L（7mg/dl），血清游离钙 < 1.0mmol/L（4mg/dl）；血清磷 > 2.6mmol/L（8mg/dl）；碱性磷酸酶多正常。一般需要同时检测患儿血清镁、PTH 水平，必要时还应检测其母血钙、磷和 PTH 水平。心电图示心律不齐、Q - T 间期延长（早产儿 > 0.2 秒，足月儿 > 0.19 秒）。

4. 治疗

（1）抗惊厥：惊厥发作时应立即静脉推注 10% 葡萄糖酸钙 1 ~ 2mL/kg（注意缓慢推注以防因血钙迅速升高引起的心动过缓甚至心脏停搏），必要时间隔 6 ~ 8 小时再给药 1 次。症状控制后改为口服葡萄糖酸钙或氯化钙 1 ~ 2g/d 维持治疗，以维持血钙在 2 ~ 2.3mmol/L（8.0 ~ 9.0mg/dl）为宜。若使用钙剂后，症状仍不能控制，应考虑到低镁血症的可能。

（2）调整饮食：因母乳中钙磷比例适宜，利于肠道钙的吸收，故应尽量应用母乳或配方乳喂养，避免使用含磷高的奶方。

（3）补充维生素 D：甲状旁腺功能不全者需长期口服钙剂，同时给予维生素 D_2 10 000 ~ 25 000IU/d 或二氢速变固醇 0.05 ~ 0.1mg/d 或 1，25 -（OH)$_2D_3$ 0.25 ~ 0.5μg/d。治疗过程中应定期监测血钙水平，及时调整维生素 D 的剂量。

5. 护理评估

（1）健康史：询问患儿母亲有无糖尿病、妊娠高血压综合征等病史。了解患儿是否为早产儿、难产儿，有无败血症、窒息、颅内出血等病史；有无输血史。

（2）身体状况：注意患儿意识状态、肌张力、血清游离钙的变化。

（3）心理 - 社会状况：评估家长对本病的认知程度及心理状态，了解家长是否熟悉科学喂养知识。

6. 护理诊断

（1）有窒息的危险：与低血钙造成喉痉挛有关。

（2）有受伤的危险：与低血钙引起的惊厥有关。

（3）婴儿行为紊乱：与神经、肌肉兴奋性增高有关。

（4）知识缺乏：家长缺乏科学喂养的知识。

7. 护理措施

（1）遵医嘱正确补充钙剂：惊厥发作时应立即静脉推注 10% 葡萄糖酸钙。

①使用方法：每次给予 10% 葡萄糖酸钙 2mL/kg，以 5% 葡萄糖液稀释一倍后静脉推注，速度为 1mL/min。必要时可间隔 6 ~ 8 小时再给药一次，每日最大剂量为 6mL/kg（每日最大元素钙量 50 ~ 60mg/kg；10% 葡萄糖酸钙含元素钙量为 9mg/mL）。

②注意事项：a. 密切监护心率，当患儿心率 < 80 次/分时立即停用。因血钙浓度升高可抑制窦房结功能引起心动过缓，甚至心脏停搏。b. 防止药液外溢，避免组织坏死。一旦发

现药液外溢，应立即停药，局部用25%～50%硫酸镁湿敷。c. 口服葡萄糖酸钙时，应在两次喂奶间给药，切忌与牛奶搅拌在一起，以免影响钙的吸收。

（2）调整饮食，科学喂养：鼓励母乳喂养，无法母乳喂养时，应选择配方奶；牛乳喂养者，指导其合理补充钙剂和维生素D_2。

（3）早期预测紧急情况，做好急救物品准备：备好吸引器、氧气、气管插管及气管切开等急救物品，一旦发生紧急情况如喉痉挛等，应立即组织抢救。

（4）健康教育：介绍新生儿低钙血症的相关知识，对即将出院的患儿，向家长介绍科学喂养的相关知识，对需服用维生素D制剂的患儿，强调遵照医嘱剂量服药以及用药注意事项。

（牛苗玲）

参考文献

[1] 李乐之，路潜．外科护理学．7 版．北京：人民卫生出版社，2022.

[2] 曹梅娟，王克芳．新编护理学基础．4 版．北京：人民卫生出版社，2022.

[3] 姜丽萍．社区护理学．5 版．北京：人民卫生出版社，2022.

[4] 何文英，候冬藏．实用消化内科护理手册．北京：化学工业出版社，2019.

[5] 邵小平，黄海燕，胡三莲．实用危重症护理学．上海：上海科学技术出版社，2021.

[6] 尤黎明，吴瑛．内科护理学．7 版．北京：人民卫生出版社，2022.

[7] 葛艳红，张玥．实用内分泌科护理手册．北京：化学工业出版社，2019.

[8] 任潇勤．临床实用护理技术与常见病护理．昆明：云南科学技术出版社，2018.

[9] 胡三莲，高远．实用骨科护理．上海：上海科学技术出版社，2022.

[10] 胡雁，陆箴琦．实用肿瘤护理．上海：上海科学技术出版社，2020.

[11] 陈凌，杨满青，林丽霞．心血管疾病临床护理．广州：广东科技出版社，2021.

[12] 熊云新，叶国英．外科护理学．4 版．北京：人民卫生出版社，2018.

[13] 王霞，王会敏．实用肿瘤科护理手册．北京：化学工业出版社，2019.

[14] 李卡，金静芬，马玉芬．加速康复外科护理实践专家共识．北京：人民卫生出版社，2019.

[15] 邵小平．实用急危重症护理技术规范．上海：上海科学技术出版社，2019.

[16] 蒋红，顾妙娟，赵琦．临床实用护理技术操作规范．上海：上海科学技术出版社，2019.

[17] 李俊红，叶丽云．实用呼吸内科护理手册．北京：化学工业出版社，2018.

[18] 冯岚，张雪梅，杨晓燕．脊柱外科护理学．北京：科学出版社，2021.

[19] 杨艳杰，曹枫林．护理心理学．5 版．北京：人民卫生出版社，2022.

[20] 李小寒，尚少梅．基础护理学．7 版．北京：人民卫生出版社，2022.